岭南中草药图谱

郑小吉　饶军　林伟波　主编

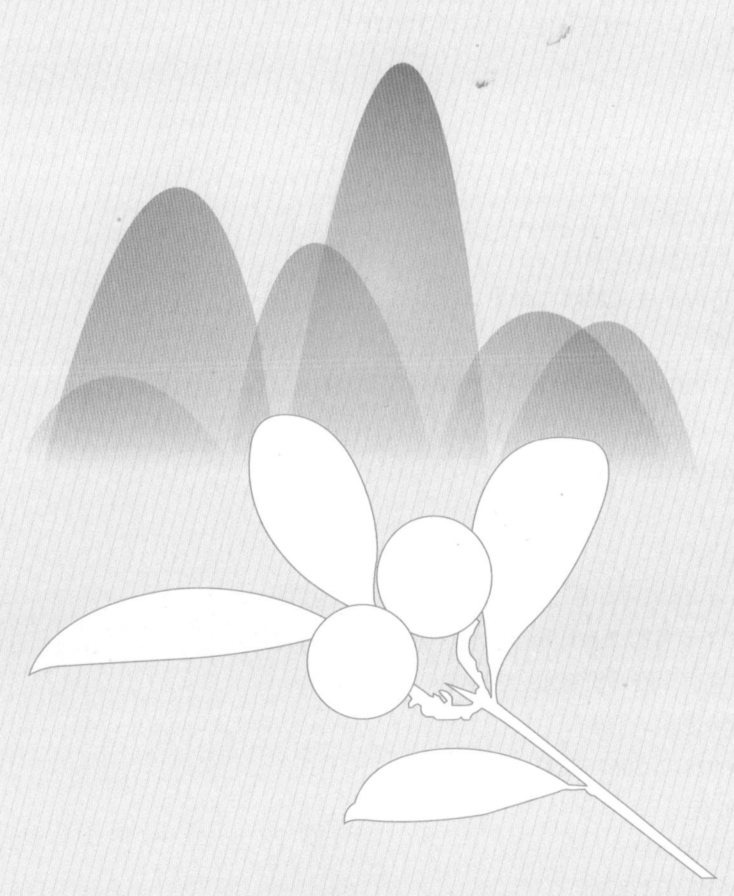

中国医药科技出版社

内容提要

本书以实用为宗旨，共收载常用岭南中草药616种，全书采取图文对照形式编排，每种中草药内容包括名称、别名、来源、植物形态特征、性味、功效、应用及选方。彩图由原植物和中药材嵌合组成，达到原植物形态、自然生境与摄影艺术完美结合，具有很好的艺术欣赏性、实用性和收藏价值。编者来自岭南地区为主的大中专院校、医药企业、医院专家，他们具有丰富的中草药研究治学经历，坚持继承传统又高于传统的原则。

本书可作为高等、中等中医药院校中药、药剂、中医等专业学生以及中医药工作者野外采药识药用书，也可作为研究和应用岭南草药的重要参考书。

图书在版编目（CIP）数据

岭南中草药图谱 / 郑小吉，饶军，林伟波主编. —北京：中国医药科技出版社，2016.10

ISBN 978-7-5067-8693-5

Ⅰ.①岭… Ⅱ.①郑…②饶…③林… Ⅲ.①中草药－广东－图谱 Ⅳ.①R282-64

中国版本图书馆 CIP 数据核字 (2016) 第 219378 号

美术编辑 陈君杞
版式设计 锋尚设计
出版 中国医药科技出版社
地址 北京市海淀区文慧园北路甲 22 号
邮编 100082
电话 发行：010-62227427 邮购：010-62236938
网址 www.cmstp.com
规格 787×1092mm 1/16
印张 20 3/4
字数 312 千字
版次 2016 年 10 月第 1 版
印次 2017 年 5 月第 2 次印刷
印刷 北京盛通印刷股份有限公司
经销 全国各地新华书店
书号 ISBN 978-7-5067-8693-5
定价 89.00 元

编委会

主　编

郑小吉　广东江门中医药学校
饶　军　东华理工大学
林伟波　广东逸丰生态实业有限公司

副主编

周路山　广州采芝林药业有限公司
胡律江　江西中医药大学
杨　敏　广东江门市人民医院
殷吉磊　江苏省连云港中医药高等职业技术学校
肖勋立　江西省泰和县人民医院
邹平鸿　九江市庐山区血吸虫病防治所
曾志坚　广东省江门市药检所

编　委　以姓氏笔画为序

王　琦　广东省江门市药检所
冯雅丽　佛山市南海区卫生职业技术学校
冯慧茹　广东省江门市五邑中医院
刘少坚　广东省汕头卫校
刘光明　广东省新兴中药学校
刘相国　湛江中医学校
刘晓平　佛山市南海区卫生职业技术学校
吕立铭　惠州卫生职业技术学院
孙立永　广东省江门中医药学校
宋　涛　广东省食品药品职业技术学校
张小红　广东省食品药品职业技术学校
张秀明　广东省食品药品职业技术学校
李树光　广东省潮州卫生学校
肖　瑜　广州医科大学
陈红英　广东省新兴中药学校
陈航萍　广东省茂名健康职业学院
陈　章　广东省潮州卫生学校
周素琴　珠海市卫生学校
欧阳若水　广东省江门中医药学校
欧阳霄妮　广东省江门中医药学校
唐丽君　佛山市南海区卫生职业技术学校
郭巧玲　广东省新兴中药学校
高　妮　广州市医药职业学校
黄文华　江西中医药高等专科学校
彭秀丽　广东省江门中医药学校
廖仰平　广东省新兴中药学校
谭丽荷　江门市中心医院
谭银平　佛山市南海区卫生职业技术学校
谭湘德　广东省河源卫生学校

前言

PREFACE

岭南地区泛指南岭山脉五岭（大庾岭，骑田岭，都庞岭，萌渚岭，越城岭）以南广东、广西、海南三省区的陆地和海岛，地处热带、南亚热带、中亚热带区域，这里水热资源丰沛，有利于动植物生长，形成了一个种质多样、生存环境优越的天然药用植物种质资源库。这里特产南药、广药，如春砂仁、广藿香、巴戟天、化橘红、高良姜、益智、何首乌、广豆根、广金钱草、鸡血藤、槟榔等道地药材，还成功引种驯化豆蔻、丁香、南肉桂、马钱子、大风子、檀香、印度藤黄等 30 多个南亚和东南亚品种。具有明显的地域特色和优势。

岭南中草药研究历史悠久，积累了大量的经验和典籍，形成了独特的用药方法。为了总结、继承和推广前人的成果，我们组织了以来自岭南地区为主的大中专院校、医药企业、医院专家，他们具有丰富的中草药研究治学经历，在广泛搜集典籍的基础上结合自身研究工作经验，坚持法承传统又高于传统的原则，编撰了本书。

本书以实用为宗旨，共收载常用岭南中草药 616 种，全书采用图文对照形式编排，每种中草药内容包括名称、别名、来源、植物形态特征、性味、功效、应用及选方。由于篇幅限制，彩色照片由原植物和中药材嵌合组成。原植物照片是经过十多年野外拍摄积累而得，中药材则主要是近几年有针对性地采拍，所拍照片力求达到原植物形态、自然环境与摄影艺术完美结合，具有很好的艺术欣赏性、实用性和收藏价值。

本图谱适合高等、中等中医药院校中药、药剂、中医等专业、中医药工作者野外采药识药用书，是终生学习和识别中草药的参考书，是研究和应用岭南草药的重要参考书，本书的编写工作，得到广东省江门中医药学校、东华理工大学、广东逸丰生态实业有限公司、广州采芝林药业有限公司、广东江门市中心人民医院、广东江门市五邑中医院、广东济源堂药业有限公司的大力协作，在此表示感谢！

由于自身知识水平有限，编写过程中难免存在疏漏和不足，希望广大读者给予批评指正。

编　者

2016 年 5 月

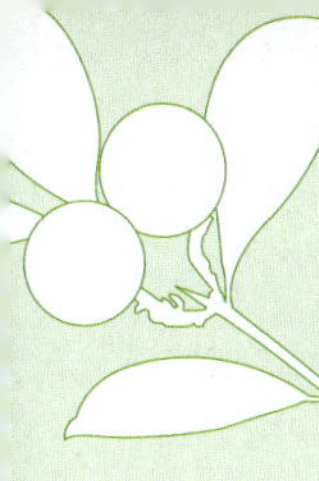

目录 | CONTENTS

目录 | CONTENTS

目录 | CONTENTS

马勃

【别名】杯形马勃、紫色马勃。

【来源】为马勃科真菌紫色秃马勃 *Calvatia lilacina* (Mont. et Berk.) Lloyd的子实体。

【植物形态特征】子实体近扁球形，基部缢缩，有根束。外表淡紫堇色至污褐色，成熟后表面有网状裂纹。内部造孢层初呈白色，后转黄色至浓紫色。基部菌丝海绵质，乳白色兼带淡紫褐色，孢子淡紫色，球形，一端具短柄，壁具刺突。

【性味功效】辛，平。清肺利咽，解毒止血。

【选方】1. 治久嗽：马勃不拘多少，细末，炼蜜为丸，如梧桐子大，每服二十丸，汤送下。(《普济方》)
2. 治痈疽：马勃擦粉，醋调敷即消；并入连翘少许，煎服亦可。(《外科良方》)

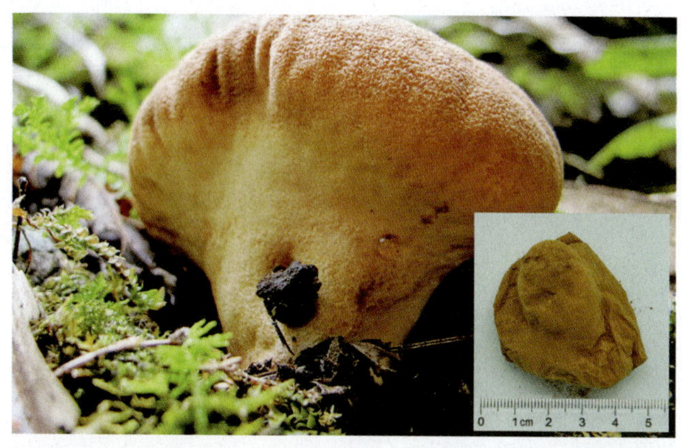

树舌

【别名】赤色老母菌、扁芝、枫树芝、白斑腐菌、木灵芝。

【来源】为多孔菌科真菌平盖灵芝 *Ganoderma applanatum* (pers.) pat.的子实体。

【植物形态特征】子实体多年生，侧生无柄，木质或近木栓质。菌盖扁平，半圆形，扇形，盖面皮壳灰白色至灰褐色，常覆褐色孢子粉，有明显同心环棱和环纹。盖缘薄，全缘或波状。菌管多层，在各层间夹有一层薄的菌丝层。孢子卵圆形。

【性味功效】微苦，平。消炎抗癌。

【选方】1. 治咽喉炎，食管癌等症：树舌10～30g，煎汤内服。(《中国药用真菌》)
2. 治食管癌：树舌30g，炖猪心、猪肺服，日服2～3次。(《全国中草药汇编》)

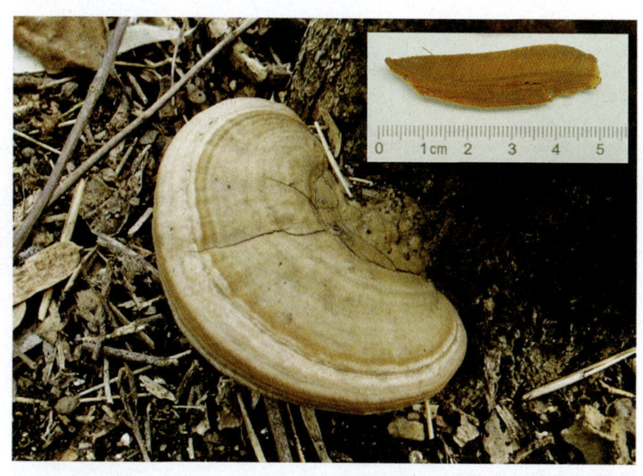

灵芝

【别名】赤芝、木灵芝、菌灵芝、灵芝草。

【来源】为多孔菌科真菌灵芝 *Ganoderma lucidum*(Leyss.ex Fr.) Karst.的干燥子实体。

【植物形态特征】菌盖木栓质，肾形，红褐，红紫或暗紫色，具漆样光泽，有环状棱纹和辐射状皱纹，大小及形态变化很大。下面有无数小孔，管口呈白色或淡褐色。菌柄侧生，紫褐色至黑色，有漆样光泽，坚硬。孢子卵圆形。

【性味功效】甘，平。补气安神，止咳平喘。

【选方】1. 治神经衰弱，心悸头晕，夜寐不宁：灵芝1.5～3g。水煎服，日服两次。(《中国药用真菌》)

2. 治积年胃病：灵芝1.5g。切碎，用老酒浸泡服用。(《杭州药用植物志》)

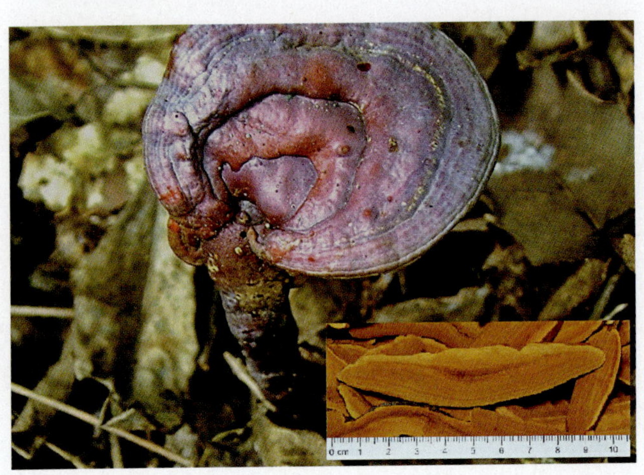

紫芝

【别名】黑芝、玄芝、灵芝。

【来源】为多孔菌科真菌紫芝 *Ganoderma sinense* J.D. Zhao, L.W. Hsu & X.Q. Zhang的子实体。

【植物形态特征】菌盖木栓质，多呈半圆形至肾形，少数近圆形，大型个体长宽可达20cm，表面黑色，具漆样光泽，有环形同心棱纹及辐射状棱纹。菌肉锈褐色。菌柄侧生，黑色，有光泽。孢子广卵圆形，内壁有显著小疣。

【性味功效】甘，平。补气安神，止咳平喘。

【选方】1. 治冠心病：灵芝切片6g。加水煎煮2小时，服用，早晚各一次。(《中国药用真菌》)

2. 治对口疮：灵芝研碎，桐油调敷患处。(《湖南药物志》)

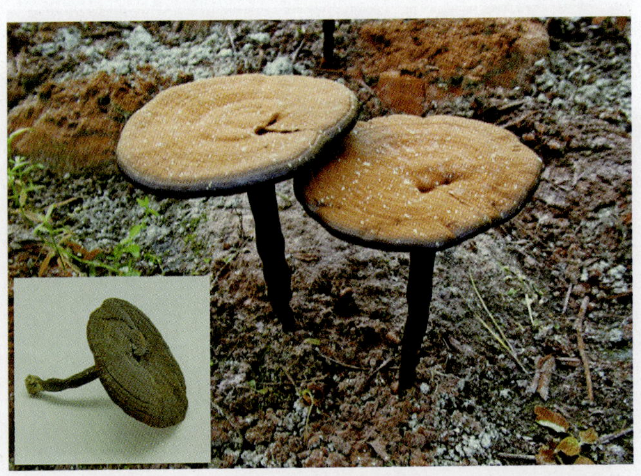

云芝

【别名】杂色云芝、黄云芝、灰芝、彩云革盖菌、多色牛肝菌。

【来源】为多孔菌科真菌彩绒革盖菌*Coriolus versicolor*(L.ex Fr.)Quel.的干燥子实体。

【植物形态特征】子实体一年生。革质至半纤维质，侧生无柄，常覆瓦状叠生。菌盖半圆形至贝壳形；盖面白色渐变为深色，密生长短不等的细绒毛，呈灰，白，褐，蓝，紫，黑等多种颜色，并构成云纹状的同心环纹；盖缘薄而锐，波状。菌肉白色。

【性味功效】甘，淡，微寒。健脾利湿，止咳平喘，清热解毒，抗肿瘤。

【选方】1. 治迁延性肝炎：云芝、佛甲草各9g，水煎服。(《青草药彩色图谱》)

2. 防治癌症：云芝60g，白糖100g，浸于1800ml白酒中，密封2个月，每日服2次，每次服1匙。(《青草药彩色图谱》)

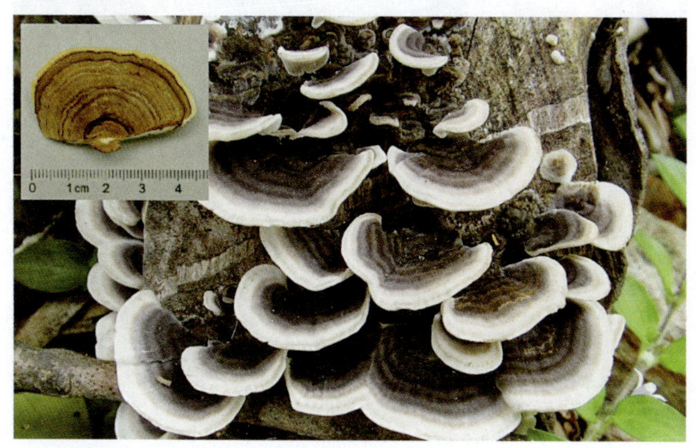

蛹虫草

【别名】北冬虫夏草、北虫草、蛹草、北蛹虫草、虫草。

【来源】为麦角菌科真菌蛹虫草*Cordyceps militaris* (L.) Link.的子座和菌核的复合体。人工培养的以子座为主。

【植物形态特征】子座单生或数个一起从寄生蛹体的头部或节部长出，颜色为橘黄或橘红色，全长2~8cm，蛹体颜色为紫色，长约1.5~2cm。

【性味功效】甘，平。补虚损，益精气，止咳化痰。

【选方】1. 治病后虚损：虫草三,五枚，老雄鸭一只，去肚杂，将鸭头劈开，纳药于中，仍以线扎好，酱油酒如常蒸烂食之。(《纲目拾遗》)

2. 治贫血，阳痿，遗精：虫草五钱至一两，炖肉或炖鸡服。(《云南中草药》)

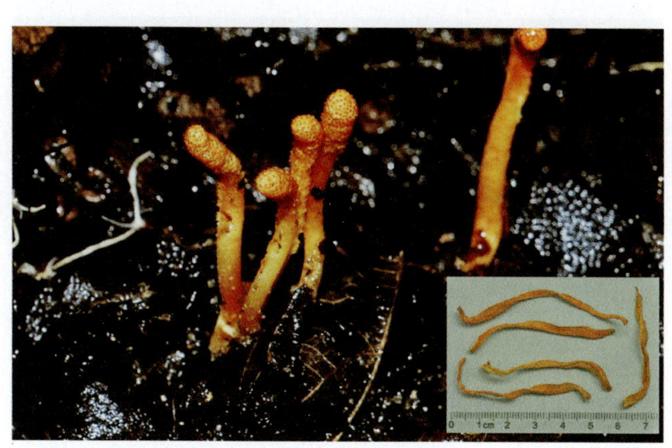

地钱

【别名】地梭罗、地浮萍、一团云、脓痂草、海苔、龙眼草。

【来源】为地钱科植物地钱*Marchantia polymorpha* Linn.的全体。

【植物形态特征】叶状体暗绿色，多回二歧分叉。边缘微波状，背面具六角形，整齐排列的气室分隔，每室中央具1枚烟囱型气孔。腹面鳞片紫色。假根平滑或带花纹。雌雄异株。叶状体背面前端常生有杯状的无性芽胞杯，内生胚芽，行无性生殖。

【性味功效】淡，凉。解毒，祛瘀，生肌。

【选方】1. 治烫伤及癣：地梭罗焙干研末，调菜油敷患处。(《贵州民间药物》)

2. 治多年烂脚疮：地梭罗焙干，头发烧枯存性，等分，共研末，调菜油敷患处。(《贵州民间药物》)

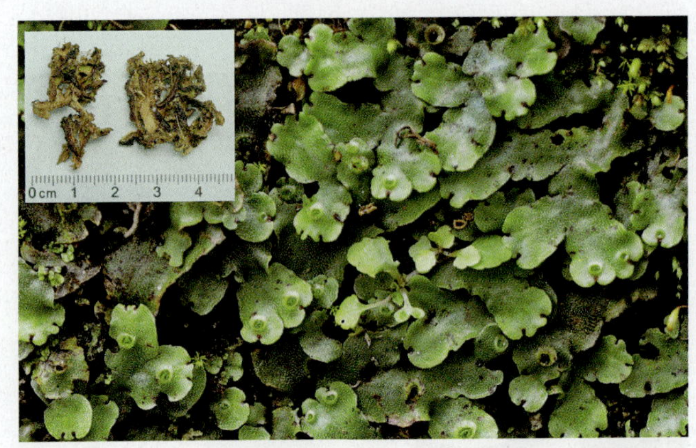

垂穗石松

【别名】筋骨草、小伸筋、过山龙、铺地蜈蚣。

【来源】为石松科植物垂穗石松*Palhinhaea cernua*(L.)Vasc.et Franco的全草。

【植物形态特征】主茎光滑无毛，叶螺旋状排列，稀疏，钻形至线形，侧枝及小枝上的叶螺旋状排列，密集，略上弯，纸质。孢子囊穗单生于小枝顶端，短圆柱形，成熟时通常下垂，淡黄色，孢子叶卵状菱形，覆瓦状排列，孢子囊生于孢子叶腋，圆肾形。

【性味功效】辛，温。祛风湿，舒筋络，活血，止血。

【选方】1. 治跌打损伤，调和筋骨：伸筋草茎叶五钱。煎服。(《浙江民间草药》)

2. 治肝炎，黄疸：鲜铺地蜈蚣一至二两。煎服，每日一至二次。(《福建民间草药》)

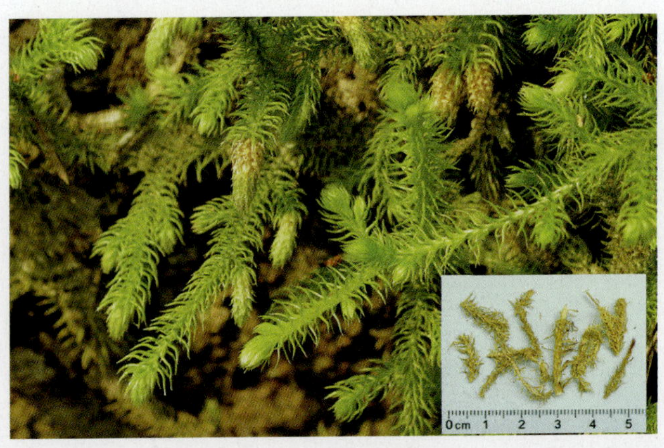

石松

【别名】伸筋草、过山龙、宽筋藤、玉柏。

【来源】为石松科植物石松*Lycopodium japonicum* Thunb. ex Murray的全草。

【植物形态特征】多年生草本。匍匐茎蔓生。直立茎高15～30cm，分枝；营养枝多回分叉，密生针形叶；孢子枝从第二，第三年营养枝上长出；孢子囊穗有柄，孢子叶卵状三角形，边缘有不规则的锯齿，孢子囊肾形，淡黄褐色，孢子同形。

【性味功效】微苦，辛，温。祛风除湿，舒筋活络。

【选方】1. 治风痹筋骨：宽筋藤，每用三钱至一两，煎服。（《岭南采药录》）

2. 治关节酸痛：石松三钱，虎杖根五钱，大血藤三钱。水煎服。（《浙江民间常用草药》）

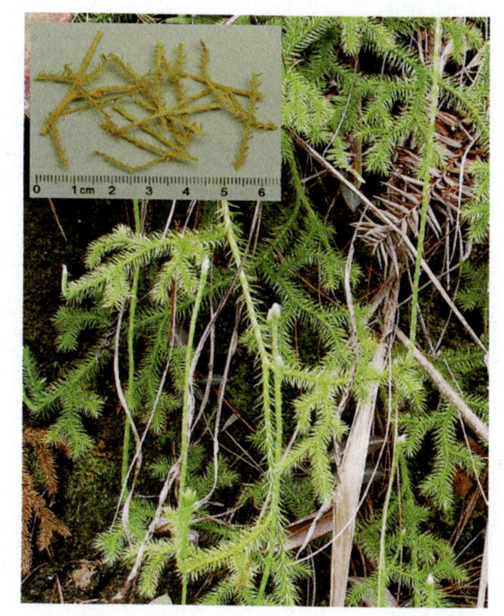

卷柏

【别名】九死还魂草、石莲花、回阳草、一把抓、长生草。

【来源】为卷柏科植物卷柏*Selaginella tamariscina* (P.Beauv.) Spring的干燥全草。

【植物形态特征】多年生草本。主茎直立，下着须根。各枝丛生，干后拳卷，密被覆瓦状叶。叶小，异型，交互排列。孢子囊穗生于枝顶，四棱形；孢子叶三角形，先端有长芒，边缘有宽的膜质；孢子囊肾形，大小孢子的排列不规则。

【性味功效】辛，平。活血通经。

【选方】1. 治跌打损伤，局部疼痛：鲜卷柏每次一两（干五钱）。每日一次，煎服。（《泉州本草》）

2. 治妇人血闭成瘕，寒热往来，子嗣不育者：卷柏四两，当归二两（酒炒），白术，牡丹皮各二两，白芍药一两，川芎五钱。分作七剂，水煎服。（《本草汇言》）

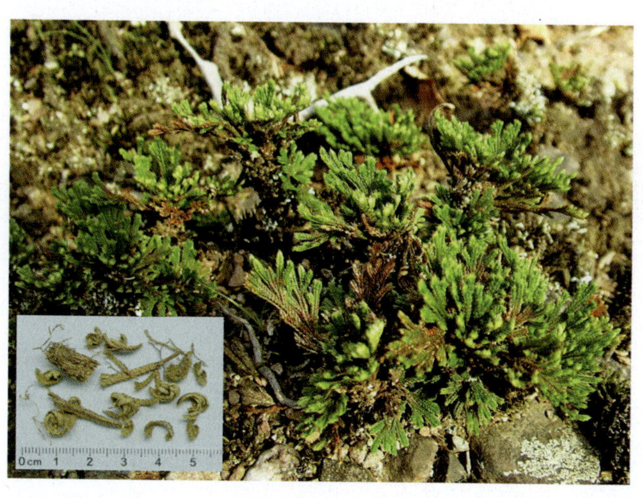

翠云草

【别名】剑柏、蓝地柏、绿绒草、地柏叶、伸脚草。

【来源】为卷柏科植物翠云草 *Selaginella uncinata*（Desv.）Spring.的全草。

【植物形态特征】草本。主茎伏地蔓生，分枝二列疏生，节处有不定根。叶卵形，侧枝多回分叉，营养叶二型，背腹各二列，腹叶长卵形，背叶矩圆形，全缘，向两侧平展。孢子囊卵形，孢子叶卵状三角形，四列呈覆瓦状排列。

【性味功效】甘，淡，凉。清热利湿，止血，止咳。

【选方】1. 治黄疸型肝炎，肺炎：翠云草15～30g，或鲜品30～60g，水煎服。（《中国中草药彩色图鉴》）

2. 治外伤出血：用全草研粉撒伤处，或用鲜全草捣烂敷伤处。（《广西本草选编》）

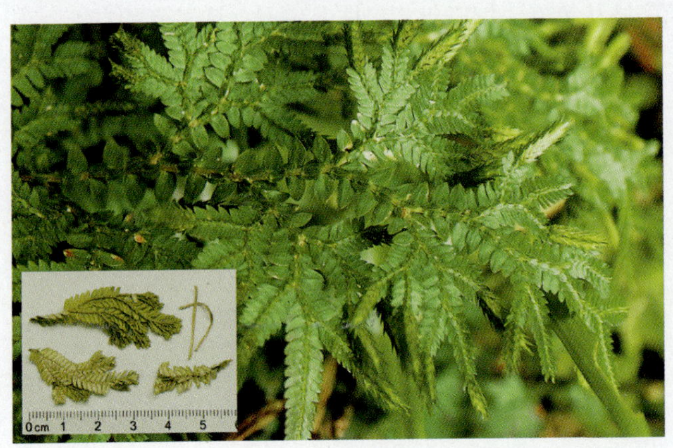

节节草

【别名】木贼草、土木贼、锁眉草、笔杆草、笔筒草。

【来源】木贼科植物节节草*Equisetum ramosissimum* Desf.的全草。

【植物形态特征】中小型植物。主枝多在下部分枝，成簇生状。主枝有脊5～14条，鞘筒狭长，鞘齿5～12枚，三角形。侧枝较硬，有脊5～8条，鞘齿5～8个，披针形。孢子囊穗短棒状或椭圆形。

【性味功效】甘，微苦，平。清热，利尿，明目退翳，祛痰止咳。

【选方】1. 治火眼：笔筒草，金钱草，四叶草，珍珠草，谷精草各五钱。煎水内服。（《重庆草药》）

2. 治急淋：节节草一两，冰糖半两。加水煎服。（《福建民间草药》）

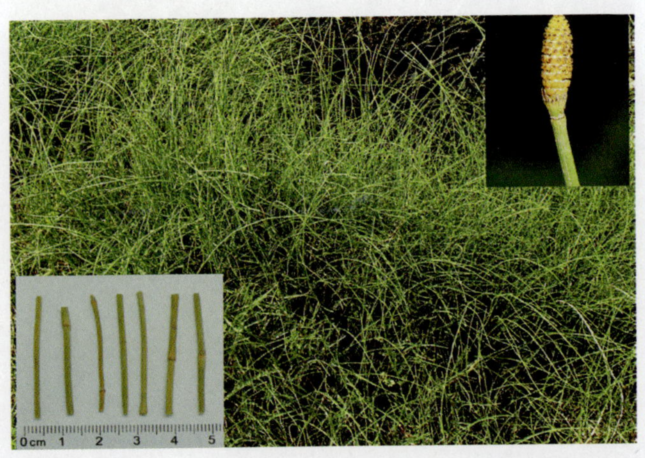

瓶尔小草

【别名】一支箭、独叶一枝枪、蛇须草、矛盾草。

【来源】为瓶尔小草科植物瓶尔小草*Ophioglossum vulgatum* Linn.的全草。

【植物形态特征】根状茎短而直立，具一簇肉质粗根。叶单生，总叶柄埋土中，下半部为灰白色，较粗大。营养叶为卵状长圆形或狭卵形，无柄，全缘，网状脉明显。孢子叶较粗健，自营养叶基部生出，孢子穗先端尖，超出于营养叶之上。

【性味功效】微甘，酸，凉。清热解毒，凉血，镇痛。

【选方】1. 治心胃气痛，顽固久病：一支箭干粉，每服五厘，酒送下。(《广西药植图志》)

2. 治痔疮，疔疮：一支箭五钱。水煎服。(《贵州草药》)

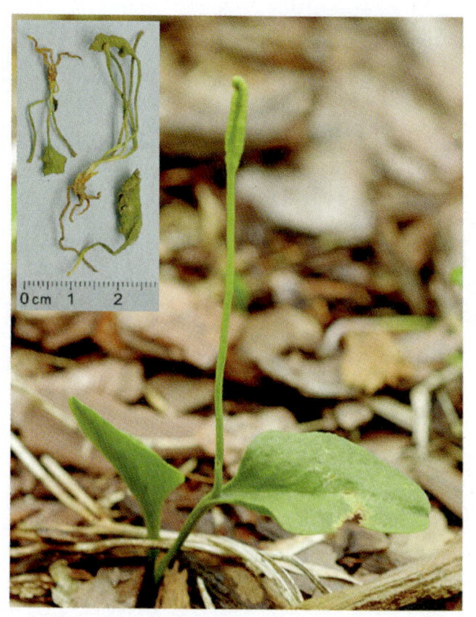

福建观音座莲

【别名】福建莲座蕨、地莲花、马蹄蕨、狭羽观音座莲。

【来源】为观音座莲科福建观音座莲*Angiopteris fokiensis* Hieron的根茎。

【植物形态特征】植株高1.5～3m。根茎块状。叶簇生。叶柄粗壮。叶片阔卵形，二回羽状复叶。羽片5～7对，互生，狭长圆形，上部的小羽片稍斜向上，下部的小羽片渐缩短。孢子囊群着生于近叶缘的细脉两侧。孢子四面体型。

【性味功效】淡，凉。清热解毒，利湿，止痛，凉血止血。

【选方】1. 治心烦不安：马蹄蕨水煎，冲朱砂服。(《湖南药物志》)

2. 治创伤出血：马蹄蕨研末，撒患处，包扎。(江西《草药手册》)

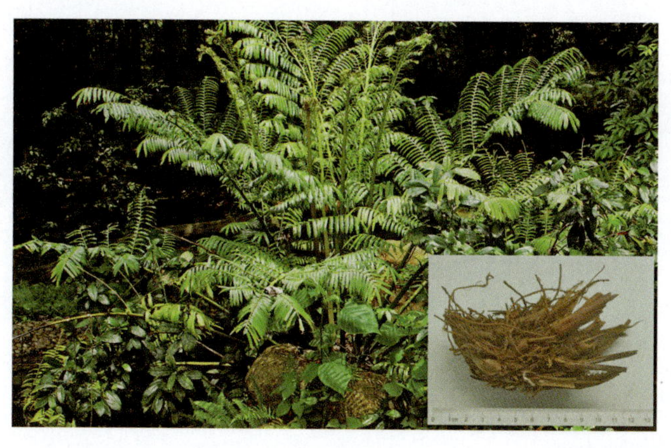

紫萁

【别名】紫萁贯众、高脚贯众、老虎台、水骨菜、见血长。

【来源】为紫萁科植物紫萁*Osmunda japonica* Thunb的根茎及叶柄基部。

【植物形态特征】多年生草本，高50～100cm。根茎短块状。叶丛生，二型，幼时密被绒毛；营养叶三角状阔卵形，顶部以下二回羽状，小羽片披针形，先端稍钝，基部圆楔形，边缘有细锯齿；孢子叶的小羽片极狭，卷缩成线形，主脉两侧密生孢子囊。

【性味功效】苦，微寒。清热解毒，祛瘀止血，杀虫。

【选方】1. 治钩虫病：紫萁贯众，川楝子各9g，紫苏6g，水煎服。(《中草药大典》)

2. 治妇女血崩：紫萁贯众，牡丹皮，莲蓬（炭）各9g。水煎服。(《中草药大典》)

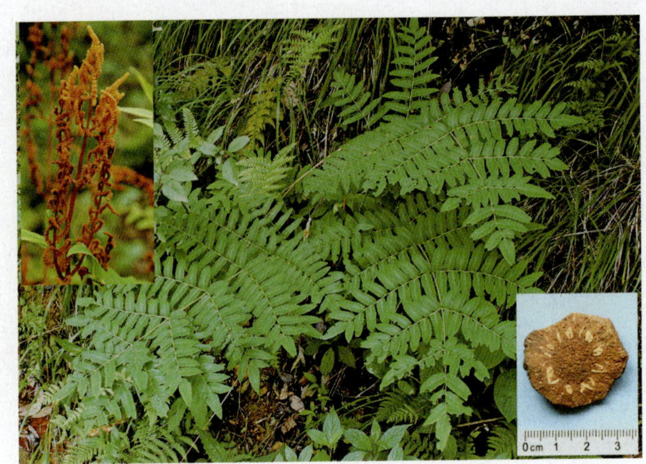

华南紫萁

【别名】贯众、大凤尾蕨。

【来源】为紫萁科植物华南紫萁*Osmunda vachellii* Hook的根茎及叶柄的髓部。

【植物形态特征】高1～2m。具粗壮而直立的圆柱形根茎。叶簇生，具二型羽片；叶柄腹面扁平，叶片狭长椭圆形，革质，光滑，一回羽状；羽片14～34对，线形或线状披针形，孢子叶羽片位于叶下部，紧缩成线形，深羽裂，两面沿叶脉密生孢子囊。

【性味功效】微苦，涩，平。清热解毒，祛湿舒筋，驱虫。

【选方】1. 治白带：华南紫萁60g，白背叶根、金樱根各150g，煎服。(《中国药用孢子植物》)

2. 治筋脉挛痹：华南紫萁30g，牛蔚竹根、老松节各15g，青蛙1只（去肠杂）。水煎兑酒服。(《中国药用孢子植物》)

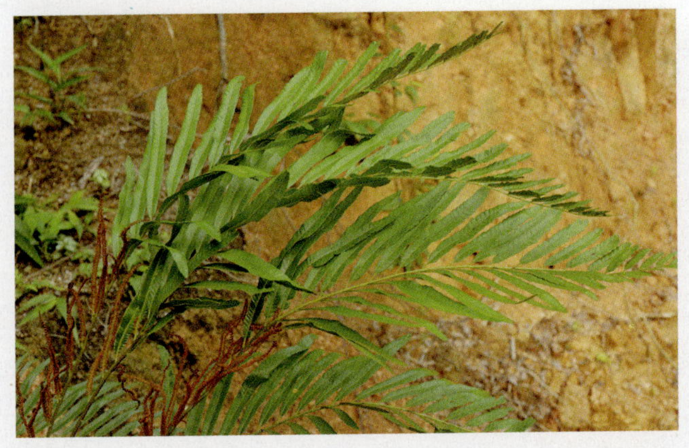

海金沙

【别名】铁蜈蚣、金沙藤、左转藤、铁线藤、吐丝草。

【来源】为海金沙科植物海金沙 *Lygodium japonicum*(Thunb.)Sw.的干燥成熟孢子。

【植物形态特征】草质藤本。叶轴上面有2条狭边，羽片多数，二回羽状，不育羽片尖三角形，能育羽片卵状三角形，叶纸质，干后禄褐色。孢子囊穗长2～4mm，往往长远超过小羽片的中央不育部分，排列稀疏，暗褐色，无毛。

【性味功效】甘，咸，寒；无毒。清热利湿，通淋止痛。

【选方】1. 治热淋急痛：海金沙为末，生甘草汤冲服。(《泉州本草》)

2. 治尿酸结石症：海金沙，滑石共研为末。以车前子，麦冬，木通煎水调药末，并加蜜少许，温服。(《广西中药志》)

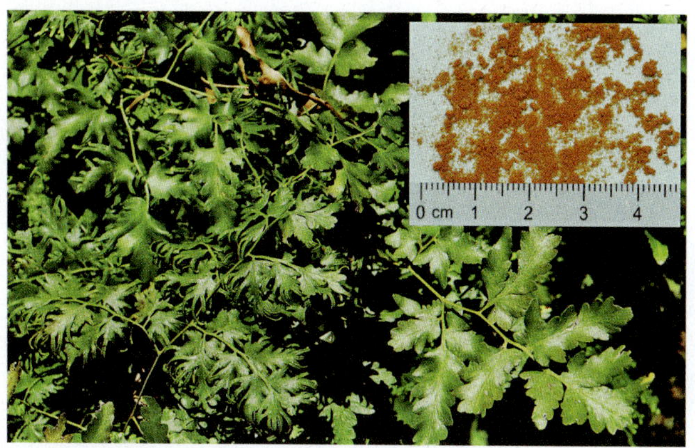

桫椤

【别名】树蕨、台湾桫椤、蛇木。

【来源】为桫椤科植物桫椤（刺桫锣）*Alsophila spinulosa* (Wall. ex Hook.) R. M. Tryon的髓部。

【植物形态特征】茎干高达6m或更高。叶螺旋状排列于茎顶端；叶柄有刺状突起；叶片大，长矩圆形，三回羽状深裂，互生；叶纸质，干后绿色；羽轴，小羽轴和中脉上面被糙硬毛，下面被灰白色小鳞片。孢子囊群盖球形，膜质。

【性味功效】辛，微苦，平。祛风湿，强筋骨，清热止咳。

【选方】1. 治哮喘咳嗽：桫椤、陈皮、猪肉煎汤服。(《岭南采药录》)

2. 治骨痛、腹痛、风火牙痛：桫椤，水煎冲酒服。(《岭南采药录》)

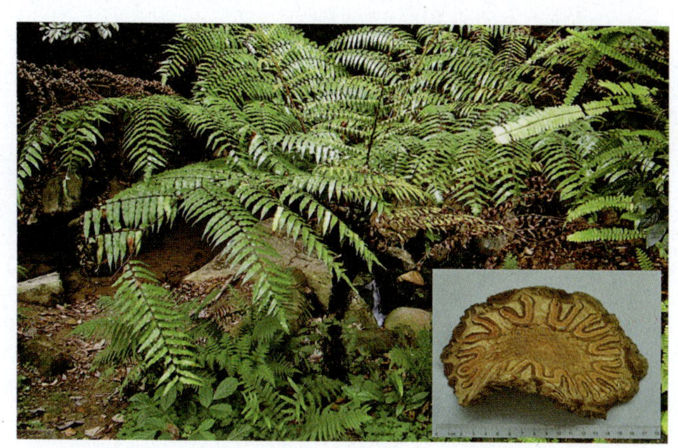

金毛狗脊

【别名】金狗毛蕨、金毛狗、金狗脊、金毛狮子、猴毛头。

【来源】为蚌壳蕨科植物金毛狗脊 *Cibotium barometz*(L.)J.Sm.的干燥根茎。

【植物形态特征】根状茎卧生，顶端生出一丛大叶，基部被有金黄色茸毛，叶片大，广卵状三角形，三回羽状分裂；叶几为革质，孢子囊群在每一末回能育裂片1～5对，生于下部的小脉顶端，囊群两瓣状，成熟时张开如蚌壳，孢子为三角状的四面形，透明。

【性味功效】苦，甘，温。祛风湿，补肝肾，强腰膝。

【选方】1. 治风湿骨痛，腰膝无力：金毛狗脊根茎六钱，香樟根，马鞭草各四钱，杜仲，续断各五钱，铁脚威灵仙三钱，红牛膝二钱。泡酒服。(《贵州草药》)

2. 治腰痛及小便过多：金毛狗脊，木瓜，五加皮，杜仲。煎服。(《四川中药志》)

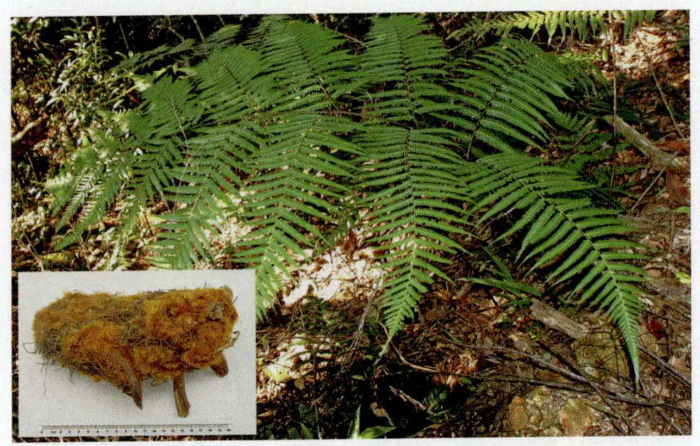

肾蕨

【别名】圆羊齿、蜈蚣草、蜈蚣蕨、篦子草、石黄皮。

【来源】为肾蕨科植物肾蕨 *Nephrolepis auriculata* (L.) Trimen 的全草或块茎。

【植物形态特征】多年生草本，高30～60cm。根茎近直立。鳞片线形至披针形，黄褐色，透明。叶簇生，革质，线形至披针形。基部渐狭，1回羽状复叶；羽片无柄，互生，边缘有钝锯齿；孢子囊群盖肾形；孢子椭圆肾形。

【性味功效】甘，淡，微涩，凉。清热利湿，通淋止咳，消肿解毒。

【选方】1. 治湿热黄疸：圆羊齿干全草五钱至一两。水煎服。(《福建中草药》)

2. 治淋浊，小便点滴，疼痛难忍：蜈蚣蕨（干用）五钱，杉树尖二十一颗，夏枯草五钱，野萝卜菜四钱。煨水对白糖吃。(《贵州民间药物》)

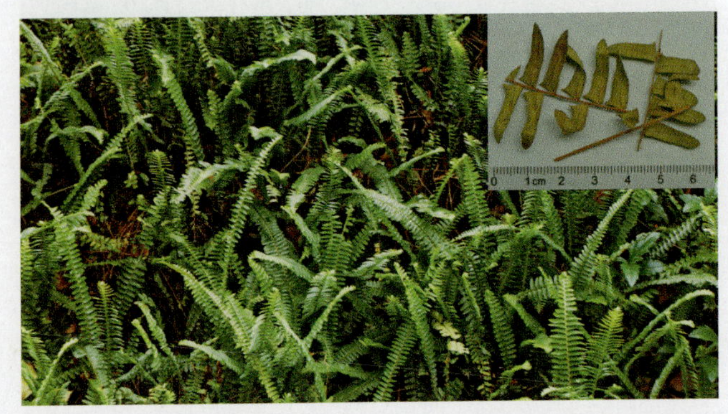

乌蕨

【别名】乌韭、小叶野鸡尾、蜢蚱参、细叶凤凰尾。

【来源】为陵齿蕨科植物乌蕨 *Stenoloma chusanum* Ching.的全草。

【植物形态特征】多年生草本。根状茎短而横走。叶近生，无毛；叶片披针形或卵圆形，四回羽状细裂，末回裂片阔楔形；叶脉在小裂片上二叉。孢子囊群顶生，圆形，每裂片1～2枚，囊群盖灰棕色，杯形或浅杯形。

【性味功效】苦，寒。清热解毒，祛暑利湿，凉血止血。

【选方】1. 治肠炎：乌蕨30g，水煎剂。(《中草药大典》)

2. 治烫伤：乌蕨炒焦，研细末，食油调搽。(《中草药大典》)

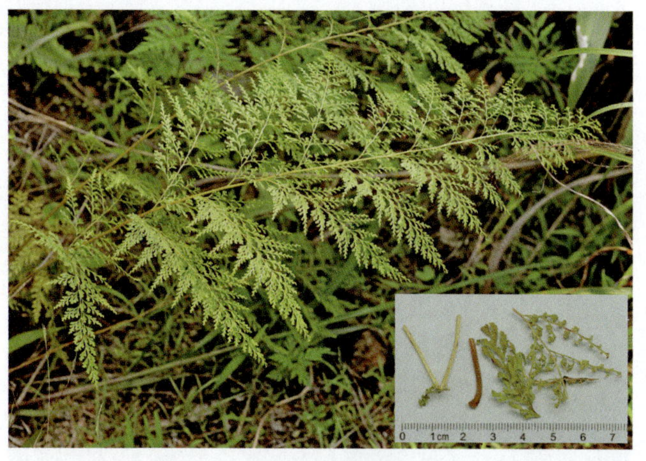

井栏边草

【别名】凤尾草、金鸡尾、鸡脚草。

【来源】为凤尾蕨科植物井栏边草 *Pteris multifida* Poir的干燥全草。

【植物形态特征】多年生草本。根状茎直立，顶端有钻形黑色鳞片。叶二型，簇生，草质；能育叶片卵形，一回羽状。在叶轴两侧形成狭羽，羽片或小羽片条形；不育叶的羽片或小羽片较宽，边缘有不整齐的尖锯齿。孢子囊群线形，沿叶边连续分布。

【性味功效】淡，微苦，凉。清热利湿，解毒止痢，凉血止血。

【选方】1. 治荨麻疹：凤尾草适量，食盐少许。水煎洗。(《江西草药》)

2. 治痢疾：鲜凤尾草二至三两。水煎或擂汁服，每日三剂。(《江西草药》)

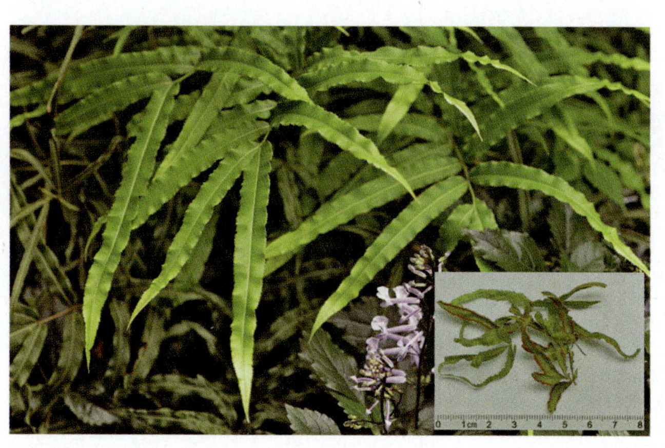

半边旗

【别名】半边蕨、单片锯、半边牙、半边梳、半边风药。

【来源】为凤尾蕨科植物半边旗 *Pteris semipinnata* L的带根全草。

【植物形态特征】多年生草本。根茎短，匍匐，密被狭披针形，黑褐色鳞片。叶疏生；叶柄粗壮直立，深褐色，或近基部呈黑色；叶近革质，卵状披针形，部羽状深裂达于叶轴，裂片线形或椭圆形。下部约在2/3处有近对生的半羽状羽片4-8对。裂片线形或镰形，叶脉明显，单出或分枝。孢子囊群线形，膜质。

【性味功效】苦，辛，凉。止血，生肌，解毒，消肿。

【选方】1. 止吐血：生半边旗一把，捣烂，米泔水冲取汁饮。(《广西药植图志》)

2. 治中风：半边风药，石菖蒲，马蹄决明各三钱，煎水服。(《贵州民间药物》)

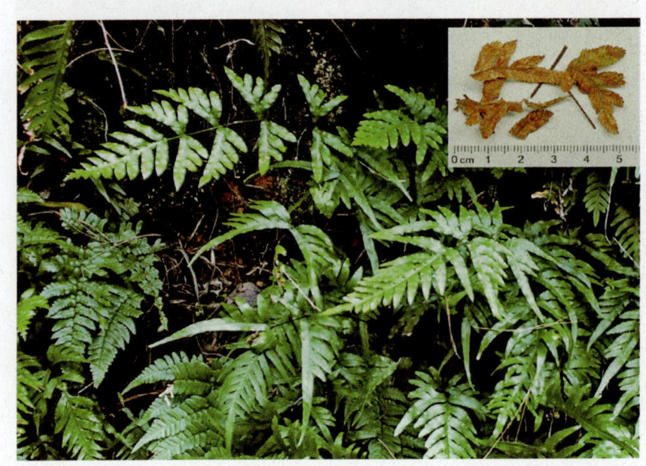

铁线蕨

【别名】铁线草、水猪毛土、黑脚蕨。

【来源】为铁线蕨科植物铁线蕨 *Adiantum capillus-veneris* L的全草。

【植物形态特征】根状茎细长横走，密被棕色披针形鳞片。叶片卵状三角形，不育裂片先端钝圆形，具阔三角形的小锯齿或具啮蚀状的小齿，能育叶裂片先端截形，全缘或两侧具有啮蚀状的小齿，囊群盖膜质，全缘，宿存。

【性味功效】淡，苦，凉。清热解毒，利湿消肿，利尿通淋。

【选方】1. 治风湿性关节酸痛：鲜铁线草一两，浸酒一斤。每次一小杯（约二两）温服。(《泉州本草》)

2. 治皮肤瘙痒及疮疖湿疹：鲜铁线草二两，煎汤洗。(《泉州本草》)

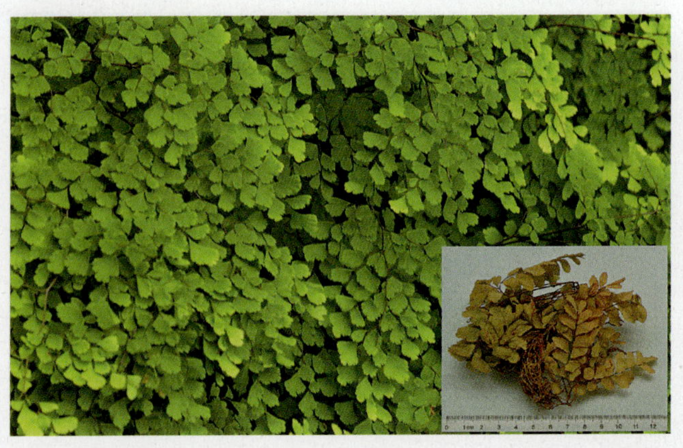

过坛龙

【别名】铁线草、黑骨芒、秧居草、铁线蕨。

【来源】为铁线蕨科植物扇叶铁线蕨（过坛龙）*Adiantum flabellulatum* L的全草或根。

【植物形态特征】根茎短而直立，被狭披针形，渐尖的鳞片。叶柄簇生，坚韧，深褐色至紫黑色；叶革质，呈不整齐的阔卵形，为2回或3回不对称的二叉分枝。小羽片斜方状椭圆形至扇形，交错互生于叶轴两侧，下缘成直角形。

【性味功效】苦，辛，凉。清热，利湿，解毒散结。

【选方】1. 治牙痛：鲜过坛龙约三两，用清水煎汁，频频含漱。（江西《草药手册》）

2. 治烫火伤：过坛龙叶晒干，研极细末，用麻油调和涂搽。（《江西民间草药验方》）

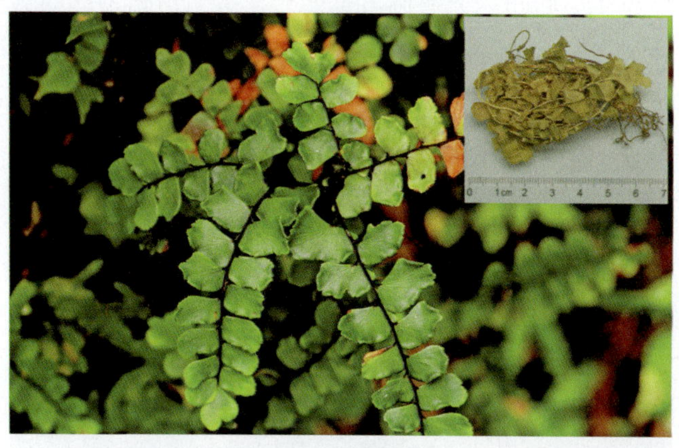

乌毛蕨

【别名】东方乌毛蕨、龙船蕨、赤蕨头、贯众、管仲。

【来源】为乌毛蕨科植物乌毛蕨*Blechnum orientale* Linn的根茎。

【植物形态特征】陆生大型植物。根状茎粗壮，竖立，顶部密被褐色钻线形鳞片。叶簇生；羽片18~50对，互生，斜向上，先端长渐尖，基部圆形或楔形，全缘或呈微波状。叶脉羽状，分离，侧脉二叉或单一，近平行。孢子囊群线形。

【性味功效】苦，凉。清热解毒，驱虫，凉血止血。

【选方】1. 治腮腺炎：乌毛蕨15g，海金沙藤15g，大青叶12g，水煎服。（《中国药用孢子植物》）

2. 治漆过敏：乌毛蕨根茎研末，水粉，芝麻油适量，调匀涂患处。（《福建药物志》）

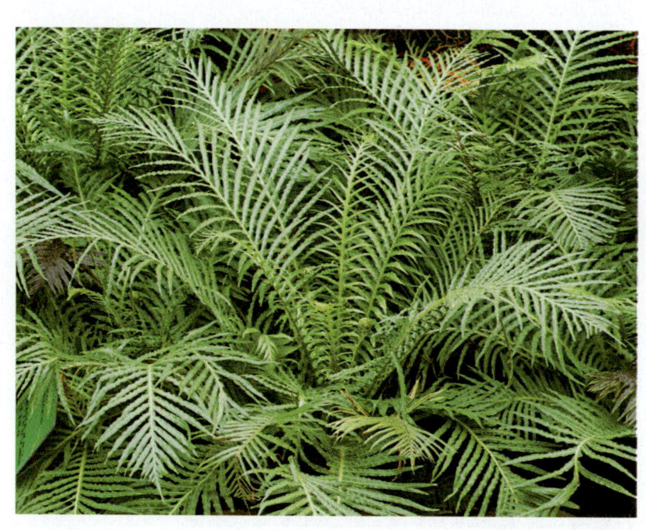

狗脊

【别名】贯众、虾公草、细叶虎耳风。

【来源】为乌毛蕨科植物狗脊蕨*Woodwardia japonica*（L.f.）Sm.的根茎及叶柄基部。

【植物形态特征】多年生草本。根茎粗短，倾斜，密生棕色披针形鳞片。叶簇生，叶柄褐色，被多数鳞片；叶片厚纸质，矩圆形，二回羽裂，裂片三角形或三角状矩圆形，叶脉网状，有网眼1~2行。孢子囊群长形，生于主脉两侧对称的网脉上；囊群盖长肾形。

【性味功效】凉，苦。清热解毒，杀虫散瘀。

【选方】1. 风湿骨痛，腰膝无力：狗脊六钱，香樟根，马鞭草各四钱，杜仲，续断各五钱，铁脚威灵仙三钱，红牛膝二钱。泡酒服。（《贵州草药》）

2. 腰痛：狗脊二两，萆薢二两（锉），菟丝子一两（酒浸三日，曝干别捣）。上药捣罗为末，炼蜜和丸，如梧桐子大。每日空心及晚食前服三十丸，以新萆薢渍酒二七日，取此酒下药。（《圣惠方》）

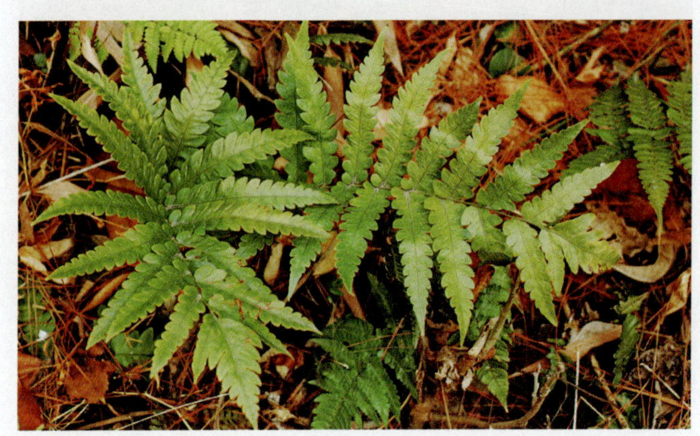

野雉尾金粉蕨

【别名】野鸡尾、金粉蕨、小叶野鸡尾、孔雀尾、乌蕨。

【来源】为中国蕨科植物野雉尾金粉蕨*Onychium japonicum* (Thunb.) Kze.的全草或叶。

【植物形态特征】根状茎长而横走，质硬，密被暗褐色鳞毛，断面带黄褐色。禾秆色或基部褐棕色，叶片卵圆状披针形或三角状披针形，三至五回羽状分裂；小羽片及裂片多数。孢子囊群着生于末回羽片背面的边缘，浅棕色，与中脉平行。

【性味功效】苦，凉。清热解毒，利湿，止血。

【选方】1. 治中暑发痧：鲜野雉尾金粉蕨叶四两。捣烂绞汁服。（《福建中草药》）

2. 治牙疳：野雉尾金粉蕨烧灰存性三钱，冰片一分。共研细末，搽患处。（《江西民间草药》）

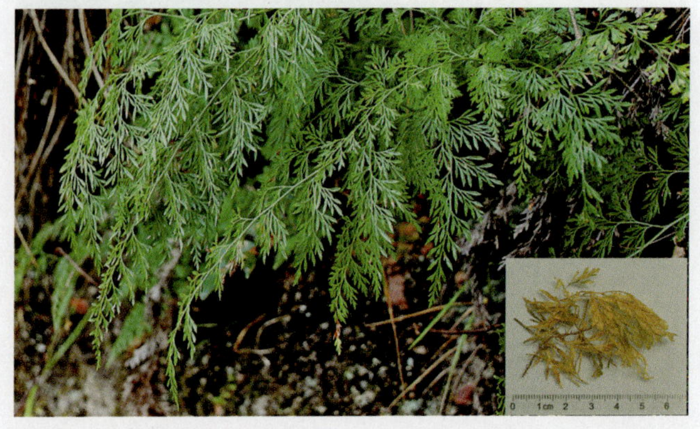

贯众

【别名】贯节、贯渠、百头、黑狗脊。

【来源】为鳞毛蕨科植物贯众 *Cyrtomium fortunei* J. Sm的根状茎和叶柄残基。

【植物形态特征】根状茎短，直立或斜升，连同叶柄基部有密的阔叶卵状披针形黑褐色大鳞片。叶簇生，叶片阔披针形或矩圆披针形，纸质，单数一回羽状；羽片镰状披针形，基部上侧稍呈耳状凸起，下侧圆楔形。叶脉网状，孢子囊群生于内藏小脉顶端，在主脉两侧各排成不整齐的3~4行。

【性味功效】苦，微寒；有小毒。清热平肝，解毒杀虫，止血。

【选方】1. 鼻衄不止：贯众根末，水服一钱。(《普济方》)

2. 女人血崩：贯众半两，煎酒服之，立止。(《集简方》)

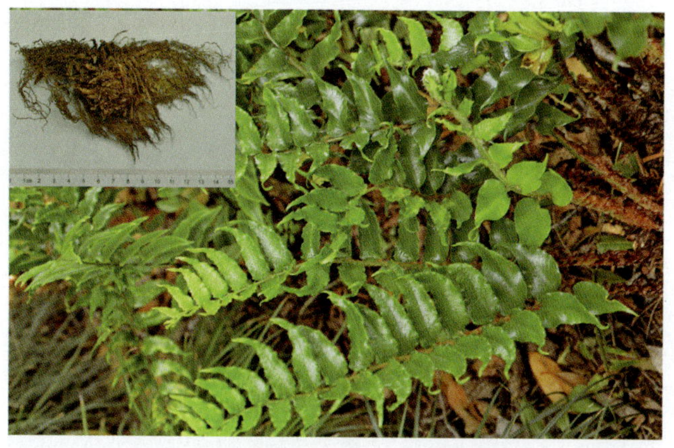

江南星蕨

【别名】大叶骨牌草、七星剑、旋鸡尾。

【来源】为水龙骨科植物江南星蕨 *Microsorum fortunei* (T.Moore) Ching的全草和根状茎。

【植物形态特征】多年生草本。根状茎长而横走，淡绿色，顶部有鳞片，鳞片卵圆状披针形，有疏齿。叶远生；基部疏生鳞片；叶片带状披针形，渐尖头，向基部渐狭，下延，厚纸质，全缘，有软骨质边，孢子囊群大，着生在靠近主脉两侧，排列成1行或不整齐的2行；无盖。

【性味功效】甘、淡、微苦，凉。清热利湿，凉血止血，消肿止痛。

【选方】1. 治肺痨咳血：鲜江南星蕨，二至三两，水煎调冰糖服。(《福建中草药》)

2. 治小便赤涩痛或带血：鲜江南星蕨一至二两，水煎服。(《福建中草药》)

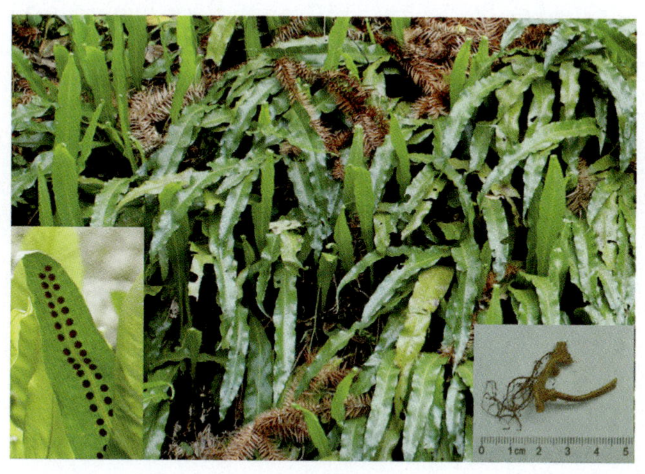

瓦韦

【别名】剑丹、七星草、骨牌草、小叶骨牌草、金星草。

【来源】为水龙骨科植物瓦韦 *Lepisorus thunbergianus* (Kaulf.) Ching的全草。

【植物形态特征】根茎稍粗壮横走，密被鳞片；鳞片黑褐色乃至暗褐色，线状钻形，基部广卵形。叶片线状披针形，革质而厚，上面深绿色，有小孔点散布，下面淡绿色，支脉与细脉呈网孔状。孢子囊群生叶背的上半部，圆形而大，黄色，并列于中肋网侧，成2纵列，幼时有盾状鳞片覆盖。

【性味功效】苦，平。清热解毒，利尿消肿，止血，止咳。

【选方】1. 治咳嗽吐血：瓦韦叶，刷去孢子囊群，煎汤服。(《浙江民间草药》)

2. 治小儿惊风：鲜瓦韦一至三两。水煎液冲红糖，每日早晚饭前各服1次。(江西《草药手册》)

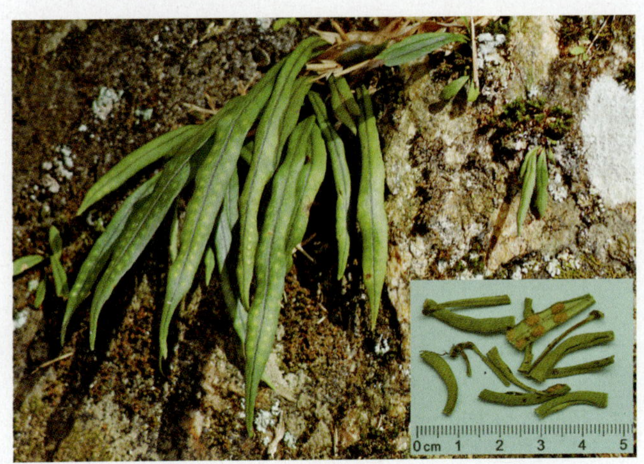

伏石蕨

【别名】镜面草、抱树蕨、石瓜子、瓜子草、金指甲。

【来源】为水龙骨科植物伏石蕨 *Lemmaphyllum microphyllum* C. Presl的全草或带根的全草。

【植物形态特征】根状茎细长，绿色，匍匐；鳞片疏生，黄褐色，卵状披针形，基部圆形。叶柄基部有节，密被鳞片，叶疏生，异形，营养叶近无柄或有短柄，圆形或椭圆形。孢子囊群多连合呈线形，位于中脉与叶缘之间，略近中脉，被多数盾状，有柄的鳞片。不具子囊群盖，孢子近肾形。

【性味功效】辛，凉。清肺止咳，凉血解毒。

【选方】1. 治创伤出血：伏石蕨茎心，捣匀后外敷。(《福建民间草药》)

2. 治风湿疼痛：伏石蕨一两，煎酒服。(《贵州民间药物》)

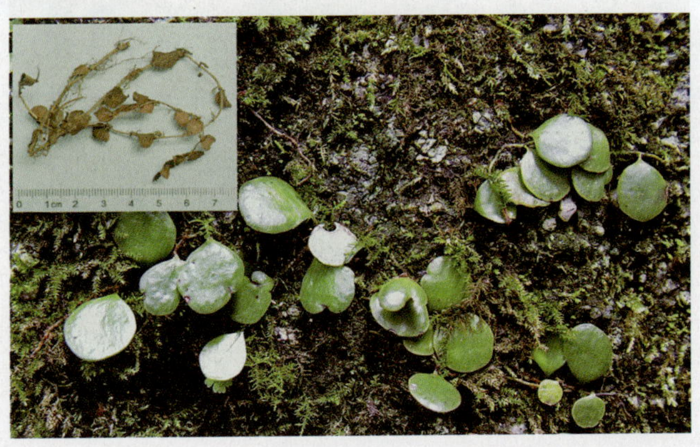

石韦

【别名】石皮、金星草、石兰、石剑、潭剑。

【来 源】为水龙骨科植物石韦*Pyrrosia lingua* (Thunb.) Farwell的干燥叶。

【植物形态特征】多年生草本。根状茎横走，密生褐色针形鳞片。叶远生，叶片披针形，下面密被灰棕色星状毛；叶柄基部有关节。孢子囊群在侧脉间紧密而整齐地排列，初为星状毛包被，成熟时露出，无囊群盖。

【性味功效】甘、苦，微寒。利尿通淋，清肺止咳，凉血止血。

【选方】1. 治血淋：石韦，当归，蒲黄，芍药各等分。上四味治下筛，酒服方寸匕，日三服。(《千金方》)

2. 治尿路结石：石韦，车前草各50g，生栀子25g，甘草15g。水煎二次，早，晚各服一次。(《南昌医药》)

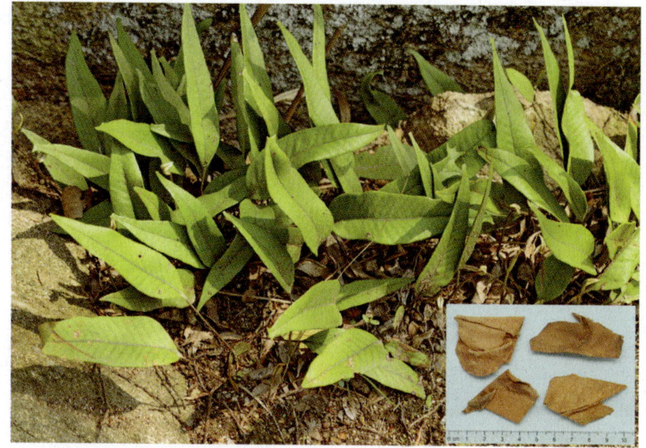

崖姜

【别名】崖羌蕨、穿石剑。

【来 源】为槲蕨科植物崖姜*Pseudodrynaria coronans* (Wall.) Ching的根状茎。

【植物形态特征】附生多年生草本。根茎肉质粗厚，横走，密生棕色长条形有睫毛的鳞片。叶簇生，长圆状披针形，羽状深裂，向下部渐狭，全缘，无毛，先端长尾状渐尖，叶脉网状。孢子囊群生于靠近侧脉的网眼上边和内藏小脉的交叉点上，近圆形或长圆形，成熟时呈断线形，无囊群盖。

【性味功效】苦，温。祛风湿，活血止痛，壮骨，补肾。

【选方】1. 治斑秃，脱发：崖姜，酒，浸10余天，滤取药液涂搽患处，每日2～3次。(《安徽中草药》)

2. 治肾虚腰痛，风湿性腰腿疼：崖姜，桑寄生各15g，秦艽，豨莶草各9g。水煎服(《陕甘宁青中草药》)

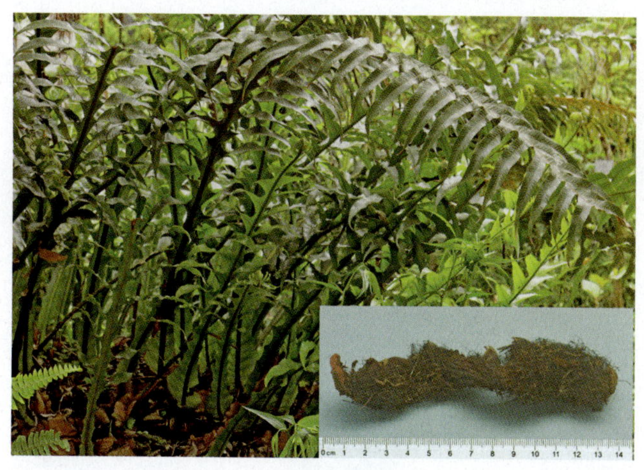

槲蕨

【别名】石岩姜、岩连姜、猴姜。

【来源】为槲蕨科植物槲蕨*Drynaria roosii* Nakaike的干燥根茎。

【植物形态特征】多年生附生草本。根状茎粗壮；长而横走，密披棕褐色鳞片；鳞片线状钻形，边缘有齿，先端急尖。叶二型，基生不育叶圆形，基部心型。正常能育叶具有狭翅的柄，羽状深裂，互生，阔披针形，先端急尖或钝，下部羽片缩短，基部缩成耳状，厚纸质，无毛；叶脉网状。孢子囊群盖。

【性味功效】苦，微涩，温。补肾，强骨，止痛。

【选方】1. 治肾虚久泄：槲蕨15g，补骨脂9g，山药15g，五味子6g，水煎服。(《山西中草药》)

2. 治小儿疳积：槲蕨（研粉）9g，同瘦猪肉熬吃。(《江西草药手册》)

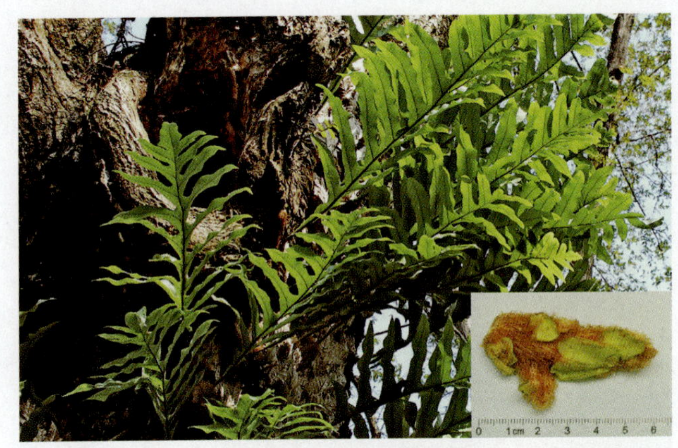

苏铁

【别名】铁树、凤尾蕉、避火蕉。

【来源】为苏铁科植物苏铁*Cycas revoluta* Thunb的叶，根，花及干燥成熟种子。

【植物形态特征】多年生常绿乔木。树干密被宿存的叶基和叶痕。羽状复叶螺旋状排列，基部两侧有刺；雌雄异株，雄球花圆柱状，生有许多鳞片状雄蕊，雌蕊密被黄褐色绒毛，上部羽毛状分裂，种子核果状，成熟时红棕色。

【性味功效】甘，淡，平，有小毒。叶：收敛止血，解毒止痛。花：理气止痛，益肾固精。根：祛风活络，补肾。种子：理气止痛，益肾固精。

【选方】1. 治胃痛：铁树叶五钱，水煎服。(《浙江民间草药》)

2. 治妇女经闭：苏铁叶晒干烧存性研末，每次取二钱，用红酒送下，日服一次。(《福建民间草药》)

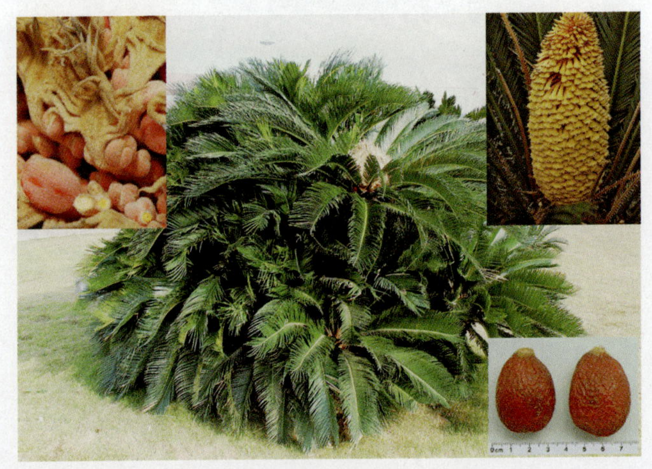

银杏

【别名】白果、公孙树。

【来源】为银杏科植物银杏*Ginkgo biloba* Linn的干燥成熟种子。

【植物形态特征】落叶乔木。树皮灰褐色，有长枝与短枝；叶在长枝上螺旋状散生，在短枝上簇生，单叶，扇形。雌雄异株，雄球花成葇荑状，雄蕊多数；雌球花有长梗，梗端通常2叉。种子核果状，椭圆形至近球形，外种皮肉质，有白粉，淡黄色或橙色；中种皮骨质有2~3棱。

【性味功效】甘，苦，涩，平，有毒。敛肺定喘，止带缩尿。

【选方】1. 治梦遗：银杏三粒，酒煮食，连食四至五日。(《湖南药物志》)。

2. 治赤白带下，下元虚惫：白果，莲肉。为末，用乌骨鸡一只，去肠盛药煮烂，空心食之。(《濒湖集简方》)

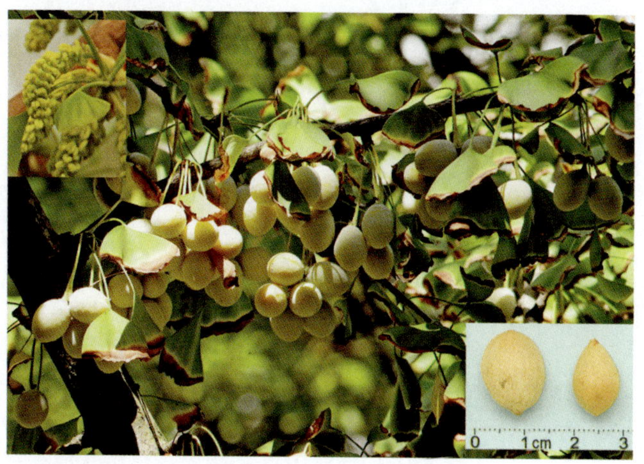

马尾松

【别名】青松、松树、山松。

【来源】为松科植物马尾松*Pinus massoniana* Lamb的叶、花粉和种子。

【植物形态特征】常绿乔木。针叶每束2根，细长而柔韧，花单性，雌雄同株；雄花序无柄，葇荑状，腋生新枝的基部，雄蕊螺旋状排列，雌花序球形。球果长圆状卵形，成熟后栗褐色；种鳞的鳞片盾平或微肥厚。种子长卵圆形，有翅。

【性味功效】松针：苦，涩，温。祛风活血，明目，安神，解毒，止痒。花粉：甘，温。燥湿，收敛，止血。松子仁：甘，温。润肺滑肠。

【选方】1. 治跌打损伤，扭伤，皮肤瘙痒症，漆疮，湿疹：鲜松叶煎汤熏洗，连洗数次。(《浙江民间常用草药》)

2. 治尿布皮炎：松花粉撒布患处。(《浙江民间常用草药》)

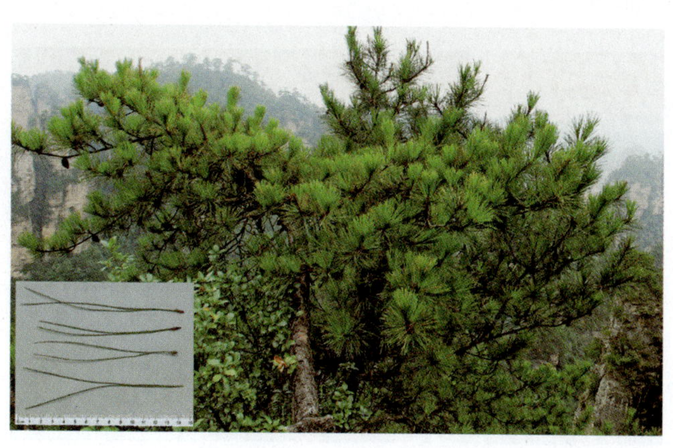

圆柏

【别名】桧、桧柏、刺柏、柏树。

【来源】为柏科植物圆柏*Sabina chinensis* (L.) Antoine的枝、叶或树皮。

【植物形态特征】乔木。树皮赤褐色，枝条斜上展开。叶在幼树上全为刺形，3叶轮生或交互对生，排列紧密，先端钝或微尖，下延部分明显外露，上面有两条白色气孔带，背面近中部有椭圆形腺体。球果为浆果状，近圆形，被白粉，熟时褐色。

【性味功效】苦，辛，温。有小毒。祛风散寒，活血消肿，解毒利尿。

【选方】1. 治风寒感冒：鲜圆柏小枝或叶五至七钱。水煎服。(《福建中草药》)

2. 治关节风湿痛：鲜圆柏小枝或叶，煎汤熏洗痛处。(《福建中草药》)

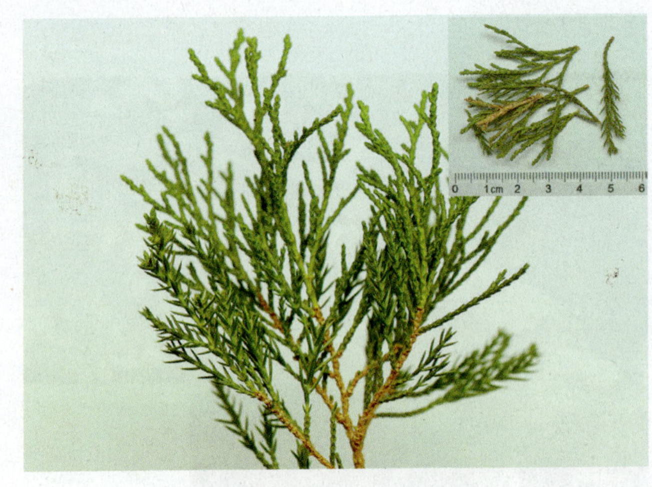

侧柏

【别名】扁柏。

【来源】为柏科植物侧柏 *Platycladus orientalis* (Linn.) Franco的干燥枝梢及叶和干燥成熟种仁。

【植物形态特征】常绿乔木。鳞形叶交互对生，叶背中部均有腺槽。雌雄同株；球花单生短枝顶端。球果当年成熟，卵圆形，熟前肉质，蓝绿色，被白粉，熟后木质，张开，红褐色；种鳞4对，扁平，背部近顶端有反曲的尖头，中部种鳞各有种子1~2粒；种子卵圆形或长卵形，无翅或有棱脊。

【性味功效】侧柏叶：苦，涩，寒。凉血止血，化痰止咳，生发乌发。

柏子仁：甘，平。养心安神，润燥通便。

【选方】1. 治鼻衄出血数升，不知人事：石榴花，柏叶等分。为末，吹鼻中。(《普济方》)

2. 治小便尿血：柏叶，黄连(焙研)。酒服三钱。(《济急仙方》)

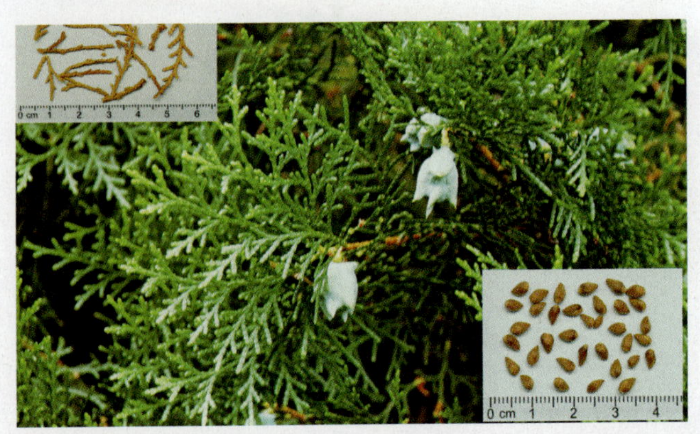

竹柏

【别名】罗汉柴、大果竹柏、竹叶柏。

【来源】为罗汉松科植物竹柏 *Podocarpus nagi* (Thunb.) Zoll. et Mor. ex Zoll的干燥叶。

【植物形态特征】常绿乔木。叶对生，革质，宽披针形或椭圆状披针形。先端渐尖，基部窄成扁平短柄，上面深绿色，下面有多条气孔线。雌雄异株，雄球花状，常3-6穗簇生叶腋，有数枚苞片，上部苞腋着生1或2~3个胚株，仅一枚发育成种子，苞片不变成肉质种托。种子核果状，圆球形。

【性味功效】淡，涩，平。止血，接骨。

【选方】治外伤出血、骨折：取竹柏叶鲜品捣敷；或干品研末调敷。(《中华本草》)

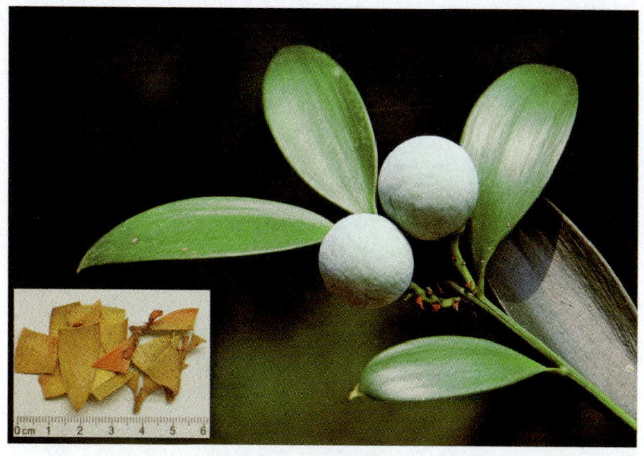

三尖杉

【别名】藏杉、桃松、狗尾松、三尖松、山榧树。

【来源】为三尖杉科植物三尖杉 *Cephalotaxus fortunei* Hook.f的种子或枝、叶。

【植物形态特征】多年生常绿乔木。树皮灰褐色至红褐色。小枝对生，冬芽顶生。叶螺旋状着生，排成二列，线形，稍镰状弯曲，中脉在叶面突起，叶背中脉两侧各有1条白色气孔带。雌雄异株；雄球花8~10聚生成头状，生于叶腋。种子核果状长卵形，熟时紫色。

【性味功效】种子：甘、涩，平。驱虫，消积。枝、叶：苦、涩，寒。抗癌。

【选方】治产后腹胀：三尖杉枝叶9g，四面风9g，岩附子9g，槟榔4.5g，山楂9g，当归6g，木通6g，血泡木6g，水煎服。(《湖南药物志》)

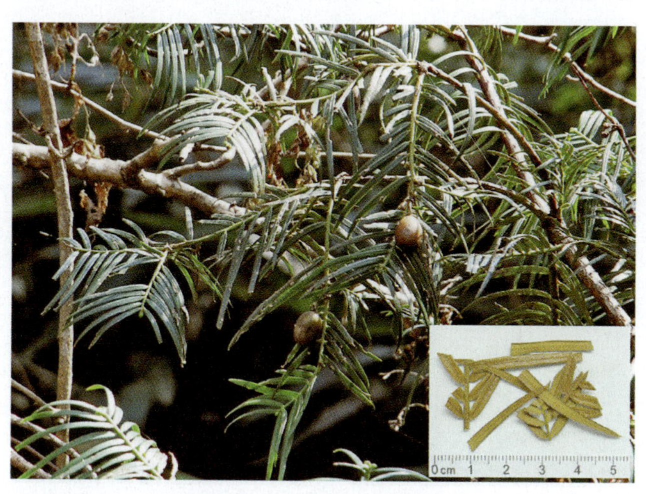

南方红豆杉

【别名】红豆杉、紫杉、海罗杉、美丽红豆杉、红榧。

【来源】为红豆杉科南方红豆杉*Taxus wallichiana* var. *mairei* 的种子。

【植物形态特征】常绿乔木，高达30m，树皮淡灰色，纵裂成长条薄片。叶2列，近镰刀形，与气孔带邻近的中脉两边有1至数条乳头状角质突起。种子倒卵圆形或柱状长卵形，通常上部较宽，生于红色肉质杯状假种皮中。

【性味功效】淡，平。驱虫，消积，抗癌。

【附方】1. 治食积，蛔虫病：9～18g，炒热，水煎服。(《全国中草药汇编》)

2. 治糖尿病：紫杉叶二钱。水煎服；日服二次，连续用(如有恶心呕吐副作用，则停药；无副作用，可逐渐加量至五钱为止)。(《吉林中草药》)

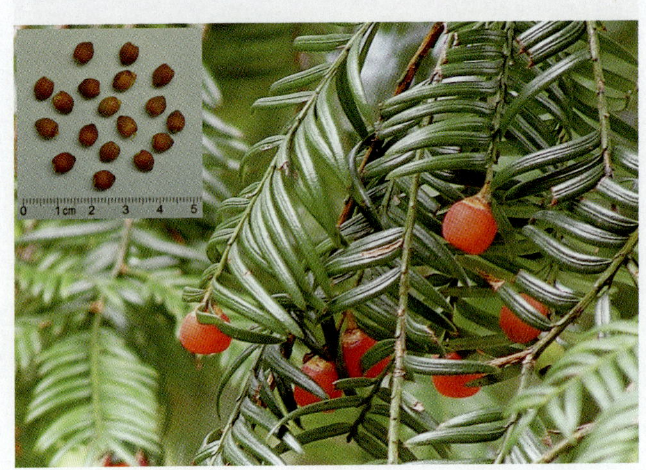

小叶买麻藤

【别名】拦地青、狗裸藤、接骨草。

【来源】为买麻藤科植物小叶买麻藤*Gnetum parvifolium*（Warb.）C. Y. Cheng的藤、根和叶。

【植物形态特征】常绿木质缠绕藤本植物，茎枝圆形，皮孔明显，节膨大。单叶对生，革质，椭圆形至狭长椭圆形或倒卵形，先端急尖或渐尖而钝，基部宽楔形或微圆，长4～10cm。球花单性同株；雄球花序不分枝或一次分枝。成熟种子假种皮红色。

【性味功效】苦，微温。祛风活血，消肿止痛，化痰止咳。

【选方】1. 治风湿性关节痛：小叶买麻藤、三椏苦各15g，两面针9g。水煎服。(《福建药物志》)

2. 治腰痛：小叶买麻藤、葫芦茶各60g。水煎服。(《福建药物志》)

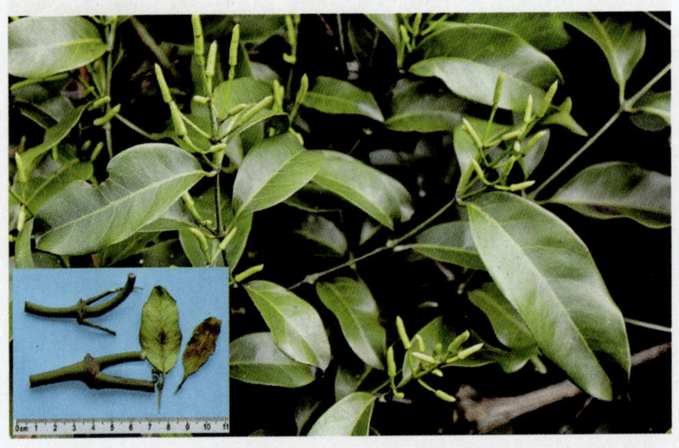

买麻藤

【别名】买子藤、驳骨藤、大节藤、竹节藤、接骨藤。

【来源】为买麻藤科植物买麻藤*Gnetum montanum* Markgr的茎叶或根。

【植物形态特征】木质藤本，长达10m以上，小枝圆或扁圆，光滑。叶对生，叶形大小多变，通常呈矩圆形，稀矩圆状披针形或椭圆形，革质。花单性，穗状花序。种子核果状，假种皮黑棕色，长椭圆形。

【性味功效】苦，微温。祛风除湿，散瘀止血，化痰止咳。

【选方】治骨折：鲜接骨藤适量捣烂，酒炒，复位后热敷包扎，固定，每天换药一次。(《全展选编·外科》)

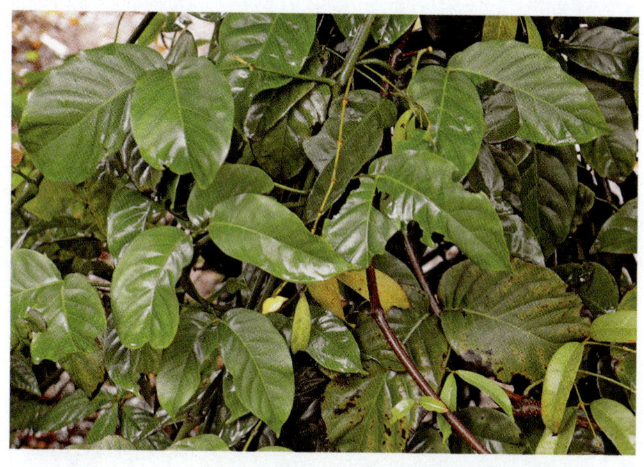

木麻黄

【别名】马毛树、短枝木麻黄、驳骨树。

【来源】为木麻黄科植物木麻黄*Casuarina equisetifolia* Forst的幼嫩枝叶或树皮。

【植物形态特征】常绿乔木，树高达30m。树干通直。树皮深褐色，不规则条裂。小枝绿色，叶状枝。叶退化为鞘齿状细鳞片，每节着生鳞片状叶6～8枚。花单性，同株或异株，雌花头状花序，雄花穗状花序。果为木质球果，赤褐色。

【性味功效】微苦、辛，温。宣肺止咳，行气止痛，温中止泻，利湿。

【选方】1. 治疝气、阿米巴痢疾及慢性气管炎：木麻黄枝叶3～9g，煎汤服。(《新华本草纲要》)

2. 治感冒，小便不利：木麻黄树皮3～9g，煎汤内服。(《广西药用植物名录》)

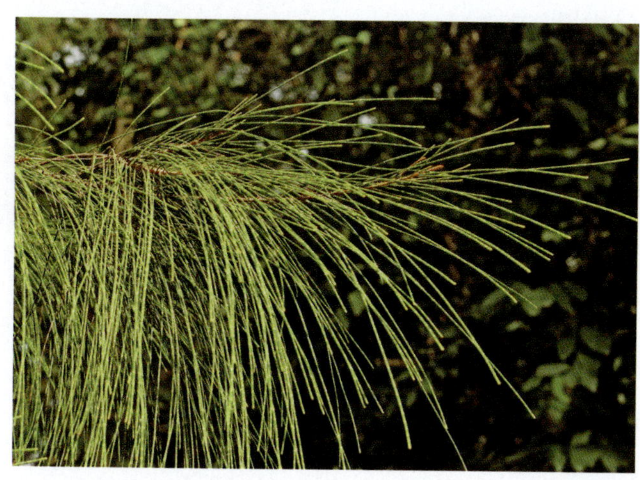

鱼腥草

【别名】蕺菜、狗蝇草、臭菜、狗贴耳。

【来源】为三白草科植物蕺菜*Houttuynia cordata* Thunb的带根全草。

【植物形态特征】草本植物，高30~60cm；茎呈圆柱形，上部直立，下部伏地，节上轮生小根。叶片心形，全缘，薄纸质，有腺点，背面尤甚。托叶膜质，下部与叶柄合生成鞘状。穗状花序顶生，花小，总苞片白色。蒴果卵圆形。具鱼腥气。

【性味功效】辛，微寒。清热解毒，消痈排脓，利尿通淋。

【选方】1. 治肺痈：鱼腥草、天花粉、侧柏叶等分。煎汤服之。(《滇南本草》)

2. 治病毒性肺炎，支气管炎，感冒：鱼腥草、厚朴、连翘各三钱。研末，桑枝一两，煎水冲服药末。(《江西草药》)

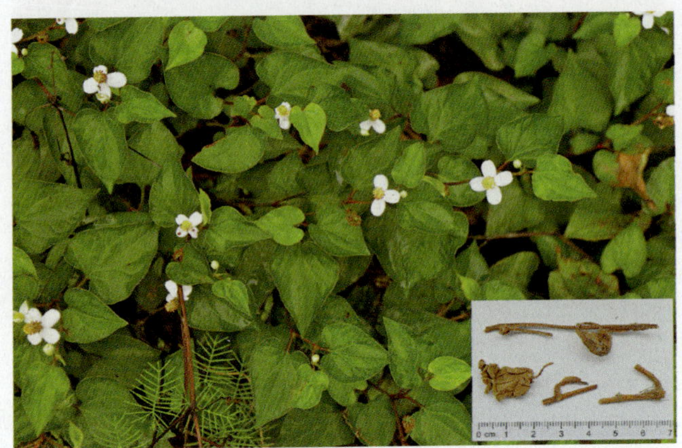

三白草

【别名】水木通、五路白、三点白、白叶莲、白面姑。

【来源】为三白草科植物三白草*Saururus chinensis* (Lorn.) Baill的地上部分。

【植物形态特征】湿生草本。单叶互生，纸质，密生腺点；基部与托叶合生成鞘状；叶片阔卵状披针形，基部心形；花序下的2~3片叶常于夏初变为白色，呈花瓣状。总状花序生于茎上端与叶对生，白色；蒴果近球形。

【性味功效】甘、辛，寒。利尿消肿，清热解毒。

【选方】1. 治尿路感染（热淋）、血淋：三白草15g，车前草、鸭跖草、白茅根各30g，煎服。(《安徽中草药》)

2. 治细菌性痢疾：三白草、马齿苋各30g，煎服。(《安徽中草药》)

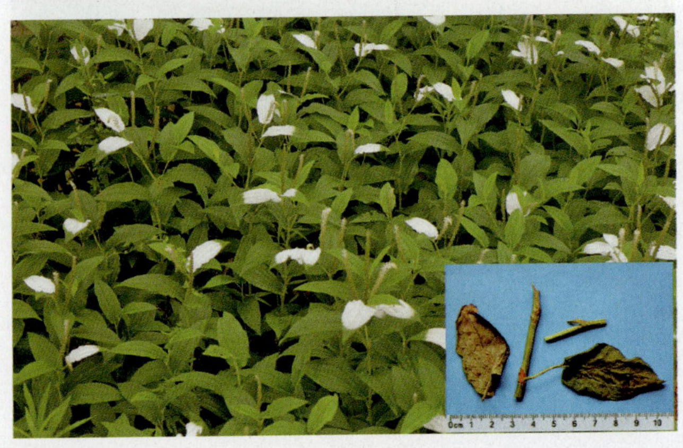

山蒟

【别名】山蒌、酒饼藤、穿壁风、石蒟、爬岩香。

【来源】为胡椒科植物山蒟*Piper hancei* Maxim的茎叶或根。

【植物形态特征】攀援藤本。节上生不定根。叶互生，纸质或近革质，卵状披针形或椭圆形，叶脉5～7条，最上1对互生，离基1～3cm从中脉发出；叶鞘长约为叶柄之半。花单性，雌雄异株，穗状花序。浆果球形，黄色。

【性味功效】辛，温。祛风，除湿，活血消肿，行气止痛，化痰止咳。

【选方】1. 治风湿痹痛：山蒟鲜茎叶30g。水煎服，每日1剂。(《浙江民间常用草药》)

2. 治月经不调，痛经，消化不良，胃痛，咳嗽哮喘：干山蒟根3～10g。水煎服，日服2次。(《文山中草药》)

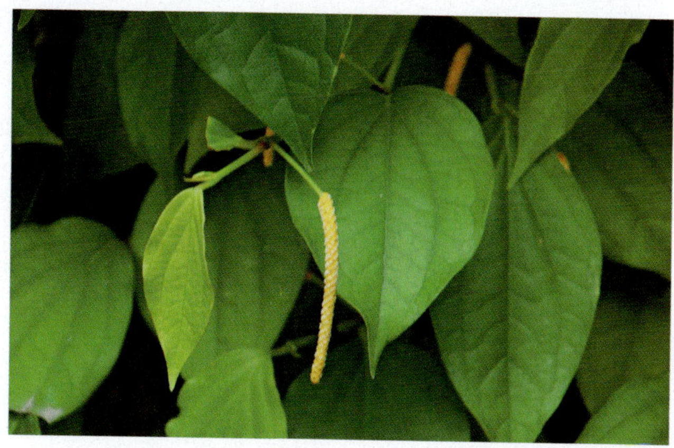

荜茇

【别名】荜拔、鼠尾、椹圣。

【来源】为胡椒科植物荜茇*iper longum* L.的近成熟或成熟果穗。

【植物形态特征】攀援藤本，枝有粗棱。叶纸质，顶端骤尖，基部阔心形，耳状，基出叶脉7条，顶端叶有时近无柄而抱茎，叶鞘达叶柄1/3。叶两面均被粉状短柔毛。花单性，雌雄异株，穗状花序与叶对生。浆果下部与花序轴合生。

【性味功效】辛，热。温中散寒，下气止痛。

【选方】1. 治疗脾胃虚寒之腹痛冷泻：与白术、干姜、肉豆蔻等同用。(《圣济总录》)

2. 治血气痛，月经不调：同蒲黄丸服。(《本草纲目》)

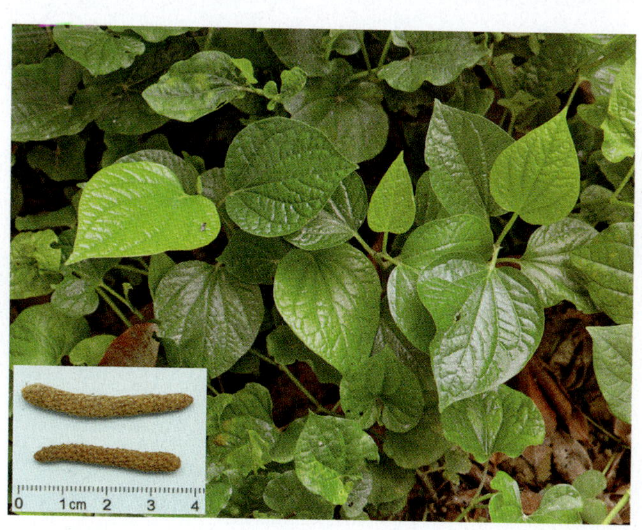

假蒟

【别名】哈蒟、毕拨子、猪拨菜。

【来源】为胡椒科植物假蒟*Piper sarmentosum* Roxb的茎、叶或全草。

【植物形态特征】多年生匍匐草本，揉之有香气。茎节膨大，长生不定根。叶互生，近膜质，有细腺点，下部阔卵形或近圆形，叶脉7条。花单性，雌雄异株，无花被，穗状花序。浆果近球形，具角棱，基部嵌生于花序轴中并与其合生。

【性味功效】苦，温。祛风散寒，行气止痛，活络，消肿，暖胃。

【附方】1. 治伤风咳嗽：假蒟叶15g，猪血120g，炖服。(《上海民间常用中草药手册》)

2. 治气滞腹痛：假蒟叶15g，水煎服。(《广西民间常用中草药手册》)

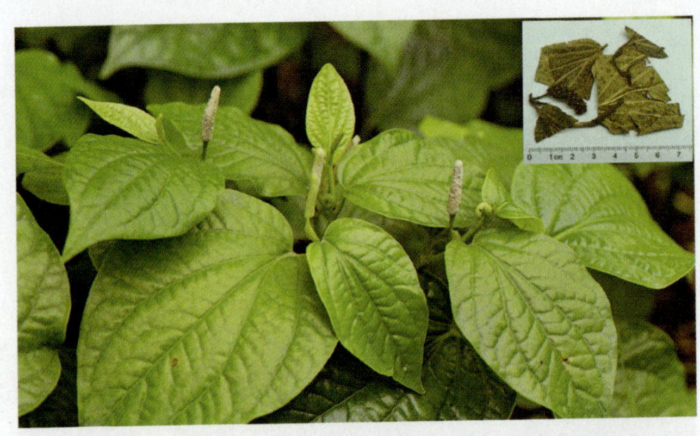

及己

【别名】四大金刚、四叶细辛、牛细辛、四块瓦。

【来源】为金粟兰科植物及己*Chloranthus serratus* (Thunb.) Roem. Et Schult的根。

【植物形态特征】多年生草本。根茎粗短，横生；茎直立，节明显，下部节上对生2片鳞状叶。叶对生，4~6片生于茎上部，纸质，椭圆形、倒卵形或卵状披针形，边缘具锐而密的锯齿，两面无毛；鳞状叶膜质，三角形；托叶小。穗状花序顶生。核果近球形或梨形，绿色。

【性味功效】苦，平。有毒。活血散瘀。

【选方】1. 治小儿惊风：及己一钱，钩藤八分。水煎，涂母乳上供小儿吸吮。(《湖南药物志》)

2. 治跌伤、扭伤、骨折：鲜及己根加食盐少许捣烂，烘热敷伤处；另取根二至三分，水煎冲黄酒服。(《浙江民间常用草药》)

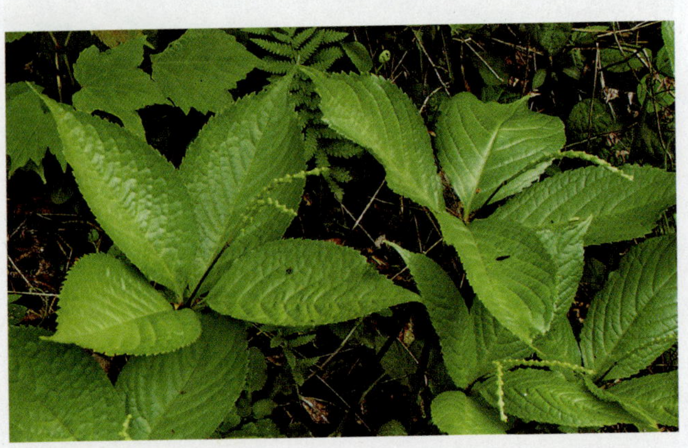

金粟兰

【别名】真珠兰、鱼子兰。

【来源】为金粟兰科植物金粟兰*Chloranthus spicatus*（Thunb.）Makino的全株或根、叶。

【植物形态特征】半灌木，茎圆柱形，无毛。叶对生，厚纸质，椭圆形或倒卵状椭圆形，边缘具圆齿状锯齿，齿端有一腺体；侧脉6~8对，两面稍凸起；基部多少合生；托叶微小。穗状花序排列成圆锥花序状，通常顶生；苞片三角形；花小，黄绿色，极芳香。

【性味功效】辛、甘，温。祛风湿，活血止痛，杀虫。

【附方】1. 治风湿疼痛，跌打损伤，癫痫：鱼子兰30~60g。水煎或泡酒服。（《云南中草药》）

2. 治皮炎顽癣：用珠兰（鲜叶）揉烂，外敷患处。（《昆明民间常用草药》）

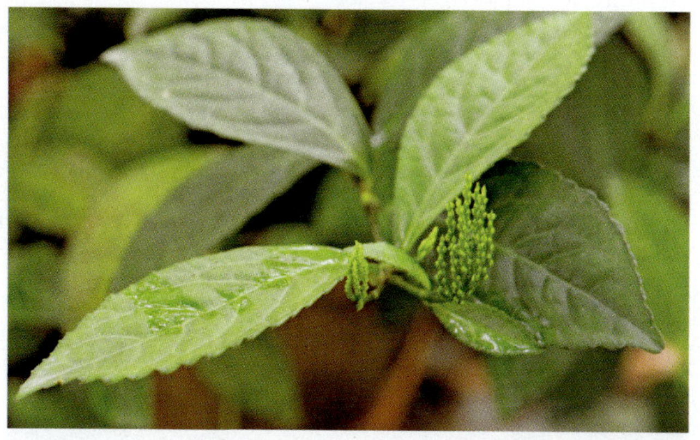

草珊瑚

【别名】肿节风、九节茶、满山香、接骨金粟兰、九节风。

【来源】为金粟兰科植物草珊瑚*Sarcandra glabra* (Thunb.) Nakai的全草。

【植物形态特征】常绿半灌木，高50~120cm；茎与枝均有膨大的节。单叶对生，革质，卵状长圆形，顶端渐尖，基部尖或楔形，边缘具粗锐锯齿，齿尖有一腺体，两面均无毛；基部合生成鞘状；托叶钻形。穗状花序顶生。浆果核果状，球形，熟时呈鲜红色。

【性味功效】苦、辛，平。清热凉血，活血消斑，祛风通络。

【选方】1. 治跌打损伤，骨折，风湿性关节炎：鲜接骨金粟兰草捣烂，酒炒敷患处，或用根五钱至一两，浸酒服。（《广西中草药》）

2. 治劳伤腰痛：接骨茶、四块瓦、退血草各五钱，煨酒服。（《贵州草药》）

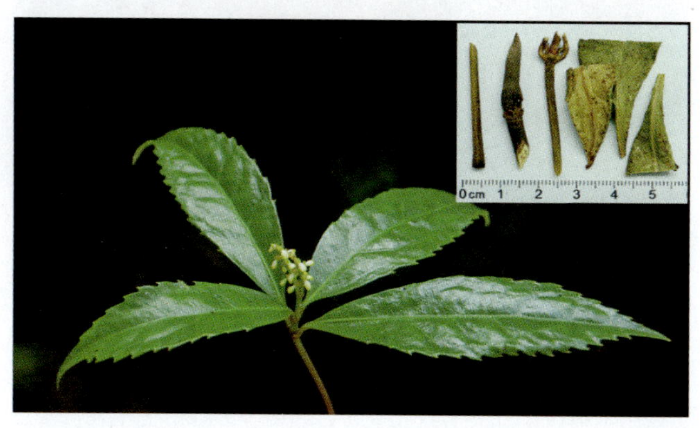

榆科

榔榆

【别名】小叶榆、秋榆、掉皮榆，豺皮榆。

【来源】为榆科植物榔榆*Ulmus parvifolia* Jacq的叶或根皮、树皮。

【植物形态特征】落叶乔木，高可达25m。树皮灰褐色，成不规则鳞片状剥落。幼枝红褐色，有毛。单叶互生，革质，椭圆形、卵形或倒卵形，边缘具小锯齿，上面光滑无毛，下面幼时被毛。花簇生于叶腋。翅果卵状椭圆形。

【性味功效】甘、微苦，寒。清热利水，解毒消肿，凉血止血。

【附方】1. 治热淋，小便不利：榔榆皮30g，石韦30g。水煎服。(《四川中药志》)

2. 治乳痈：榔榆根白皮(去栓皮)60~90g。水煎服，渣加白糖捣敷患处。(《天目山药用植物志》)

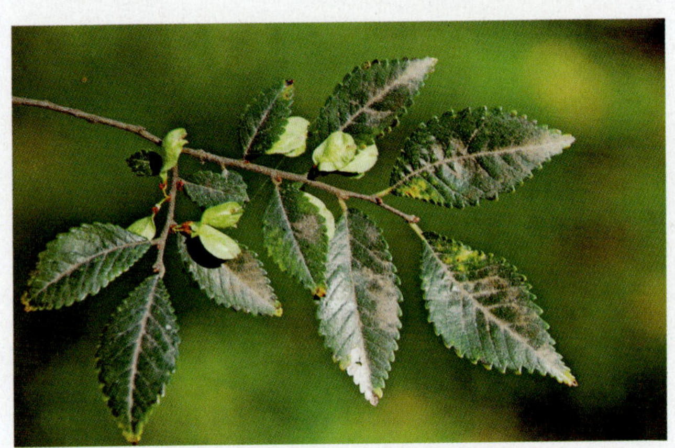

桑科

楮实子

【别名】构、楮桃树、酱黄木、沙纸树。

【来源】为桑科植物构树*Broussonetia papyrifera*(L.)Vent的种子。

【植物形态特征】落叶乔木，高达10m。茎、叶具乳汁，嫩枝密生柔毛。叶互生，卵形，边缘具粗锯齿，上面粗糙，下面密被柔毛，三出脉，不分裂或3~5裂。花雌雄异株，雄花序为柔荑花序，雌花序球形头状。聚花果肉质球形，橙红色。

【性味功效】寒，甘。补肾清肝，明目，利尿。

【选方】1. 治肝热生翳，气翳细点，亦治小儿翳眼：楮实子细研，蜜汤调下，食后服。(楮实散《仁斋直指方》)

2. 治水肿：楮实子6g，大腹皮9g，水煎服。(《青岛中草药手册》)

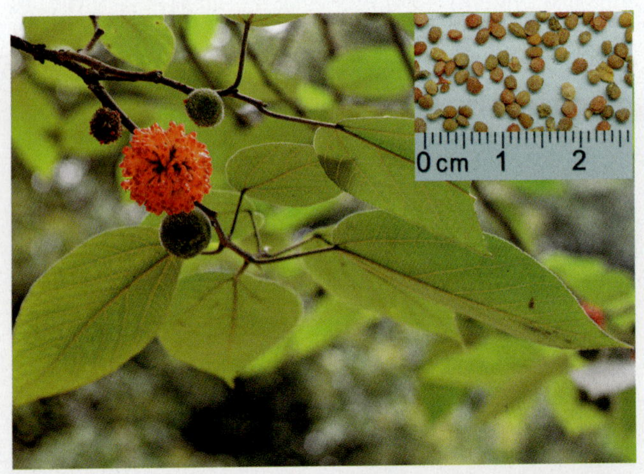

柘树

【别名】柘刺、柘桑。

【来源】为桑科植物柘树*Cudrania tricuspidata*（Carr.）Bur的木材。

【植物形态特征】落叶灌木或小乔木，高达8m。小枝暗绿褐色，具坚硬棘刺；单叶互生，近革质，卵圆形或倒卵形，全缘或3裂。花单性，雌雄异株；球形头状花序，单个或成对着生于叶腋。聚花果球形，肉质，橘红色或橙黄色。

【性味功效】甘，温。清热凉血，舒筋活络，固肾补精。

【选方】1. 治月经过多：柘树、马鞭草、榆树。水煎兑红糖服。(《湖南药物志》)

2. 洗目令明：拓木煎汤，按日温洗。(《海上方》)

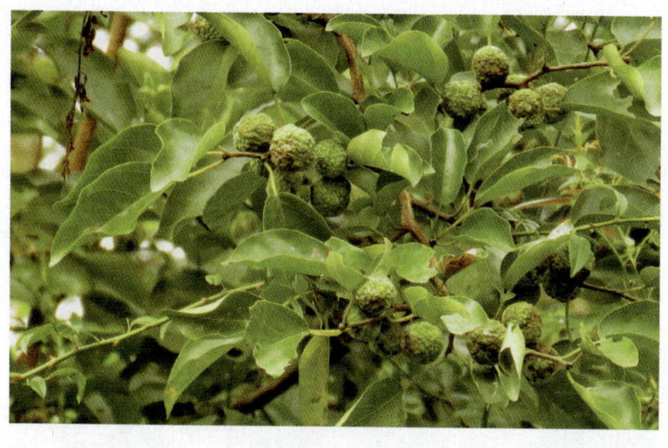

薜荔

【别名】凉粉子、木莲、凉粉果。

【来源】为桑科植物薜荔*Ficus pumila* Linn.的花序。

【植物形态特征】攀援或藤状灌木。嫩枝或花序折断后有白色乳汁。不结果枝节上生不定根，叶卵状心形，薄革质，基部稍不对称；结果枝上无不定根，革质，卵状椭圆形。榕果单生于叶腋，梨形或倒卵形，顶端平截，有短柄。

【性味功效】甘，平。补肾固精，活血，催乳。

【选方】1. 治阳痿、遗精：薜荔果12g，葎草12g，煎服，连续服半个月。(《上海常用中草药》)

2. 治乳糜尿：鲜薜荔果5个，切片，水煎服。(《福建中草药》)

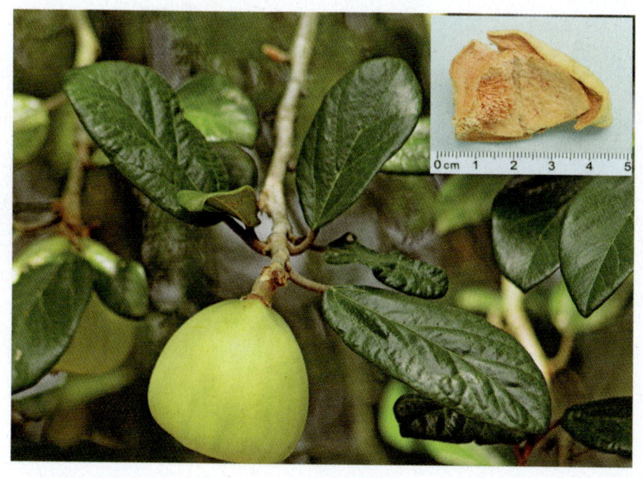

琴叶榕

【别名】牛奶子树、铁牛入石、鼠奶子、奶汁树。

【来源】桑科植物琴叶榕*Ficus pandurata* Hance的根或叶。

【植物形态特征】落叶小灌木。小枝及叶柄幼时被白色短柔毛，常呈红紫色。单叶互生；变异甚大，小捷琴形或倒卵形，中部常收缩而成窄腰形，两面无毛。花序托单生或成对腋生；雄花和瘿花同生于一花序托内；雌花生在另一花序托内。

【性味功效】甘，温。行气活血，舒筋活络。

【选方】1. 治痛经：琴叶榕干根一两，益母草五钱，艾叶二钱。水煎服。《福建中草药》）

2. 治乳痈：鲜琴叶榕根二两，水煎去渣，用甜酒兑服。外用鲜琴叶榕叶捣敷患处。《江西民间草药验方》）

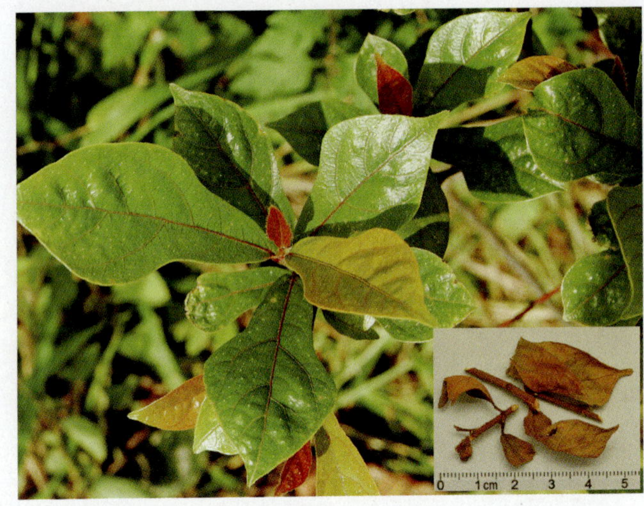

五指毛桃

【别名】粗叶榕、掌叶榕、三爪毛桃、佛掌榕。

【来源】为桑科植物粗叶榕*Ficus hirta* Vahl的干燥根。

【植物形态特征】

灌木或小乔木，嫩枝中空，小枝、叶和榕果均被金黄色开展的长硬毛。叶互生，全缘或3~5深裂，有细毛。榕果成对腋生或生于已落叶枝上，球形或椭圆球形，成熟时像毛桃。

【性味功效】甘，平。祛风除湿，健脾补肺，舒筋活络。

【选方】1. 风湿关节痛：粗叶榕60g，猪脚1只，水、酒炖服。(《福建中草药》)

2. 肺结核：粗叶榕30g，柘树、铁冬青、虎杖各5g，水煎服。(《上海常用中草药》)

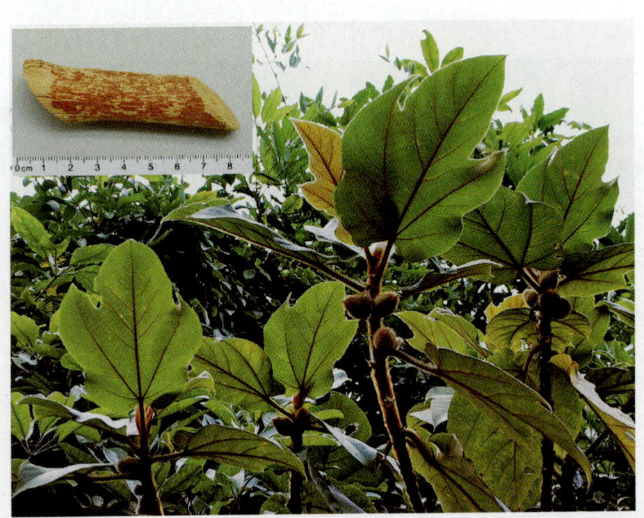

桑叶

【别名】家桑、桑树、黄桑。

【来源】为桑科植物桑*Morus alba* L.的叶。

【植物形态特征】乔木或灌木。树皮灰白色，常有条状裂缝，枝折断后有乳汁流出。叶卵形或广卵形，表面鲜绿色，无毛，背面沿脉有疏毛；托叶披针形；花单性，腋生或生于芽鳞腋内。聚花果卵状椭圆形，成熟时红色或暗紫色。

【性味功效】甘、苦，寒。疏散风热，清肺润燥，清肝明目。

【选方】1. 风眼下泪：腊月不落桑叶，煎汤日日温洗。《濒湖集简方》

2. 治咽喉肿痛、牙痛：桑叶三至五钱，煎服。(《上海常用中草药》)

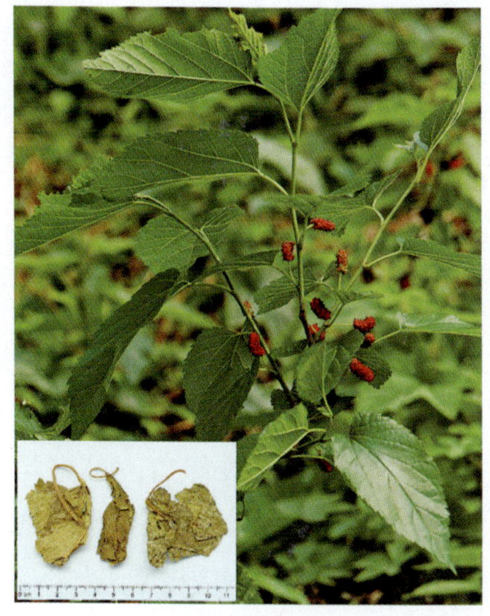

苎麻

【别名】野麻、野苎麻、家麻、青麻。

【来源】为荨麻科植物苎麻*Boehmeria nivea* (L.) Gaudich的根和根茎。

【植物形态特征】半灌木。茎直立，密生灰白粗柔毛。单叶互生，宽卵形或近圆形，先端渐尖，基部圆形或宽楔形，边缘具粗齿，上面粗糙，下面密生白色柔毛，基出3脉。花单性，花序圆锥状，腋生。瘦果椭圆形，密生短毛。

【性味功效】甘，寒。清热安胎，凉血止血，利尿，解毒，散瘀。

【选方】1. 治咯血：苎麻根30g，白茅根30g，水煎服。(《四川中药志》)

2. 治妊娠胎动：苎麻根15～30g，莲子30g，白葡萄干、冰糖各15g，水煎服。若见少量出血者加砂仁9g，艾叶15g。(《福建药物志》)

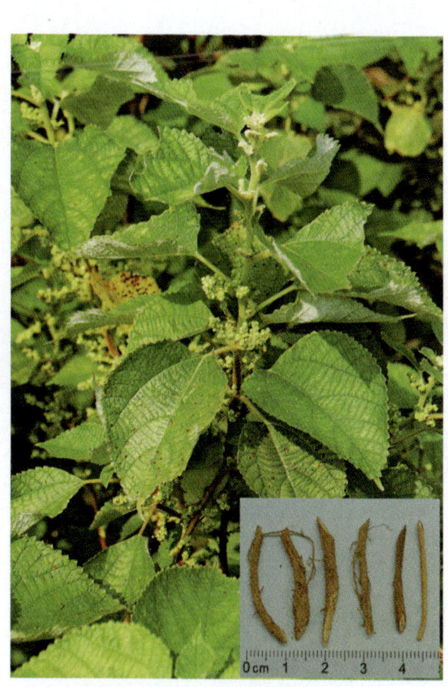

小叶冷水花

【别名】透明草、玻璃草、小叶冷水麻。

【来源】为荨麻科植物小叶冷水花 *Pilea microphylla* (L.) Liebm的全草。

【植物形态特征】细小草本，无毛，铺散或直立。茎肉质，多分枝，干时常变蓝绿色。叶很小，倒卵形至匙形，先端钝，基部楔形或渐狭，上面绿色，下面浅绿色。雌雄同株，聚伞花序密集成近头状，具梗。瘦果卵形，熟时变褐色，光滑。

【性味功效】淡、涩，凉。清热解毒。

【选方】1. 治痈疮肿痛，无名肿毒：鲜透明草全草捣烂，调红糖少许，外敷。(《全国中草药汇编》)

2. 治烧烫伤：鲜透明草全草捣烂，绞汁外涂。(《全国中草药汇编》)

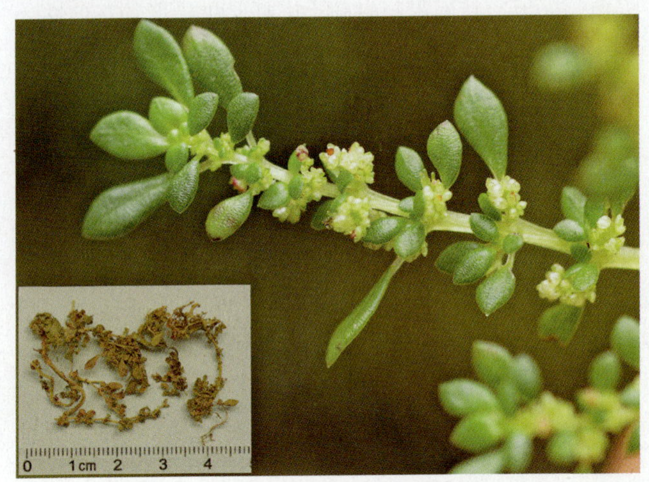

雾水葛

【别名】地清散、脓见消、啜脓膏、田薯。

【来源】为荨麻科植物雾水葛 *Pouzolzia zeylanica* (L.) Benn的全草。

【植物形态特征】多年生草本。茎分枝少，被短毛。单叶对生，或茎顶部的叶互生，卵形至宽卵形，顶端短尖，基部圆形或钝，全缘，两面疏被贴伏的粗毛。花小，组成腋生的团伞花序，雌雄花混生。瘦果卵形，先端尖，黑色，有光泽。

【性味功效】甘、淡，寒。解毒消肿，排脓，清湿热。

【选方】1. 尿路感染，肠炎，痢疾，疖肿，乳痈：雾水葛鲜品一至二两或干品五钱至一两，水煎服。(《常用中草药手册》)

2. 风火牙痛：雾水葛捶汁和水含之。(《生草药性备要》)

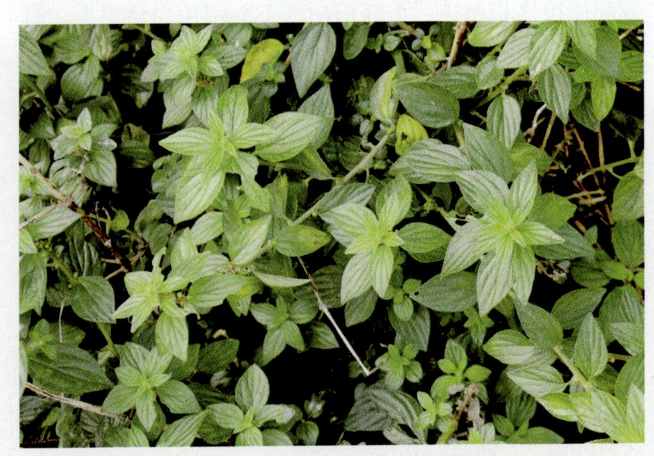

荨麻科

糯米团

【别名】糯米藤、蔓苎麻、乌蛇草、捆仙绳。

【来源】为荨麻科植物糯米团 *Gonostegia hirta* (Bl.) Miq的根或全草。

【植物形态特征】多年生草本。常蔓生状，茎四棱形，被短柔毛。单叶对生，具短柄，叶片宽披针形、狭卵形或卵圆形，顶端渐尖或狭渐尖，基部浅心形，全缘，表面稍粗糙，无毛或有稀疏短毛，主脉三出。团伞花序腋生，花浅绿色。瘦果卵形，光滑。

【性味功效】甘、淡，凉。健脾消食，清热利湿，解毒消肿。

【选方】1. 治血管神经性水肿：鲜糯米团根适量，加食盐少量同捣烂，敷患处。(《全国中草药汇编》)

2. 治痢疾，痛经：糯米团二至三钱，水煎服。(《云南中草药》)

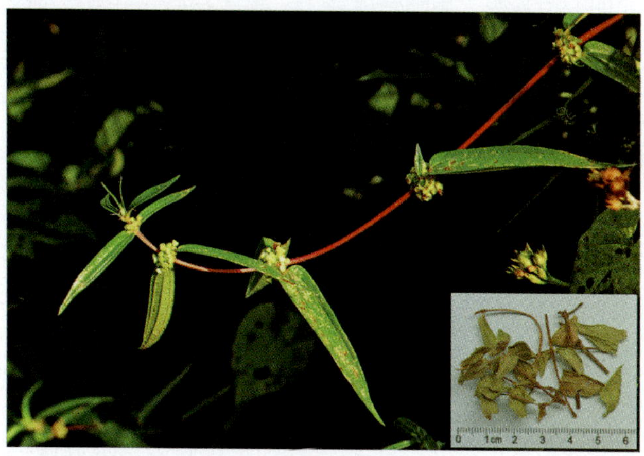

檀香科

檀香

【别名】白檀、白檀木。

【来源】为檀香科植物檀香*Santalum album* L.的干燥心材。

【植物形态特征】常绿小乔木。具寄生根。树皮褐色，幼枝圆形，光滑无毛。单叶对生；革质，上面绿色，下面苍白色。三歧或聚伞状圆锥花丛生顶部；花梗约与花被管相等；花被钟形，先端4裂；密腺4枚，略呈圆形。核果球形，成熟时黑色。

【性味功效】辛，温。理气，和胃，止痛。

【选方】1. 治心腹冷痛：檀香15g，干姜25g。泡汤调下。(《本草汇言》)

2. 解恶毒风肿：檀香，沉香各一块，重一分，槟榔一枚。上三味各于砂盆中以水三盏细磨取尽，滤去滓，银石铫内煎沸，候温，分作三服。(檀香饮《圣济总录》)

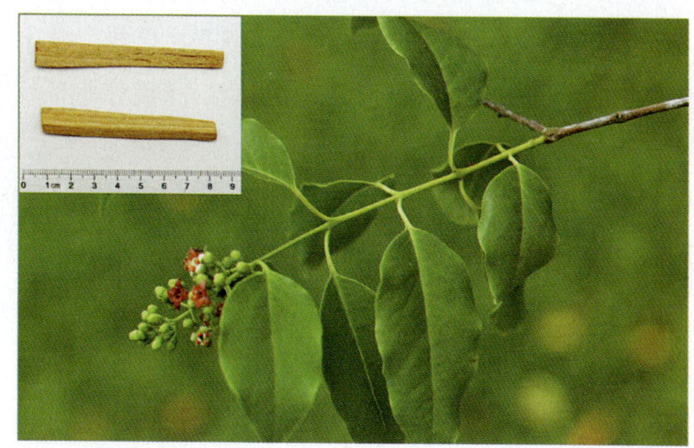

马兜铃

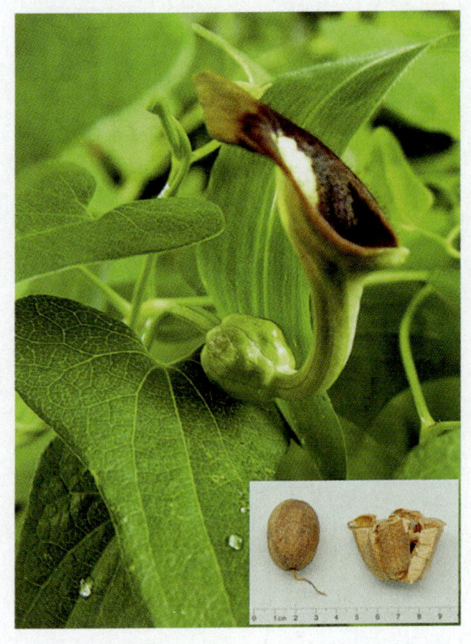

【别名】水马香果、葫芦罐、臭铃铛、蛇参果。

【来源】为马兜铃科植物马兜铃*Aristolochia debilis* Sieb.et Zucc的成熟果实。

【植物形态特征】多年生缠绕藤本，全株无毛。根细长，圆柱形，黄褐色。茎草质，绿色，叶互生，叶片三角状阔卵形或戟形，先端钝或钝尖，基部心形，全缘。花簇生于叶腋间，喇叭状，黄绿色，口部有紫斑。蒴果近圆形或宽倒卵形。种子扁平，钝三角形，周围有宽翅。

【性味功效】苦、微辛，寒。清热降气，止咳平喘，清泄大肠。

【选方】1. 治肺热咳嗽，气急喘促：马兜铃七枚、桑根白皮三两，甘草（炙）二两，升麻一两，灯芯一小束，水煎服。(《圣济总录》)

2. 治久嗽不愈：用马兜铃五钱，蒌仁霜二钱，北五味一钱，俱炒共为末，每服一钱，早晚食后白汤调送。(《本草汇言》)

广防己

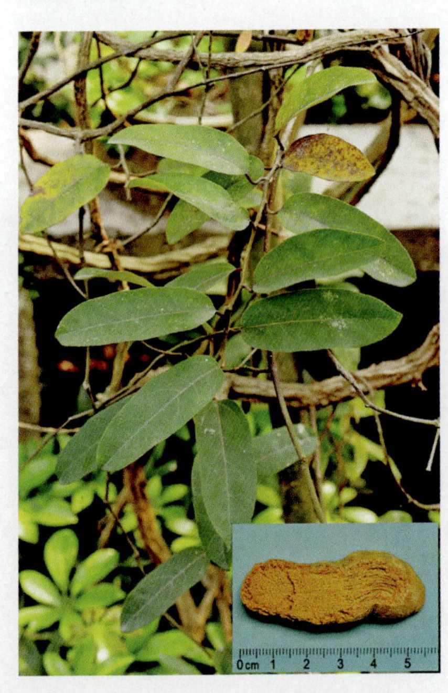

【别名】木防己、藤防己、大痧根、百解头、黑蛇胆。

【来源】为马兜铃科植物广防己*Aristolochia fangchi* Y. C. Wu ex L. D. Chow et S. M. Hwang的根。

【植物形态特征】木质藤本。根部粗大，圆柱形，表面灰黄色。茎细长，密被灰褐色茸毛。叶互生，长圆形或卵状披针形，先端渐尖，基部心形或圆形，全缘，嫩叶密被灰白色茸毛。夏季开紫色喇叭状花，花被管基部膨大，形如烟斗。蒴果椭圆形，有6棱；种子多数。

【性味功效】苦、辛，寒。祛风止痛，清热利水。

【选方】1. 治身痛、关节痛：广防己15g，威灵仙12g，蚕沙10g，鸡血藤15g，水煎服。(《全国中草药汇编》)

2. 治水肿、小便不利：广防己、黄芪各15g，白术10g，甘草5g，生姜10g，大枣3枚，水煎服。(《全国中草药汇编》)

杜衡

【别名】杜葵、马蹄香、土细辛、土卤。

【来源】为马兜铃科植物杜衡*Asarum forbesii* Maxim的根茎及根或全草。

【植物形态特征】

多年生草本。根状茎的节间短，下端集生多数肉质根。茎端生1～2叶。叶宽心形至肾状心形，先端钝或圆，基部心形，上面深绿色，有白色云斑，下面浅绿色。单花顶生，花暗紫色，管钟状或圆筒状。蒴果肉质，具多数黑褐色种子。

【性味功效】辛，温；小毒。疏风散寒，消痰利水，活血，平喘，定痛。

【选方】1. 治风寒头痛，伤风伤寒，头痛、发热初患者：香汗散，杜衡为末，每服3g，热酒调下，少顷饮热茶一碗，催之出汗。(《杏林摘要》)

2. 治蛀齿疼痛：杜衡鲜叶捻烂，塞入蛀孔中。(《福建民间草药》)

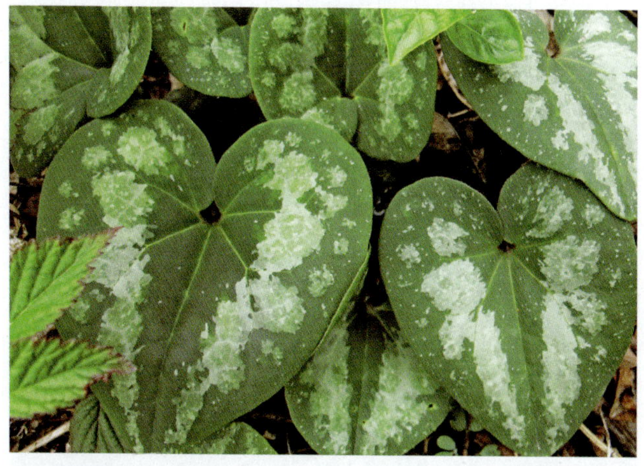

苦木科

鸦胆子

【别名】老鸦胆、鸦蛋子、鸭蛋子、雅旦子、苦参子。

【来源】为苦木科植物鸦胆子*Brucea javanica* (Linn.) Merr的果实。

【植物形态特征】常绿灌木或小乔木，全株密被淡黄色柔毛。单数羽状复叶互生，小叶5～11，卵状披针形，基部宽楔形，边缘有粗齿，两面被柔毛。圆锥状聚伞花序腋生，狭长。核果椭圆形，黑色，种子一粒，卵形，淡黄色，有油性，味极苦。

【性味功效】寒，苦；有小毒。清热解毒，截疟，止痢，杀虫。

【选方】1. 治疟疾：鸦胆子仁10粒，入桂圆肉内吞服。每日3次，第3天后减少量，连服5天。(《广西中草药》)

2. 治脚鸡眼：鸦胆子二十个，砸开取仁，用针尖戳住，放灯头以上少烤，烤至黄色，用刀将该药按成片，粘于患处。(《新中医药》)

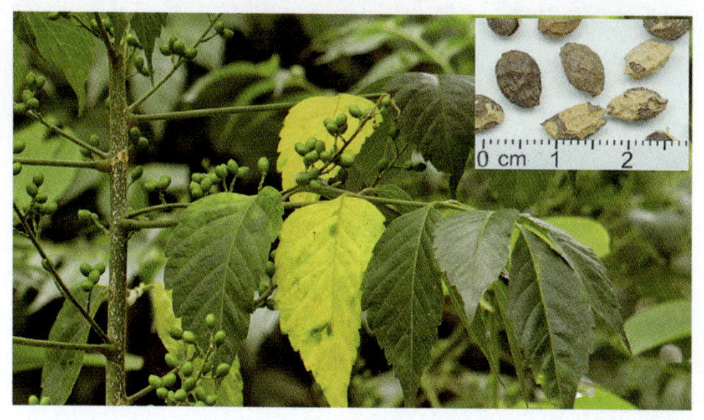

何首乌

【别名】首乌、赤敛、赤首乌、铁秤砣、红内消。

【来源】为蓼科植物何首乌*Fallopia multiflorum*（Thunb.）Harald的块根，其藤茎称“夜交藤”。

【植物形态特征】多年生缠绕藤本。根细长，末端成肥大的块根，外表红褐色。茎基部稍木质，中空。单叶互生，具长柄，叶片狭卵形或心形，先端渐尖，基部心形或箭形，全缘或微带波状，托叶鞘膜质，褐色。圆锥花序，花小，花被绿白色。瘦果椭圆形，有3棱，黑色光亮。

【性味功效】苦、甘、涩，微温。养血滋阴，润肠通便，截疟，祛风，解毒。

【选方】1. 治疥癣满身：何首乌、艾各等分，锉为末。上相和，度疮多少用药，并水煎令浓，盆内盛洗，甚解痛生肌。（《博济方》）

2. 治大肠风毒，泻血不止：何首乌二两，捣细罗为散，每于食前，以温粥饮调下一钱。（《圣惠方》）

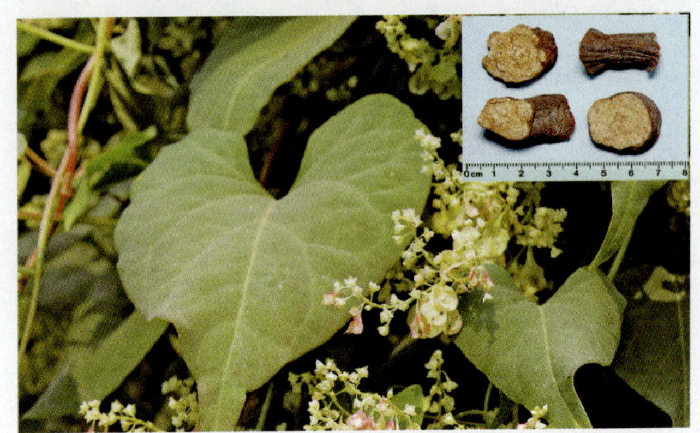

金线草

【别名】毛蓼、山蓼、一串红、大叶蓼。

【来源】蓼科植物金线草*Antenoron filiforme*（Thunb.）Rob.et Vaut的全草。

【植物形态特征】多年生草本。根茎横走，常扭曲，茎节膨大。单叶互生，倒椭圆形，先端短渐尖或急尖，基部楔形，全缘，两面均具糙伏毛，散生棕色斑点，托叶鞘管状，膜质。穗状花序，顶生或腋生，被毛，花小，红色。瘦果卵圆形，棕色，表面光滑。

【性味功效】辛，温。祛风除湿，理气止痛，止血，散瘀。

【选方】1. 治经期腹痛，产后瘀血腹痛：金线草50g，甜酒50g。加水同煎，红糖冲服。（《草药手册》）

2. 治风湿骨痛：金线草、白九里明各适量，煎水洗浴。（《广西中药志》）

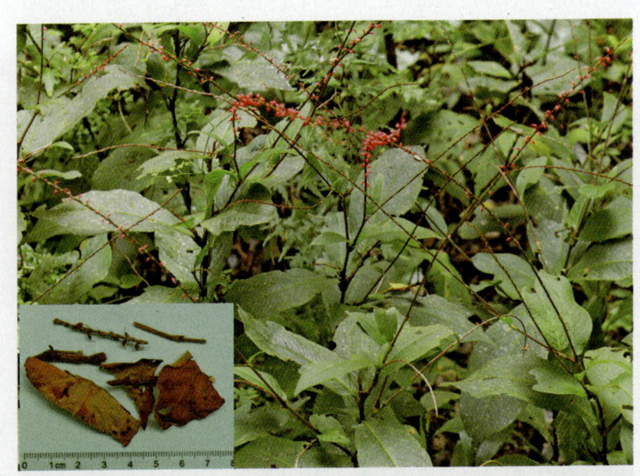

竹节蓼

【别名】 扁竹蓼、观音竹、百足草、蜈蚣竹。

【来源】 为蓼科植物竹节蓼*Homalocladium platycladum*（F.Muell.）Bailey的全草。

【植物形态特征】 多年生直立草本。茎基部圆柱形，木质化，上部枝扁平，呈带状，深绿色，具光泽，多分枝，叶状枝扁平多节，叶互生，菱状卵形，基部楔形，全缘。花小，两性，具纤细柄，苞片膜质，淡黄绿色；瘦果三角形。

【性味功效】 甘、淡，平。行血祛瘀，消肿止痛。

【选方】 1. 治跌打损伤：鲜竹节蓼100g，以酒代水煎服，并以渣敷患处。(《泉州本草》)

2. 治毒蛇咬伤：竹节蓼100g，红乌桕木100g，咸苏木100g，假紫苏100g，千斤拔50g，以上五味捣烂，以三分之一冲酒服，三分之二浸醋外涂伤口周围。(《广西中药志》)

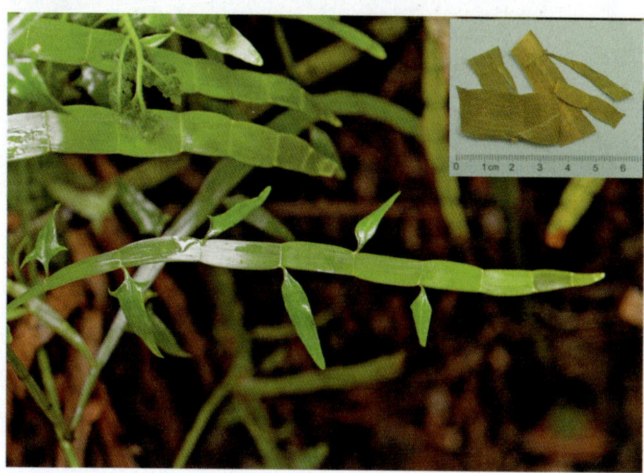

虎杖

【别名】 苦杖、花斑竹、斑杖根、大叶蛇总管。

【来源】 蓼科植物虎杖*Reynoutria japonica* Houtt的根茎和根。

【植物形态特征】 多年生灌木状草本。茎直立，丛生，有纵棱，中空，散生紫红色斑点。单叶互生，叶柄短，叶片宽卵形或卵状椭圆形，先端短尖，基部圆形或楔形，托叶鞘膜质，褐色。花单性，雌雄异株，圆锥花序腋生。瘦果椭圆形，具3棱，黑褐色光亮。

【性味功效】 苦、酸，微寒。活血散瘀，祛风通络，利湿退黄，清热解毒，止咳化痰。

【选方】 1. 治妇人月水不利，腹胁妨闷，背膊烦疼：虎杖三两，凌霄花一两，没药一两。上药，捣细罗为散。不计时候，以热酒调下一钱。(《圣惠方》)

2. 治湿热黄疸：虎杖、金钱草、板蓝根各30g，水煎服。(《四川中药志》)

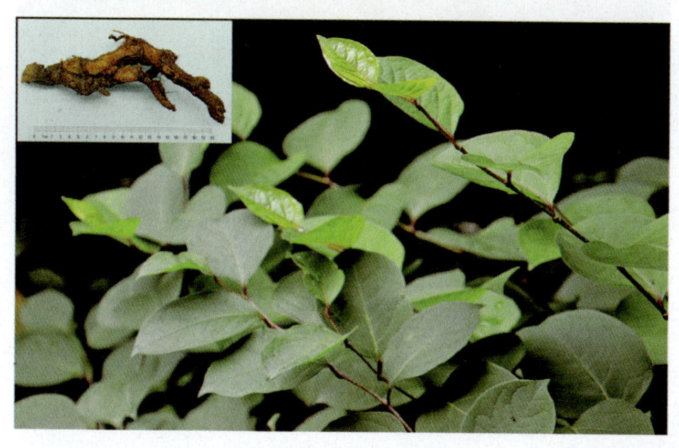

萹蓄

【别名】大萹蓄、萹蓄蓼、粉节草、百节草、道生草。

【来源】为蓼科植物萹蓄*Polygonum aviculare* Linn的全草。

【植物形态特征】一年生草本。植物体有白粉霜。茎平卧，基部分枝，具纵棱。单叶互生，窄长椭圆形或披针形，基部楔形，全缘，两面无毛，侧脉明显，叶柄短或近无柄，托叶鞘抱茎，膜质。花小，单生或数朵簇生于叶腋。瘦果三角状卵形，黑褐色。

【性味功效】苦，微寒。利尿通淋，杀虫止痒。

【选方】1. 治泻痢：萹蓄30g，仙鹤草30g，水煎服。(《四川中药志》)

2. 治痔疮：萹蓄根叶捣汁，服一升，一两服瘥。(《必效方》)

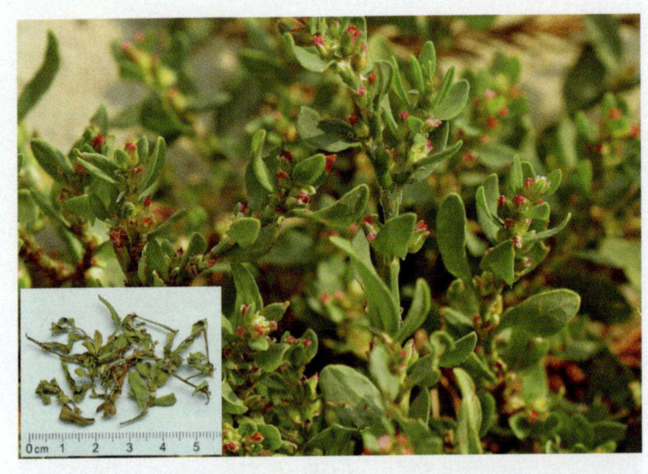

火炭母

【别名】翅地利、火炭星、火炭藤、白饭藤。

【来源】为蓼科植物火炭母*Polygonum chinense* Linn的全草。

【植物形态特征】多年生蔓性草本。茎圆柱形，近直立或蜿蜒状，嫩枝紫红色。单叶互生，薄纸质，叶片卵状或卵状椭圆形，托叶鞘膜质。枝顶开白色或淡红色小花，头状花序再组成圆锥状或伞房状。瘦果卵形具3棱，黑色光亮。

【性味功效】酸、甘，凉。清热利湿，凉血解毒，明目退翳。

【选方】1. 治皮肤风热，流注关节，痈肿疼痛：用火炭母草叶，捣烂于埳器中，以盐酒炒，敷肿处。(《普济方》)

2. 治急慢性菌痢：火炭母、野牡丹各60g，水煎煮，每日一剂，分三次服。(《中草药新医疗法处方集》)

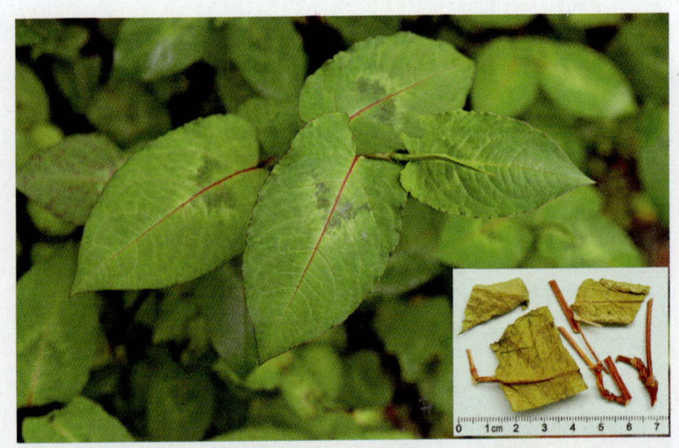

水蓼

【别名】辣蓼、辣草、蓼子草、辣子草。

【来源】为蓼科植物水蓼*Polygonum hydropiper* Linn的全草。

【植物形态特征】一年生草本。茎红紫色，无毛，节常膨大，多分枝，单叶互生，披针形成椭圆状披针形，两面均有黑棕色腺点，托叶鞘膜质，管状。穗状花序腋生或顶生，细弱下垂，苞片漏斗状，有腺点和缘毛，瘦果卵形。

【性味功效】辛，温；有小毒。化湿，行滞，祛风，消肿。

【选方】1. 治霍乱不吐利，四肢烦，身冷汗出：水蓼（切）、香薷（择切）各二两，水煎服。（《圣济总录》水蓼饮）

2. 治痢疾，肠炎：水辣蓼全草二两，水煎服，连服三天。（《浙江民间常用草药》）

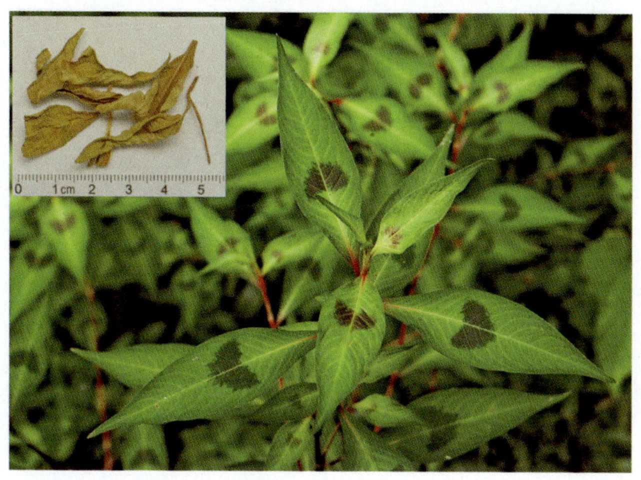

红蓼

【别名】水红花子、东方蓼、大蓼子、荭草实。

【来源】为蓼科植物红蓼*Polygonum orientale* Linn的成熟果实。

【植物形态特征】一年生草本。茎直立，多分枝，密生长毛。叶互生，卵形或宽卵形，先端渐尖，基部近圆形，全缘，两面疏生软毛。穗状花序，腋生或顶生、稠密多花，常稍俯垂，苞片阔卵形，花被淡红色。瘦果圆球形，扁平，黑色，有光泽。

【性味功效】咸，微寒。散血消癥，消积止痛，利水消肿。

【选方】1. 治腹中痞积：水红花或子一碗，以水三碗，用文武火熬成膏，量痞大小摊贴，仍以酒调膏服，忌荤腥油腻。（《保寿堂经验方》）

2. 治脾肿大，肚子胀：水红花子一斤，水煎熬膏。每次一汤匙，一日二次，黄酒或开水送服。（《新疆中草药手册》）

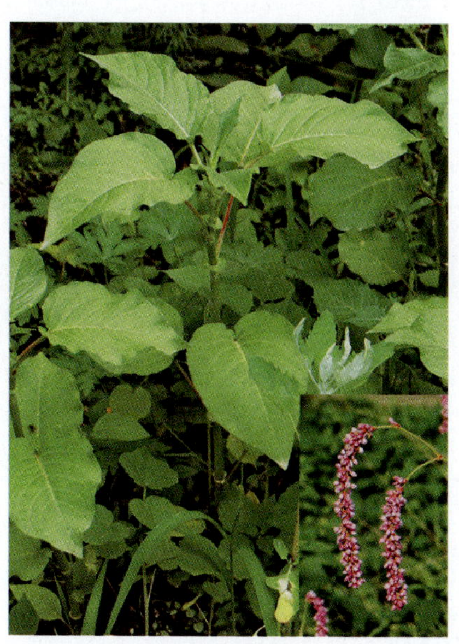

杠板归

【别名】贯叶蓼、犁头刺、河白草、蛇不过。

【来源】为蓼科植物杠板归*Polygonum perfoliatum* Linn的全草。

【植物形态特征】一年生蔓性草本。茎有棱，有倒生钩刺，有时带红色。单叶互生，近三角形，下面沿脉疏生钩刺，叶柄盾状着生，有倒钩刺，托叶鞘近圆形，抱茎；叶柄长，疏生。短穗花序；花被5深裂，结果时增大，肉质。瘦果球形，紫黑色。

【性味功效】酸、苦，微寒。清热解毒，利水消肿，收湿止痒，止咳。

【选方】1. 治缠腰火丹(带状疱疹)：鲜杠板归叶，捣烂绞汁，调雄黄末适量涂患处，一日数次。(《江西民间草药》)

2. 治湿疹、天疱疮、脓疱疮：鲜杠板归全草二两，水煎服。(《福建中草药》)

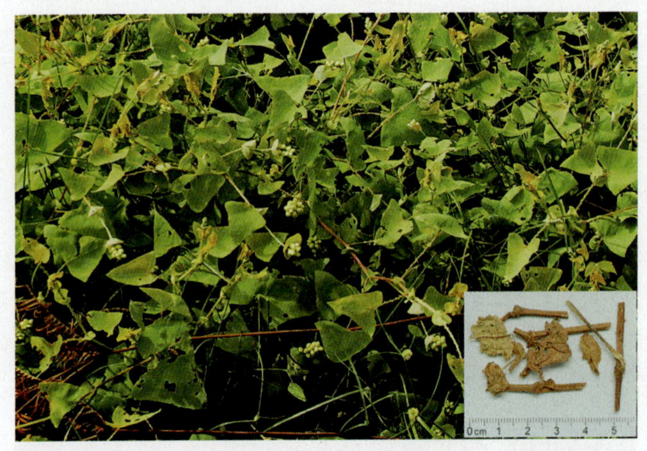

羊蹄

【别名】土大黄、野菠菜、牛舌菜、鸡脚大黄。

【来源】为蓼科植物羊蹄*Rumex japonicus* Houtt的根或全草。

【植物形态特征】多年生草本。茎直立，基生叶丛生，有长柄，长椭圆形，基部心形，边缘波状，茎生叶较小，基部楔形，托叶鞘筒状，膜质。总状花序顶生，狭长的圆锥状；花两性，卵状心形，边缘有不规则的细刺。瘦果宽卵形，具3棱，黑褐色，有光泽。

【性味功效】苦、酸，寒，有小毒。清热解毒，凉血止血，通便，杀虫止痒。

【选方】1. 治血小板减少症：羊蹄根15g，水煎服，每日一剂分3次服。(《全国中草药汇编》)

2. 治便秘：羊蹄根，以水一大盏，煎取六分，去滓，温温顿服之。(《圣惠方》)

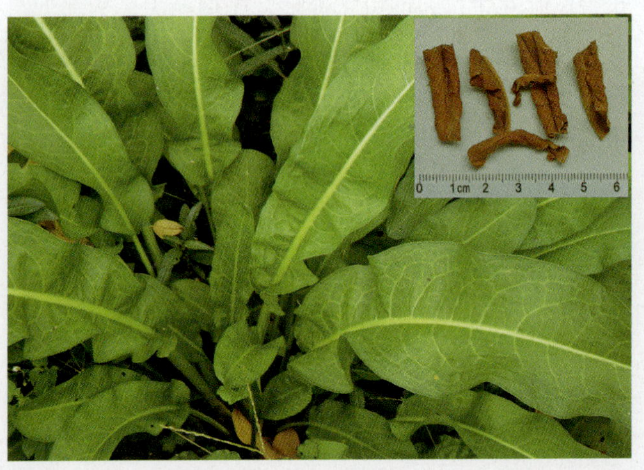

藜

【别名】灰藜、红落藜、胭脂菜、落藜、灰苋菜。

【来源】为藜科植物藜*Chenopodium album* Linn的全草。

【植物形态特征】一年生草本。茎直立，具棱和绿色条纹，多分枝。叶互生，下部叶片菱状卵形，先端钝，边缘具不整齐锯齿，基部楔形，上部叶片披针形，下面常被白粉。花两性，黄绿色，花簇集成穗状、圆锥状花序。胞果稍扁，近圆形，种子横生，双凸镜状，边缘钝，黑色，有光泽。

【性味功效】甘，平；微毒。清热祛湿，解毒消肿，杀虫止痒。

【选方】1. 治痢疾腹泻：灰藜全草一至二两，煎水服。(《上海常用中草药》)

2. 治皮肤湿毒，周身发痒：灰藜全草、野菊花，等量煎汤熏洗。(《上海常用中草药》)

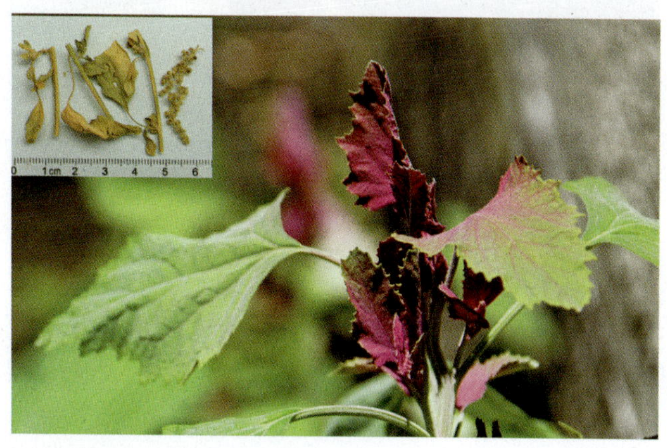

土荆芥

【别名】臭草、臭藜藿、杀虫芥、臭蒿。

【来源】为藜科植物土荆芥*Chenopodium ambrosioides* Linn的全草。

【植物形态特征】草本。茎直立，有棱，多分枝，揉之有强烈的气味。单叶互生，叶片披针形至长圆状披针形，先端尖，边缘有不规则的钝齿，下面有黄色腺点。穗状花序腋生。胞果膜质，扁球形，包藏于花被内。种子细小，红棕色，光亮。

【性味功效】辛、苦，微温；有小毒。祛风除湿，杀虫止痒，通经止痛。

【选方】1. 治钩虫、蛔虫、蛲虫：土荆芥叶、茎、子阴干研末，酌加糖和米糊为丸，如绿豆大，每次用开水送下一钱，早晚各一次。(《福建民间草药》)

2. 治关节风湿痛：土荆芥鲜根五钱，水炖服。(《湖南药物志》)

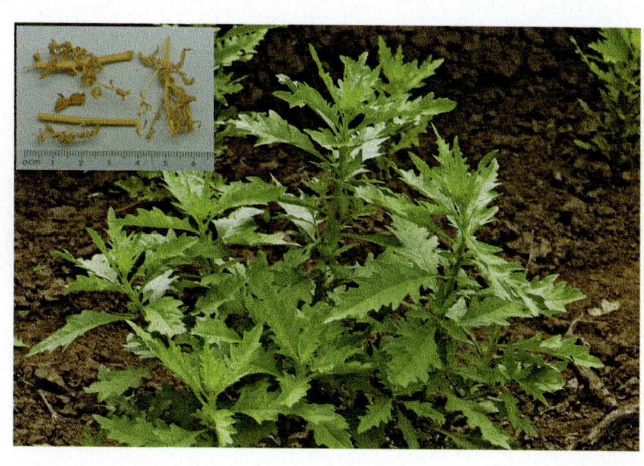

土牛膝

【别名】倒扣草、倒扣筋、倒钩草。

【来 源】为苋科植物土牛膝 *Achyranthes aspera* Linn的根或全草。

【植物形态特征】

一年生草本。茎4棱，被柔毛，节膨大，分枝对生。单叶对生，纸质，卵圆形，先端急尖或钝，基部渐窄，全缘，两面被柔毛。穗状花序顶生，花开放后反折，花冠向下，贴近花轴，苞片卵形，具长芒。胞果卵形。

【性味功效】微苦，凉。活血散瘀，通利关节，清热解毒，消肿利尿。

【选方】1. 治风湿性关节痛：鲜土牛膝六钱至一两（干的四至六钱）和猪脚一个（七寸），红酒和水各半煎服。(《福建民间草药》)

2. 治血滞经闭：鲜土牛膝一至二两，或加马鞭草鲜全草一两，水煎，调酒服。(《福建中草药》)

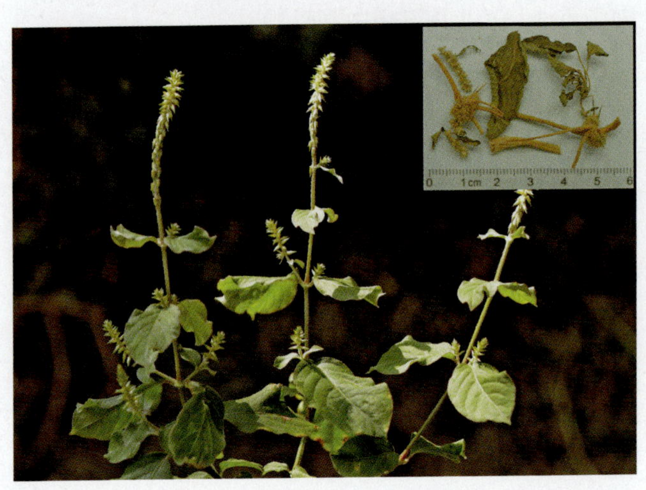

莲子草

【别名】虾钳菜、鲎脚菜、水牛膝、节节花。

【来 源】苋科植物莲子草 *Alternanthera sessilis* (Linn.) DC的全草。

【植物形态特征】一年生草本。茎多分枝，具纵沟，沟内有柔毛，在节处有一行横生柔毛。单叶对生，叶片条状披针形或倒卵状矩圆形，全缘或具不明显锯齿。头状花序1～4个腋生，苞片、小苞片和花被片白色，宿存。胞果倒心形，边缘常具翅。

【性味功效】甘、淡，凉。清热凉血，利水消肿，外用拔毒止痒。

【选方】1. 治肺热咳血：鲜莲子草三两。捣汁，加食盐少许，炖温服。(《福建中草药》)

2. 治赤白痢疾：鲜莲子草全草五至八钱，水一碗半，煎七分。赤痢和白糖，白痢和红糖服；或调蜂蜜最妙。(《闽南民间草药》)

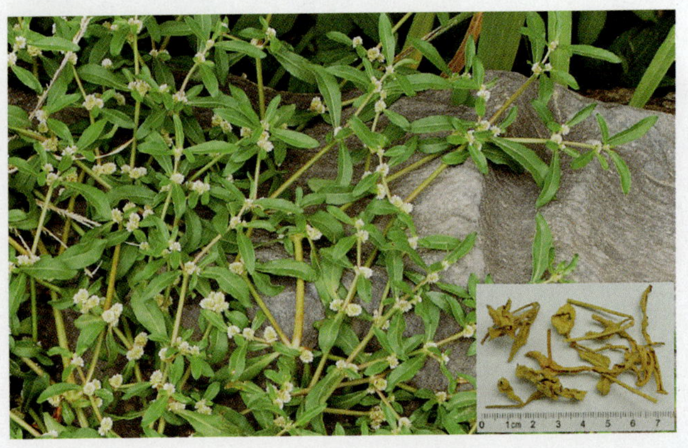

刺苋

【别名】野刺苋、土苋菜、勒苋菜。

【来源】为苋科植物刺苋*Amaranthus spinosus* Linn的全草或根。

【植物形态特征】

一年生草本。茎直立，圆柱形或钝棱形，多分枝，有纵条纹，绿色或带红色。单叶互生，菱状卵形或卵状披针形，顶端圆钝，具微凸头，全缘，刺常成对生于叶腋。花单性，圆锥花序顶生或腋生，部分苞片变成尖刺。胞果长圆形，盖裂，种子近球形。

【性味功效】甘、淡，微寒。清热利湿，解毒消肿，凉血止血。

【选方】1. 治痢疾，急性肠炎，泄泻等症：鲜刺苋菜及根30～60g，凤尾草30g，水煎，一日2～3次分服。(《全国中草药汇编》)

2. 治尿道炎，血尿：鲜野苋根、车前草各30g，水煎服。(《全国中草药汇编》)

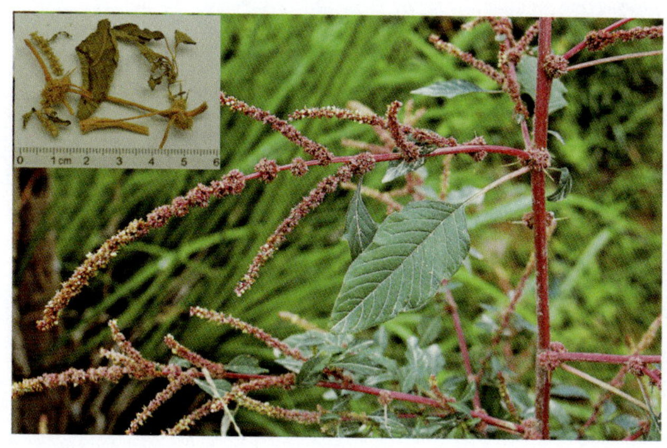

青葙

【别名】野鸡冠花、狗尾花、狗尾苋。

【来源】为苋科植物青葙*Celosia argentea* L.的种子。

【植物形态特征】一年生草本。茎直立，有纵条纹。单叶互生，披针形或椭圆状披针形。塔状或圆柱状穗状花序顶生或腋生，苞片、小苞片和花被片干膜质，淡红色，后变白色。胞果卵形，盖裂。种子扁圆形，黑色，有光泽。

【性味功效】苦，微寒。清肝，明目，退翳，降压。

【选方】1. 治疗风热泪眼：青葙子五钱，鸡肝炖服。(《泉州本草》)

2. 治慢性葡萄膜炎：青葙子15g，元明粉(冲)4.5g，酸枣仁12g，密蒙花、决明子各9g，茯苓12g，白扁豆15g。水煎服。(《中药临床应用》青葙汤)

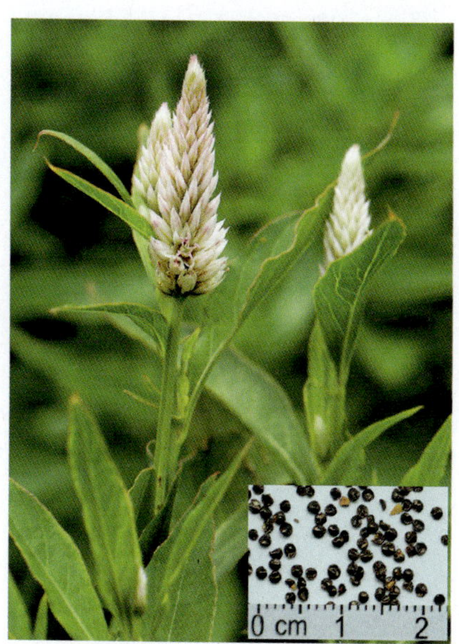

鸡冠花

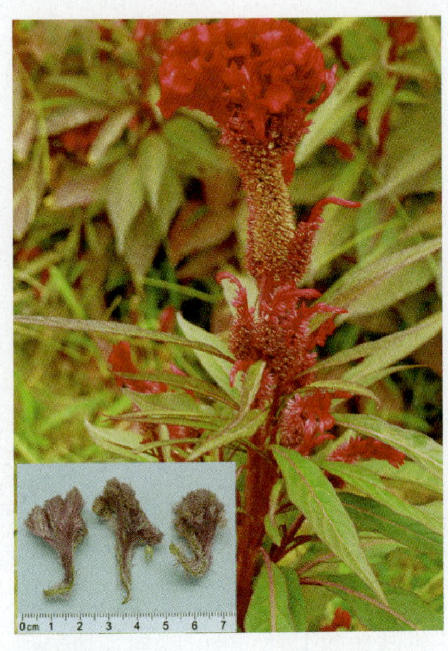

【别名】鸡公花、鸡髻花、鸡冠头、鸡冠苋。

【来源】为苋科植物鸡冠花*Celosia cristata* Linn的花序。

【植物形态特征】一年生草本。茎直立，粗壮。单叶互生，长椭圆形至卵状披针形，全缘。穗状花序顶生，成鸡冠状、卷冠状或羽毛状，淡红色至紫红色、黄白或黄色，干膜质，宿存。胞果卵形，熟时盖裂，包于宿存花被内。种子肾形，黑色，光泽。

【性味功效】甘、涩，凉。收敛止血，止带，止痢。

【选方】1. 治赤白下痢：鸡冠花煎酒服，赤用红，白用白。(《濒湖集简方》)

2. 治咳血，吐血：鲜白鸡冠花五至八钱（干者二至五钱），和猪肺（不可灌水）冲开水约炖一小时许，饭后分二、三次服。(《泉州本草》)

商陆

【别名】花商陆、见肿消、水萝卜、章柳根。

【来 源】为商陆科植物商陆*Phytolacca acinosa* Roxb的根。

【植物形态特征】多年生草本。根肥厚肉质，圆锥形，外皮淡黄色。茎绿色或紫红色，多分枝。单叶互生，椭圆形或卵状椭圆形，先端急尖，全缘，叶柄的基部稍扁宽。总状花序顶生或侧生，花初白色，后变淡红色。浆果扁球形，熟时深红紫色或黑色，种子肾形黑色。

【性味功效】苦，寒；有毒。逐水消肿，通利二便，解毒散结。

【选方】1. 治肿毒：商陆根和盐少许，捣敷，日再易之。(《千金方》)

2. 治瘰疬结核肿硬：商陆根三两。捣烂，捻作饼子，如钱大，安置瘰疬子上，以艾灸饼子上，令热干佳，灸三十壮瘥。(《圣惠方》商陆饼子)

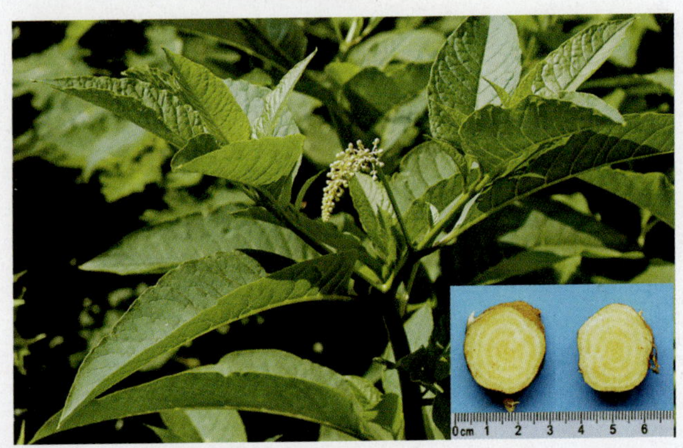

桑寄生

【别名】寄生、桑上寄生、广桑生。

【来源】为桑寄生科植物桑寄生 *Taxillus chinensis* (DC.)Danser.的带叶茎枝。

【植物形态特征】灌木。嫩枝、叶密被锈色星状毛，小枝灰褐色，具细小皮孔。叶对生或近对生，叶片厚纸质，卵形至长卵形。腋生聚伞花序，花紫红色。浆果椭圆或近球形，黄绿色，果皮密生小瘤体，成熟时浅黄色，果皮变平滑。

【性味功效】苦、甘，平。祛风湿，补肝肾，强筋骨，安胎元。

【选方】1. 风湿腰腿痛：桑寄生、独活、秦艽、当归各3钱，水煎服。(《全国中草药汇编》)

2. 治妊娠胎动不安，心腹刺痛：桑寄生一两半，艾叶半两（微炒），阿胶一两（捣碎，炒令黄燥）。上药，锉，以水一大盏半，煎至一盏，去渣。食前分温三服。(《圣惠方》)

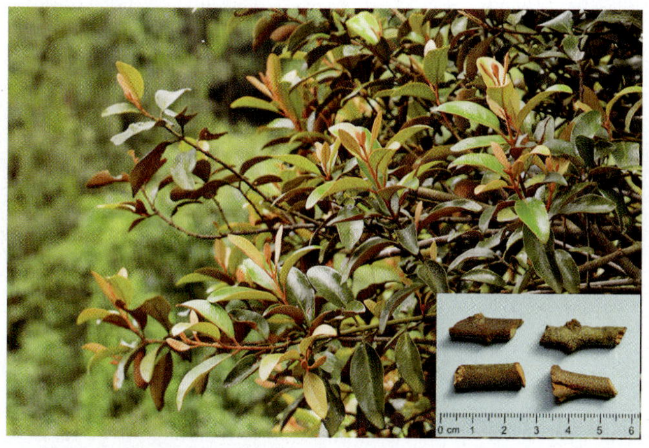

马齿苋

【别名】马齿菜、猪母菜、瓜仁菜、瓜子菜、长寿菜。

【来源】为马齿苋科植物马齿苋 *Portulaca oleracea* L.的地上部分。

【植物形态特征】一年生草本。茎肥厚多汁，绿色或淡紫色，全体光滑无毛。单叶互生或近对生，叶片肉质肥厚，长方形或匙形，或倒卵形，形似马齿。夏日开黄色小花。蒴果圆锥形，内有多数黑色扁圆形细小的种子。

【性味功效】酸，寒。清热利湿，凉血解毒。

【选方】1. 治血痢：马齿苋二大握（切），粳米三合。以上水和马齿苋煮粥，不着盐醋，空腹淡食。(马齿粥《圣惠方》)

2. 细菌性痢疾，肠炎：马齿苋（鲜草）750ml。先经干蒸3～4分钟，捣烂取汁150ml左右。每服50ml，每日3次。(《全国中草药汇编》)

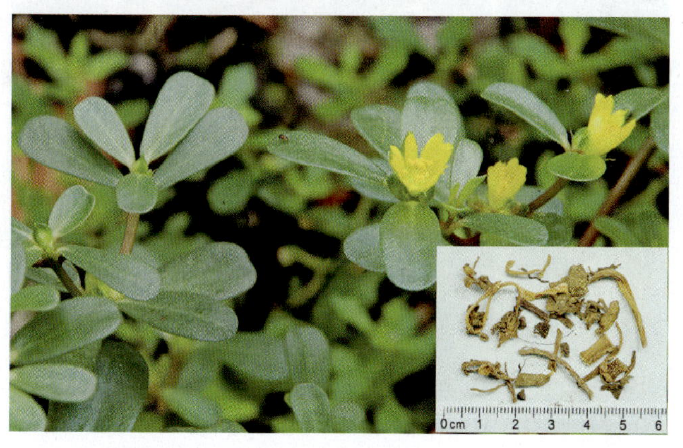

马齿苋科

土人参

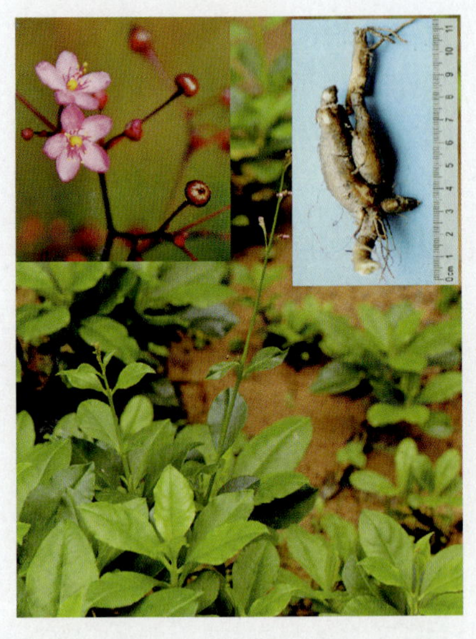

【别名】栌兰、飞来参、瓦参、土洋参、申时花。

【来源】为马齿苋科植物土人参*Talinum paniculatum* (Jacq.) Gaertn.的根和叶。

【植物形态特征】多年生常绿草本。根粗壮，旁生纤细的侧根，全体肉质。单叶互生，肉质，倒卵形或倒卵状长椭圆形，全缘，两面绿色而光滑。淡紫红色小花，圆锥花序，多呈二歧分枝。蒴果近圆球形，熟时灰褐色。种子细小，多数，黑色。

【性味功效】甘，平。补中益气，润肺生津。

【选方】1. 治虚劳咳嗽：土洋参、隔山撬、通花根、冰糖。炖鸡服。(《四川中药志》)

2. 治劳倦乏力：土人参五钱至一两，或加墨鱼干一只。酒水炖服。(《福建中草药》)

落葵科

落葵

【别名】木耳菜、藤罗菜、红藤菜、滑菜果、潺菜。

【来源】为落葵科植物落葵*Basella alba* L.的叶或全草。

【植物形态特征】一年生缠绕草本。全株肉质，光滑无毛。茎绿色或淡紫色。单叶互生，宽卵形、心形至长椭圆形。穗状花序腋生或顶生，萼片淡紫色或淡红色，下部白色，连合成管，无花瓣。果实卵形或球形，暗紫色，多汁液，种子近球形。

【性味功效】甘、淡，凉。清热解毒，接骨止痛。

【选方】1. 治大便秘结：鲜落葵叶煮作副食。(《泉州本草》)

2. 治小便短涩：鲜落葵每次二两。煎汤代茶频服。(《泉州本草》)

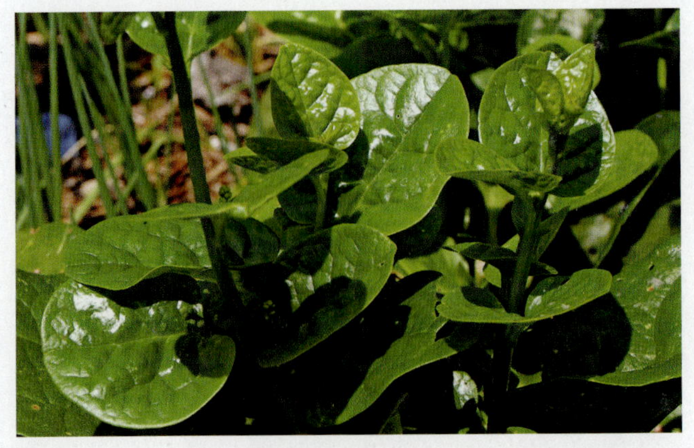

石竹

【别名】石竹子花、鹅毛石竹、绣竹、洛阳花、石柱花。

【来源】为石竹科植物石竹*Dianthus chinensis* L.的地上部分。

【植物形态特征】多年生草本。茎丛生，直立，无毛，节明显。叶互生，线形或线状披针形，基部成短鞘状包茎，全缘。花单生或数朵集成圆锥花序；苞片卵形，叶状，萼筒长2～2.5cm，花瓣通常紫红色，先端浅裂成锯齿状。蒴果长圆形。

【性味功效】苦，寒。利尿通淋，活血通经。

【选方】1. 治小便赤涩，或癃闭不通，及热淋血淋：石竹、萹蓄、车前子、滑石、山栀子仁、甘草（炙）、木通、大黄（面裹煨，去面切焙）各一斤。上为散。每服二钱，水一盏，入灯心，煎至七分，去渣，食后临卧温服。小儿量力少少与之。（八正散《局方》）

2. 治小便不利者，有水气，其人苦渴：栝蒌根二两，茯苓、薯蓣各三两，附子一枚（炮），石竹一两。上五味，末之，炼蜜丸梧子大；饮服三丸，日三服，不知，增至七、八丸，以小便利，腹中温为知。（栝蒌瞿麦丸《金匮要略》）

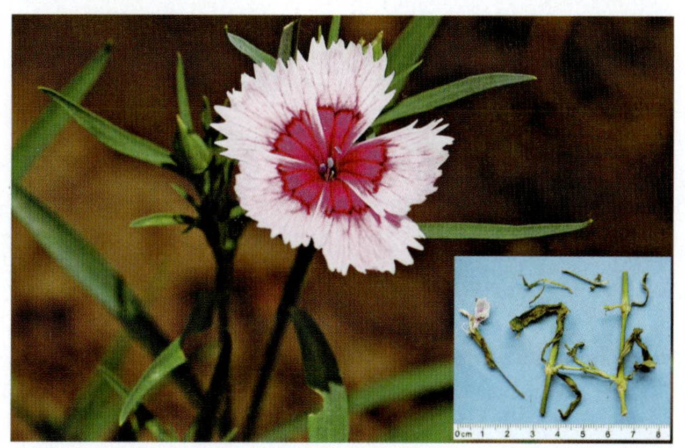

瞿麦

【别名】大菊、野麦、木碟花、剪刀花、十样景。

【来源】为石竹科植物瞿麦*Dianthus superbus* L.的地上部分。

【植物形态特征】多年生草本。茎丛生，直立，无毛，上部2歧分枝，节明显。叶互生，线形或线状披针形，基部成短鞘状包茎，全缘。花单生或数朵集成圆锥花序，萼筒长达4cm，花瓣淡红色、白色或淡紫红色，先端深裂成细线条。蒴果长圆形。

【性味功效】苦，寒。利尿通淋，活血通经。

【选方】1. 泌尿系感染、结石，小便不利：瞿麦、萹蓄各4钱，蒲公英1两，黄柏3钱，灯心草1钱。水煎服。（《全国中草药汇编》）

2. 治目赤肿痛，浸淫等疮：瞿麦炒黄为末，以鹅涎调涂眦头，或捣汁涂之。（《圣惠方》）

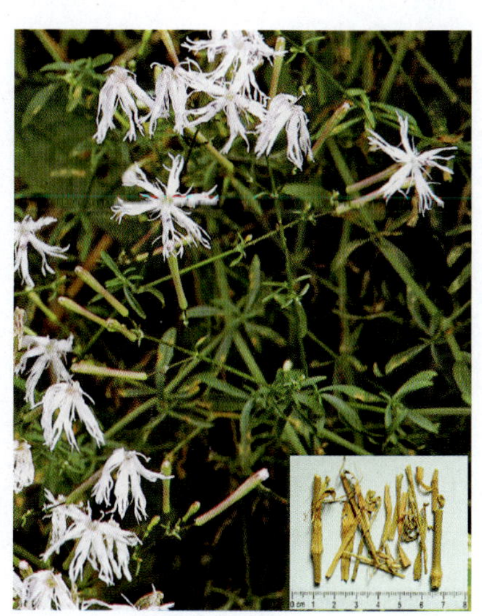

剪春罗

【别名】剪夏罗、剪红罗、碎剪罗、剪金花。

【来源】为石竹科植物剪春罗*Lychnis coronata* Thunb的全草。

【植物形态特征】多年生草本。根茎横生，竹节状。茎直立，微有棱，节略膨大。单叶对生，无柄；叶片卵状椭圆形，边缘有浅细锯齿。花1~5朵集成聚伞花序；花萼长筒形，花瓣5，橙红色，先端有不规则浅裂，基部狭窄成爪状，蒴果。

【性味功效】甘，寒。清热除湿，泻火解毒。

【选方】1. 火带疮绕腰生者：或花或叶，细末，蜜调敷。(《证治要诀》)

2. 治因淋雨或落水感寒及饮冷水等引起的身热无汗，口渴：剪夏罗全草一两许，加寒扭(蔷薇科高粱泡)根、仙鹤草、饭消扭(蔷薇科蓬蘽)各五至六钱，水煎，冲入适量白酒，早晚饭前各服一次。(《浙江天目山药植志》)

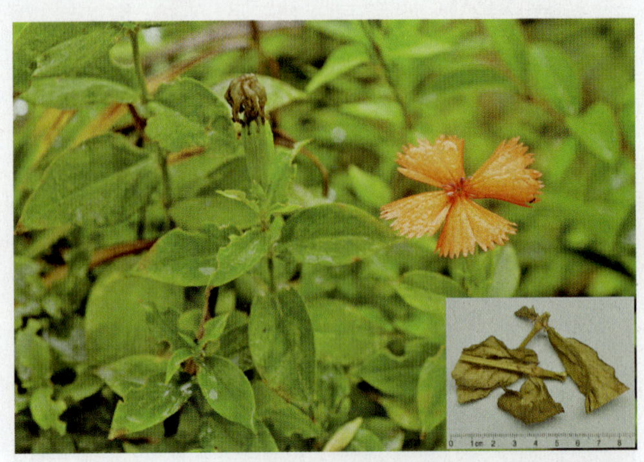

鹅肠菜

【别名】牛繁缕、鹅肠草、鹅儿肠、抽筋草。

【来源】为石竹科植物牛繁缕*Myosoton aquaticum*（Linn.）Moench的全草。

【植物形态特征】多年生草本。茎多分枝。单叶对生，叶膜质，卵形或宽卵形。花顶生枝端或单生叶腋；花梗细长，有毛；萼片5，基部稍合生，外面有短柔毛；花瓣5，白色，远长于萼片，顶端2深裂达基部。蒴果5瓣裂，种子多数，近圆形。

【性味功效】酸，平。清热凉血，消肿止痛，消积通乳。

【选方】1. 治高血压：鹅肠草五钱。煮鲜豆腐吃。(《云南中草药》)

2. 治痢疾：鲜鹅肠菜一两。水煎加糖服。(《陕西中草药》)

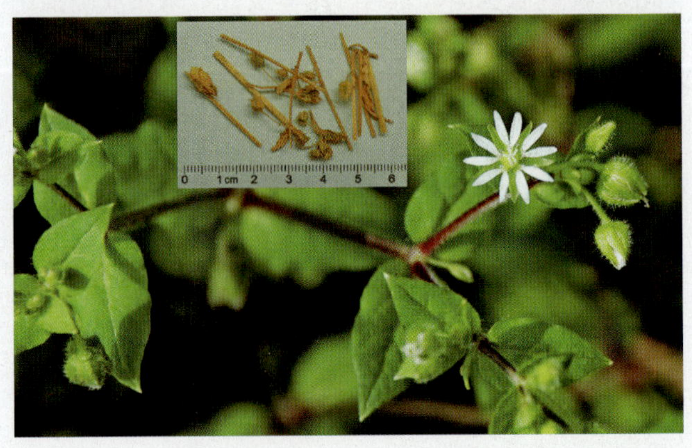

漆姑草

【别名】羊儿草、地松、星秀草、大龙叶、珍珠草。

【来源】为石竹科植物漆姑草 *Sagina japonica*（Sweet）Ohwi 的全草。

【植物形态特征】一年生或二年生小草本。茎丛生。叶对生，线形，基部有薄膜相连成短鞘状。花顶生和腋生，白色而小，花萼5，卵状，花柱5，外展成星形。蒴果卵形，成熟时5瓣裂开。种子微小，多数，种皮褐色，上有突起。

【性味功效】苦，凉。散结消肿，解毒止痒。

【选方】1. 治跌打内伤：漆姑草五钱。水煎服。(《湖南药物志》)

2. 治瘰疬结核：羊儿草五钱至一两。煎服。外用鲜草捣绒敷。(《常用中草药手册》)

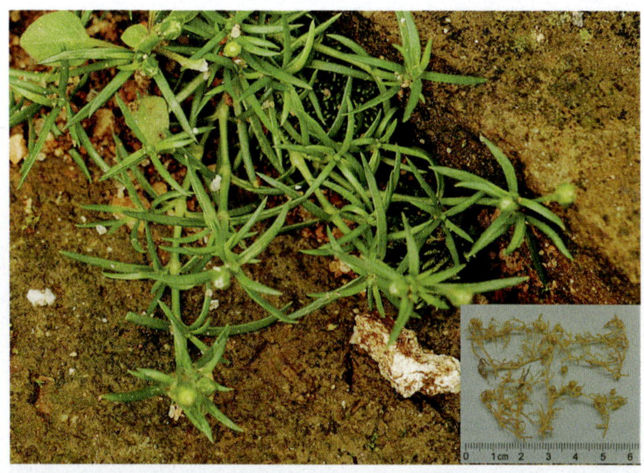

雀舌草

【别名】滨繁缕从、天蓬草、石灰草、抽筋草。

【来源】为石竹科雀舌草*Stellaria uliginosa* Murr.的全草。

【植物形态特征】越年生草本。茎纤细，绿色或带紫色。叶对生，无柄，长圆形或卵状披针形，全缘或浅波状。聚伞花序顶生或腋生，花柄细长如丝，花白色，与萼片等长或稍短，2深裂几达基部。蒴果成熟时6瓣裂，种子多数，肾形，褐色。

【性味功效】辛，平。祛风除湿，活血消肿，解毒止血。

【选方】1. 治伤风感冒：雀舌草二两，红糖半两。水煎，日服两次，服药后盖被令出微汗。(《福建民间草药》)

2. 治冷痢：雀舌草二两，水煎，日服两次。(《福建民间草药》)

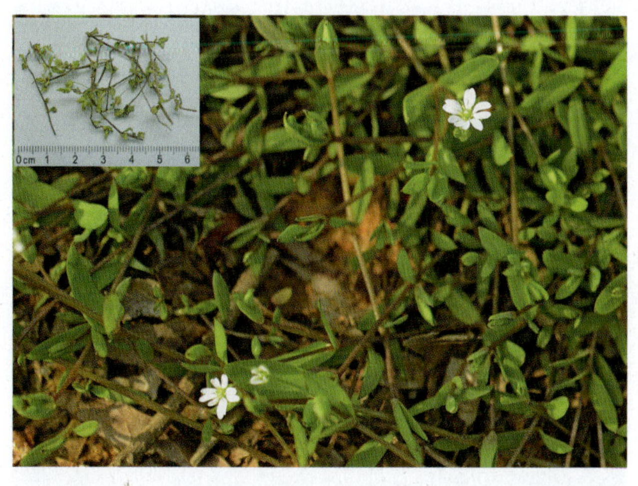

芡实

【别名】鸡头米、鸡头。

【来源】为睡莲科植物芡*Euryale ferox* Salisb.的种仁。

【植物形态特征】水生草本。初生叶沉水箭形，后生叶浮于水面，叶柄中空，有刺，叶椭圆状肾形或圆状盾形，表面深绿色，叶脉分歧点有刺。花紫红色，花梗粗长，多刺。浆果球形，海绵质，污紫红色，外被皮刺，种子球形，黑色，坚硬。

【性味功效】甘、涩，平。益肾固精，补脾止泻，除湿止带。

【选方】1. 治精滑不禁：沙苑蒺藜（炒）、芡实（蒸）、莲须各二两，龙骨（醋炙）、牡蛎（盐水煮一日一夜，煅粉）各一两。共为末，莲子粉糊为丸，盐汤下。（金锁固精丸《医方集解》）

2. 治老幼脾肾虚热及久痢：芡实、山药、茯苓、白术、莲肉、薏苡仁、白扁豆各四两，人参一两。俱炒燥为末，白汤调服。（《方脉正宗》）

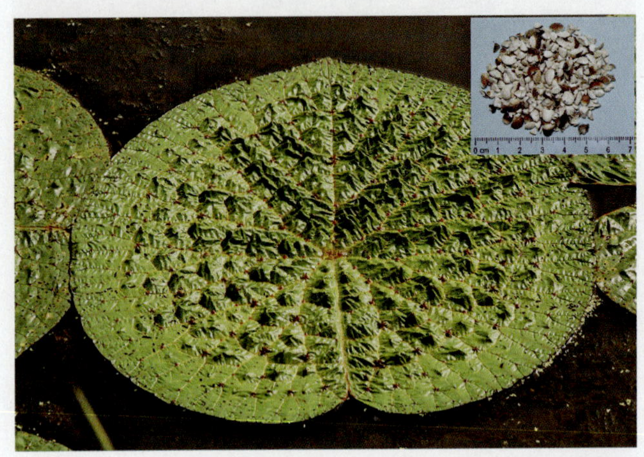

金鱼藻

【别名】细草、鱼草、软草、松藻。

【来源】为金鱼藻科植物金鱼藻*Ceratophyllum demersum* L.的全草。

【植物形态特征】多年生沉水草本，全株暗绿色。茎细柔，叶轮生，每轮6~8，无柄；叶2歧或细裂，裂片线状，具刺状小齿。花小，单性，雌雄同株或异株，腋生，无花被。小坚果，卵圆形，光滑。

【性味功效】甘、淡，凉。凉血止血，清热利水。

【选方】1. 治疗吐血：1~2钱，研粉吞服。（《全国中草药汇编》）

2. 慢性气管炎：金鱼藻洗净，阴干或烘干，可制成散剂，水丸，或蜜丸，每次服5~7分，每日2~3次。用量过大，有口干，腹泻等副作用。减量以后，会自行缓解，不必治疗。（《全国中草药汇编》）

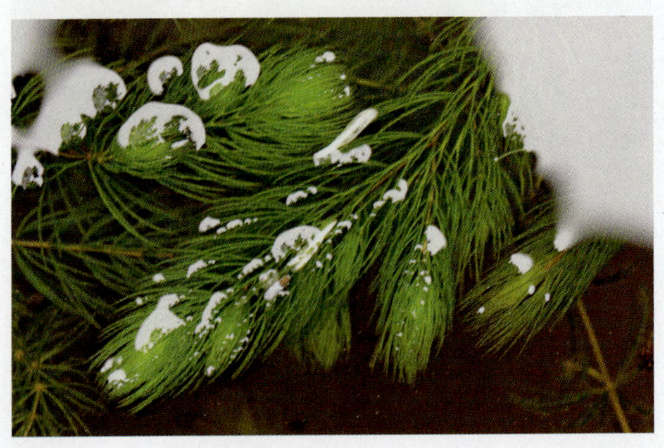

威灵仙

【别名】铁脚威灵仙、百条根、老虎须、铁扫帚

【来源】为毛茛科植物威灵仙*Clematis chinensis* Osbeck的根及根茎。

【植物形态特征】攀援性灌木。根多数丛生，细长，外皮黑褐色。叶对生，羽状复叶，小叶通常5片，罕为3片，小叶卵形或卵状披针形。圆锥花序腋生及顶生，萼片花瓣状，白色。瘦果扁平状卵形。

【性味功效】辛、咸，温。祛风湿，通经络。

【选方】1. 治手足麻痹，时发疼痛；或打扑伤损，痛不可忍，或瘫痪等症：威灵仙（炒）五两，生川乌头，五灵脂各四两。为末，醋糊丸，梧子大。每服七丸，用盐汤下。忌茶。(《普济方》)

2. 治渚骨鲠咽：威灵仙一两二钱，砂仁一两，沙糖一盏。水二钟，煎一钟，温服。(《本草纲目》)

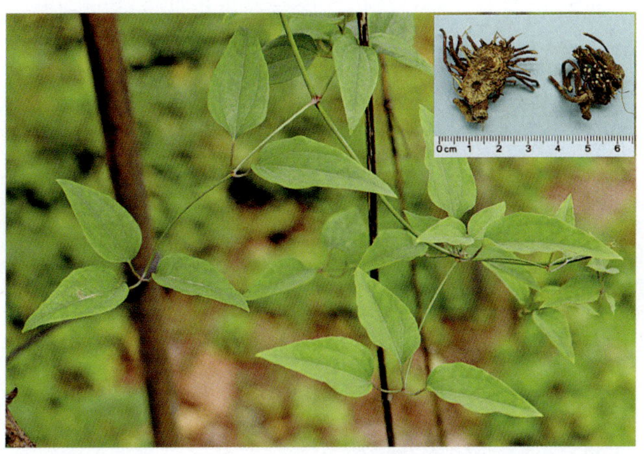

粗齿铁线莲

【别名】接骨丹、白头公公、黄藤通、小木通、大木通

【来源】为毛茛科植物粗齿铁线莲*Clematis argentilucida* (Levl. et Vant.) W. T. Wang的茎藤。

【植物形态特征】落叶藤本，小枝密生白色短柔毛。叶对生，一回羽状复叶，小叶多5枚，小叶片卵形或椭圆状卵形，叶缘锯齿状，两面被短柔毛。腋生聚伞花序，常3～7朵，萼片4，白色，花瓣无。瘦果扁卵圆形，宿存花柱羽毛状。

【性味功效】微苦，平。利尿，解毒，祛风湿。

【选方】治疮毒：鲜品，捣绒外敷。(《成都中草药》)

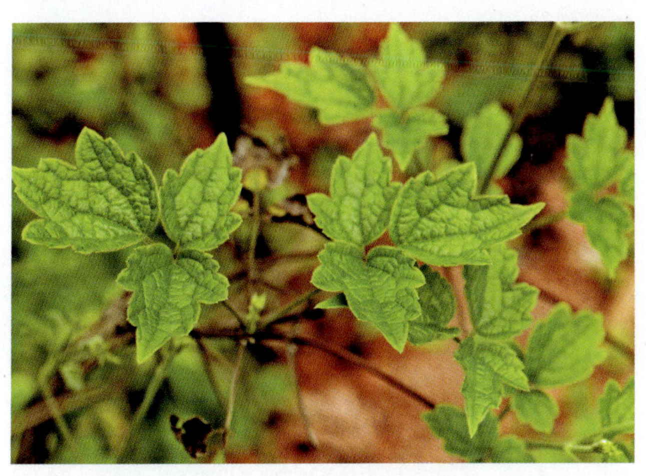

毛茛

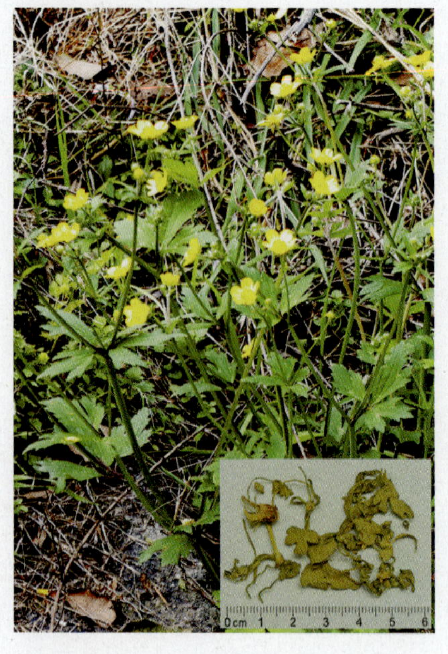

【别名】鱼疔草、鸭脚板、野芹菜、毛芹菜。

【来源】为毛茛科植物毛茛*Ranunculus japonicus* Thunb.的全草。

【植物形态特征】多年生草本，全株被白色细长毛。须根多数，肉质。基生叶具长叶柄，叶片掌状或近五角形，常作3深裂；茎生叶具短柄或无柄，3深裂。花单一或数朵生于茎顶，黄色。聚合瘦果近球形或卵圆形，淡褐色，两面稍隆起，密布细密小凹点。

【性味功效】辛、微苦，温；有毒。利湿消肿，止痛，退翳，截疟，杀虫。

【选方】1. 治黄疸：鲜毛茛捣烂，团成丸（如黄豆大），缚臂上，夜即起泡，用针刺破，放出黄水。（《药材资料汇编》）

2. 治牙痛：按照外治偏头痛的方法，敷于经渠穴，右边牙痛敷左手，左边牙痛敷右手。又可以毛茛少许，含牙痛处。（《江西民间草药》）

天葵

【别名】紫背天葵、千年老鼠屎、金耗子屎、夏无踪、散血球。

【来源】为毛茛科植物天葵*Semiaquilegia adoxoides*（DC.）Makino的干燥块根。

【植物形态特征】多年生草本。块根灰黑色，略呈纺锤形。茎丛生，表面有白色细柔毛。根生叶丛生，有长柄，1回3出复叶，小叶阔楔形，再3裂，上面绿色，下面紫色；茎生叶由下而上，渐次变小。花单生叶腋，花小，白色。蓇葖果3～4枚。

【性味功效】甘、苦，寒。清热解毒，消肿散结。

【选方】1. 治瘰疬：紫背天葵一两五钱，海藻、海带、昆布、贝母、桔梗各一两，海螵蛸五钱。上为细末，酒糊为丸如梧桐子大。每服七十丸，食后温酒下。（天葵丸《古今医鉴》）

2. 治毒蛇咬伤：天葵嚼烂，敷伤处，药干再换。（《湖南药物志》）

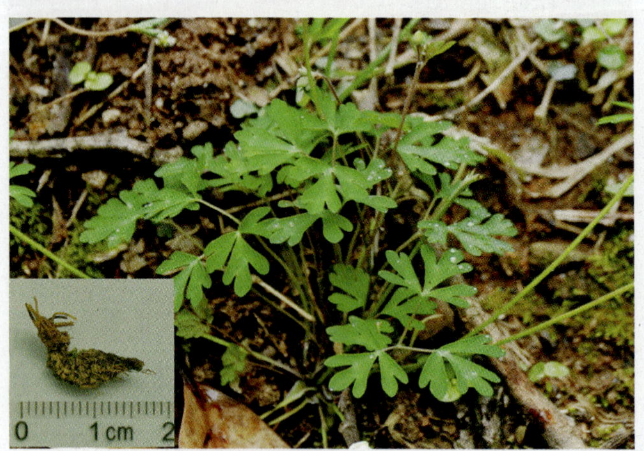

木通

【别名】山通草、野木瓜、丁翁、丁年藤、八月炸藤。

【来 源】为木通科植物木通*Akebia quinata*(Thunb.) Decne.的藤茎。

【植物形态特征】落叶木质藤本。缠绕茎，掌状复叶互生或在短枝上簇生，通常有小叶5片，纸质，倒卵形或倒卵状椭圆形。总状花序腋生，基部有雌花1～2朵，以上4～10朵为雄花。果孪生或单生，长圆形或椭圆形，成熟时紫色。

【性味功效】苦，寒。利尿通淋，清心除烦，通经下乳。

【选方】1. 治尿血：木通、牛膝、生地黄、天门冬、麦门冬、五味子、黄柏、甘草。同煎服。(《本草经疏》)

2. 治小儿心热(小肠有火，便亦淋痛，面赤狂躁，口糜舌疮，咬牙口渴)：生地黄、甘草(生)、木通各等分。上同为末，每服三钱，水一盏，入竹叶同煎至五分，食后温服。(导赤散《小儿药证直诀》)

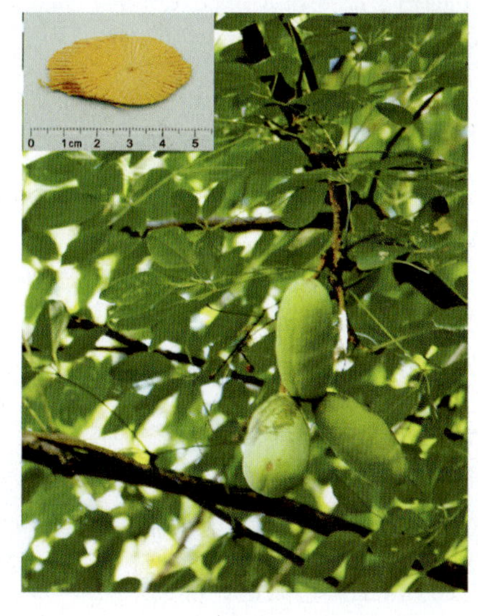

豪猪刺

【别名】三颗针、狗奶子、小檗、刺黄连、刺黄柏、鸡脚刺。

【来 源】为小檗科植物豪猪刺*Berberis julianae* Schneid的根、根皮、茎及茎皮。

【植物形态特征】常绿有刺灌木，幼枝淡黄色，表面散布黑色细小疣点，刺3叉，粗壮坚硬，形似豪猪刺。叶革质，常5片丛生，披针形或倒披针形，边缘具刺齿。淡黄色花，簇生于叶腋。浆果椭圆形，熟时蓝黑色，表面被淡蓝色粉。

【性味功效】苦，寒。清热燥湿，泻火解毒。

【选方】1. 细菌性痢疾，胃肠炎：豪猪刺5钱，水煎服。(《全国中草药汇编》)

2. 治湿热痹痛：鲜小檗根五钱至一两，猪皮肉适量，水炖服。(《福建中草药》)

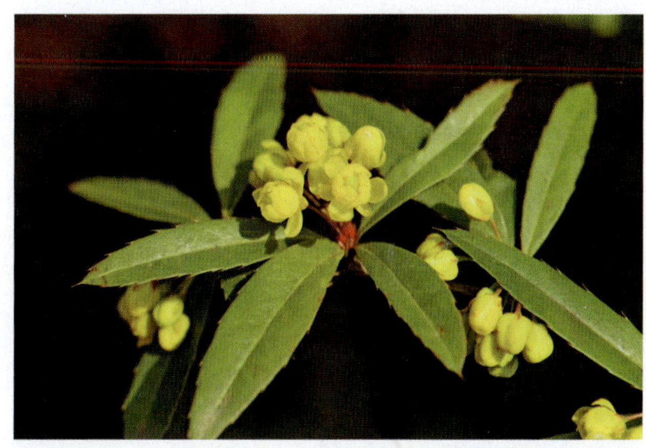

箭叶淫羊藿

【别名】淫羊藿、三枝九叶草、仙灵脾、三叉风、羊角风。

【来源】为小檗科植物箭叶淫羊藿 *Epimedium sagittatum* (Sieb.et Zucc.) Maxim.的叶。

【植物形态特征】多年生草本。基生叶1～3枚，一回三出复叶；茎生叶2，常生于茎顶，与基生叶同型。小叶革质，狭卵至披针形，两侧小叶基部偏斜，外侧呈箭形，顶生小叶基部近圆形，叶缘生细刺毛。圆锥花序顶生，花白色。蓇葖果。

【性味功效】辛、甘，温。补肾阳，强筋骨，祛风湿。

【选方】1. 治风走注疼痛，来往不定：仙灵脾一两，威灵仙一两，芎䓖一两，桂心一两，苍耳子一两。上药，捣细罗为散。每服，不计时候，以温酒调下一钱。(仙灵脾散《圣惠方》)

2. 治目昏生翳：仙灵脾、生王瓜（即小栝楼红色者）等分。为末，每服一钱，茶下，日二服。(《圣济总录》)

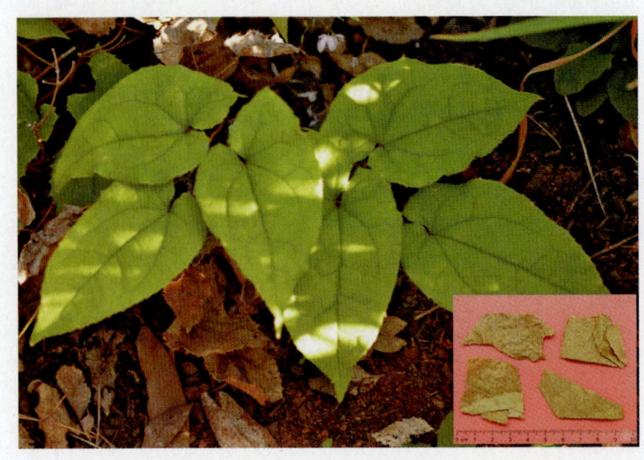

阔叶十大功劳

【别名】土黄柏、土黄连、八角刺、刺黄柏、黄天竹。

【来源】为小檗科植物阔叶十大功劳 *Mahonia bealei* (Fort.) Carr. 的叶。

【植物形态特征】常绿灌木。根粗大，黄色。单数羽状复叶，小叶7～15片，厚革质，侧生小叶无柄，卵形，顶生小叶较大，有柄，基部宽楔形或近圆形，叶缘刺锯齿状，边缘反卷。黄色花，总状花序顶生。浆果卵形，暗蓝色，有白粉。

【性味功效】苦，寒。补肺气，退潮热，益肝肾。

【选方】1. 小儿急性扁桃体炎：十大功劳、朱砂根、岗梅、栀子、淡竹叶、木通、射干、甘草各3钱，生石膏4钱。水煎2次，约得100ml，每服50ml，成人倍量。(《全国中草药汇编》)

2. 眼结膜炎：十大功劳叶200g，加蒸馏水1000ml，煮沸，过滤，高压消毒。滴眼，每日数次。(《全国中草药汇编》)

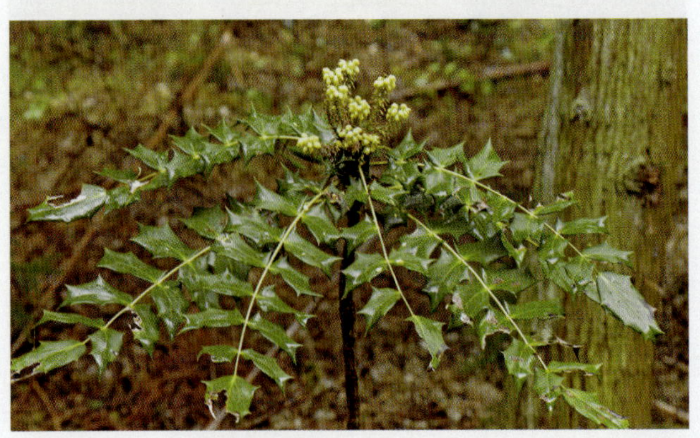

解毒，化痰散结，祛瘀消肿。叶：苦、辛，平。清热解毒，止咳平喘。

【选方】1. 治哮喘：八角莲鲜叶一两，柿饼二个。水煎调红糖服。(《福建中草药》)

2. 治背痈溃烂：八角莲鲜叶用针密刺细孔，以米汤泡软，贴患处，日换二次。(《福建中草药》)

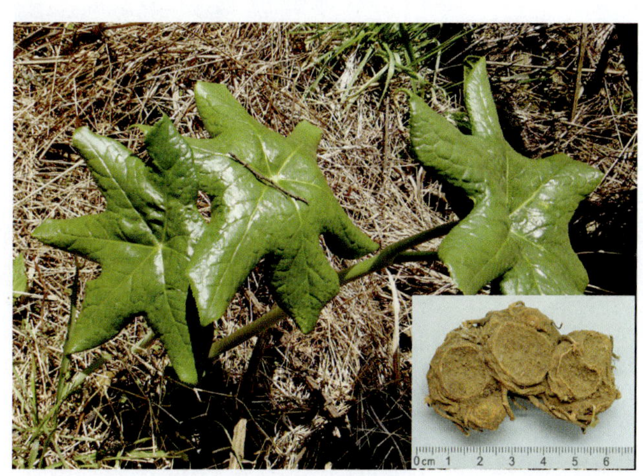

八角莲

【别名】一把伞、六角莲、独叶一枝花、独脚莲、鬼臼。

【来源】为小檗科植物八角莲 *Dysosma versipellis* (Hance) M. Cheng ex Ying的根状茎和叶。

【植物形态特征】多年生草本。根茎粗壮，横生，具明显的碗状节。茎生叶1片，有时2片，盾状着生，叶片圆形，掌状深裂几达叶中部，边缘4～9浅裂或深裂，边缘具针刺状锯齿。花5～8朵排成伞形花序。浆果椭圆形或卵形。

【性味功效】

根茎：甘、苦，凉。有小毒。清热

南天竹

【性味功效】根、茎：苦，寒。祛风，清热，除湿，化痰。果：苦，平。有小毒。止咳平喘。

【选方】1. 治肺热咳嗽：鲜南天竹根一两，鲜枇杷叶（去毛）一两。水煎，日分三次服。(《福建中草药》)

2. 治湿热黄疸：鲜南天竹根一至二两。水煎服。(《福建中草药》)

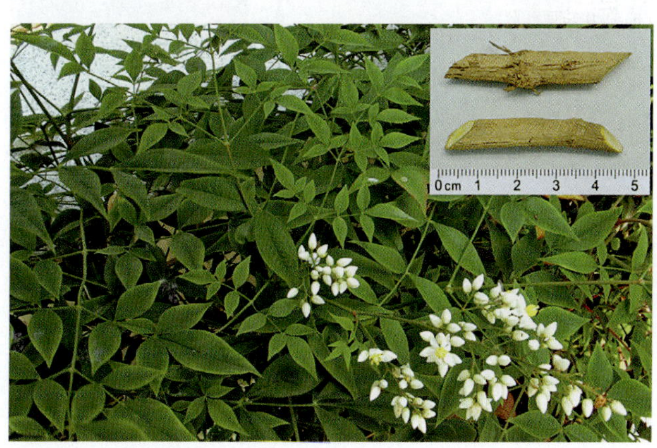

【别名】白天竹、天竹子、红枸子，南天烛。

【来源】为小檗科植物南天竹 *Nandina domestica* Thunb.的根、茎及果入药。

【植物形态特征】常绿灌木。幼嫩枝常呈红色。叶互生，革质，叶柄基部膨大呈鞘状；三回羽状复叶，小叶3～5片，椭圆状披针形，全缘，两面深绿色，冬季常变为红色。大型圆锥花序，萼片呈白色花瓣状。浆果球形，熟时红色或黄色。

大血藤

【别名】血藤、红皮藤、血通、红藤、大血通。

【来源】为木通科植物大血藤 *Sargentodoxa cuneata*(Oliv.) Rehd.et Wils.的干燥藤茎。

【植物形态特征】落叶木质藤本。茎扭曲，砍断时有红色液汁渗出。三出复叶互生，中间小叶倒卵形，侧生小叶较大，斜卵形。花黄色或黄绿色，单性，雌雄异株，总状花序腋生。浆果卵形，肉质，多着生于一球形的花托上。

【性味功效】苦，平。清热解毒，活血，祛风止痛。

【选方】1. 治急、慢性阑尾炎，阑尾脓肿：红藤二两，紫花地丁一两。水煎服。(《浙江民间常用草药》)

2. 治风湿筋骨疼痛，经闭腰痛：大血藤六钱至一两。水煎服。(《湖南农村常用中草药手册》)

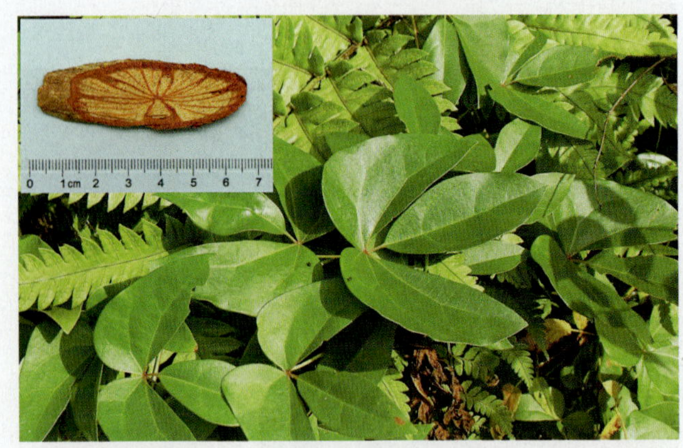

木防己

【别名】土木香、穿山龙、盘古风、乌龙、大防己。

【来源】为防己科植物木防己 *Cocculus orbiculatus* (Linn.) DC.的干燥根。

【植物形态特征】木质藤本，有条纹。叶片纸质至近革质，形状变异极大。聚伞花序少花，腋生，或排成多花，狭窄聚伞圆锥花序，顶生或腋生，被柔毛。核果近球形，果核骨质，背部有小横肋状雕纹。

【性味功效】苦、辛，寒。祛风除湿，通经活络，解毒消肿。

【选方】1. 治疗产后风湿骨痛：木防己30g，福建胡颓子根15g。酌加酒、水煎服。(《福建药物志》)

2. 治风湿痛、肋间神经痛：木防己、牛膝各15g。水煎服。(《浙江药用植物志》)

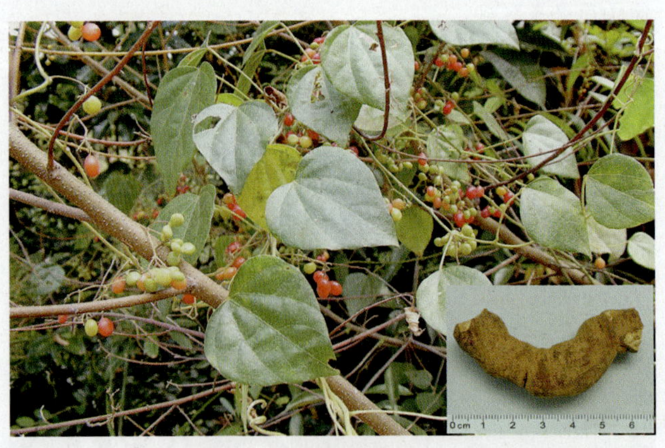

北豆根

【别名】蝙蝠葛、软豆根、蝙蝠葛根。

【来源】为防己科植物蝙蝠葛 *Menispermum dauricum* DC.的根茎。

【植物形态特征】缠绕性落叶木质藤本。叶互生，圆肾形或卵圆形，先端尖，边缘近全缘或3~7浅裂；叶柄盾状着生。花小，单性异株；花序圆锥状，腋生；雄花萼片6，花瓣6~9，黄绿色；雌花心皮3。果实核果状，黑紫色。

【性味功效】苦，寒；有小毒。清热解毒，祛风止痛。

【选方】1. 治疗咽喉肿痛：北豆根、射干各3g。研细末，吹入咽喉。(《吉林中草药》)

2. 治慢性扁桃体炎：北豆根9g，金莲花3g。生甘草6g，水煎服。(《河北中草药》)

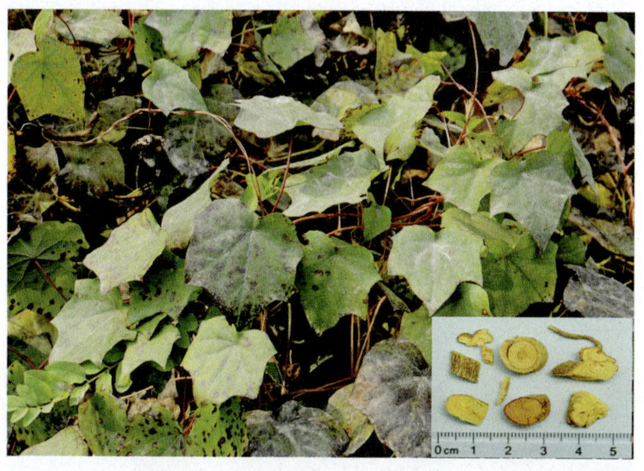

黑风散

【别名】广藤、小广藤、上藤、青藤、车线藤。

【来源】为防己科植物细圆藤 *Pericampylus glaucus* (Lam.) Merr的藤茎和叶。

【植物形态特征】攀援木质藤本。小枝通常被灰黄色绒毛，有条纹。老枝无毛。叶纸质至薄革质，三角状卵形至三角状近圆形，掌状脉5条。聚伞花序腋生、单生或2~3个簇生，被毛。花小，单性异株。萼片9，排成3轮，最外轮小，苞片状；花瓣6。核果扁球形，红色或紫色。

【性味功效】苦、辛，凉。清热解毒，息风止痉，祛风除湿。

【选方】1. 治疗疮疖肿：细圆藤鲜叶，捣烂敷。(《湖南药物志》)

2. 治毒蛇咬伤：细圆藤鲜叶，捣烂敷。(《湖南药物志》)

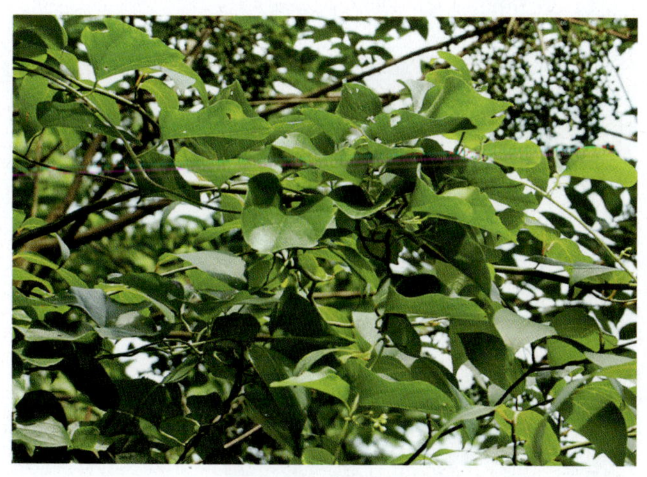

白药子

【别名】白药、白药根、山乌龟。

【来源】为防己科植物金线吊乌龟 *Stephania cepharantha* Hayata.的块根。

【植物形态特征】草质落叶藤本，块根团块状，小枝紫红色。叶纸质，三角状扁圆形，头状花序，雄花序常于腋生、具小型叶的小枝上作总状花序式排列，雌花序单个腋生，雄花萼片6，花瓣3或4，近圆形或阔倒卵形，雌花萼片1，花瓣2肉质，比萼片小。核果阔倒卵圆形，成熟时红色。

【性味功效】苦，寒。清热解毒，止痛，散瘀消肿。

【选方】1. 治疗乳汁少：用白药子为末，每服1钱，煎猪蹄汤服调下。(《卫生简易方》)

2. 治水肿，关节炎，蛇咬伤，疮毒痈疽：山乌龟，乌金草各15g，毕血莲24g。共研细末。每日服2～3次，每次1.5～3g，温水送下。(《湖北中草药志》)

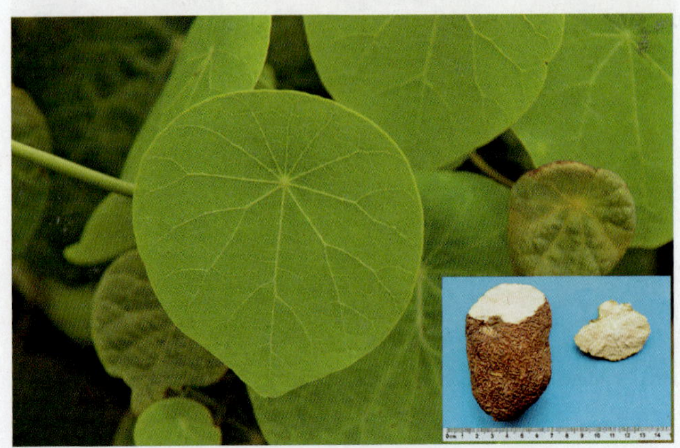

粪箕笃

【别名】田鸡草、雷林嘴、畚箕草、飞天雷公、戽斗藤。

【来源】为防己科植物粪箕笃 *Stephania longa* Lour.的全草或根茎及根。

【植物形态特征】草质藤本，除花序外全株无毛。叶纸质，三角状卵形，顶端钝，有小凸尖；基部近截平或微圆；掌状脉10～11条；叶柄基部常扭曲。复伞形聚伞花序腋生，花瓣4或3，绿黄色。核果红色。

【性味功效】苦，寒。清热解毒，利湿消肿，祛风活络。

【选方】1. 治疗小便不利：粪箕笃30g，车前草15g。水煎，饭后服。(《福建药物志》)

2. 治风湿痹痛，腰肌劳损：粪箕笃全株15～30g。水煎服，或外洗。(《广西本草选编》)

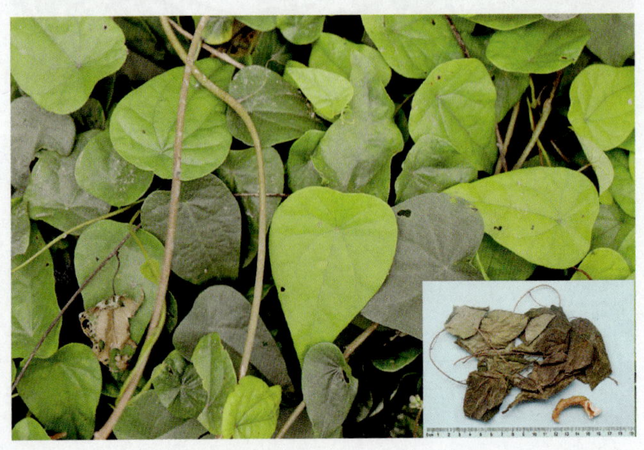

老鹳草

【别名】老鸭嘴、老牛筋、老鹳嘴。

【来源】为牻牛儿苗科植物老鹳草*Geranium wilfordii* Maxim.的干燥地上部分。

【植物形态特征】多年生草本。茎平卧，后斜升，多分枝，绿色带红，节略膨大。单叶互生，具长柄，常扭曲，花瓣白色或淡红色，倒卵形，与萼片近等长，内面基部被疏柔毛，雄蕊稍短于萼片，花丝淡棕色，下部扩展，被缘毛；蒴果，有微柔毛。

【性味功效】辛、苦，平。祛风湿，通经络，止泻痢。

【选方】1. 治疗咽喉肿痛：老鹳草15～30g。煎汤漱口。(《浙江药用植物志》)

2. 治疮毒初起：鲜老鹳草适量。捣汁或浓煎取汁。涂擦患处。(《浙江药用植物志》)

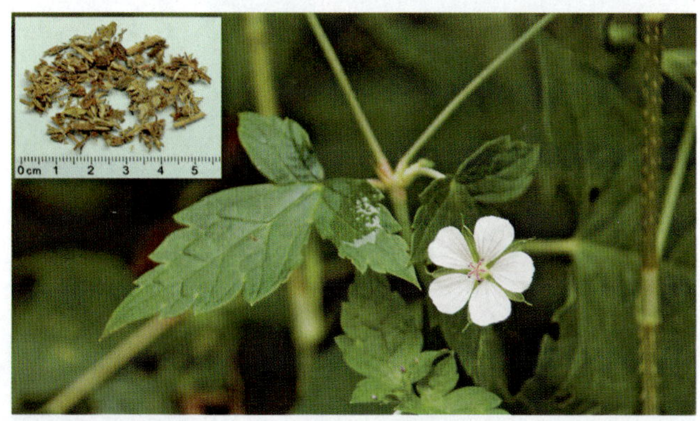

凹朴皮

【别名】鹅掌楸、马褂木、遮阳树、双飘树。

【来源】为木兰科植物鹅掌楸*Liriodendron chinensis*（Hemsl.）Sarg的树皮。

【植物形态特征】落叶乔木，高达40m。树皮黑褐色，纵裂。叶互生；托叶与叶柄分离；叶片呈马褂形，先端平截或微凹。花单生枝顶，杯状，花被片9，近相等，雄蕊多数，密叠于一纺锤状中柱上。聚合果卵状圆锥形。种子1~2。

【性味功效】辛，温。祛风除湿，散寒止咳。

【选方】1. 治疗水湿风寒所致咳嗽、气急、口渴、四肢浮肿：鹅掌楸干树皮30g，芫荽、山油麻（阴行草）各15～18g，老姜3片，甘草9g。水煎，冲红糖，早、晚各服一次。(《天目山药用植物志》)

2. 治疗风湿关节痛：鹅掌楸根、刺桐各30g。煨水服。(《贵州草药》)

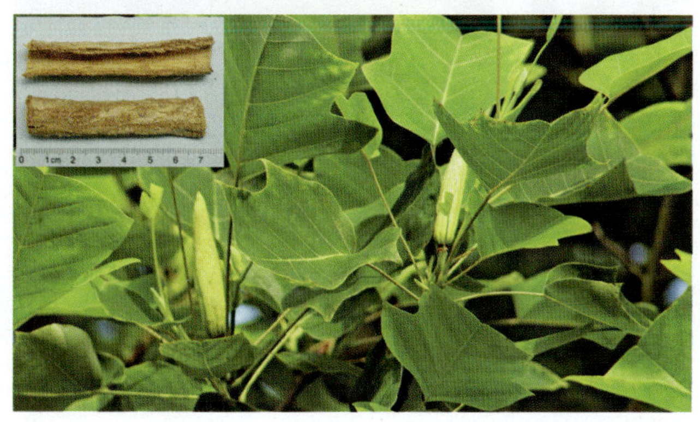

白兰花

【别名】白玉兰、白缅花。

【来源】为木兰科植物白兰花*Michelia alba* DC.的花。

【植物形态特征】常绿乔木。幼枝和芽被淡黄白色柔毛。叶互生，薄革质，长圆形或卵状椭圆形，全缘；叶柄托叶痕几达叶柄中部。花白色，单生于叶腋，极香；花被片10以上；雄蕊和心皮多数，成熟时随着花托的延伸形成疏生的穗状聚合果。

【性味功效】苦、辛，微温。化湿，行气，止咳。

【选方】1. 治疗湿阻中焦，气滞腹胀：白兰花5g、厚朴10g、陈皮10g。水煎服。(《四川中药志》)

2. 治中暑头晕胸闷：白兰花5～7朵，茶叶少许。开水泡服。(《福建药物志》)

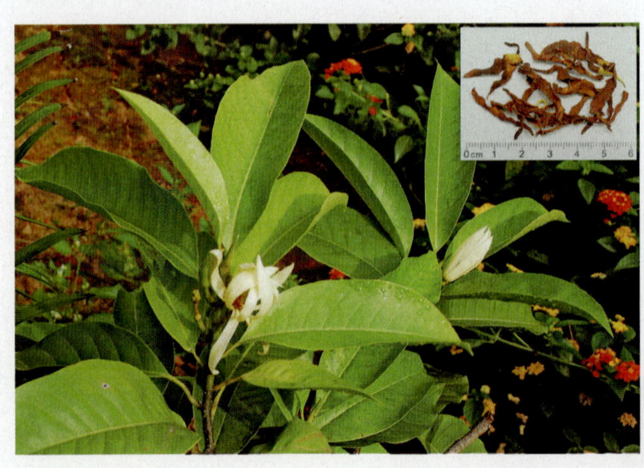

辛夷

【别名】白玉兰、玉兰花、望春、应春花、玉堂春。

【来源】为木兰科植物玉兰*Magnolia denudata* Desr的干燥花蕾。

【植物形态特征】落叶乔木。小枝粗壮，被柔毛。叶互生，通常倒卵形至倒卵状矩圆形。花先叶开放，单生枝顶，白色，有芳香，呈钟状，大形，直径12～15cm；花被片9，每3片排成1轮；雄蕊多数，在伸长的花托下部螺旋状排列；雌蕊多数，排列在花托上部。聚合果圆筒形。

【性味功效】辛，温。散风寒，通鼻窍。

【选方】1. 治疗鼻渊：辛夷半两，苍耳子二钱半，白芷一两，薄荷叶半钱。晒干，为粗末。每服二钱。(苍耳子散《济生方》)

2. 治鼻塞不知香臭味：皂角、辛夷、石菖蒲等分。为末，绵裹塞鼻中。(《梅氏新方验编》)

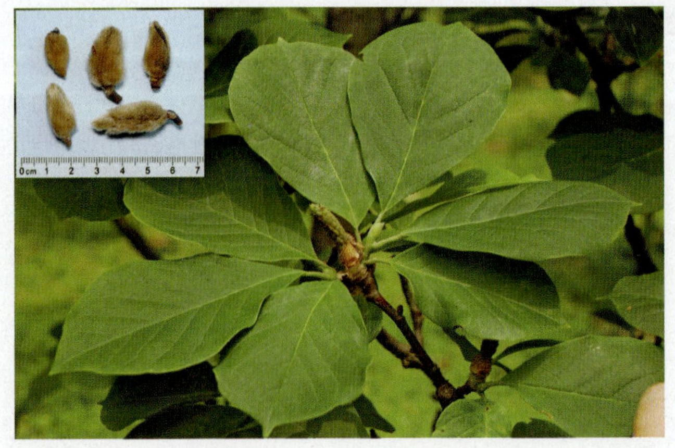

夜合花

【别名】夜香木兰、簸箕花。

【来源】为木兰科植物夜合花*Magnolia coco*(Lour.)DC.Syst 的干燥花朵。

【植物形态特征】常绿秃净灌木。叶互生，椭圆形至长圆形。花单一，顶生，白色，极香；萼片3；花瓣6，2列，倒卵形；雄蕊多数，白色，花丝扁平，花药内向开裂；心皮少数，聚生于花托上，密生小乳突体。聚合果长约3cm；蓇葖果近木质。

【性味功效】辛，温。行气祛瘀，止咳止带。

【选方】1. 治疗肝郁气痛：夜合花3～9g。煎汤。内服。(《广东中药》)

2. 治跌打，癥瘕，妇女白带：夜合花3～9g。煎汤。内服。(《广西药植名录》)

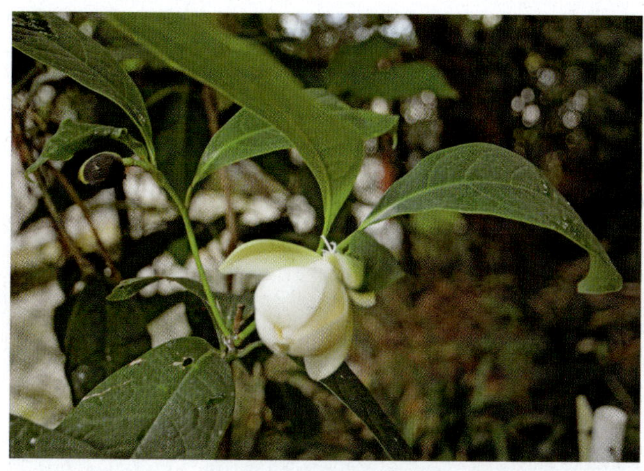

厚朴

【别名】厚皮、重皮、赤朴、烈朴、川朴。

【来源】为木兰科植物厚朴*Magnolia officinalis* Rehd.et Wils. 的树皮和根皮。

【植物形态特征】落叶乔木。单叶革质，大形，7～9集生枝顶，基部楔形，下被灰色柔毛。叶柄粗壮。花单生，芳香，花被9～12，白色，匙形，雄蕊、雌蕊多数。聚合果长圆形。种子三角卵形，红色。

【性味功效】苦、辛，温。燥湿消痰，下气除满。

【选方】1. 治腹满痛大便闭者：厚朴八两，大黄四两，枳实五枚。上三味，以水一斗二升，先煮二味，取五升，内大黄煮取三升。温服一升，以利为度。(厚朴三物汤《金匮要略》)

2. 治久患气胀心闷，饮食不得：厚朴火上炙令干，又蘸姜汁炙，直待焦黑为度，捣筛如面。以陈米饮调下二钱匕，日三服。亦治反胃，止泻。(《斗门方》)

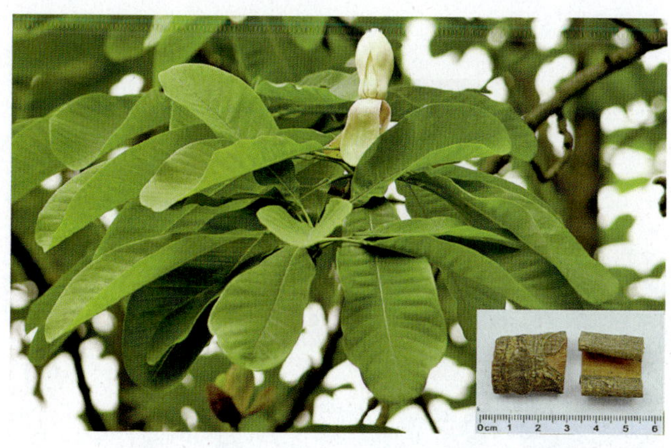

木兰科

凹叶厚朴

【别名】厚皮、重皮、赤朴、烈朴、川朴。

【来源】为木兰科植物庐山厚朴（凹叶厚朴）*Magnolia officinalis*（Rehd. et Wils.var.*biloba* Rehd.et Wils.的树皮和根皮。

【植物形态特征】落叶乔木。单叶革质，大形，7～9集生枝顶，基部楔形，下被灰色柔毛，叶先端凹缺成2个钝圆的浅裂片。叶柄粗壮。花单生，芳香，花被9～12，白色，匙形，雄蕊、雌蕊多数。聚合果基部较窄。种子三角卵形，红色。

【性味功效】苦、辛，温。燥湿消痰，下气除满。

【选方】1. 治中寒洞泄：干姜、厚朴等分。上为末，蜜丸梧子大。任下三十丸。（《鲍氏小儿方》）

2. 治水谷痢久不瘥：厚朴三两，黄连三两。锉，水三升，煎取一升。空心细服。（《梅师集验方》）

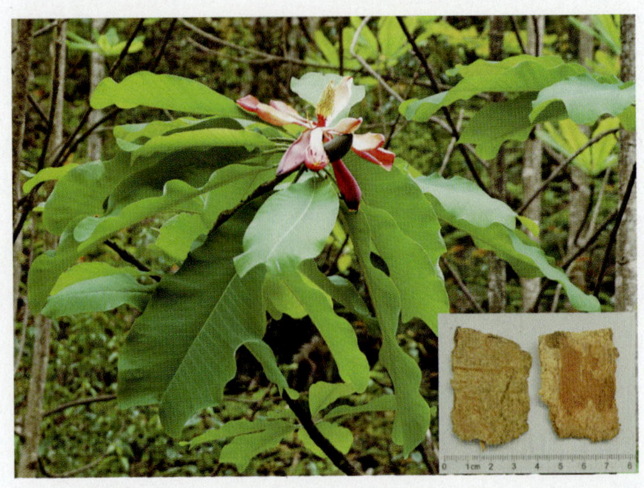

五味子科

黑老虎

【别名】过山风、风沙藤、钻地风、透地连珠。

【来源】为五味子科植物冷饭团 *Kadsura coccinea* (Lem.) A. C. Smith的根及蔓茎。

【植物形态特征】攀援藤本。茎棕黑色，疏生白色点状皮孔。单叶互生，革质，长圆形至卵状披针形。花单生叶腋，稀成对，雌雄异株；花被红色或红黄色，10～16片，雄蕊群椭圆形或圆锥形，雌蕊群卵形至球形。聚合果近球形，成熟时红色或黑紫色，小浆果倒卵形。种子红色。

【性味功效】微苦，温。行气止痛，散瘀通络。

【选方】1. 治疗慢性胃炎、胃溃疡：黑老虎、救必应各30g。共研末服，每日3次，每次6g。（《全国中草药汇编》）

2. 治病久无力，劳伤腰痛：黑老虎根30g，跌箍散30g。浸酒500g，7天后服，每日1次，每次30g。（《湖南药物志》）

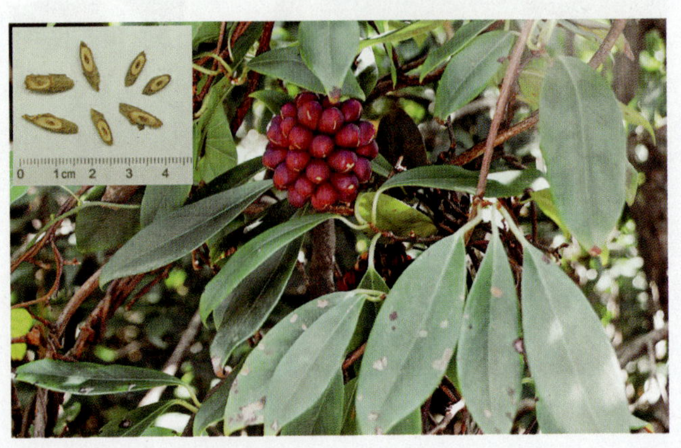

鹰爪花

【别名】鹰爪、鹰爪兰、虎爪兰、五爪兰。

【来源】为番荔枝科植物鹰爪花*Artabotrys hexapetalus*(L.f.) Bhandari的根。

【植物形态特征】攀援灌木。叶互生，叶片纸质，长圆形或阔披针形。花1~2朵，生于木质钩状的总花梗上，淡绿色或淡黄色，芳香；萼片3，绿色；花瓣6，2轮；雄蕊多数；心皮多数。果实卵圆状，数个群集于果托上。

【性味功效】苦，寒。截疟。

【选方】治疗疟疾：鹰爪花根10~20g。煎汤，疟发前2小时服。(《广西药用植物名录》)

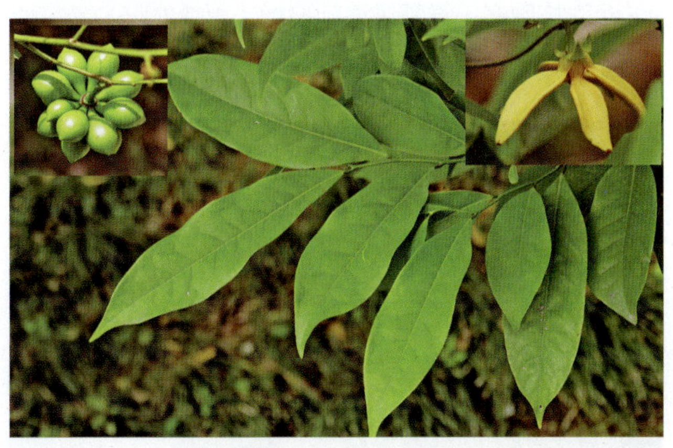

假鹰爪

【别名】半夜兰、酒饼叶。

【来源】为番荔枝科植物假鹰爪*Desmos chinensis* Lour.的根、叶。

【植物形态特征】直立或攀援灌木。枝皮粗糙，有纵条纹，有灰白色凸起的皮孔。叶薄纸质或膜质，长圆形或椭圆形。花黄白色，单朵与叶对生或互生，萼片卵圆形被微柔毛，外轮花瓣弯曲似鹰爪，故名“假鹰爪”。果有柄，念珠状。

【性味功效】辛，温；有小毒。祛风利湿，化瘀止痛。

【选方】1. 治疗消化不良：假鹰爪根、叶3~12g。水煎服。(《广西本草选编》)

2. 治产后腹痛：假鹰爪根9~15g。水煎服。(《广西本草选编》)

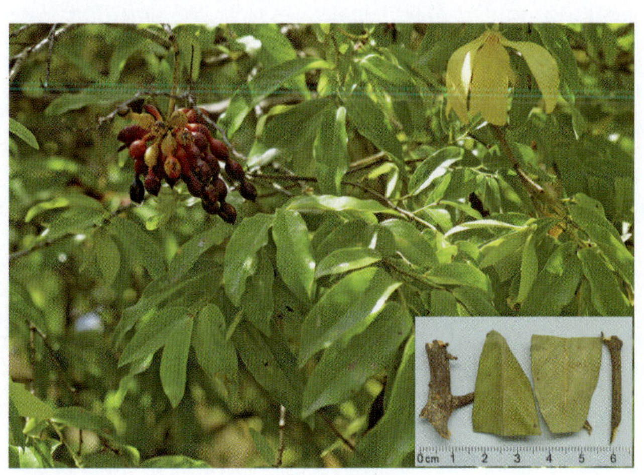

紫玉盘

【别名】酒饼叶、酒饼子、油椎、蕉藤、牛刀树。

【来源】为番荔枝科植物紫玉盘 *Uvaria microcarpa* Champ.ex Benth 的根和叶。

【植物形态特征】直立或蔓生灌木。全株被黄色星状毛。叶互生，叶片革质，长倒卵形或长椭圆形。花1～2朵与叶对生，暗紫红色或淡红褐色；萼片3，阔卵形；花辨6，2轮，卵圆形；雄蕊多数，线形。果实卵圆形或短圆柱形，多个聚集成头状。

【性味功效】辛、苦，微温。祛风除湿，行气健脾。

【选方】1. 治疗风湿关节痛：酒饼婆根30～60g。水煎冲酒服，或浸酒服，并用药酒外擦；或用鲜根、叶煎水熏洗。(《广西本草选编》)

2. 治跌打肿痛：鲜酒饼婆叶捣烂，酒炒外敷。(《广西本草选编》)

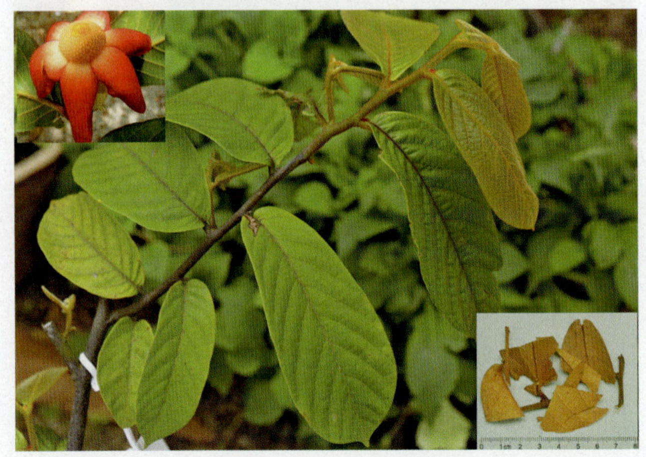

肉豆蔻

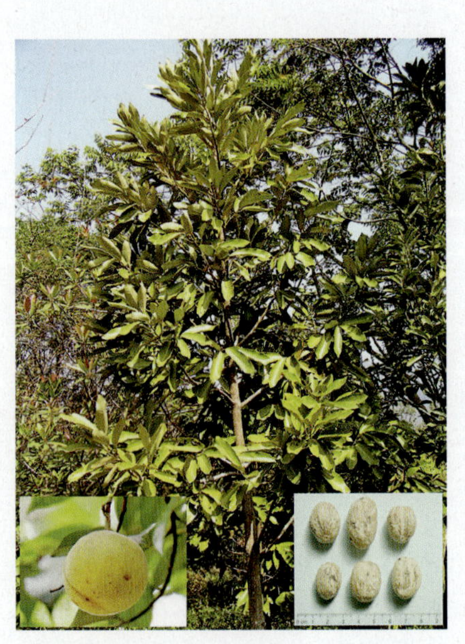

【别名】豆蔻、肉果、迦拘勒、顶头肉、玉果。

【来源】为肉豆蔻科植物肉豆蔻*Myristica fragrans* Houtt 的种仁。

【植物形态特征】常绿乔木。叶互生，革质，椭圆形或椭圆状披针形。花单性，异株，总状花序，腋生；花被裂片3～4；雌花序较雄花序长，具花1～2朵。果梨形或近球形，成熟时纵裂2辨，露出绯红色肉质的假种皮。种子长球形，红褐色，木质。

【性味功效】辛、苦，温。温中涩肠，行气消食。

【选方】1. 治疗一切血痢腹痛：人参三分，肉豆蔻、乌贼鱼骨各二两。上捣罗为散。每服一钱，食前温米饮调下。(人参散《普济方》)

2. 治泻：肉豆蔻五钱，白滑石春、冬一两二钱五分，夏二两五钱，秋二两。上为末，姜汁调，神曲作糊，为丸服。(止泻方《医学正传》)

阴香

【别名】大叶樟、山玉桂、桂树、八角、山桂枝。

【来源】为樟科植物阴香*Cinnamomum burmanni*(Nees et T.Nees)Blume.的树皮、根皮、叶。

【植物形态特征】乔木。树皮内皮红色，味似肉桂。叶互生或近对生，卵圆形、长圆形至披针形，革质，上面绿色，光亮，下面粉绿色，晦暗，两面无毛，具离基三出脉。圆锥花序腋生或近顶生，密被灰白微柔毛，花绿白色。果卵球形。

【性味功效】辛、微甘，温。祛风散寒，温中止痛。

【选方】1. 治疗寒性胃痛：阴香树皮9g。水煎服。(《香港中草药》)

2. 治风湿关节炎：阴香树皮6g，粗叶榕根30g。水煎服。(《福建药物志》)

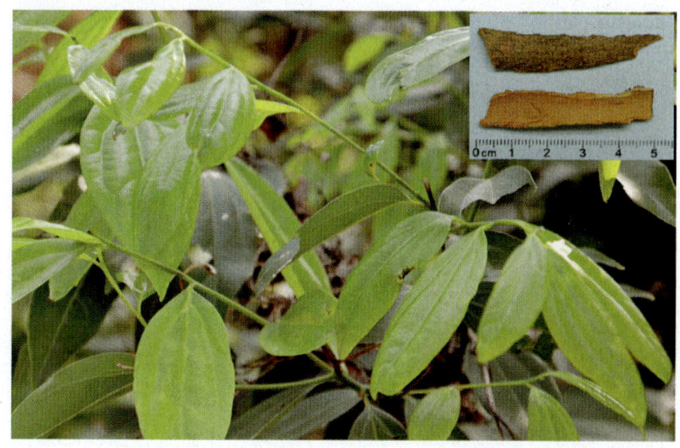

樟树皮

【别名】玉树、牧桂、香樟木、乌樟、小叶樟。

【来源】为樟科植物樟*Cinnamomum camphora*(Linn.)Presl的茎皮。

【植物形态特征】常绿乔木。枝、叶及木材均有樟脑气味，树皮黄褐色，有不规则的纵裂。单叶互生，革质，卵状椭圆形，上面绿色有光泽，下面黄绿色，具离基三出脉，脉腋上面明显隆起，下面有明显腺窝。圆锥花序腋生。果卵球形，紫黑色。

【性味功效】辛，温。散寒祛湿，行气止痛。

【选方】1. 治疗湿气脚肿：樟木皮500g，蛤蒟250g，杉木皮500g。煮汤熏洗。(《陆川本草》)

2. 治皮肤瘙痒：樟树皮、油茶枯、枫树皮各适量。水煎洗患部。(《福建药物志》)

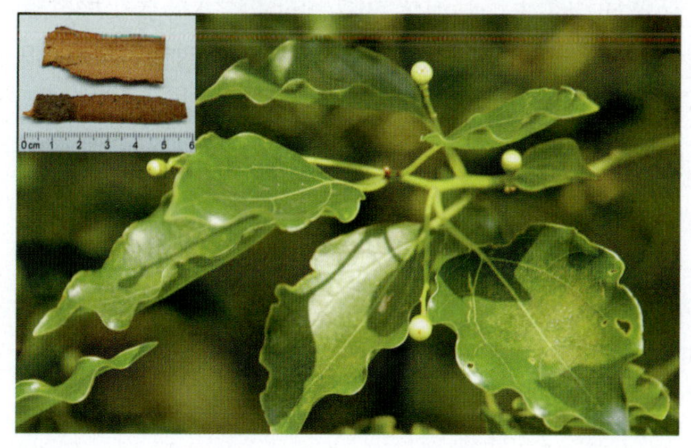

肉桂

【别名】玉桂、牡桂、菌桂、桂树。

【来源】为樟科植物肉桂*Cinnamomum cassia* Presl的干燥树皮。

【植物形态特征】常绿乔木。树皮外表面有细皱纹及小裂纹，皮孔椭圆形，偶有凸起横纹及灰色地衣的花斑，内皮红棕色，芳香而味甜辛，幼枝有不规则的四棱，叶互生或近对生，革质，全缘，离基三出脉。果实椭圆形，熟时暗紫色。

【性味功效】辛、甘，大热。补火助阳，引火归原，散寒止痛，温通经脉。

【选方】1. 治疗卒心痛：桂心、当归各一两，栀子十四枚。捣为散，酒服方寸匕，日三五服。(《肘后方》)

2. 治暴吐血：桂末二钱，水汤各半浓稠，约半盏许，猛吃，甚者二服。(《百一选方》)

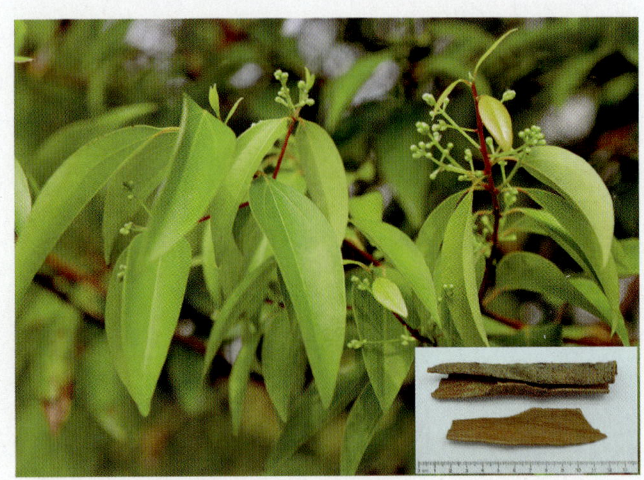

无根藤

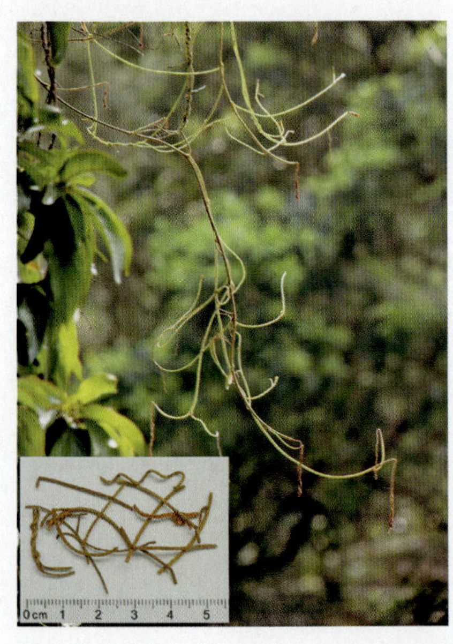

【别名】手扎藤、金丝藤、面线藤、马尾丝、无头藤。

【来源】为樟科植物无根藤*Cassytha filiformis* Linn.的干燥全草。

【植物形态特征】寄生缠绕草本，借盘状吸根攀附于寄主植物上。茎线形，绿色或绿褐色，稍木质，幼嫩部分被锈色短柔毛，叶退化为微小的鳞片。穗状花序密被锈色短柔毛，果小，卵球形，包藏于花后增大的肉质果托内。

【性味功效】甘、微苦，凉；有小毒。化湿消肿，通淋利尿。

【选方】1. 治疗尿路结石：无根藤60g，地骨皮、木通、灯心草各12g。水煎服。(《香港中草药》)

2. 治痢疾：无根藤、叶下珠各15g，樟木9g。水煎服。(《福建药物志》)

乌药

【别名】天台乌、台乌、短樟、矮樟。

【来源】为樟科植物乌药*Lindera aggregata*(Sims)Kosterm.的块根。

【植物形态特征】常绿灌木或小乔木。树皮灰褐色。幼枝密被金黄色绢毛。叶互生，革质，柄短，叶片椭圆形或卵形，下面密生灰白色柔毛，三出脉。雌雄异株；伞形花序腋生，花被片6。核果球形，熟时黑色。

【性味功效】辛，温。行气止痛，温肾散寒。

【选方】1. 治疗气喘：乌药末、麻黄5合，韭菜绞汁一碗，冲末药服即止，不止再服。(《心医集》)

2. 治声音哑：甘草、桔梗、乌梅、乌药各等分。水煎服。(回音饮《仙拈集》)

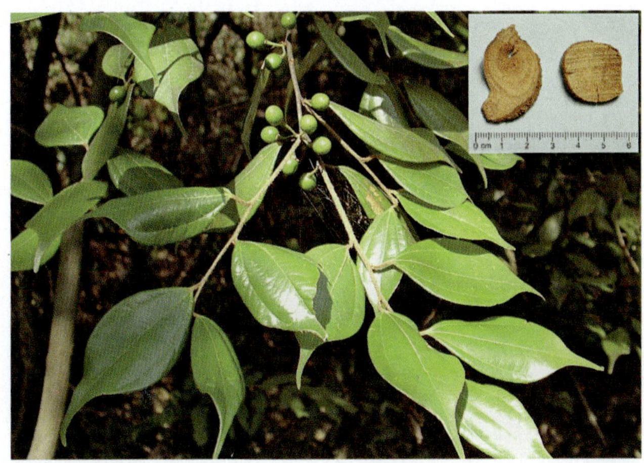

山鸡椒

【别名】荜澄茄、山香椒、木姜子、木香子、山苍子。

【来源】为樟科植物山鸡椒*Litsea cubeba* (Lour.)Pers.的果实。

【植物形态特征】落叶灌木或小乔木，有强烈姜香。叶互生，叶片长圆状披针，春季先叶开淡黄色小花，雌雄异株，花序每梗顶端有苞片4，果球形如黄豆大，香辣，基部有6齿状宿存花被。

【性味功效】辛、苦，温。祛风散寒，理气止痛。

【选方】1. 治疗胃寒痛、疝气：山鸡椒果实1.5~3g。开水泡服。或研粉，每次服1~1.5g。(《施恩中草药手册》)

2. 治胃寒腹痛，呕吐：山鸡椒（木姜子）9g，干姜9g，良姜9g。水煎服。(《四川中药志》)

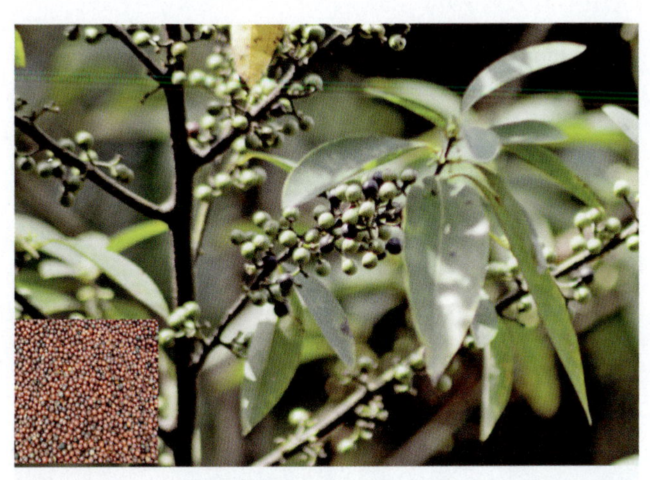

红花青藤

【别名】毛青藤、三姐妹藤。

【来源】为连叶桐科植物红花青藤 *Illigera rhodantha* Hance 的根、茎藤。

【植物形态特征】藤本。茎具棱，幼枝被黄褐色柔毛。叶互生，指状复叶，小叶3，小叶片卵形至倒卵状椭圆形或卵状椭圆形。聚伞花序组成圆锥花序，生于叶腋，密被黄褐色柔毛；萼片5，紫红色，长圆形；花瓣与萼片同形，玫瑰红色。果具4翅，不等大。

【性味功效】辛、甘，温。祛风止痛，散瘀消肿。

【选方】治疗风湿性关节炎，跌打肿痛：红花青藤全株9～15g。水煎冲酒服；或浸酒内服并用药酒外擦。(《广西本草选编》)

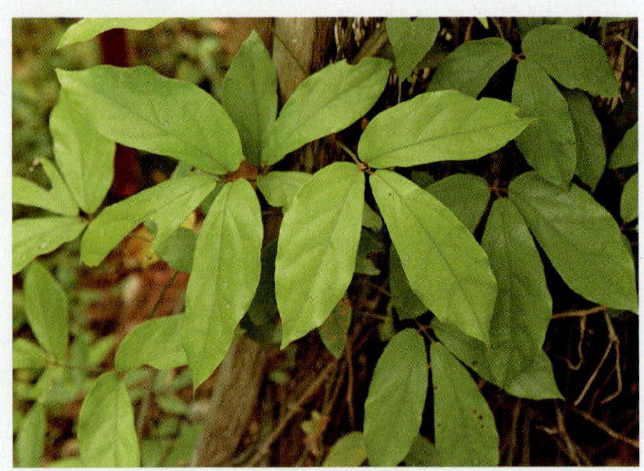

血水草

【别名】水黄连、广扁线、捆仙绳、鸡爪连、黄水芋。

【来源】为罂粟科植物血水草 *Eomecon chionantha* Hance的全草。

【植物形态特征】植株具红橙色汁液。根和根茎匍匐，黄色。茎紫绿色。叶基生；叶片卵圆状心形或圆心形，表面绿色，背面灰绿色，有白粉，掌状脉，边缘呈波状。排列成伞房状聚伞花序；花瓣4，白色，倒卵形；雄蕊多数；子房卵形或窄卵形。蒴果。

【性味功效】苦、寒；有小毒。清热解毒，活血止痛，止血。

【选方】1. 毒蛇咬伤，疔疮疖肿：鲜血水草适量，捣烂涂敷患处，或干品研末敷患处。(《中草药大典》)

2. 骨肉瘤肿痛：血水草和黄药子等量，浸酒外搽。(《中草药大典》)

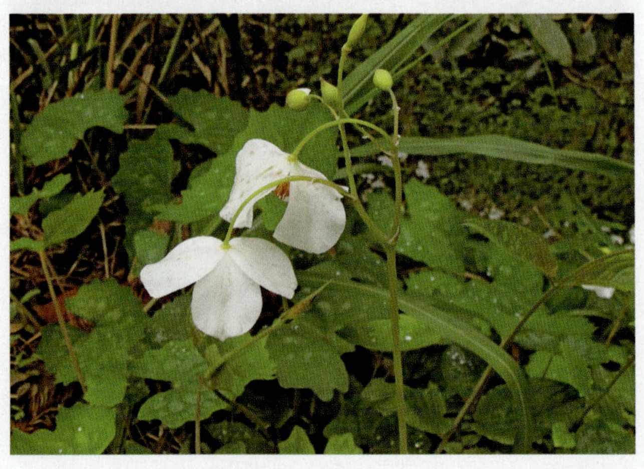

白屈菜

【别名】地黄连、牛金花、土黄连、八步紧、断肠草。

【来源】为罂粟科植物白屈菜 *Chelidonium majus* L.的全草。

【植物形态特征】茎直立，有白粉，疏生白色细长柔毛，断之有黄色乳汁。叶互生；基生叶不规则深裂，下面疏生短柔毛，有白粉；茎生叶与基生叶形相同。花数朵，近伞状排列，苞片小，卵形；萼片2；花瓣4，黄色，卵圆形；雄蕊多数；雌蕊1，无毛，花柱短。蒴果条状圆柱形。种子有光泽及网纹。

【性味功效】苦，凉；有小毒。镇痛，止咳，利尿，解毒。

【选方】1. 治水肿黄疸：白屈菜、蒲公英、商陆、臭草根，茵陈。水煎服。(《四川中药志》)

2. 治顽癣：鲜白屈菜用50%的酒精浸泡，擦患处。(《辽宁常用中草药手册》)

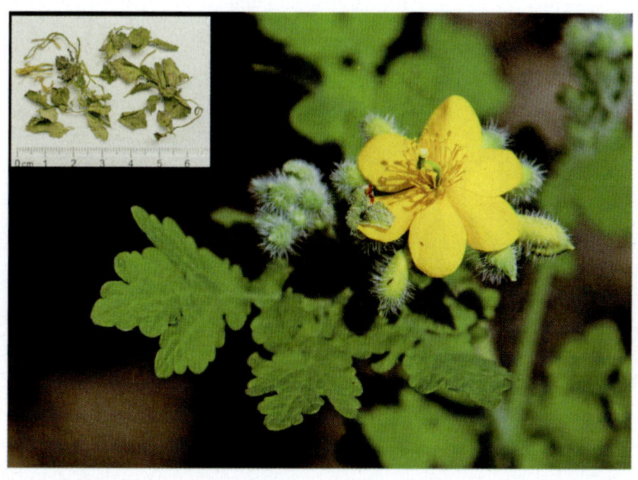

博落回

【别名】号筒梗、三钱三、泡通珠、博落筒。

【来源】为罂粟科植物博落回 *Macleaya cordata* (Willd.) R. Br.的带根全草。

【植物形态特征】多年生草本，全体带有白粉，折断后有黄汁流出。茎圆柱形，中空。单叶互生，阔卵形，上面绿色，光滑，下面白色，具密细毛。圆锥花序顶生或腋生，白色。蒴果下垂，倒卵状长椭圆形，扁平，红色，表面带白粉，花柱宿存。种子4~6粒；矩圆形，褐色而有光泽。

【性味功效】苦，寒；有大毒。祛风解毒，散瘀消肿。

【选方】1. 治中耳炎：博落回同白酒研末，澄清后用灯芯洒滴耳内。(《草药手册》)

2. 治水、火烫伤：博落回根研末，棉花子油调搽。(《草药手册》)

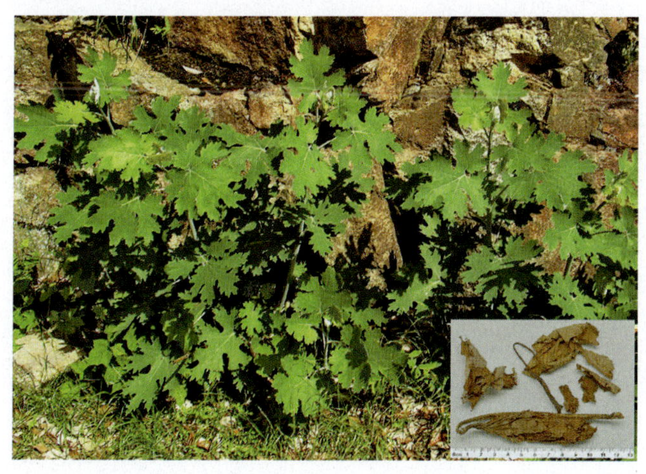

菘蓝

【别名】茶蓝、板蓝根、大青叶。

【来源】为十字花科植物菘蓝*Isatis indigotica* Fortune 的干燥根和叶。

【植物形态特征】基生叶莲座状，叶片长圆形至宽倒披针形，先端钝尖，边缘全缘，或稍具浅波齿，有圆形叶耳或不明显；总状花序顶生或腋生，在枝顶组成圆锥状；萼片4，宽卵形或宽披针形；花瓣4，黄色。短角果近长圆形，边缘具膜质翅，尤以两端的翅较宽，果瓣具中脉。种子淡褐色。

【性味功效】苦，寒。根：清热解毒，凉血利咽。叶：清热解毒，凉血消斑。

【选方】1. 流行性感冒：板蓝根一两，羌活五钱。煎汤，一日二次分服，连服二至三日。(《江苏验方草药选编》)

2. 治肝炎：板蓝根一两。水煎服。(《辽宁常用中草药手册》)

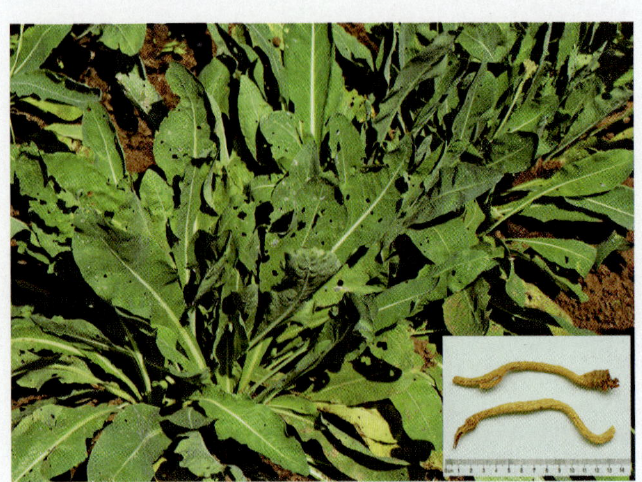

荠

【别名】扁锅铲菜、地丁菜、地菜、荠菜、三角草。

【来源】十字花科植物荠菜*Capsella bursa-pastoris*(L.) Medik.的全草。

【植物形态特征】主根瘦长，白色。茎直立，分枝。基生叶丛生，羽状分裂，上部裂片三角形，叶片有毛，叶耙有翼。茎生叶狭披针形或披针形，叶两面生有单一或分枝的细柔毛，边缘疏生白色长睫毛。花小，白色，两性，十字花冠。短角果呈倒三角形，无毛，扁平。种子细小，倒卵形。

【性味功效】甘、淡，微寒。凉血止血，利尿除湿，清肝明目。

【选方】1. 治痢疾：荠菜二两。水煎服。(《广西中草药》)

2. 治阳症水肿：荠菜根一两，车前草一两。水煎服。(《广西中草药》)

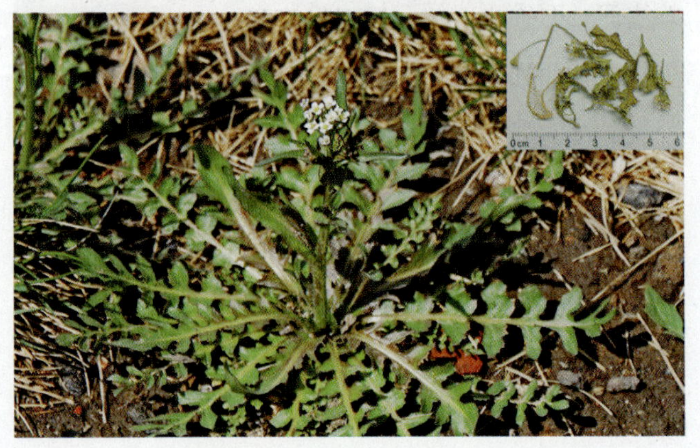

蔊菜

【别名】辣米菜、野油菜、塘葛菜、干油菜、石豇豆。

【来源】为十字花科植物蔊菜*Rorippa indica*（Linn.）Hiern的全草。

【植物形态特征】茎直立。叶形多变化，基生叶和茎下部叶具长柄；叶片通常大头羽状分裂，顶裂片大，边缘具不规则牙齿，具短柄或耳状抱茎，花小，多数。成熟时果瓣隆起。种子近三角形或不规多角形，表面有凹陷的大网纹。

【性味功效】辛、苦，微温。清热利尿，活血通经，镇咳化痰，健胃理气，解毒。

【选方】1. 治风寒感冒：蔊菜一至二两，葱白三至五钱。水煎服。(《福建中草药》)

2. 治关节风湿痛：鲜蔊菜二两。水煎服。(《福建中草药》)

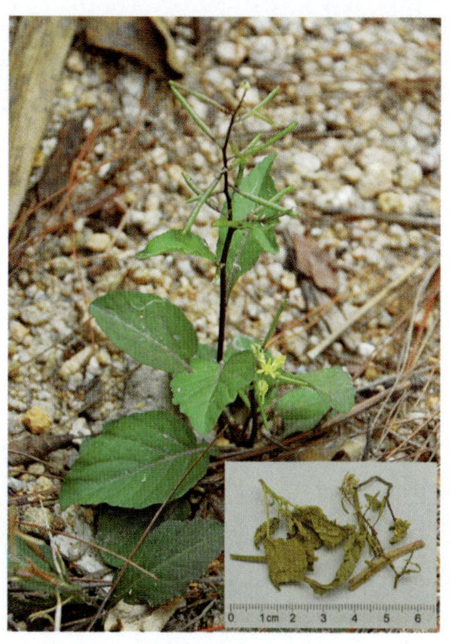

猪笼草

【别名】水罐植物、猴水瓶、猴子埕、猪仔笼、雷公壶。

【来源】为猪笼草科植物猪笼草*Nepenthes mirabilis* (Lour.) Merr.的全草。

【植物形态特征】食虫草本。叶一般为长椭圆形，末端有笼蔓。在笼蔓的末端会形成一个瓶状或漏斗状的捕虫笼，有笼盖。花一般为总状花序，少数为圆锥花序，雌雄异株，花红色或红紫色，花小而平淡，白天味道淡，略香；晚上味道浓烈，转臭。蒴果。

【性味功效】甘、淡，凉。润肺止咳，清热利湿排石，解毒消肿。

【选方】黄疸型肝炎、胃及十二指肠溃疡疼痛、尿路结石、高血压、感冒咳嗽、百日咳：每用干品5钱～1两，或鲜品1～2两，水煎服。(《常用中草药手册》广州部队后勤部卫生部)

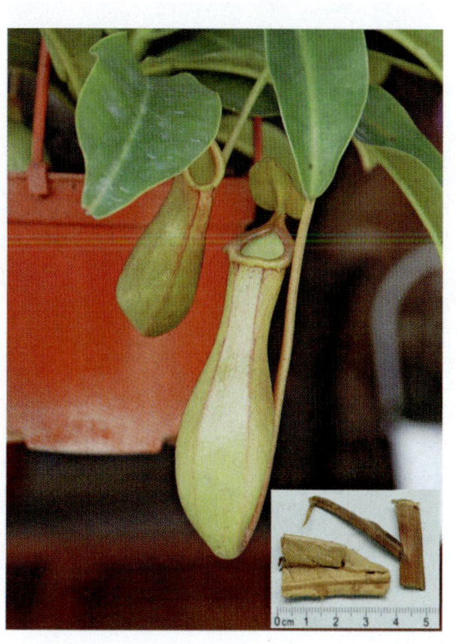

瓦松

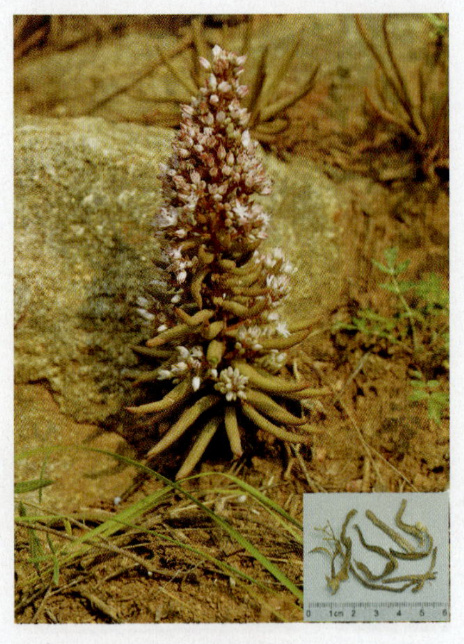

【别名】流苏瓦松、瓦花、向天草、天王铁塔草。

【来源】为景天科植物瓦松*Orostachys fimbriata* (Turcz.) A. Berger的全草。

【植物形态特征】多年生肉质草本，全体粉绿色。基部叶成紧密的莲座状，线形至倒披针形，边缘有流苏状的软骨片和1针状尖刺。茎上叶线形至倒卵形，长尖。花梗分枝，侧生于茎上，密被线形或为长倒披针形苞叶，花成顶生肥大穗状的圆锥花序，花瓣淡红色，蓇葖果。

【性味功效】酸，平；有毒。清热解毒，止血，利湿，消肿。

【选方】1. 治吐血：瓦松，炖猪杀口内服。（《四川中药志》）

2. 治小便沙淋：瓦松煎浓汤，趁热熏洗少腹。（《经验良方》）

落地生根

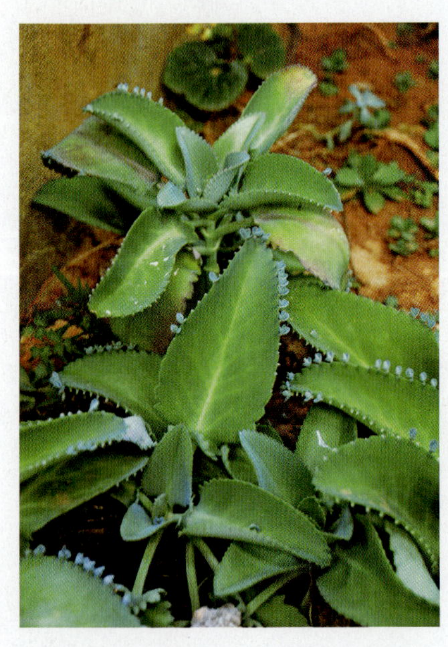

【别名】花蝴蝶、倒吊莲、土三七、叶生根、番鬼牡丹。

【来源】景天科植物落地生根*Bryophyllum pinnatum* (Lam.)Oken的全草。

【植物形态特征】茎直立，褐色。叶片肉质，椭圆形或长椭圆形，对生，先端圆钝，边缘有圆齿，圆齿底部易生芽。圆锥花序，项生，花大，两性，下垂；苞片两枚，叶片状；花导钟状，膜质，膨大，淡绿色或黄白色，蓇葖果，种子有条纹。

【性味功效】微酸、涩，凉。凉血止血，清热解毒。

【选方】1. 治创伤出血：落地生根鲜叶捣烂敷患处。（《福建中草药》）

2. 治乳腺炎：落地生根鲜叶一至二两。捣烂敷患处。（《泉州本草》）

用鲜草一至二两，捣烂酒调取汁服，渣敷伤处。(《广西中草药》第二册)

2. 外伤出血，疮疡肿痛，汤火伤、湿疹：用鲜叶捣烂敷患处。(《广西中草药》第二册)

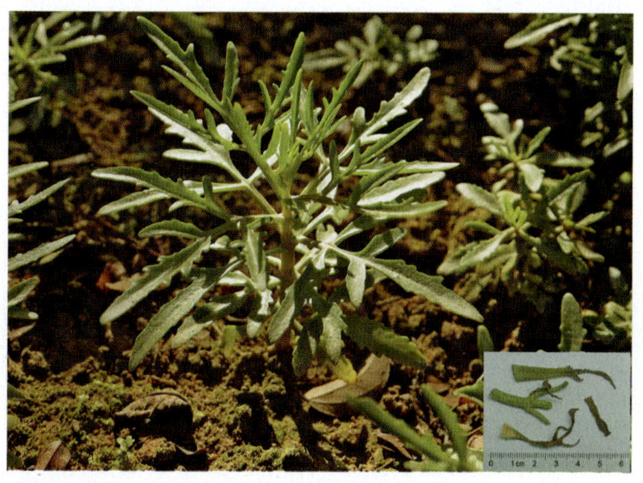

【选方】1. 治吐血，咳血，鼻衄，牙龈出血，内伤出血：鲜土三七二至三两。水煎或捣汁服，连服数日。(《浙江民间常用草药》)

2. 治跌打损伤：鲜景天三七适量。捣烂外敷。(《上海常用中草药》)

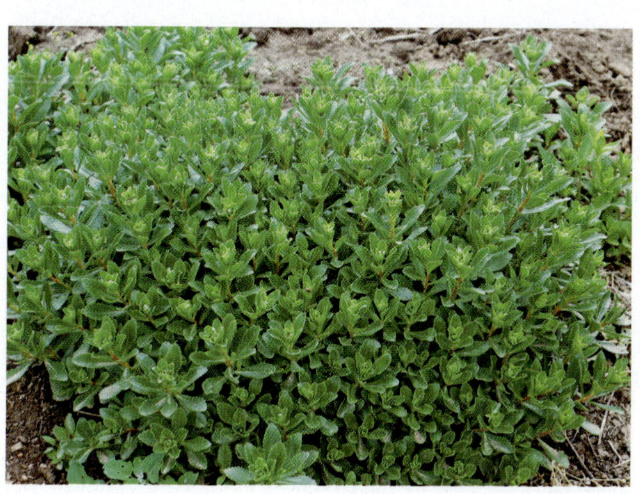

伽蓝菜

【别名】裂叶落地生根、假川莲、小灯笼草、大还魂。

【来源】为景天科植物伽蓝菜 *Kalanchoe laciniata* (L.) DC的全草。

【植物形态特征】多年生草本。叶对生，中部叶羽状深裂，裂片线形或线状披针形，边缘有浅锯齿或浅裂。聚伞花序排列圆锥状，花冠黄色，高脚碟形，管部下部膨大。

【性味功效】甘、苦，寒。清热解毒，散瘀，止血。

【选方】1. 跌打损伤，毒蛇咬伤：

景天三七

【别名】土三七、费菜、旱三七、血山草、六月淋、菊三七。

【来源】为景天科植物景天三七 *Sedum aizoon* Linn.的全草。

【植物形态特征】肉质草本，无毛。根状茎粗厚。叶互生，广卵形至倒披针形，先端钝或稍尖，边缘具细齿，或近全缘。伞房状聚伞花序顶生，无柄或近乎无柄，花瓣黄色。蓇葖果5枚成星芒状排列。种子平滑，边缘具窄翼，顶端较宽。

【性味功效】甘，平。消肿，定痛，止血，化瘀。

佛甲草

【别名】佛指甲、铁指甲、狗牙菜、万年草、回生草。

【来源】为景天科植物佛甲草*Sedum lineare* Thunb.的干燥全草。

【植物形态特征】多年生草本，无毛。3叶轮生，叶线形，先端钝尖，茎部无柄，有短距。花序聚伞状，顶生，疏生花，中央有一朵短梗花，另有2～3分枝，分枝常有再2分枝，着生花无梗；萼片5，线状披针形，花瓣5。蓇葖果略叉开，种子小。

【性味功效】甘、淡，寒。清热解毒，利湿，止血。

【选方】1. 治咽喉肿痛：鲜佛甲草二两。捣绞汁，加米醋少许，开水一大杯冲漱喉，日数次。(《闽东本草》)

2. 治无名肿毒：佛甲草加盐捣烂，罨敷患处。(《浙江民间草药》)

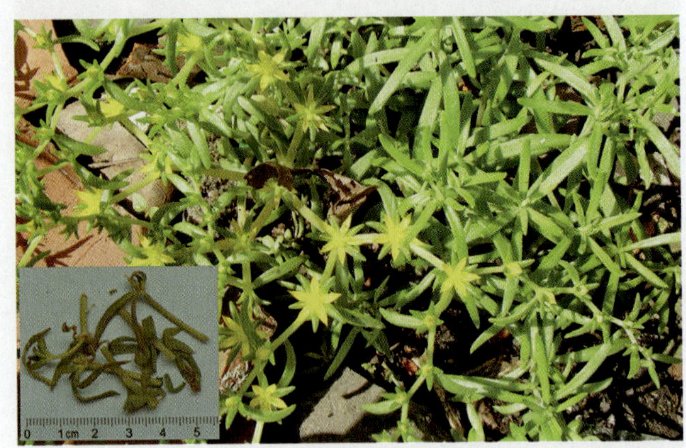

垂盆草

【别名】狗牙半支、石指甲、养鸡草、狗牙齿、瓜子草。

【来源】为景天科植物垂盆草*Sedum sarmentosum* Bunge 的新鲜或干燥全草。

【植物形态特征】多年生肉质草本。结实枝直立。叶3片轮生，倒披针形至长圆形，顶端尖，基部渐狭，全缘。聚伞花序疏松，花淡黄色，无梗；萼片5，阔披针形至长圆形，顶端稍钝；花瓣5，披针形至长圆形。种子细小，卵圆形，无翅，表面有乳头突起。

【性味功效】甘、淡，凉。清热利湿，解毒消肿，凉血止血。

【选方】1. 肝炎：垂盆草30g、当归9g、红枣10个。水煎服，每日一剂。或垂盆草125g、紫金牛32g，分别煎煮两次，合并，浓缩，加入蔗糖30g，制成糖浆，每日分服。(《中草药大典》)

2. 咽喉肿痛、口腔溃疡：鲜垂盆草捣烂绞汁一杯，含嗽5～10分钟，每日3～4次。(《中草药大典》)

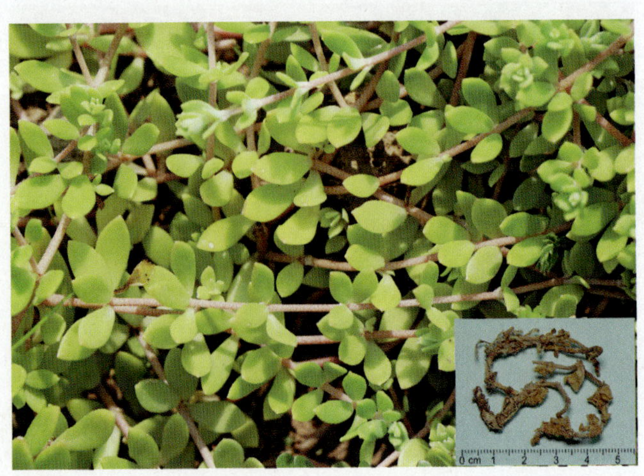

常山

【别名】互草、恒山、七叶、鸡骨常山。

【来源】为虎耳草科植物常山*Dichroa febrifuga* Lour.的干燥根。

【植物形态特征】落叶灌木。茎枝圆形，有节，幼时被棕黄色短毛，叶对生，椭圆形，广披针形或长方状倒卵形，先端渐尖，基部楔形，边缘有锯齿，幼时两面均疏被棕黄色短毛。伞房花序，着生于枝顶或上部的叶腋；花浅蓝色；苞片线状披针形，早落；花萼管状，淡蓝色。浆果圆形蓝色，有宿存萼和花柱。

【性味功效】辛、苦，寒；有毒。除痰，截疟。

【选方】1. 治阳经实疟：常山（酒炒）、草果（煨）、槟榔、厚朴、青皮、陈皮、甘草等分。水酒各半煎，露之，发日早晨温服。（《易简方》截疟七宝次）

2. 治胸中多痰，头疼不欲食及饮酒：常山四两，甘草半两。水七升，煮取三升，内半升蜜，服一升，不吐更服。无蜜亦可。（《补缺肘后方》）

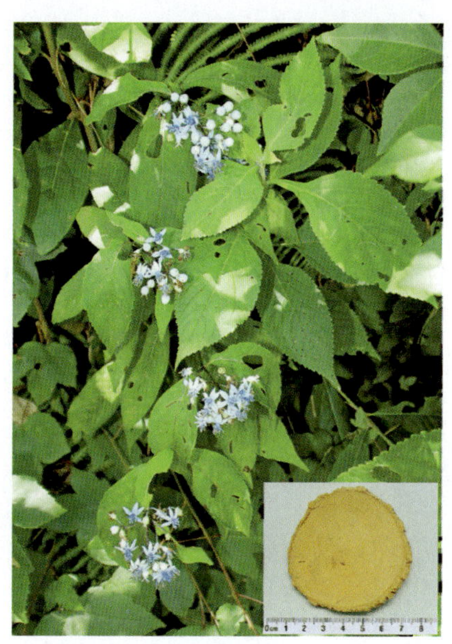

虎耳草

【别名】石荷叶、金线吊芙蓉、老虎耳、金丝荷叶。

【来源】本品为虎耳草科植物虎耳草*Saxifraga stolonifera* Curtis的全草。

【植物形态特征】全体被毛。单叶，基部丛生，叶柄长，密生长柔毛；叶片圆形至云肾形，肉质，宽4~9cm，边缘浅裂，疏生尖锐齿牙；下面紫赤色，无毛，密生小球形的细点。花白色，上面3瓣较小，卵形，有黄色斑点，下面2瓣较大，披针形，倒垂，形似虎耳。蒴果卵圆形。

【性味功效】微苦、辛，寒；有小毒。祛风，清热，凉血解毒。

【选方】1. 治中耳炎：鲜虎耳草叶捣汁滴入耳内。（《浙江民间常用草药》）

2. 治荨麻疹：虎耳草、青黛。煎服。（《四川中药志》）

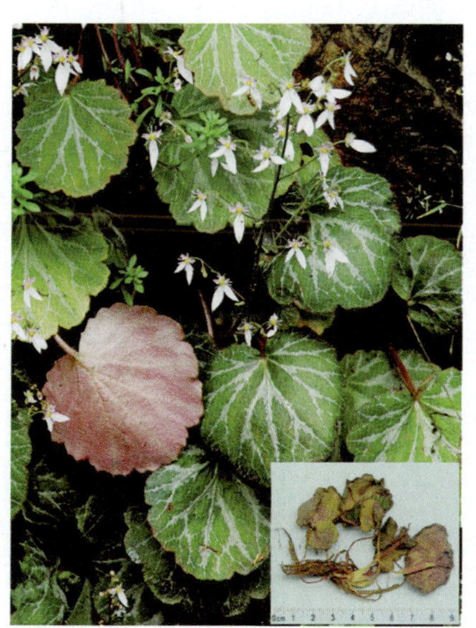

枫香树

【别名】湾香胶树、枫子树、香枫、白胶香。

【来源】为金缕梅科植物枫香树 *Liquidambar formosana* Hance的 根、叶、果实(路路通)及树脂(枫香脂)。

【植物形态特征】落叶乔木。叶互生;叶片心形,常3裂,裂片卵状三角形或卵形。花成葇荑花序再排成总状,生于枝顶;雄蕊多数,花丝不等长;雌花排成圆球形的头状花序。头状果序圆球形,表面有刺,蒴果有宿存花萼和花柱。

【性味功效】根:辛、苦,平。解毒消肿、祛风止痛。叶:辛、苦,平。行气止痛,解毒,止血。果实:苦,平。祛风活络,利水通经。

【选方】1. 荨麻疹、风疹:路路通、生地、当归、赤芍、蝉蜕、白鲜皮各9g,川芎3g。水煎服。(《中草药大典》)

2. 过敏性鼻炎:路路通12g、苍耳子、防风、辛夷、白芷各9g。水煎服。(《中草药大典》)

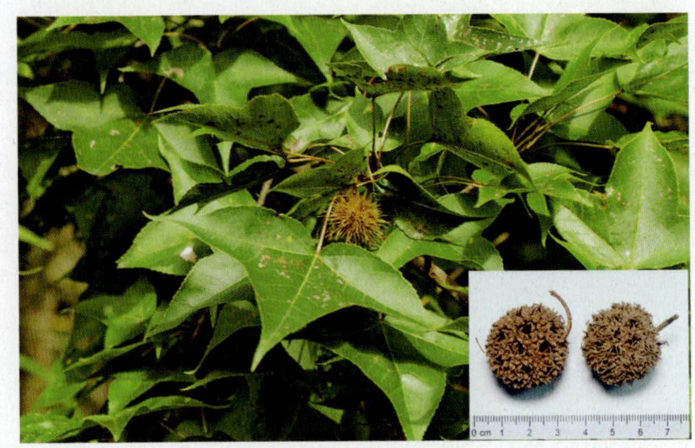

檵木

【别名】桎木柴、檵花、坚漆、鱼骨柴、檵树。

【来源】为金缕梅科植物檵木 *Loropetalum chinense* (R.Brown) Oliv.的根,叶或花。

【植物形态特征】落叶灌木或小乔木。叶互生;革质,卵形,不对称,全缘。花两性;苞片条形;萼筒有星状毛;花瓣4,淡黄白色,条形;花丝短,花药裂瓣内卷与药隔相接成4假室。蒴果球形木质,褐色。种子2,长卵形,白色,稍有光泽。

【性味功效】叶:苦,涩,平。止血,止泻,止痛,生肌。花:甘,涩,平。清热,止血。根:苦,温。行血去瘀。

【选方】1. 治外伤出血:檵木花适量,晒干研末撒患处。(《全国中草药汇编》)

2. 治流行性感冒:檵木根,茅莓根,大青根(马鞭草科),金银花藤,紫苏叶各9~15g,老姜3~5片。高热加淡竹叶;咳嗽甚加细叶鼠曲草。水煎服。(《全国中草药汇编》)

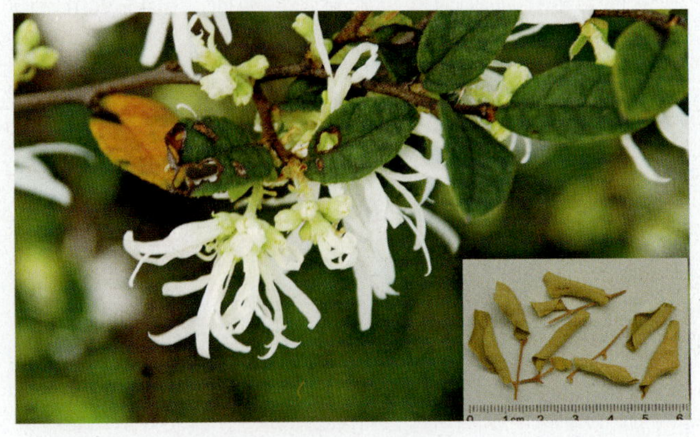

半枫荷

【别名】金缕半枫荷、木荷树、小叶半枫荷。

【来源】为金缕梅科植物金缕半枫荷 *Semiliquidambar cathayensis* H. T. Chang的树皮。

【植物形态特征】叶簇生于枝顶，革质，异型，不分裂的叶片卵状椭圆形，先端渐尖，基部阔楔形或近圆形，稍不等侧，上面深绿色，发亮，下面浅绿色，无毛。或为掌状3裂，掌状脉3条。雌花的头状花序单生，萼齿针形，有短柔毛，花柱先端卷曲，有柔毛。头状果序。

【性味功效】甘，温。祛风除湿，舒筋活血。

【选方】1. 风湿性关节炎，腰腿痛：用树皮4～5钱，水煎服。(《广西本草选编》)

2. 跌打肿痛：用鲜叶捣烂，调酒炒热外敷。(《广西本草选编》)

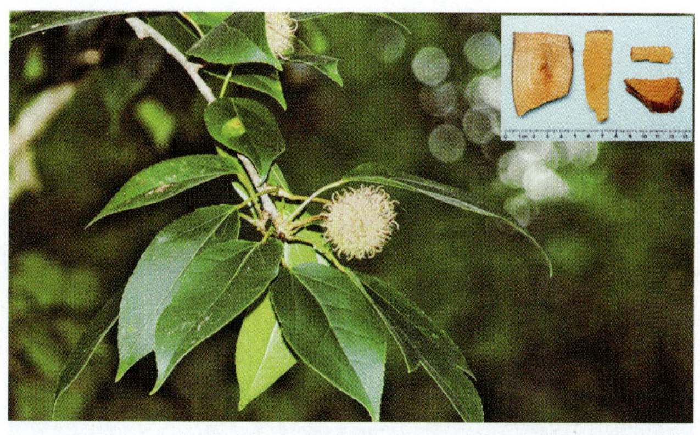

杜仲

【别名】丝楝树皮、丝棉皮、棉树皮、胶树。

【来源】为杜仲科植物杜仲 *Eucommia ulmoides* Oliver的干燥树皮。

【植物形态特征】落叶乔木。树冠圆球形。树皮深灰色，枝具片状髓，树体各部折断均具银白色胶丝。小枝光滑，无顶芽。单叶互生，椭圆形，有锯齿，羽状脉，老叶表面网脉下限，无托叶。花单性，雌雄异株，无花被，翅果卵状长椭圆形而扁。

【性味功效】甘，温。补肝肾，强筋骨，安胎。

【选方】1. 治妇人胞胎不安：杜仲不计多少，去粗皮细锉，瓦上焙干，捣罗为末，煮枣肉糊丸，如弹子大，每服一丸，嚼烂，糯米汤下。(《圣济总录》杜仲丸)

2. 治高血压：杜仲、黄芩、夏枯草各五钱。水煎服。(《陕西中草药》)

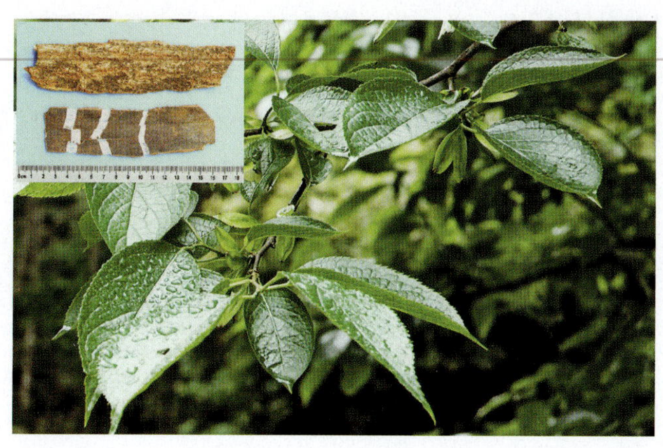

枇杷叶

【别名】杷叶、芦桔叶、巴叶。

【来源】为蔷薇科枇杷*Eriobotrya japonica* (Thunb.) Lindl.的干燥叶。

【植物形态特征】叶片革质，披针形，上面光亮，下面密生灰棕色绒毛。圆锥花序顶生，花梗密生锈色绒毛，花瓣白色，长圆形或卵形，有锈色绒毛。果实球形或长圆形，黄色或桔黄色，外有锈色柔毛，不久脱落，种子球形或扁球形，褐色，光亮，种皮纸质。

【性味功效】苦，微寒。清肺止咳，降逆止呕。

【选方】1. 治咳嗽，喉中有痰声：枇杷叶五钱，川贝母一钱五分，杏仁二钱，广陈皮二钱。共为末，每服一、二钱，开水送下。(《滇南本草》)

2. 治声音嘶哑：鲜枇杷叶一两，淡竹叶五钱。水煎服。(《福建中草药》)

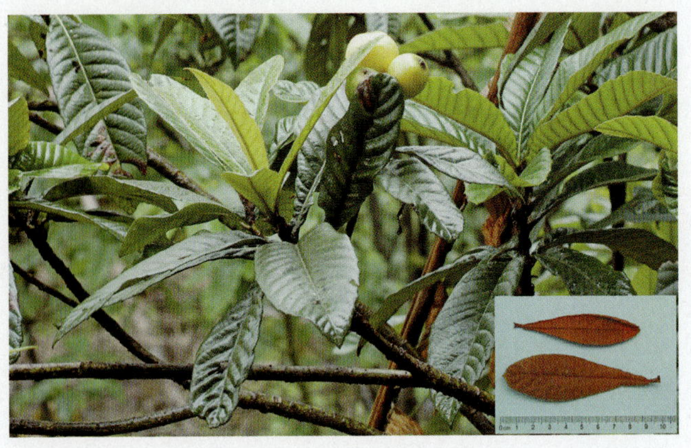

仙鹤草

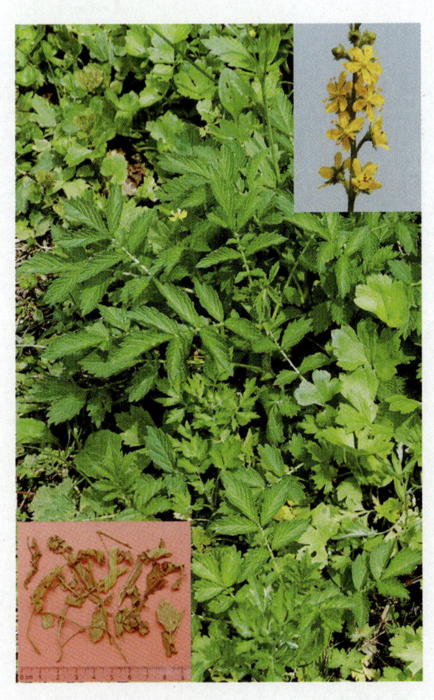

【别名】脱力草、老牛筋、瓜香草、西洋龙芽草。

【来源】为蔷薇科植物龙芽草*Agrimonia pilosa* Ledeb.的干燥地上部分。

【植物形态特征】茎、叶柄、叶轴、花序轴都有开展长柔毛和短柔毛。叶为不整齐的单数羽状复叶，小叶片椭圆状倒卵形、菱状倒卵形至倒披针形，边缘锯齿粗大；穗状总状花序生于枝顶，多花，花黄色。果实倒圆锥状，顶端有钩状刺毛，有宿存萼。

【性味功效】苦、涩，平。收敛止血，截疟，止痢，解毒。

【选方】1. 治肺痨咯血：鲜仙鹤草一两(干者，六钱)，白糖一两。将仙鹤草捣烂，加冷开水叫、碗，搅拌，榨取液汁，再加入白糖，一次服用。(《贵州民间方药集》)

2. 治贫血衰弱，精力萎顿(民间治脱力劳伤)：仙鹤草一两，红枣十个。水煎，一日数回分服。(《现代实用中药》)

覆盆子

【别名】悬钩子、覆盆莓、乌藨子、小托盘、山泡。

【来源】为蔷薇科植物掌叶覆盆子*Rubus idaeus* Linn的果实。

【植物形态特征】落叶灌木。幼枝绿色，有白粉，有少数倒刺。叶片近圆形，掌状5深裂，边缘有重锯齿，两面脉上有白色短柔毛；基生五出脉。花两性；花萼5，宿存，卵状长圆形，萼裂片两面有短柔毛；花瓣5，白色，聚合果球形，小核果密生灰白色柔毛。

【性味功效】甘、酸，平。补肝益肾，固精缩尿，明目。

【选方】1. 治阳事不起：覆盆子，酒浸，焙研为末，每旦酒服三钱。(《濒湖集简方》)

2. 治肺虚寒：覆盆子，取汁作煎为果，仍少加蜜，或熬为稀饧，点服。(《本草衍义》)

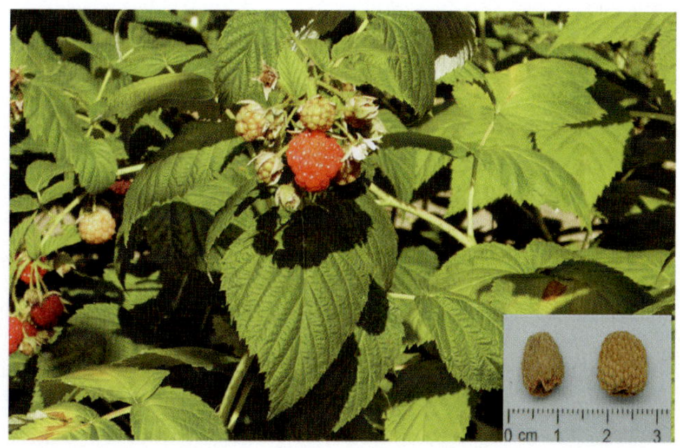

七爪风

【别名】七指风。

【来源】为蔷薇科植物七爪风(深裂锈毛莓)*Rubus reflexus* Ker.var. *lanceolata* Metc.的根、茎。

【植物形态特征】攀援灌木，密生锈色绒毛。叶掌状七裂。花序顶生及腋生，白色花。聚合浆果球形，红色小核果。

【性味功效】苦、涩，酸，平。祛风除湿，活血通络。

【选方】血崩：七爪风根30～60g，切片炒焦，水煎服。(《中国瑶药学》)

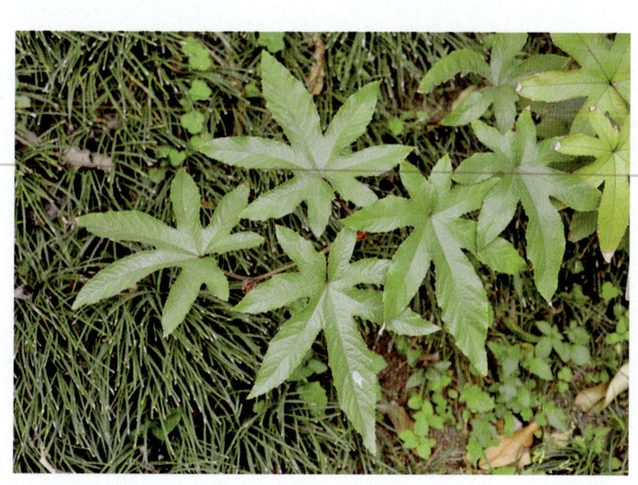

野山楂

【别名】南山楂、小叶山楂、红果子。

【来源】为蔷薇科植物野山楂*Crataegus cuneata* Sieb. Et Zucc.的果实。

【植物形态特征】枝密生，有细刺，幼枝有柔毛。叶倒卵形，先端常3裂，基部狭楔形下延至柄，边缘有尖锐重锯齿。伞房花序，总花梗和花梗均有柔毛，花白色。果实表面棕色至棕红色，并有细密皱纹，顶端凹陷，有花萼残迹，基部有果梗或已脱落。质硬，果肉薄，味微酸涩。

【性味功效】酸、甘，微温；无毒。健胃消积，收敛止血，散瘀止痛。

【选方】1. 小儿乳积伤食，消化不良：山楂、淮山药、布渣叶、青皮、神曲、竹茹。水煎服。(《中草药大典》)

2. 痢疾腹泻或慢性结肠炎：山楂、煨肉蔻、炒扁豆、煨木香。水煎服。(《中草药大典》)

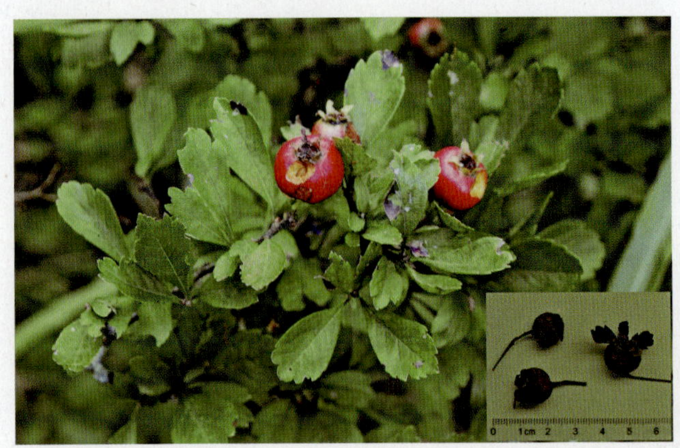

蛇莓

【别名】蛇泡草、龙吐珠、三爪风、野草莓、蛇藨、地莓。

【来源】为蔷薇科植物蛇莓*Duchesneaindica*(Andr.)Focke的全草。

【植物形态特征】多年生草本，全株有白色柔毛。茎细长，匍状，节节生根。三出复叶互生，小叶菱状卵形，边缘具钝齿，具托叶；花单生于叶腋，具长柄；副萼片5，萼片5，花瓣5，黄色，倒卵形；雄蕊多数，着生于扁平花托上。聚合果成熟时花托膨大，海绵质，红色。

【性味功效】甘、酸，微寒；花果有小毒。清热，凉血，消肿，解毒。

【选方】1. 治咽喉肿痛：鲜蛇莓草炖汤内服及漱口。(《闽东本草》)

2. 治伤暑，感冒：干蛇莓五至八钱，酌加水煎，日服二次。(《福建民间草药》)

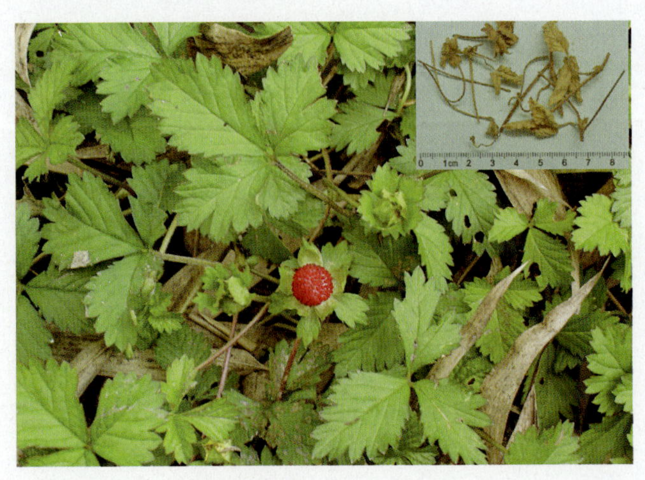

石楠

【别名】扇骨木、千年红。

【来源】为蔷薇科石楠属植物石楠 *Photinia serrulata* Lindl.的根和叶。

【植物形态特征】常绿灌木或小乔木。叶互生；叶片革质，长椭圆形、长倒卵形或倒卵状椭圆形，边缘有疏生具腺细锯齿。花两性；复伞房花序顶生；花密生；萼筒杯状；萼片5，阔三角形；花瓣5，白色，近圆形；花柱2，有时为3，子房先端有柔毛。梨果球形，红色。

【性味功效】辛、苦，平；有小毒。祛风止痛。

【选方】1. 腰背酸痛，脚弱无力：石楠叶、白术、黄芪、鹿茸、肉桂、枸杞子、牛膝、木瓜、防风、天麻，制成丸剂，内服。(《中草药大典》)

2. 头风头痛：石楠叶、白芷、川芎，水煎服。(《中草药大典》)

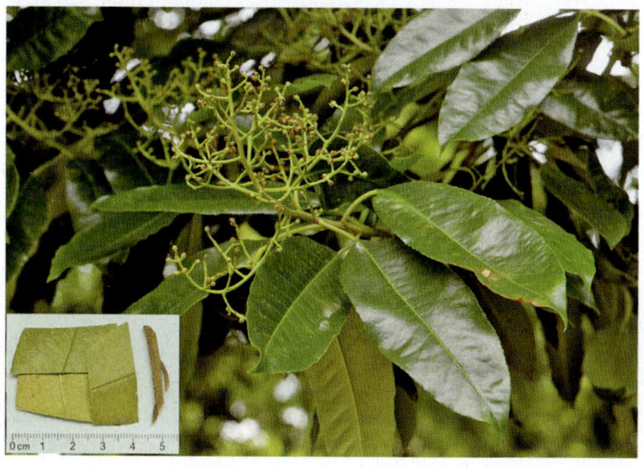

委陵菜

【别名】翻白草、白头翁、蛤蟆草、天青地白。

【来源】为蔷薇科委陵菜 *Potentilla chinensis* Ser.的干燥带根全草。

【植物形态特征】茎直立，密生灰白色绵毛。单数羽状复叶，基生叶有小叶8～11对，顶端小叶最大，两侧小叶向下渐次变小，小叶狭长椭圆形，边缘羽状深裂。花多数，顶生，呈伞房状聚伞花序；花萼5裂，副萼5片，披针形至线形，均有白绵毛；花瓣5，黄色，瘦果卵圆形。

【性味功效】苦，寒。清热解毒，凉血止痢。

【选方】1. 阿米巴痢疾：委陵菜，水煎服。(《中草药大典》)

2. 急性细菌性痢疾：委陵菜，水煎服。(《中草药大典》)

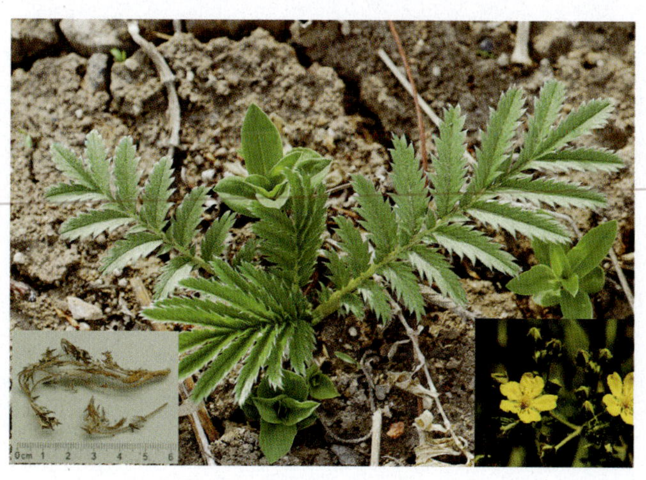

梅

【别名】乌梅、酸梅、黄仔。

【来源】为蔷薇科植物梅*Prunus mume* Sieb. et Zucc.的干燥近成熟果实。

【植物形态特征】乔木。叶狭卵形至宽卵圆形，先端长渐尖，基部宽楔形，边缘具细锯齿，微被柔毛。花1~2朵，萼筒被短柔毛，萼片近卵圆形；花瓣白色至淡红色；雄蕊多数，子房密被柔毛。核果近球形，黄色或淡绿色，具柔毛，味酸。

【性味功效】酸，涩，温。敛肺涩肠，生津止渴，驱蛔止痢，止血。

【选方】1. 治胆囊炎，胆石症，胆道感染：梅，五味子各30g，红木香15g。水煎服。(《中草药大典》)

2. 治胆道蛔虫病：梅，苦楝皮，白芍各90g，枳壳6g，柴胡5g，甘草3g。水煎服。(《中草药大典》)

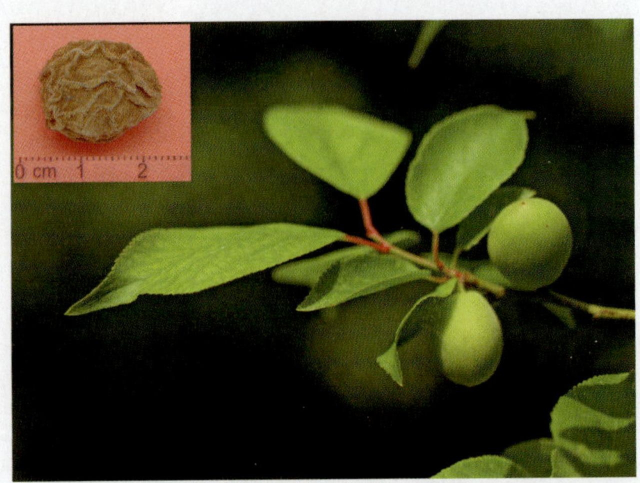

月季花

【别名】月月花、月月红、月贵花、月季红。

【来源】为蔷薇科植物月季*Rosa chinensis* Jacq.的未开放的花蕾。

【植物形态特征】灌木。茎，枝具钩状皮刺。单数羽状复叶互生；叶柄和叶轴有腺毛及及皮刺，小叶宽卵形至卵状长圆形，边缘有尖锯齿。花数朵簇生，被毛；花冠红色或玫瑰红色，多数为重瓣。聚合果卵圆形或梨形，熟时红色。

【性味功效】甘，温。活血调经，散毒消肿。

【选方】1. 治月经不调：鲜月季花每次五至七钱，开水泡服，连服数次。(《泉州本草》)

2. 治肺虚咳嗽咯血：月季花合冰糖炖服。(《泉州本草》)

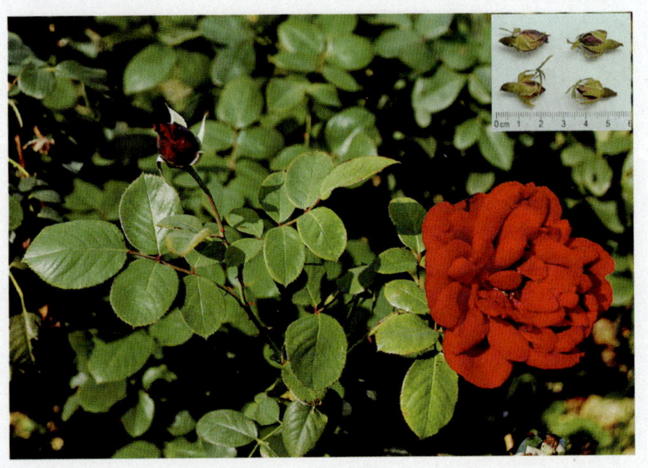

金樱子

【别名】糖罐子、刺头、倒挂金钩、黄茶瓶。

【来源】为蔷薇科植物金樱子*Rosa laevigata* Michx. 的干燥成熟果实。

【植物形态特征】小枝除有钩状皮刺外，密生细刺。小叶3，少数5，背面沿中脉有细刺；叶柄、叶轴有小皮刺或细刺；托叶线形，和叶柄分离，早落。花单生侧枝顶端，白色，花柄和萼筒外面密生细刺。蔷薇果近球形或倒卵形，有细刺，顶端有长而外反的宿存萼片。

【性味功效】酸、甘、涩，平。固精涩肠，缩尿止泻。

【选方】1. 治梦遗，精不固：金樱子十斤，剖开去子毛，于木臼内杵碎。水二升，煎成膏子服。(《明医指掌》金樱子膏)

2. 治小便频数，多尿小便不禁：金樱子(去净外刺和内瓤)和猪小肚一个。水煮服。(《泉州本草》)

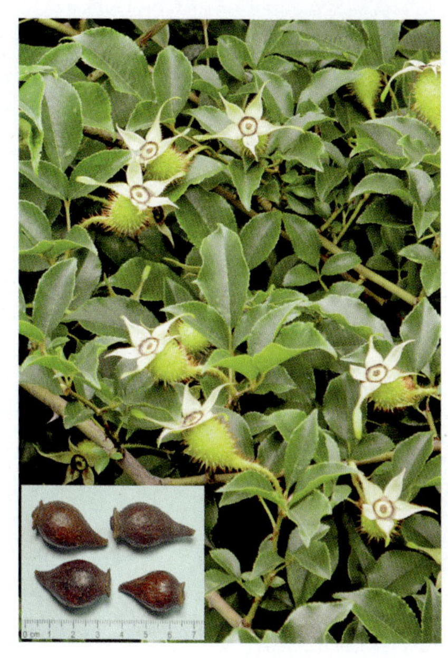

火棘

【别名】火把果、救军粮、救兵粮、红子根、红果。

【来源】为蔷薇科植物火棘*Pyracantha fortuneana* (Maxim.) H. L. Li的果实、根及叶。

【植物形态特征】常绿灌木。侧枝短刺状；叶倒卵状长椭圆形，先端圆或微凹，锯齿疏钝，基部渐狭而全缘，两面无毛。复伞房花序，白色；花瓣数为5，雄蕊数为20，雌蕊数为1；果近球形，成穗状，每穗有果10～20余个，橘红色至深红色。

【性味功效】甘、酸，平。果：消积止痢，活血止血。根：清热凉血。叶：清热解毒。

【选方】治暴发火眼：救军粮叶捣烂敷眼皮上。(《滇南本草》)

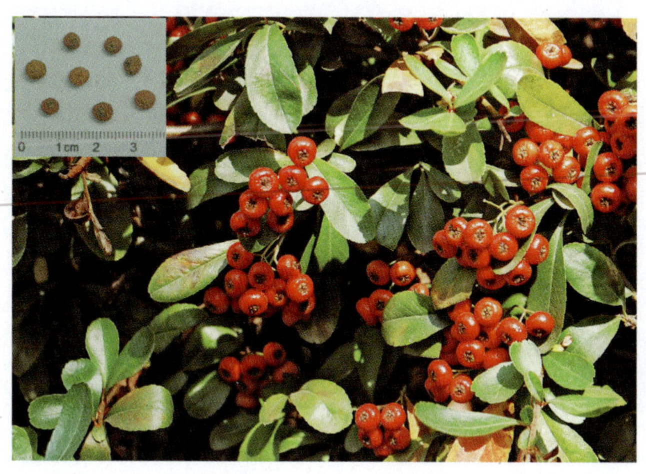

玫瑰

【别名】徘徊花、刺客、穿心玫瑰。

【来源】为蔷薇科植物玫瑰*Rosa rugosa* Thunb.的花蕾。

【植物形态特征】直立灌木。茎粗壮，丛生。小枝密被绒毛，并有针刺腺毛。小叶5～9，小叶片椭圆形或椭圆状倒卵形，边缘有尖锐锯齿，叶脉下陷，有褶皱，下面灰绿色，中脉突起，网脉明显，密被绒毛和腺毛。花单生于叶腋，或数朵簇生，果扁球形砖红色，肉质。

【性味功效】甘、苦，温。理气解郁，和血散瘀。

【选方】1. 治肝胃气痛：玫瑰花阴干，冲汤代茶服。(《纲目拾遗》)

2. 治肺病咳嗽吐血：鲜玫瑰花捣汁炖冰糖服。(《泉州本草》)

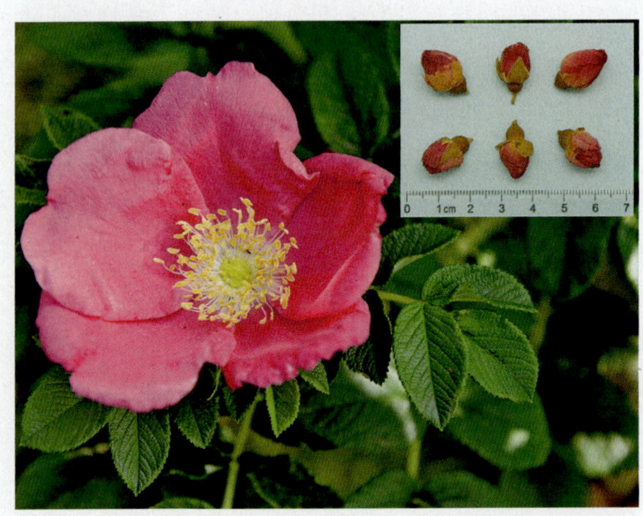

地榆

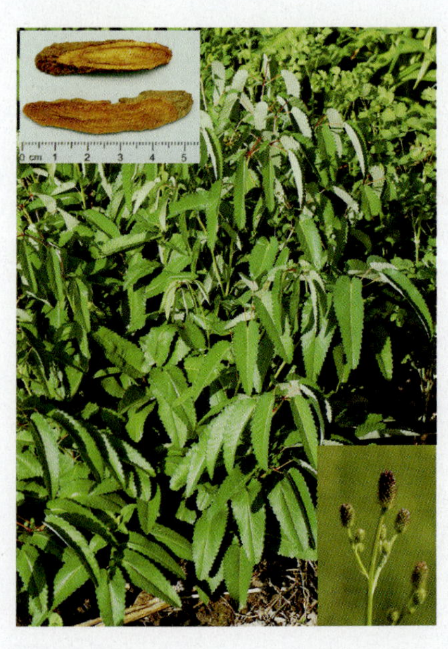

【别名】黄瓜香、山地瓜、猪人参、血箭草。

【来源】为蔷薇科植物地榆*Sanguisorba officinalis* L.的干燥根。

【植物形态特征】茎直立。基生叶为羽状复叶，有小叶4～6对，叶柄无毛或基部有稀疏腺毛；小叶片有短柄，卵形或长圆状卵形，顶端圆钝稀急尖，基部心形至浅心形，边缘有多数粗大圆钝稀急尖的锯齿，穗状花序，果实包藏在宿存萼筒内，外面有斗棱。

【性味功效】苦、酸，寒。凉血止血，清热解毒，消肿敛疮。

【选方】1. 治血痢不止：地榆二两，甘草(炙、锉)半两。上二味粗捣筛。每服五钱匕，以水一盏，煎取七分，去渣，温服，日二夜一。(《圣济总录》地榆汤)

2. 治便血：地榆四两，炙甘草三两。每末五钱，水二盏，入砂仁末一钱，煎盏半，分二服。(《沈氏尊生书》地榆甘草汤)

儿茶

【别名】乌爹泥、孩儿茶。

【来源】为豆科植物儿茶树*Acacia catechu*（L.f.）Willd.的去皮枝、干的干燥煎膏。

【植物形态特征】落叶小乔木，树皮常呈条状薄片开裂。二回羽状复叶，叶轴被长柔毛；小叶线形，被缘毛。穗状花序生于叶腋，花淡黄或白色，花萼钟状，花瓣披针形或倒披针形。荚果带状，棕色，有光泽，开裂，顶端有喙尖。

【性味功效】苦、涩，微寒。收湿生肌敛疮。

【选方】1. 治疮疡久不收，湿疹：儿茶、龙骨各1钱，冰片1分，共研细粉，敷患处。(《全国中草药汇编》)

2. 口疮糜烂：儿茶1钱，硼砂5分，研粉，敷患处。(《全国中草药汇编》)

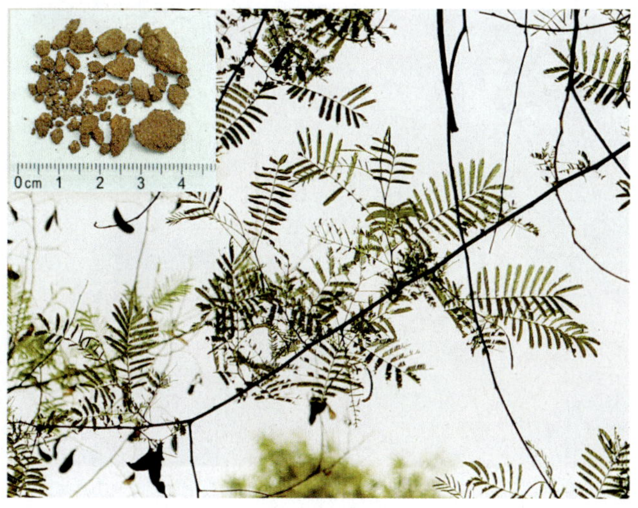

合欢

【别名】绒花树、马缨花。

【来源】为豆科植物合欢*Albizia julibrissin* Durazz.的干燥花序或树皮。

【植物形态特征】落叶乔木。二回羽状复叶，羽片4～12对，小叶10～30对。头状花序于枝顶排成圆锥花序，花粉红色，花萼管状，花冠裂片三角形，花萼、花冠外均被短柔毛。荚果带状，嫩荚有柔毛，老荚无毛。

【性味功效】甘，平。花：解郁安神。皮：解郁安神，活血消肿。

【选方】1. 治打搕损疼痛：夜合花末，酒调服二钱匕。(《子母秘录》)

2. 治肺痈久不敛口：合欢皮、白蔹。二味同煎服。(《景岳全书》合欢饮)

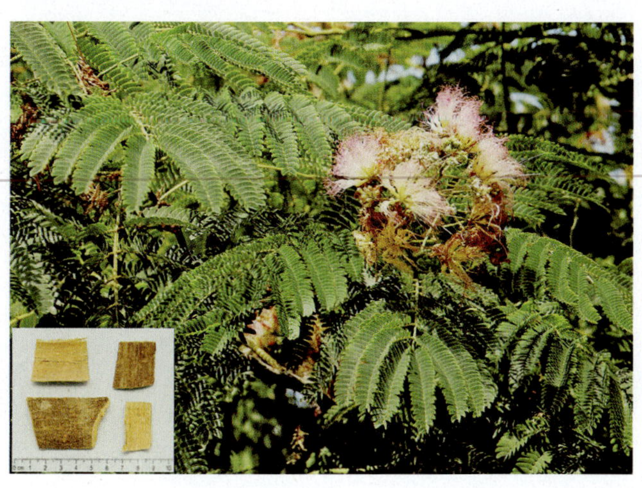

含羞草

【别名】知羞草、呼喝草、怕丑草。

【来源】为豆科植物含羞草*Mimosa pudica* L.的全草。

【植物形态特征】亚灌木状草本，茎有钩刺及倒生刺毛；羽片和小叶触之即闭合而下垂，羽片常2对，指状排列于总叶柄之顶端；小叶10～20对；头状花序圆球形，单生或2～3个生于叶腋，花淡红色；荚果长圆形，扁平，稍弯曲；种子卵形。

【性味功效】甘、涩，凉；有小毒。清热利尿，化痰止咳，安神止痛。

【选方】1. 治神经衰弱，失眠：含羞草一至二两（干品）。水煎服。（广州部队《常用中草药手册》）

2. 治带状疱疹：含羞草鲜叶捣烂外敷。（广州部队《常用中草药手册》）

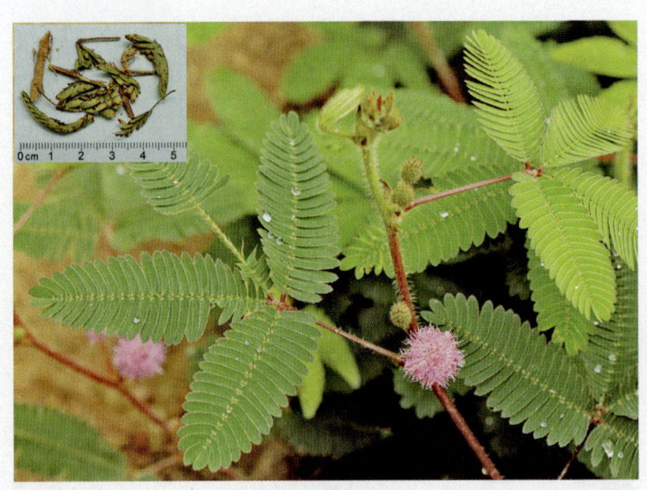

香花崖豆藤

【别名】山鸡血藤、丰城鸡血藤。

【来源】为豆科植物香花崖豆藤*Millettia dielsiana* Harms的藤茎。

【植物形态特征】攀援灌木。茎皮灰褐色，剥裂。羽状复叶。圆锥花序顶生，花单生，苞片线形，花萼阔钟状，花冠紫红色。荚果线形至长圆形，扁平，密被灰色绒毛，果瓣薄，近木质，瓣裂，有种子3～5粒；种子长圆状凸镜形。

【性味功效】苦，温。养血祛风，通经活络。

【选方】1. 治手脚痛：昆明鸡血藤二两。水煎服。（《湖南药物志》）

2. 治体虚盗汗：鲜昆明鸡血藤三两。煎水冲鸡蛋二只服。（《江西草药手册》）

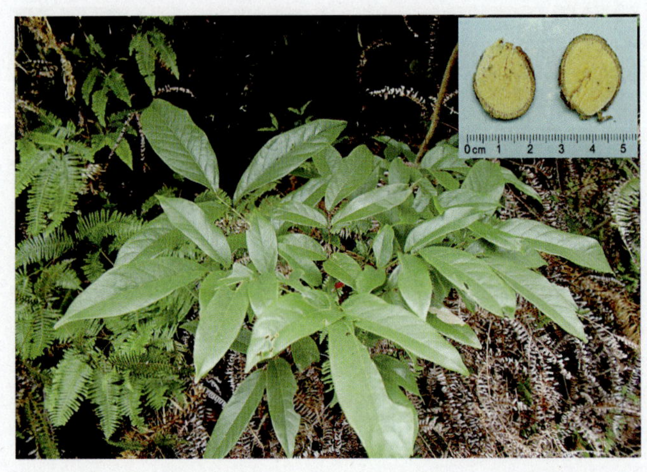

云实

【别名】药王子、铁场豆、马豆、水皂角、天豆。

【来源】为豆科植物云实*Caesalpinia decapetala* (Roth) Alston的种子和根。

【植物形态特征】藤本；树皮暗红色；枝、叶轴和花序均被柔毛和钩刺。二回羽状复叶。总状花序顶生，直立，具多花。荚果长圆状舌形，脆革质，栗褐色，无毛，有光泽，沿腹缝线膨胀成狭翅，先端具尖喙；种子6~9颗，椭圆状，种皮棕色。

【性味功效】辛，温；种子有毒。种子：止痢，驱虫。根：发表散寒，祛风活络。

【选方】1. 治疟疾：云实三钱，水煎服。(《江西草药手册》)

2. 治痢疾：阎王刺种子三钱炒焦，红糖五钱。水煎服。(《贵州草药》)

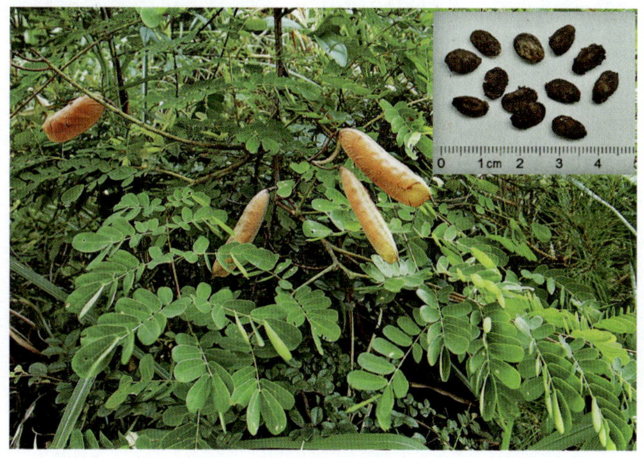

苏木

【别名】苏方木、苏方。

【来源】为豆科植物苏木*Caesalpinia sappan* L.的干燥心材。

【植物形态特征】小乔木。二回羽状复叶，羽片对生。圆锥花序顶生或腋生，苞片披针形，花托浅钟形，萼片兜状；花瓣黄色，阔倒卵形。荚果木质，稍压扁，近长圆形至长圆状倒卵形，红棕色，有光泽；种子长圆形，稍扁，浅褐色。

【性味功效】甘、咸，平。行血祛瘀，消肿止痛。

【选方】1. 治血晕：苏木五钱，煎水，加童便一杯，顿服。(《陆川本草》)

2. 治偏坠肿痛：用苏木二两，好酒一壶。煮熟频饮。(《濒湖集简方》)

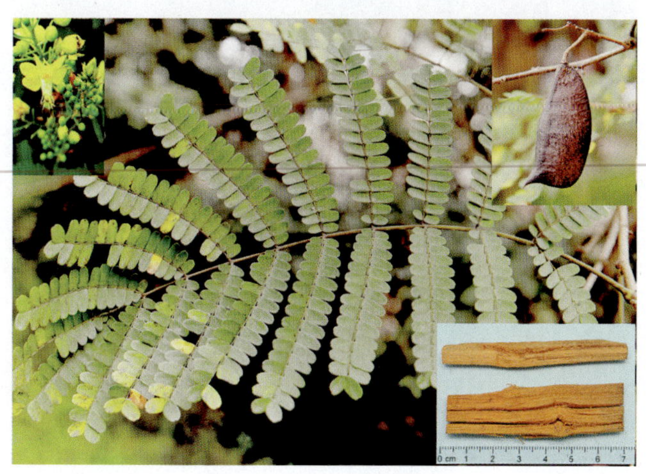

望江南

【别名】野扁豆、狗屎豆、羊角豆、黎茶。

【来源】为豆科植物望江南*Cassia occidentalis* L.的茎叶。

【植物形态特征】亚灌木或灌木；枝带草质，有棱；根黑色。叶柄近基部腺体1枚；小叶膜质，卵形至卵状披针形。伞房状总状花序腋生和顶生；苞片线状披针形或长卵形；花瓣黄色。荚果带状镰形，褐色，压扁，稍弯曲；种子间有薄隔膜。

【性味功效】苦，寒。肃肺，清肝，利尿，通便，解毒消肿。

【选方】1. 治肿毒：金豆子叶，晒研，醋和敷，留头即消；或酒下二、三钱。(《纲目拾遗》)

2. 治蛇伤：鲜羊角豆叶一握，捣烂绞自然汁服，渣敷患处。(《福建民间草药》)

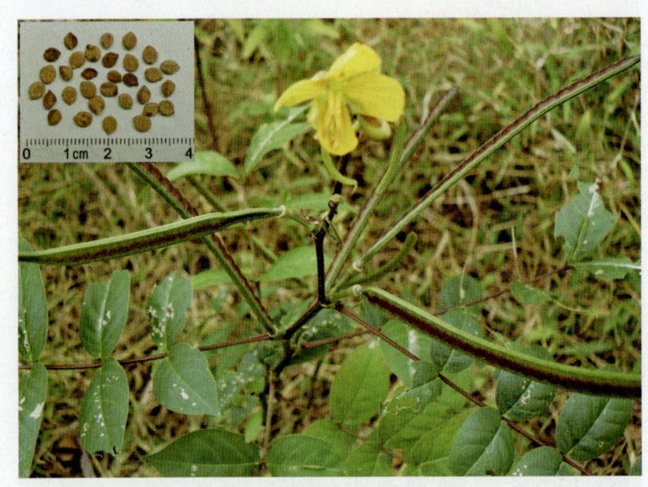

决明

【别名】草决明、假花生、假绿豆、马缔决明。

【来源】为豆科植物小决明*Cassia tora* L. 的干燥成熟种子。

【植物形态特征】一年生亚灌木状草本。小叶间有棒状的腺体1枚；小叶3对，膜质，倒卵形或长椭圆形；托叶线状，被柔毛。花腋生；萼片卵形或卵状长圆形，膜质，外面被柔毛；花瓣黄色。荚果纤细，近四棱形，膜质；种子菱形，光亮。

【性味功效】甘、苦、咸，微寒。清热明目，润肠通便。

【选方】1. 治急性结膜炎：决明子、菊花各三钱，蔓荆子、木贼各二钱，水煎服。(《河北中药手册》)

2. 治高血压：决明子五钱，炒黄，水煎代茶饮。(《江西草药》)

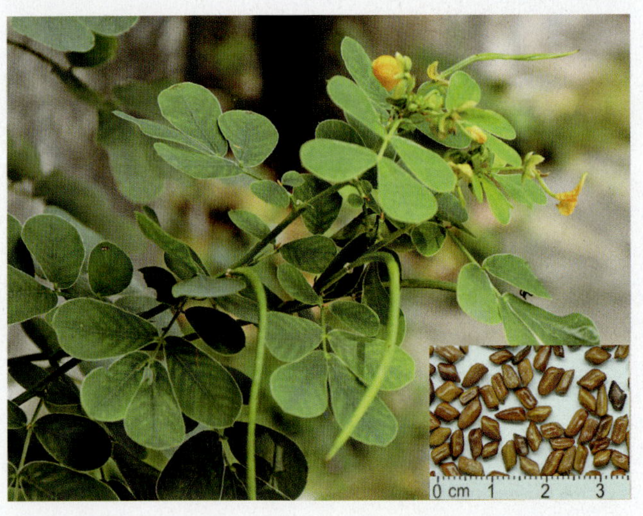

紫荆

【别名】裸枝树、紫珠。

【来源】为豆科植物紫荆*Cercis chinensis* Bunge的树皮。

【植物形态特征】丛生或单生灌木。叶纸质，近圆形或三角状圆形。花紫红色或粉红色，2~10余朵成束，簇生。荚果扁狭长形，绿色，先端急尖或短渐尖，喙细而弯曲，基部长渐尖，两侧缝线对称或近对称；种子阔长圆形，黑褐色，光亮。

【性味功效】苦，平。活血通经，消肿止痛，解毒。

【选方】1. 治产后诸淋：紫荆皮五钱。半酒半水煎，温服。(《妇人良方补遗》)

2. 内消初生痈肿：白芷、紫荆皮。酒调。(《集验方》一胜膏)

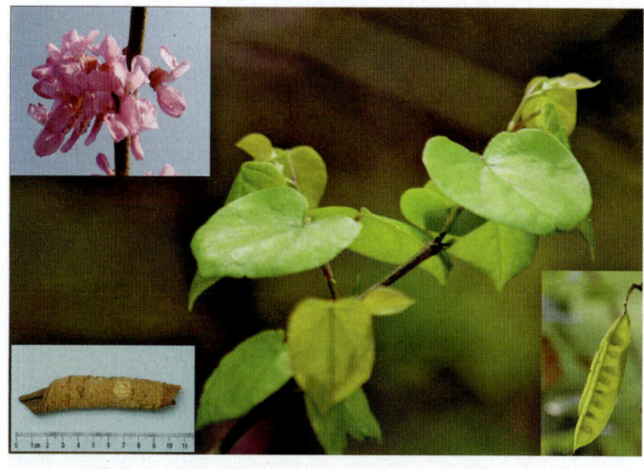

皂荚

【别名】皂角、皂荚树、猪牙皂、牙皂、刀皂。

【来源】为豆科植物皂荚*Gleditsia sinensis* Lam的果实。

【植物形态特征】乔木。刺粗壮，圆锥状。一回羽状复叶，小叶纸质，卵状披针形至长圆形。花杂性，黄白色，总状花序腋生或顶生，被短柔毛。荚果带状，果瓣革质，褐棕色或红褐色，常被白色粉霜；种子长圆形或椭圆形，棕色，光亮。

【性味功效】辛，温；微毒。祛风痰，除湿毒，杀虫。

【选方】1. 治卒中风口歪：大皂荚一两(去皮、子，研末下筛)。以三年大酢和，左歪涂右，右歪涂左，干更涂之。(《千金方》)

2. 治便毒痈疽：皂角(用尺以上者)一条，法醋煮烂，研成膏，敷之。(《仁斋直指方》)

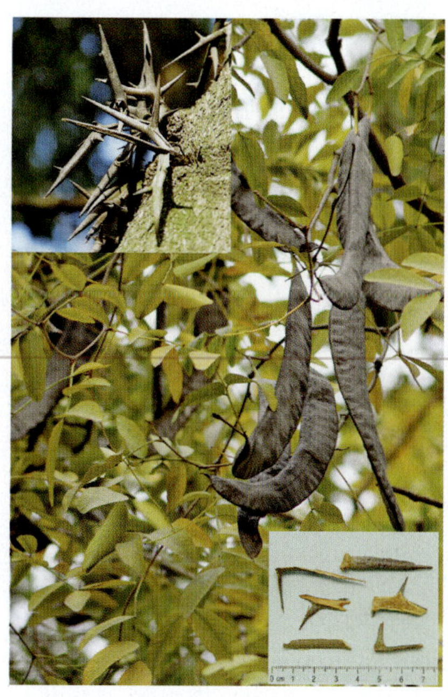

广州相思子

【别名】鸡骨草、地香根、山弯豆。

【来源】为豆科植物广州相思子*Abrus cantoniensis* Hance的干燥全株。

【植物形态特征】攀援灌木。羽状复叶互生，小叶膜质，长圆形或倒卵状长圆形，先端截形或稍凹缺，具细尖，上面被疏毛，下面被糙伏毛。总状花序腋生，花冠紫红色或淡紫色。荚果长圆形，扁平，成熟时浅褐色。种子黑褐色。

【性味功效】甘、微苦，凉。清热解毒，舒肝止痛。

【选方】1. 治黄疸：鸡骨草二两，红枣七、八枚。煎服。(《岭南草药志》)

2. 治瘰疬：鸡骨草六斤，稀莶草四斤。研末，蜜为丸，每丸重一钱。日服三次，每次二丸，连服二至四周。(广西《中草药新医疗法处方集》)

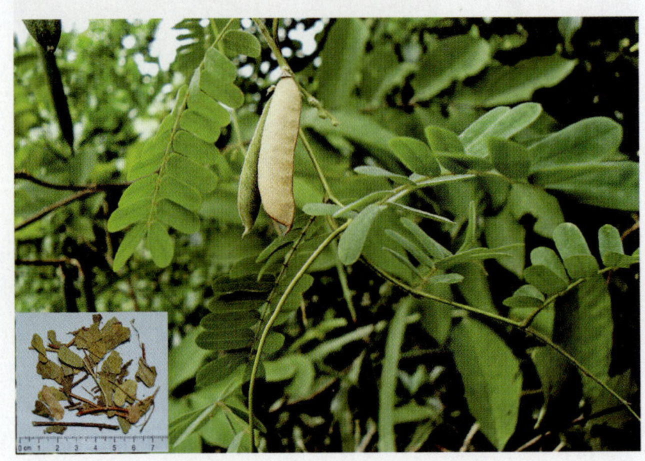

落花生

【别名】花生、地豆、番豆、长生果。

【来源】为豆科植物落花生*Arachis hypogaea* L.的种子。

【植物形态特征】一年生草本。茎直立或匍匐，有棱。小叶2对；托叶具纵脉纹，被毛；叶柄基部抱茎，被毛；小叶纸质，卵状长圆形至倒卵形；苞片2，披针形；小苞片披针形，具纵脉纹，被柔毛；萼管细；花冠黄色或金黄色。荚果膨胀，荚厚。

【性味功效】甘，平；无毒。健脾养胃，润肺化痰。

【选方】1. 治久咳、秋燥，小儿百日咳：花生（去嘴尖），文冰煎汤调服。(《杏林医学》)

2. 治乳汁少：花生米三两，猪脚一条（用前腿）。共炖服。(《陆川本草》)

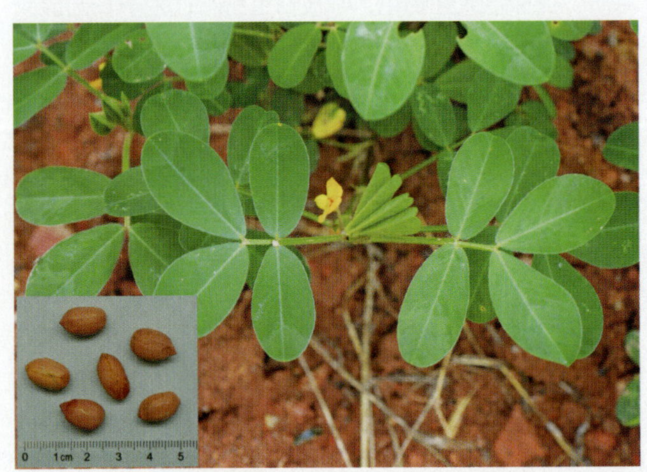

木豆

【别名】三叶豆。

【来源】为豆科植物木豆*Cajanus cajan* (L.) Millsp.的种子。

【植物形态特征】直立灌木。多分枝。叶具羽状3小叶；小叶纸质，披针形至椭圆形。总状花序，花生于花序顶部或近顶部；苞片卵状椭圆形，花萼钟状，花冠黄色，均被灰黄色短柔毛。荚果线状长圆形；种子近圆形，稍扁，暗红色。

【性味功效】辛、涩，平。利湿，消肿，散瘀，止血。

【选方】1. 治肝肾水肿：木豆、苡仁各五铰。合煎汤服，每日二次。忌食盐。(《泉州本草》)

2. 治血淋：木豆、车前子各三钱，合煎汤服。(《泉州本草》)

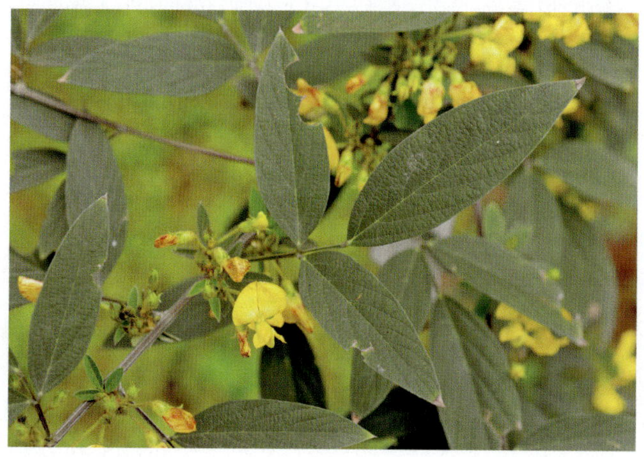

刀豆

【别名】挟剑豆。

【来源】为豆科植物刀豆*Canavalia gladiata*（Jacq.）DC的种子。

【植物形态特征】缠绕草本。羽状复叶具3小叶，小叶卵形。总状花序具长总花梗，花数朵生于总轴中部以上；花梗极短，生于花序轴隆起的节上；小苞片卵形，花冠白色或粉红。荚果带状，略弯曲；种子椭圆形或长椭圆形，红色或褐色。

【性味功效】甘，温。温中下气，益肾补元。

【选方】1. 治小儿疝气：刀豆子研粉，每次一钱半，开水冲服。(《湖南药物志》)

2. 治百日咳：刀豆子十粒（打碎），甘草一钱。加冰糖适量，水一杯半，煎至一杯，去渣，频服。(《江西中医药》)

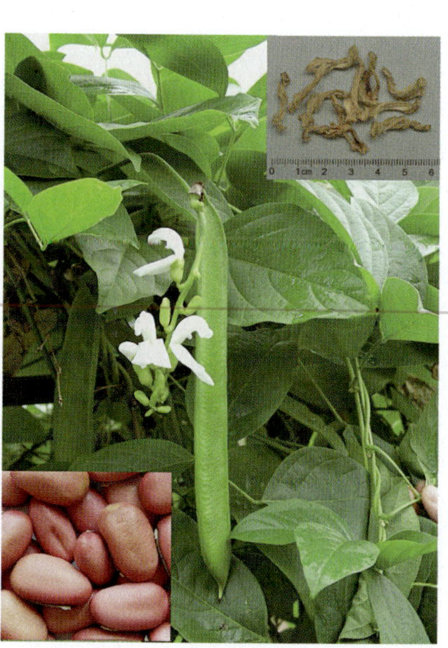

猪屎豆

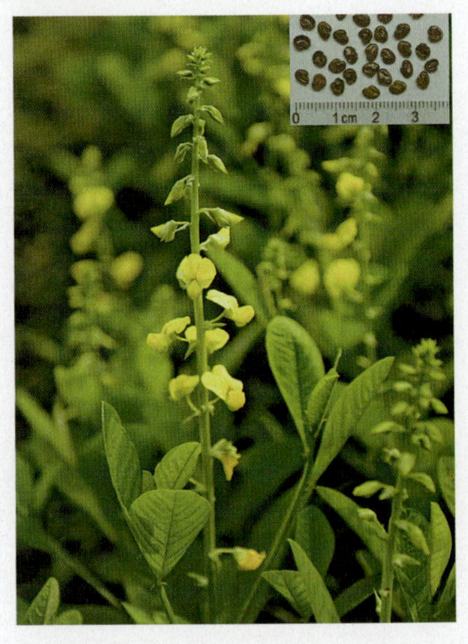

【别名】野花生、猪屎青、土沙苑子、大马铃。

【来源】为豆科植物猪屎豆*Crotalaria pallida* Aiton的全草。

【植物形态特征】多年生草本，或呈灌木状；茎枝密被紧贴的短柔毛。叶三出，小叶长圆形或椭圆形。总状花序顶生，苞片线形，花萼近钟形，五裂，萼齿三角形，约与萼筒等长，密被短柔毛；花冠黄色，伸出萼外；子房无柄。荚果长圆形。

【性味功效】苦、辛，平；有毒。清热利湿，解毒散结。

【选方】1. 治乳腺炎：全草适量和酒糟捣敷患处；并可取茎叶浓煎，于换药时熏洗患处。(南京药学院《中草药学》)

2. 治痢疾、小儿疳积：鲜草2两，水煎服。(南京药学院《中草药学》)

排钱树

【别名】圆叶小槐花、龙鳞草、排钱草、午时合、亚婆钱。

【来源】为豆科植物排钱树*Desmodium pulchellum*(L.) Benth.的根和叶。

【植物形态特征】灌木。托叶三角形；叶柄密被灰黄色柔毛；小叶革质，上面近无毛，下面疏被短柔毛；小托叶钻形；小叶柄密被黄色柔毛。伞形花序，叶状苞片圆形，排列成总状圆锥花序状；花冠白色或淡黄色。荚果有荚节2；种子宽椭圆形或近圆形。

【性味功效】淡、涩，平。有小毒。清热利湿，活血祛瘀，软坚散结。

【选方】1. 治感冒发热，黄疸，水肿：用鲜叶5钱～1两，干用2～4钱水煎服。(《粤北草药》)

2. 治疟疾，肝脾肿大，风湿骨痛，跌打瘀积：用鲜根5钱～1两煎水服。(《粤北草药》)

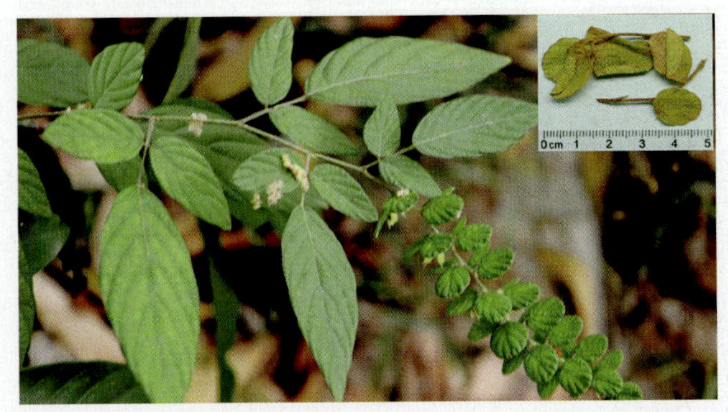

广东金钱草

【别名】铜钱射草、铜钱沙，金钱草。

【来源】为豆科植物广金钱草*Desmodium styracifolium* (Osbeck) Merr.的枝叶。

【植物形态特征】直立亚灌木状草本。叶常具单小叶，有时具3小叶；托叶披针形；小叶厚纸质至近革质，圆形或近圆形至宽倒卵形，全缘。总状花序短，顶生或腋生；苞片密集，覆瓦状排列，宽卵形；花冠紫红色。荚果，荚节近方形，扁平。

【性味功效】甘、淡，平。清热去湿，利尿通淋。

【选方】1. 治膀胱结石：广东金钱草二两，海金砂五钱。水煎服。(《岭南草药志》)

2. 治黄疸：广东金钱草二两，水煎服。(《岭南草药志》)

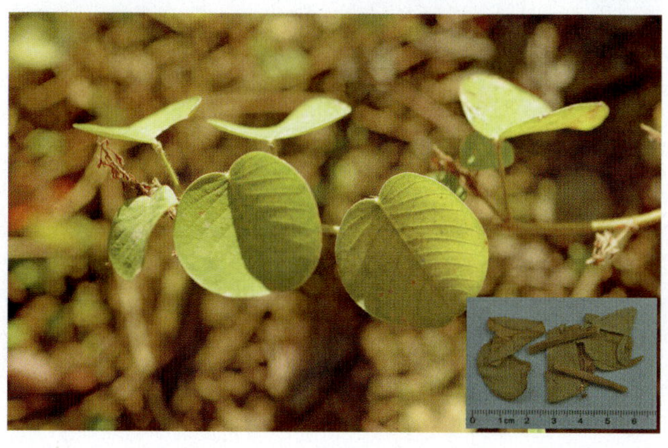

葫芦茶

【别名】百劳舌、牛虫草、懒狗舌。

【来源】为豆科植物葫芦茶*Tadehagi triquetrum* (L.) H. Ohashi的全草。

【植物形态特征】直立灌木或亚灌木。叶仅具单小叶；托叶披针形，小叶纸质，狭披针形至卵状披针形；总状花序顶生和腋生，被毛，苞片钻形或狭三角形，花萼宽钟形，花冠淡紫色或蓝紫色；荚果被毛，种子宽椭圆形或椭圆形。

【性味功效】苦、涩，凉。清热，利湿，消滞，杀虫。

【选方】1. 治咽喉肿痛：葫芦茶二两。煎水含咽。(《岭南草药志》)

2. 治肺病咳嗽出血：葫芦茶干全草二两半。清水煎服。(《泉州本草》)

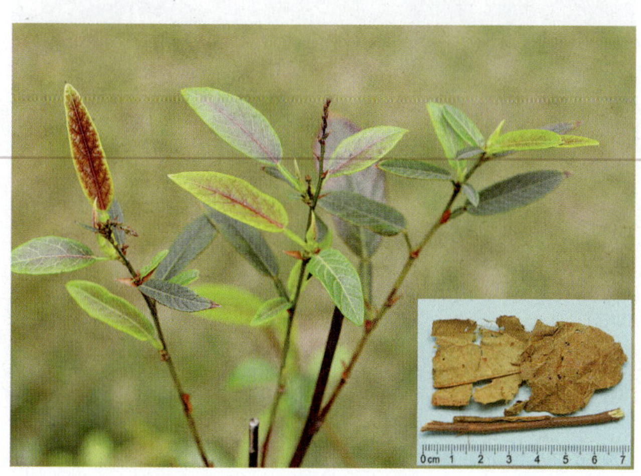

扁豆

【别名】藊豆，火镰扁豆，膨皮豆，藤豆，沿篱豆。

【来源】为豆科植物扁豆*Lablab purpureus* (L.) Sweet Hort. 的白色种子。

【植物形态特征】多年生缠绕藤本。全株几无毛，茎呈淡紫色。羽状复叶具3小叶，小叶宽三角状卵形；总状花序直立，小苞片2，近圆形；花萼钟状，花冠白色或紫色；荚果长圆状镰形，扁平；种子扁平，长椭圆形，白色或紫黑色。

【性味功效】甘，平。健脾和中，消暑化湿。

【选方】1. 治赤白带下：白扁豆炒为末，用米饮每服二钱。(《永类钤方》)

2. 治水肿：扁豆三升，炒黄，磨成粉。每早午晚各食前，大人用三钱，小儿用一钱，灯心汤调服。(《本草汇言》)

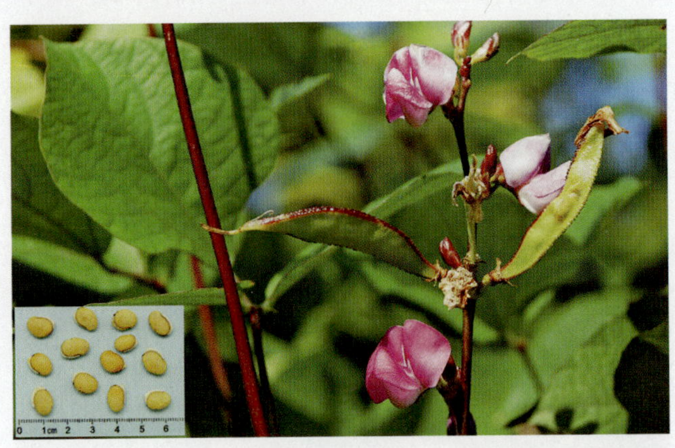

刺桐

【别名】海桐。

【来源】为豆科植物刺桐*Erythrina variegata* L.的干皮。

【植物形态特征】乔木。枝有短圆锥形的黑色直刺；羽状复叶具3小叶，托叶披针形，小叶膜质；总状花序顶生，花萼佛焰苞状，偏斜，分裂到基部，不为2唇形，龙骨瓣2片分离，龙骨瓣与翼瓣近等长；荚果黑色，种子肾形，暗红色。

【性味功效】苦、辛，平。祛风湿，通经络，杀虫。

【选方】1. 治风虫牙痛：海桐皮煎水漱之。(《圣惠方》)

2. 治乳痈初起：刺通五钱，红糖一两，煎水服。(《贵州草药》)

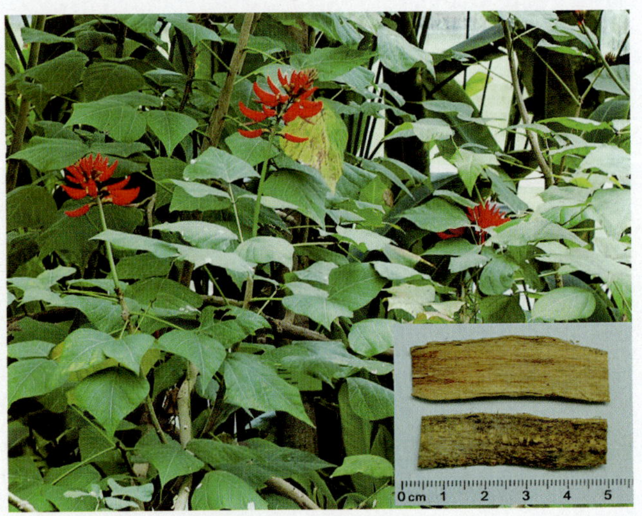

千斤拔

【别名】蔓千斤拔、吊马桩、一条根、老鼠尾、钻地风。

【来源】为豆科植物蔓性千斤拔 *Flemingia philippinensis* Merr. et Rolfe 的根。

【植物形态特征】亚灌木，全体被毛。叶具指状3小叶，托叶线状披针形，小叶厚纸质，长椭圆形或卵状披针形；总状花序腋生，苞片狭卵状披针形，花密生，具短梗；萼裂片披针形，花冠紫红色。荚果椭圆状，被短柔毛；种子近圆球形，黑色。

【性味功效】甘、辛，温。祛风利湿，消瘀解毒。

【选方】1. 治风湿筋骨痛及产后关节痛：千斤拔每次七钱至一两，同猪蹄一只，以酒、水各半炖烂，去渣，食肉及汤。(《江西中医药》)

2. 治慢性肾炎：千斤拔一至二两，水煎服。(《新疗法与中草药选编》)

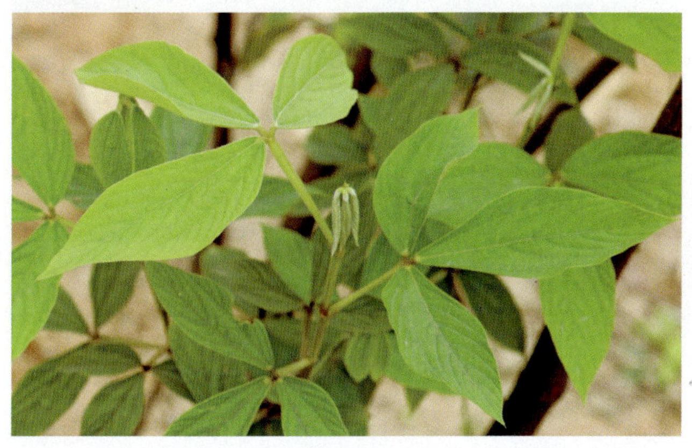

鸡血藤

【别名】九层风、三叶鸡血藤、鸡血藤。

【来源】为豆科植物密花豆 *Spatholobus suberectus* Dunn 的干燥藤茎。

【植物形态特征】攀援藤本。小叶纸质或近革质，异形；圆锥花序腋生或生于小枝顶端，花序轴、花梗被黄褐色短柔毛，苞片和小苞片线形，花萼短小；花瓣白色。荚果近镰形，密被棕色短绒毛；种子扁长圆形，种皮紫褐色，薄而脆，光亮。

【性味功效】苦、甘，温。补血，活血，通络。

【选方】1. 治放射线引起的白血病：鸡血藤一两。长期煎服。(《江西中草药》)

2. 治疗闭经：鸡血藤糖浆10～30ml，日服3次，疗程1～4周。(《中药大辞典》)

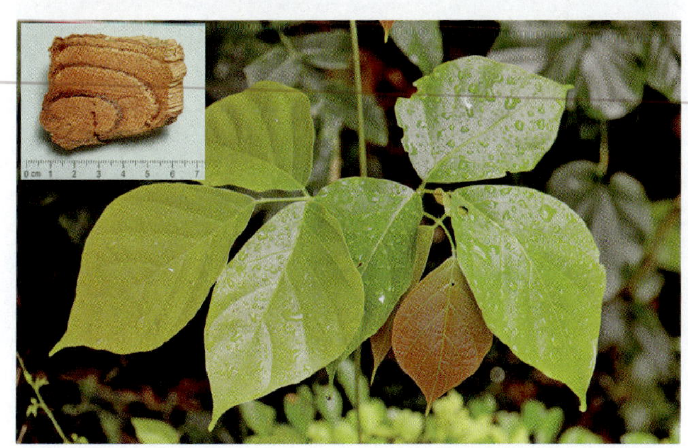

小槐花

【别名】拿身草、山蚂蝗叶、黏草子、粘人麻、山扁豆。

【来源】为豆科植物小槐花 *Desmodium caudatum*（Thunb.）DC.的根或全株。

【植物形态特征】直立灌木或亚灌木。叶为羽状三出复叶；总状花序顶生或腋生，花序轴密被柔毛，苞片钻形，花萼窄钟形，花冠绿白或黄白色，具明显脉纹；荚果线形，扁平，稍弯曲，被伸展的钩状毛，有荚节4～8，荚节长椭圆形。

【性味功效】微苦、辛，平。清热解毒，祛风利湿。

【选方】1. 治小儿疳积：小槐花全草三钱。水煎服。（《湖南药物志》）

2. 治溃疡疮口臭烂：山蚂蝗叶研末，麻油调敷。（《江西民间草药》）

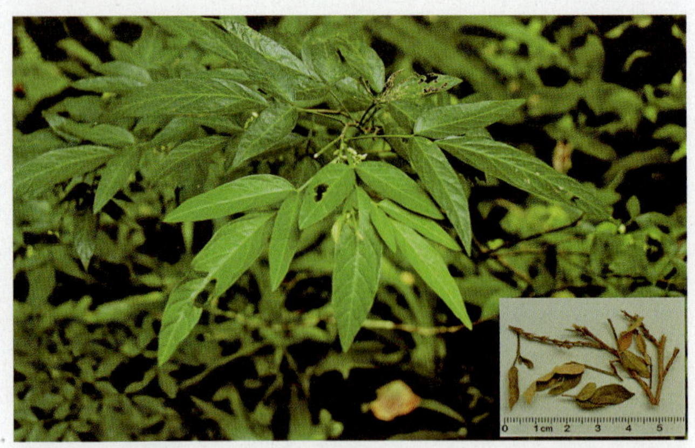

胡枝子

【别名】随军茶、扫皮、胡枝条。

【来源】为豆科植物胡枝子 *Lespedeza bicolor* Turcz.的枝叶。

【植物形态特征】直立灌木，全体被疏短毛。羽状复叶具3小叶；托叶2枚，线状披针形；小叶质薄，卵形、倒卵形或卵状长圆形。总状花序腋生，常构成大型、较疏松的圆锥花序；花冠红紫色，极稀白色。荚果斜倒卵形，稍扁，表面具网纹。

【性味功效】甘，平。润肺清热，利水通淋。

【选方】1. 治肺热咳嗽，百日咳：胡枝子鲜全草一至二两，冰糖五钱。酌冲开水炖一小时服，日服三次。（《福建民间草药》）

2. 治鼻衄：胡枝子和冰糖炖服。（《闽东本草》）

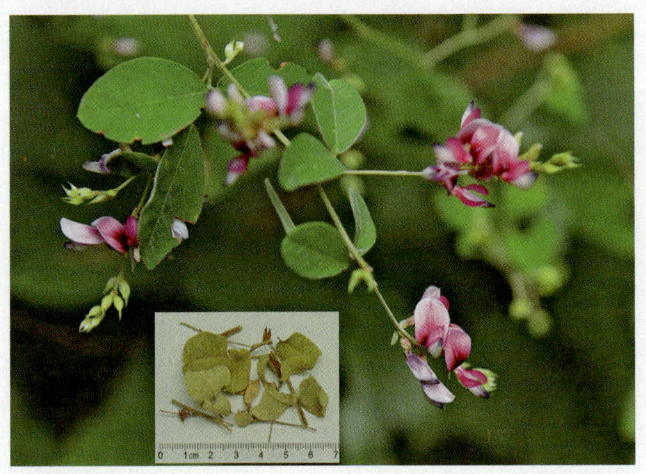

田皂角

【别名】合萌。

【来源】为豆科植物田皂角*Aeschynomene indica* L.的地上部分。

【植物形态特征】一年生草本或亚灌木状，茎直立，多分枝，无毛，具小凸点而稍粗糙；叶具20~30对小叶或更多，托叶膜质，卵形至披针形；总状花序腋生，小苞片卵状披针形，宿存；花萼膜质，花冠淡黄色；荚果线状长圆形，种子黑棕色，肾形。

【性味功效】甘、苦，寒；无毒。清热利湿，祛风明目，通乳。

【选方】1. 治小便不利：合萌二至五钱。煎服。(《上海常用中草药》)

2. 治黄疸：田皂角（鲜）五两。水煎服，每日一剂。(《江西草药》)

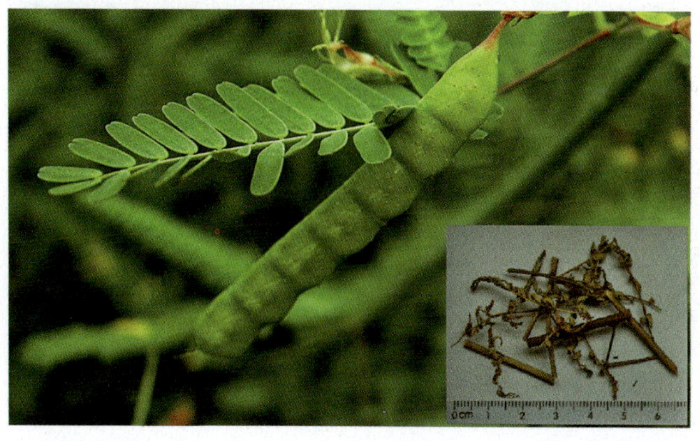

白花油麻藤

【别名】大兰布麻、鸡血藤、血枫藤。

【来源】为豆科油麻藤属植物白花油麻藤*Mucuna birdwoodiana* Tutch.的干燥藤茎。

【植物形态特征】木质藤本。老茎外皮灰褐色，断面淡红褐色，有3~4偏心的同心圆圈；幼茎具纵沟槽。羽状复叶具3小叶。总状花序生于老枝上或生于叶腋。果木质，带形，近念珠状，密被红褐色短绒毛；种子深紫黑色，近肾形，有光泽。

【性味功效】微苦、涩，平。补血，通经络，强筋骨。

【选方】1. 治闭经、小腹冷痛，得温则舒：白花油麻藤12g，研末，用温酒送服，1日1次。(《中国民间小单方》)

2. 治风水：白花油麻藤50g，与红糖100g煎服，连服3~4天。(《中国民间小单方》)

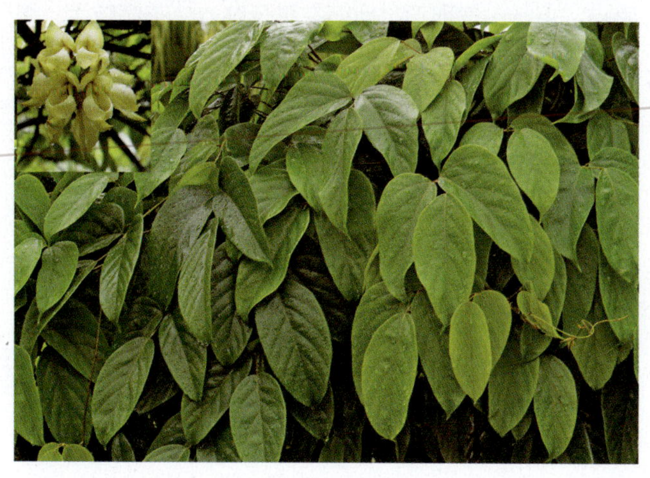

龙须藤

【别名】菊花木、百代藤、乌皮藤、钩藤、田螺虎树。

【来源】为豆科植物龙须藤*Bauhinia championi*（Benth.）Benth.的藤。

【植物形态特征】藤本，有卷须。叶纸质，卵形或心形。总状花序狭长腋生，或与叶对生或数个聚生于枝顶而成复总状花序，被灰褐色小柔毛，花蕾椭圆形，花托漏斗形，萼片披针形，花瓣白色。荚果倒卵状长圆形或带状，扁平；种子圆形，扁平。

【性味功效】苦、涩，平。祛风除湿，活血止痛，健脾理气。

【选方】1. 治偏瘫：根1两，黄酒、猪肉共煮熟，吃猪肉喝汤。（《浙江民间常用草药》）

2. 治关节风痛：鲜根1～2两，水煎服。（《浙江民间常用草药》）

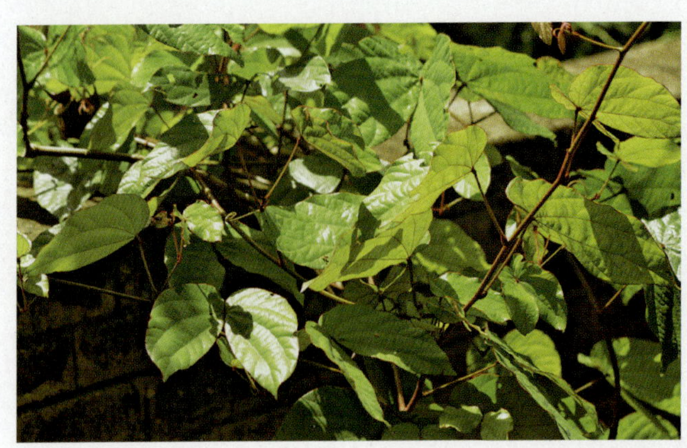

补骨脂

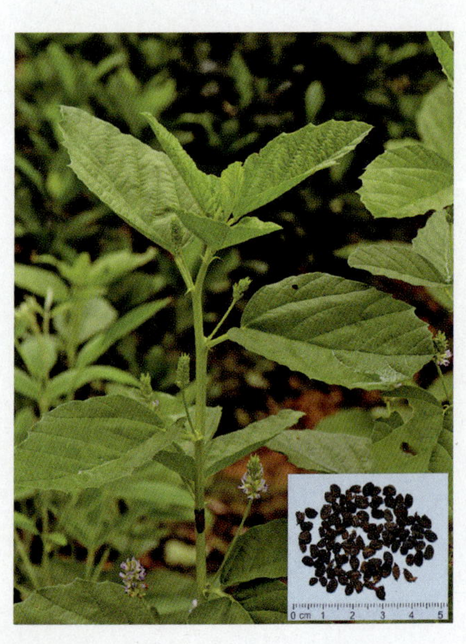

【别名】破故纸。

【来源】为豆科植物补骨脂*Psoralea corylifolia* L.的干燥成熟果实。

【植物形态特征】一年生直立草本，疏被白色绒毛，有腺点。单叶，宽卵形，两面有黑色腺点。花序腋生，组成密集的总状或小头状花序，被白色柔毛和腺点，花冠黄色或蓝色。荚果卵形，黑色，表面具不规则网纹，果皮与种子不易分离；种子扁。

【性味功效】辛、苦，温。温肾助阳，纳气，止泻。

【选方】1. 治腰疼：破故纸为末，温酒下三钱匕。（《经验后方》）

2. 治牙痛日久，肾虚：补骨脂二两，青盐半两。炒，研，擦之。（《御药院方》）

豆科

鸡眼草

【别名】掐不齐、牛黄黄、公母草。

【来源】为豆科植物鸡眼草*Kummerowia striata* (Thunb.) Schindl.的全草。

【植物形态特征】一年生草本，被毛。三出羽状复叶；托叶膜质，卵状长圆形；小叶纸质，倒卵形、长倒卵形或长圆形。花小，单生或2~3朵簇生于叶腋；花萼钟状，紫色；花冠粉红色或紫色。荚果圆形或倒卵形，稍侧扁，被小柔毛。

【性味功效】甘、辛，平。清热解毒，健脾利湿。

【选方】1. 治中暑发痧：鲜鸡眼草三至四两。捣烂冲开水服。(《福建中草药》)

2. 治赤白久痢：鲜鸡眼草二两，凤尾蕨五钱。水煎，饭前服。(《浙江民间常用草药》)

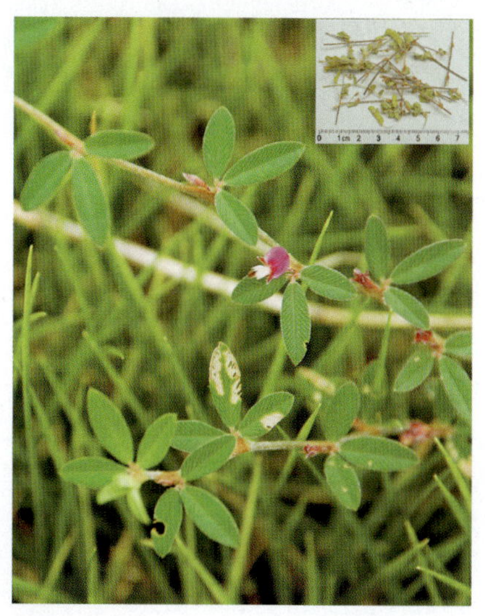

橄榄科

橄榄

【别名】青果、白榄、黄榄、谏果、忠果。

【来源】为橄榄科植物橄榄*Canarium album* Raeusch.的成熟果实。

【植物形态特征】常绿乔木。树冠呈圆塔形，有黏性的芳香树脂溢出。奇数羽状复叶，互生，小叶9~15片，对生，椭圆状披针形；圆锥花序顶生或腋生，花瓣3~5片，白色；核果卵状纺锤形，光滑；果核坚硬，纺锤形，有棱及槽，内含1~3颗种子。

【性味功效】甘、酸，平。清热解毒，利咽，生津。

【选方】治疗肺胃热毒壅盛，咽喉肿痛：鲜橄榄15g，鲜萝卜250g。水煎取汁。(青龙白虎汤《王氏医案》)

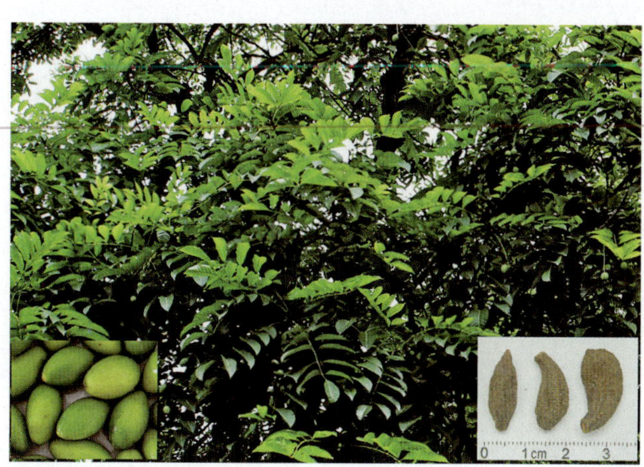

乌榄

【别名】乌橄榄、黑榄、木威子。

【来源】为橄榄科植物乌榄*Canarium pimela* Leenh.的根和叶。

【植物形态特征】常绿乔木。小叶4~6对，网脉明显；花序腋生，为疏散的聚伞圆锥花序（稀近总状花序），雄花序多花，雌花序少花；核果狭圆形，横切面圆形至不明显的三角形，成熟时紫黑色；果核平滑或在中间有1不明显的肋凸，种子1~2。

【性味功效】根：淡、平。舒经活络，祛风除湿。叶：微苦、微涩，凉。清热解毒，消肿止痛。

【选方】风湿腰腿痛：乌榄根15g。水煎服；并研末，油调涂敷腰腿痛处。（《中草药大典》）

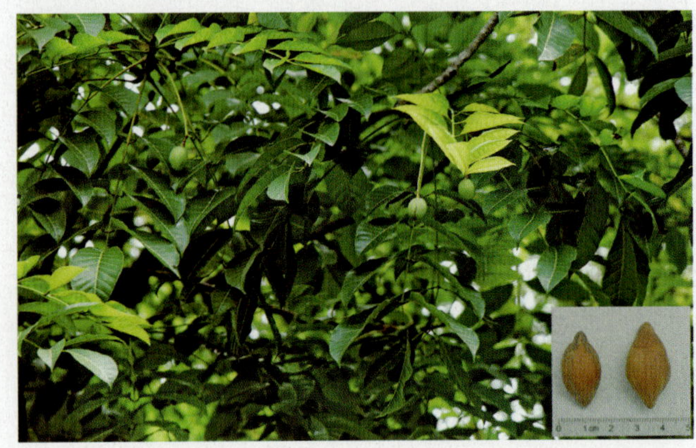

楝科

楝

【别名】苦楝、楝树、苦楝树、紫花树、森树。

【来源】为楝科植物楝*Melia azedarach* Linn.的根皮、树皮。

【植物形态特征】落叶乔木。树皮光滑，老则浅纵裂；枝上皮孔明显；二至三回奇数羽状复叶互生，小叶卵形至椭圆形，叶缘有钝齿或深浅不一的齿裂；圆锥花序腋生，两性，紫色或淡紫色，初夏开花；核果近球形，秋季熟时淡黄色，经冬不落。

【性味功效】苦，寒；有毒。杀虫，燥湿。

【选方】治小儿虫痛不可忍者：苦楝根白皮二两，白芜荑半两。为末，每服一钱，水-小盏，煎取半盏，放冷，待发时服，量大小加减，无时。（抵圣散《小儿卫生总微论方》）

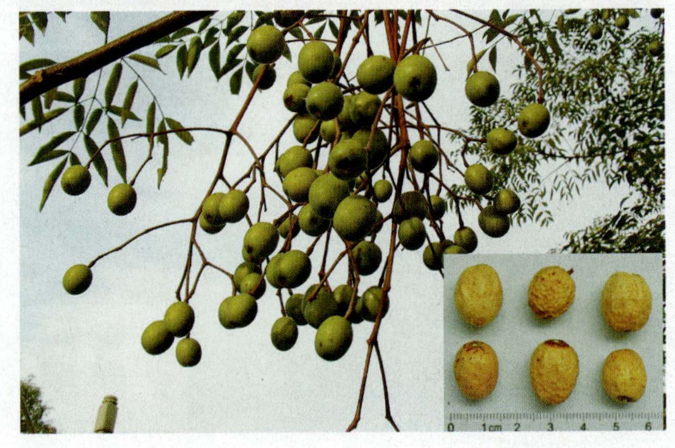

川楝

【别名】金铃子、川楝实、楝实、川楝皮、苦楝皮。

【来源】为楝科植物川楝*Melia toosendan* Sieb. et Zucc.的成熟果实、树皮及根皮。

【植物形态特征】乔木。树皮灰褐色，幼枝密被褐色星状鳞片；二回奇数羽状复叶互生，小叶对生，椭圆状披针形；圆锥花序聚生于小枝顶部之叶腋内，花瓣淡紫色；核果椭圆状球形，果皮薄，熟后淡黄色；种子扁平长椭圆形，黑色。

【性味功效】苦，寒；有小毒。果实：疏肝泄热，行气止痛，杀虫。树皮及根皮：杀虫，疗癣。

【选方】1. 治热厥心痛，或发或止，久不愈者：金铃子、延胡索各一两。上为细末，每服二、三钱，酒调下，温汤亦得。(金铃子散《活法机要》)

2. 治蛔虫病：可单用川楝皮水煎、煎膏或制成片剂、糖浆服用；亦可与使君子、槟榔、大黄等同用。(化虫丸《全国中成药处方集》)

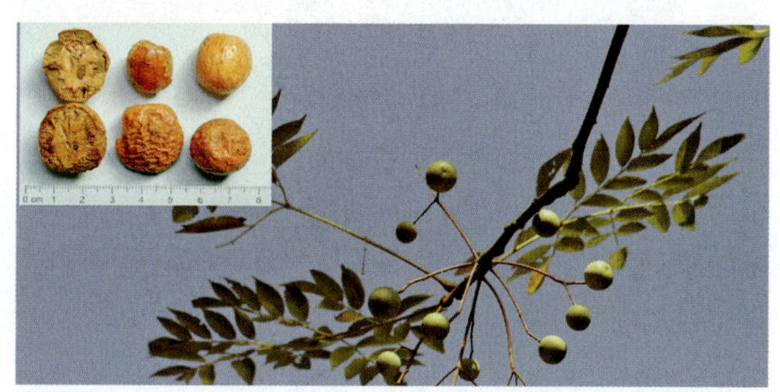

黄花倒水莲

【别名】倒水莲、倒吊黄、倒吊黄花、黄花大远志。

【来源】为远志科植物黄花倒水莲*Polygala fallax* Hemsl.的根。

【植物形态特征】灌木或小乔木。单叶互生，膜质，披针形至椭圆状披针形；总状花序顶生或腋生，下垂，花瓣黄色，3枚，侧生花瓣长圆形，龙骨瓣盔状；蒴果阔倒心形至圆形，具半同心圆状凸起的棱；种子圆形，种阜盔状，顶端突起。

【性味功效】甘、微苦，平。益气养血，健脾利湿，活血调经。

【选方】治贫血：黄花大远志、土党参、鸡血藤各一两，水煎服。(江西《中草药学》)

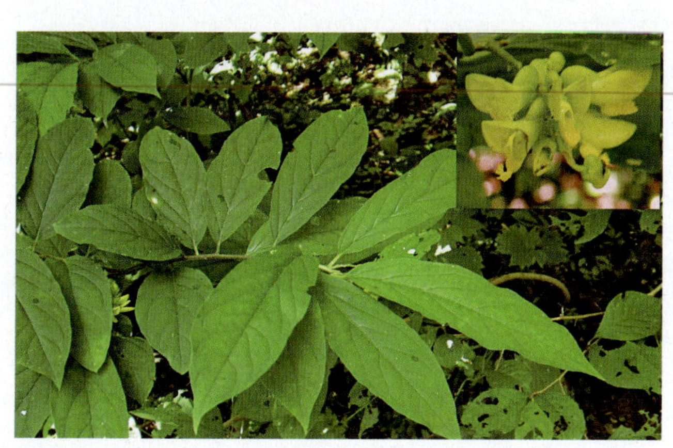

小花远志

【别名】金牛草、小金牛草、小兰青、细叶金不换、细金牛。

【来源】为远志科植物小花远志*Polygala arvensis* Willd.的带根全草。

【植物形态特征】一年生草本。小枝密被卷曲短柔毛；叶倒卵形，长圆形至椭圆状长圆形；总状花序腋生至腋外生，极短，长不超过叶，花瓣白色或紫色，侧生花瓣三角状菱形，基部与龙骨瓣合生，龙骨瓣盔形；蒴果近圆形；种子长圆形，顶端具1白色3裂的种阜。

【性味功效】辛、甘，平。祛痰止咳，散瘀，解毒。

【选方】1. 治咳嗽胸痛，肺结核，肝炎：小花远志9～15g，水煎服。(《中药志》)

2. 治风湿，蛇咬伤：小花远志全草适量，内服或鲜品捣烂敷患处。(《云南药物志》)

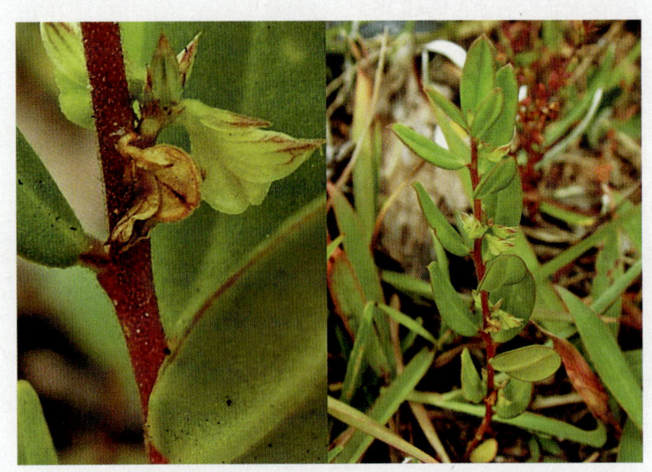

瓜子金

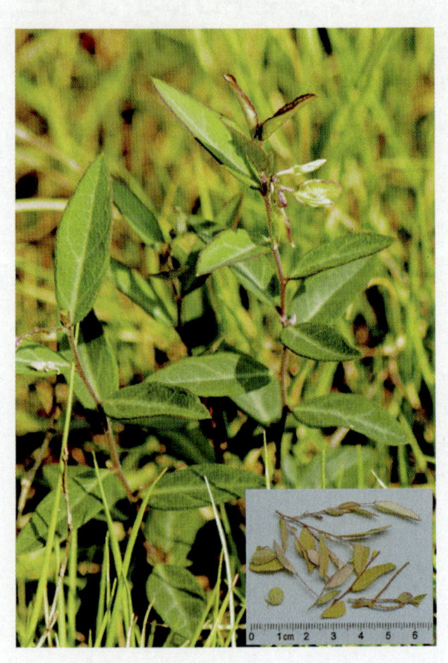

【别名】辰砂草、金锁匙、瓜子草、产后草、竹叶地丁。

【来源】为远志科植物瓜子金*Polygala japonica* Houtt.的全草。

【植物形态特征】多年生草本。茎丛生；叶互生，卵状披针形，形为瓜子；总状花序腋生，花紫色，萼片5，花瓣3；蒴果圆而扁，顶端凹，边缘有宽翅，具宿萼。种子卵形，密被柔毛。

【性味功效】苦，寒。清热解毒，祛痰止咳，活血止血。

【选方】1. 治痰咳：瓜子金根二两，酌加水煎，顿服。(《福建民间草药》)

2. 治毒蛇咬伤：鲜瓜子金一至二两。切碎捣烂，加泉水擂汁服，并以渣外敷于肿处。(《江西民间草药验方》)

远志科

远志

【别名】葽绕、蕀莞、神砂草、线儿茶、细草。

【来源】为远志科植物远志*Polygala tenuifolia* Willd.的根。

【植物形态特征】多年生草本。茎由基部丛生、斜生或直立，近无毛；叶互生，线形，全缘；总状花序有稀疏的花，花淡蓝紫色，萼片5，花瓣3，中央花瓣较大，呈龙骨状；蒴果卵圆形而扁，边缘有狭翅。种子卵形，扁平，黑色。

【性味功效】苦、辛，温。安神益智，交通心肾，祛痰，消肿。

【选方】1. 治神经衰弱，健忘心悸，多梦失眠：远志（研粉），每服一钱，每日二次，米汤冲服。（《陕西中草药》）

2. 治喉痹作痛：远志肉为末，吹之，涎出为度。（《仁斋直指方》）

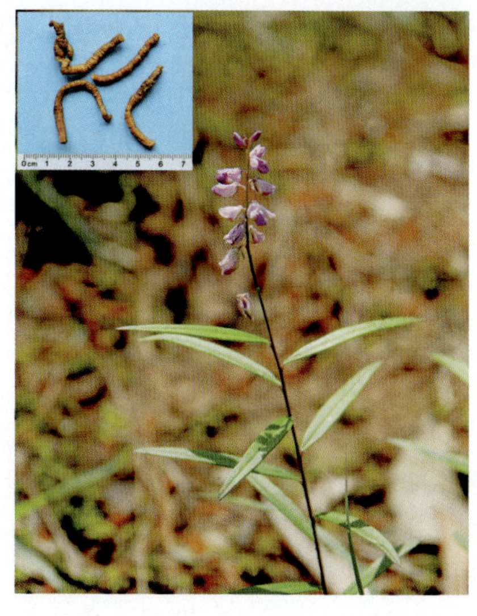

大戟科

红背山麻杆

【别名】红帽顶树、红背娘、红背桐、红背叶。

【来源】为大戟科植物红背山麻杆*Alchornea trewioides* (Benth.) Muell. Arg.的根、叶。

【植物形态特征】灌木或小乔木。幼枝被短柔毛；单叶互生，卵状圆形或阔三角状卵形或阔心形，叶基有红色腺体和2条线状附属物，嫩叶紫红色，边缘有不规则的细锯齿；雄花序腋生，总状，雌花序顶生，花密集；蒴果被灰白色毛。

【性味功效】甘，微寒。清热利湿，散瘀止血。

【选方】1. 治湿疹：红帽顶叶晒干研粉，外敷患处。（广西《中草药新医疗法处方集》）

2. 治赤痢、崩带、尿路结石或炎症：红背叶30g，煎水兑白糖服，或配人苋等量。（《湖南药物志》）

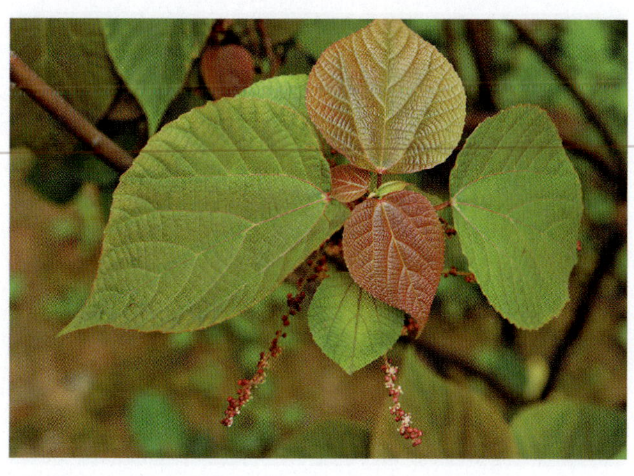

五月茶

【别名】五味叶、五味菜、酸味树。

【来源】为大戟科植物五月茶 *Antidesma bunius* (Linn.) Spreng.的根、叶、果。

【植物形态特征】灌木或小乔木。树皮灰褐色，幼枝有明显的皮孔；叶革质，有光泽，倒卵状长圆形；花小，单生，无花瓣，雌雄异株，雄花序为顶生或侧生的穗状花序，雌花序总状，生于分枝顶部；核果近球形，红色。

【性味功效】酸，平。生津止渴，活血，解毒。

【选方】1. 治小儿头疮：五月茶叶适量，水煎洗。(《青草药彩色图谱》)

2. 治跌打损伤：五月茶根适量煎水洗。(《全国中草药汇编》)

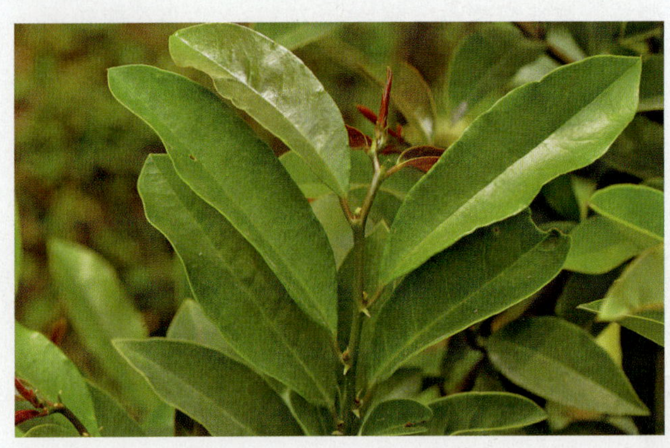

黑面神

【别名】黑面叶、狗脚刺、鬼画符、田中逵。

【来源】为大戟科植物黑面神 *Breynia fruticosa* (L.) Hook. F.的嫩枝叶、根。

【植物形态特征】灌木。叶卵形至卵状披针形，革质，两面光滑无毛；花极小，单性，雌雄同株，无花瓣，单生或2～4簇生于叶腋，雄花花萼陀螺状或半球形，雌花花萼果期扩大呈盘状，变褐色；果肉质，近球形，深红色。

【性味功效】叶：苦，寒；有毒。清湿热，化瘀滞。根：苦，寒。祛风清热，散瘀消肿。

【选方】治高热不退：黑面神根30g。煎服。(《西双版纳州傣医院傣医康郎香验方》)

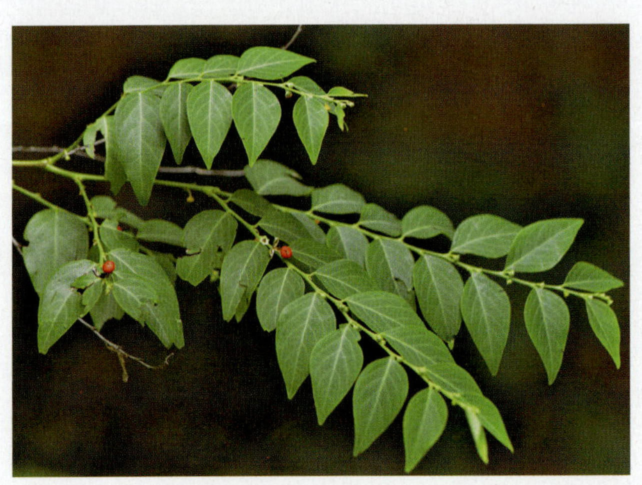

土蜜树

【别名】猪牙木、夹骨木、逼迫子、逼迫仔。

【来源】为大戟科植物土蜜树*Bridelia tomentosa* Bl.的根皮、茎、叶。

【植物形态特征】直立灌木或小乔木。叶片纸质，长圆形，叶背披有一层细小的茸毛或带有一层白色的粉霜，托叶线状披针形；花雌雄同株或异株，簇生于叶腋；核果近圆球形；种子褐红色，长卵形，腹面压扁状，有纵槽，背面稍凸起，有纵条纹。

【性味功效】甘、苦，寒。安神调经，清热解毒。

【选方】治产后发热：土蜜树鲜根皮60g，蒲公英、银花、菊花各20g，地丁10g，天葵子10g，丹皮、鱼腥草各15g，水煎内服，每日1剂。(《新编潮汕百草良方》)

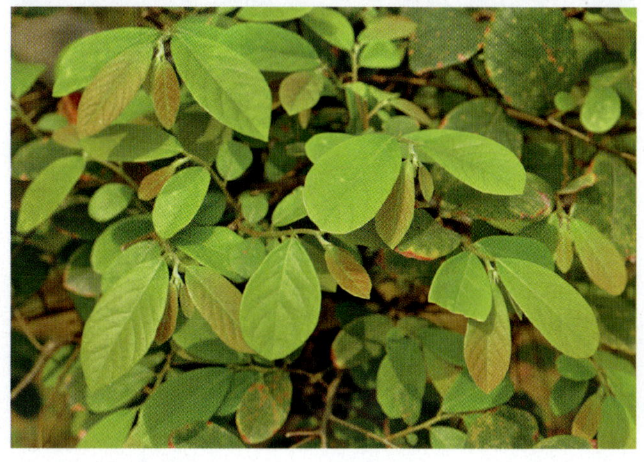

巴豆

【别名】双眼龙、大叶双眼龙、巴果、猛子树、八百力。

【来源】为大戟科植物巴豆*Croton tiglium* Linn.的成熟果实。

【植物形态特征】灌木或小乔木。幼枝绿色，被稀疏的星状毛；叶卵形至矩圆状卵形，两面被稀疏的星状毛，基部两侧近叶柄各有1无柄的腺体；花小，单性，雌雄同株，顶生总状花序，雌花在下，雄花在上；蒴果矩圆状；种子长卵形。

【性味功效】辛，热；有大毒。巴豆：外用蚀疮。巴豆霜：峻下积滞，逐水消肿，豁痰利咽。

【选方】1. 治寒癖宿食，久饮不消，便秘：巴豆仁一升，清酒五升。煮三日三夜，研，令大热，合酒微火煎之，丸如胡豆大，每服一丸，水下，欲吐者服二丸。(《千金方》)

2. 治一切恶疮：巴豆三十粒，麻油煎黑，去豆，以油调雄黄、轻粉末，频涂取效。(《普济方》)

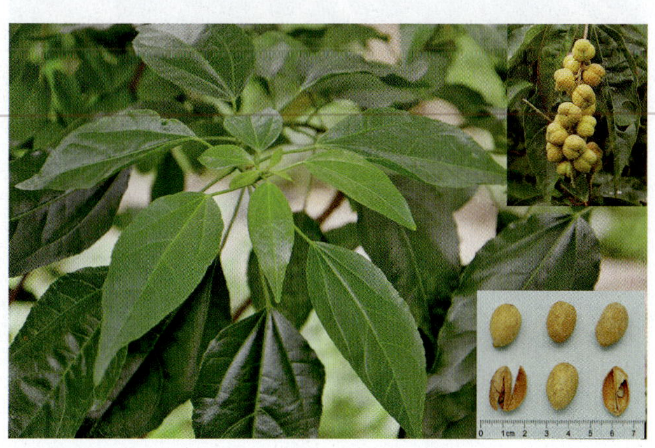

火殃勒

【别名】霸王鞭、金刚树、金刚纂、火殃簕。

【来源】为大戟科植物火殃勒*Euphorbia antiquorum* Linn.的茎、叶。

【植物形态特征】肉质灌木状小乔木。乳汁丰富，茎常三棱状，偶有四棱状并存，边缘具明显的三角状齿；叶常生于幼枝顶部，倒卵形或倒卵状长圆形，对生，托叶坚硬、刺状；花序单生于叶腋；蒴果三棱状扁球形，成熟后三裂。

【性味功效】辛、热；有毒。消肿拔毒，止泻，祛风行气。

【选方】治酒后脚痛验方：火殃勒树青3钱，水煮数沸，晒干为末（《广州市中医验方选集第一集》）

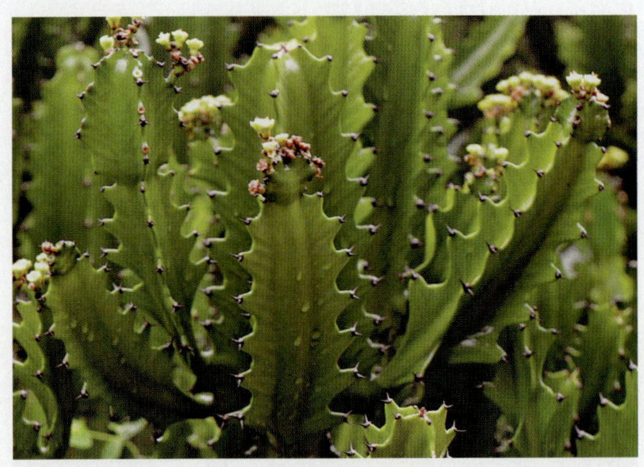

泽漆

【别名】五朵云、五盏灯、一把伞、猫儿眼草。

【来源】为大戟科植物泽漆*Euphorbia helioscopia* Linn.的全草。

【植物形态特征】一年生或二年生草本，全株含乳汁。茎基部分枝，带紫红色。叶互生，倒卵形或匙形；总花序多歧聚伞状，顶生，杯状聚伞花序钟形；蒴果球形，光滑无毛；种子褐色，卵形，表面在凸起的网纹。

【性味功效】辛、苦，微寒；有毒。利尿消肿，化痰散结，杀虫止痒。

【选方】治水气：泽漆十斤(于夏间拣取嫩叶，入酒一斗，研取汁，约二斗)。上药以慢火熬如稀饧，即止，放瓷器内收。每日空心以温酒调下一茶匙。以愈为度。(《圣惠方》)

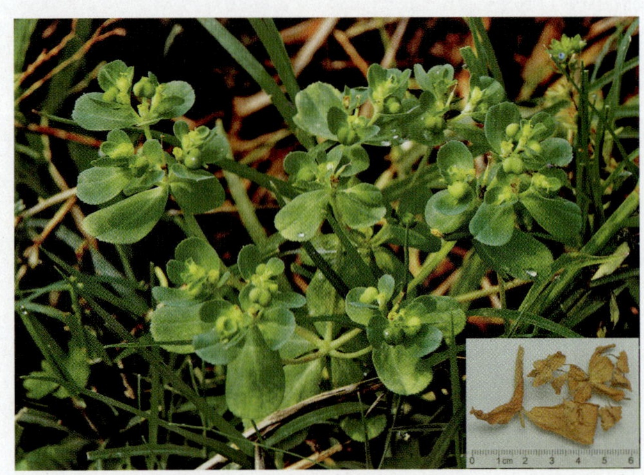

飞扬草

【别名】大飞扬草，白乳草，大乳汁草。

【来源】为大戟科植物飞扬草 *Euphorbia hirta* Linn.的全草。

【植物形态特征】一年生草本。全体被粗毛，有乳汁；茎倾斜，近基部分枝；单叶对生，披针状长圆形或长圆状卵形；开淡绿色或紫色小花，杯状聚伞花序再排成紧密的腋生头状花序；蒴果卵状三棱形；种子卵状四棱形，每面有多少明显的横沟。

【性味功效】微辛、酸，寒；有毒。清热利湿，解毒止痢，杀虫止痒。

【选方】治赤白痢疾：大飞扬草五至八钱。赤痢加白糖，白痢加红糖，用开水炖服。（《福建民间草药》）

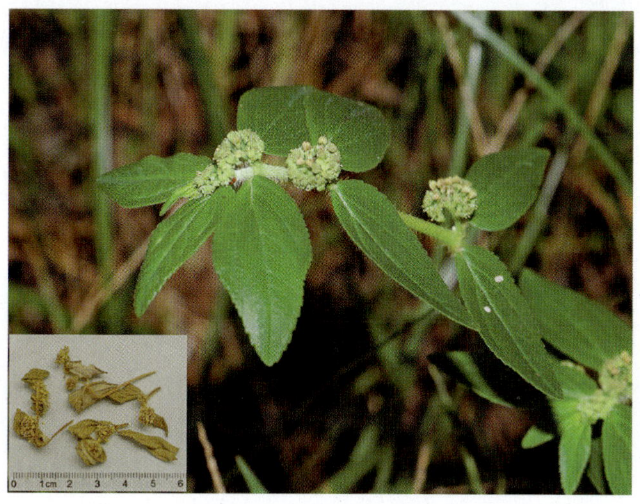

续随子

【别名】千金子、千两金、菩萨豆、仙人对座草、百药解。

【来源】为大戟科植物续随子 *Euphorbia lathylris* Linn.的种子。

【植物形态特征】二年生草本。全株无毛，微被白粉，含白色乳汁；根柱状，茎直立。单叶交互对生，线状披针形，全缘；总花序顶生，呈伞状，杯状聚伞花序钟状；蒴果三棱状球形，光滑无毛；种子柱状至卵球状，褐色或灰褐色。

【性味功效】辛，温；有毒。逐水消肿，破血消癥。

【选方】治阳水肿胀：续随子（炒，去油）二两，大黄一两。为末，酒、水丸绿豆大。每服以白汤送下五十丸，以去陈莝。（《摘元方》）

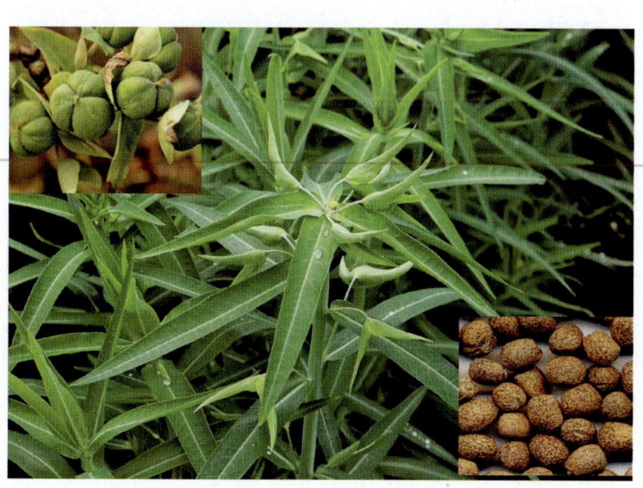

大戟

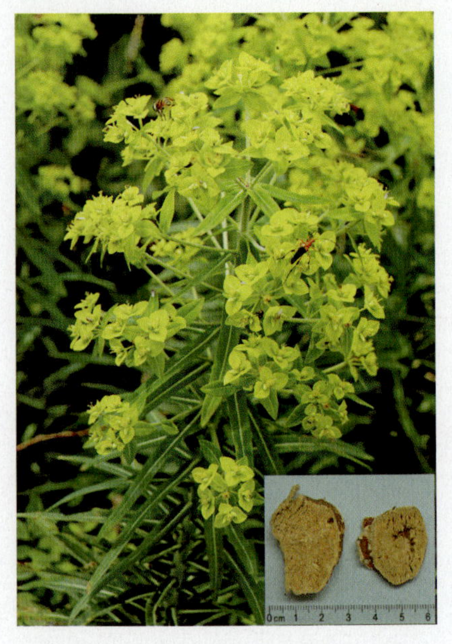

【别名】京大戟、花大戟、黄芽大戟、山猫儿眼草、龙虎草。

【来源】为大戟科植物大戟*Euphorbia pekinensis* Rupr.的根。

【植物形态特征】多年生草本。全株含有白色乳汁。根圆锥状；茎被白色短柔毛；叶互生，矩圆状披针形至披针形，背面稍被白粉。总花序通常有5伞梗，杯状花序总苞坛形；蒴果三棱状球形，表面具疣状突起；种子卵形，光滑。

【性味功效】苦，寒；有毒。泻水逐饮，消肿散结。

【选方】治淋巴结结核：大戟100g，鸡蛋七个。将药和鸡蛋共放砂锅内，水煮三小时，将蛋取出，每早，去壳食鸡蛋一个。七天为一疗程。(《中草药新医疗法资料选编》)

千根草

【别名】小飞扬草、细叶飞扬草、乳汁草、痢疾草。

【来源】为大戟科植物千根草*Euphorbia thymifolia* Linn.的全草。

【植物形态特征】一年生草本。全草有白色乳汁，茎匍匐状，自基部极多分枝；叶对生，椭圆形、长圆形或倒卵形；花序单生或数个簇生于叶腋；蒴果卵状三棱形，被贴伏的短柔毛；种子长卵状四棱形，暗红色，每个棱面具4~5个横沟。

【性味功效】酸、涩，微寒。清热解毒，利湿止痢，敛疮止痒。

【选方】1. 治疟疾：生乳汁草四两，水煎，冲红砂糖适量，在发作前二小时服。(《岭南草药志》)

2. 治菌痢、肠炎：小飞扬草三至五钱。水煎服。(《文山中草药》)

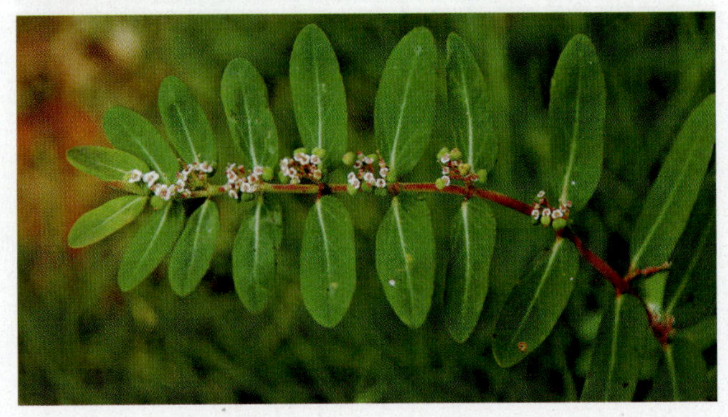

【性味功效】辛、微酸，凉；有毒。催乳，杀虫。

【选方】阳性肿痛：全草适量捣烂敷患处。(《园林常见中草药用法选编》)

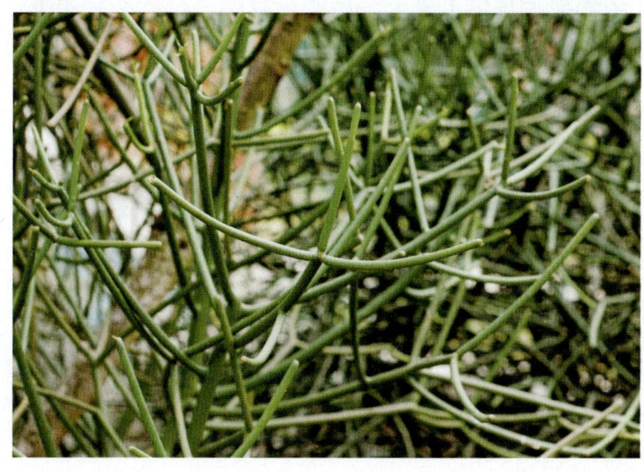

绿玉树

【别名】光棍树、绿珊瑚、青珊瑚、铁罗、神仙棒。

【来源】为大戟科植物绿玉树*Euphorbia tirucalli* Linn.的全草。

【植物形态特征】灌木或小乔木。主干和分支木质化褐色，嫩枝绿色圆筒状，像很多铅笔；叶细小互生，呈线形或退化为不明显的鳞片状，故常呈无叶状态。花冠黄白色；果实为蒴果，暗黑色，披贴伏柔毛；种子呈卵形，平滑。

白饭树

【别名】鱼眼木、白倍子、鹊饭树、金柑藤。

【来源】为大戟科植物白饭树*Flueggea virosa* (Roxb.ex Willd.)Voigt.的叶、根。

【植物形态特征】落叶灌木。老枝具粗短刺，小枝具纵棱槽；叶片纸质，椭圆形、长圆形、倒卵形或近圆形；花小，淡黄色，雌雄异株，多朵簇生于叶腋；蒴果浆果状，近圆球形，成熟时果皮淡白色，不开裂；种子栗褐色，具光泽。

【性味功效】叶：苦、微涩，凉；有小毒。祛风除湿，解毒杀虫。根：苦、微涩，凉。清热止痛，杀虫拔脓。

【选方】治水痘、湿疹、脓疱疮、鸡眼、蛇骨刺伤感染：白饭树叶适量，煎水洗患处。(《医学文选》)

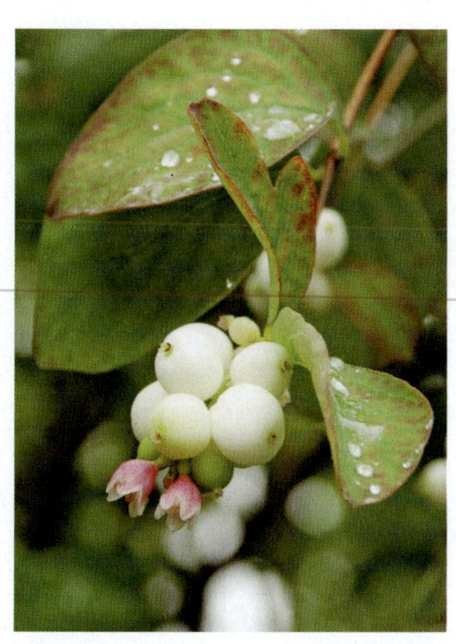

毛果算盘子

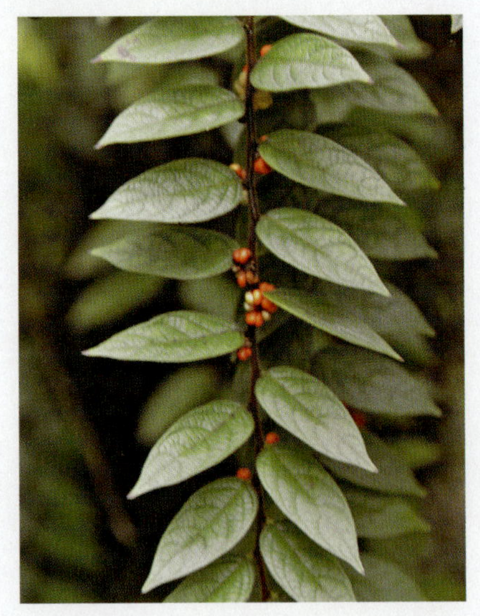

【别名】漆大姑、漆大伯、毛漆、磨子果。

【来源】为大戟科植物毛果算盘子*Glochidion eriocarpum* Champ. ex Benth.的枝叶。

【植物形态特征】灌木。枝密被淡黄色扩展的长柔毛；叶互生，卵形或狭卵形，两面均被长柔毛；雄花2～4朵成簇位于小枝上部的叶腋内，雌花无柄单生；蒴果扁球形，具5条纵棱，密被长柔毛。

【性味功效】苦、涩，平。祛风、除湿、止痒、止泻。

【选方】治漆树过敏，水田性皮炎，皮肤瘙痒，剥脱性皮炎，荨麻疹，湿疹：鲜用或干叶煎水外洗。（《常用中草药手册》广州部队后勤部卫生部编）

算盘子

【别名】算盘子叶、算盘子根、金骨风、狮子滚球、野南瓜。

【来源】为大戟科植物算盘子*Glochidion puberum*（Linn.）Hutch.的根、枝叶、果实。

【植物形态特征】灌木。枝密被黄褐色短柔毛。叶互生，矩圆形至矩圆状披针形或倒卵状矩圆形，表面除中脉外无毛，下面密被短柔毛；花单性，雌雄同株或异株，无花瓣，2～5簇生叶腋；蒴果扁球形，有明显的纵沟槽，被短柔毛。

【性味功效】苦、涩，凉。有小毒。清热利湿，解毒消肿。

【选方】1. 治疟疾：野南瓜一两。酒水各半煎，于疟发前二至三小时服。（江西《草药手册》）

2. 治睾丸炎：鲜野南瓜三两，鸡蛋二个。先将药煮成汁，再以药汁煮鸡蛋，一日二次，连服二天。（江西《草药手册》）

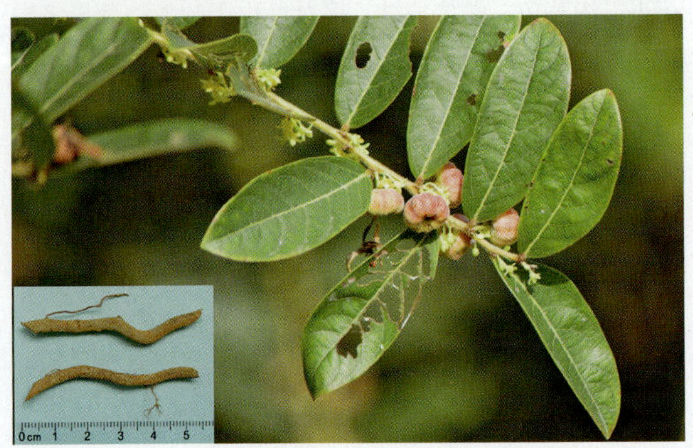

白背叶

【别名】白背木、白背桐、白膜根、白朴根、叶下白。

【来源】为大戟科植物白背叶*Mallotus apelta*（Lour.）Muell.-Arg.的根、叶。

【植物形态特征】灌木或小乔木。全株密被灰白色星状茸毛。叶互生，宽卵形，两面被星状毛及棕色腺体，下面的毛更密厚；花单性，雌雄异株，雄穗状花序顶生，雌穗状花序顶生或侧生；蒴果近球形，密生软刺及星状毛；种子近球形，黑色，光亮。

【性味功效】微涩、微苦，平。根：清热利湿，益气固脱，疏肝活血；叶：清热利湿，解毒止痛，止血消肿。

【选方】治中耳流脓：白背叶根研末，酒适量，浸出浓液滴耳内，并外搽。（《岭南草药志》）

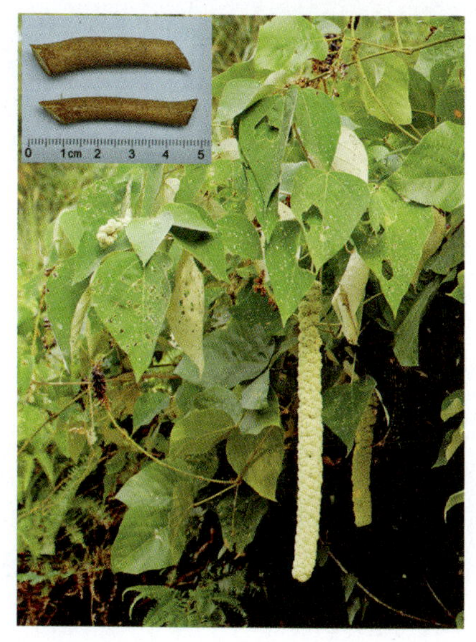

余甘子

【别名】油柑、油甘子、橄榄子、滇橄榄、庵摩勒。

【来源】为大戟科植物余甘子*Phyllanthus emblica* Linn.的成熟果实。

【植物形态特征】落叶灌木或小乔木。小枝细，被锈色短柔毛，落叶时整个小枝脱落；单叶互生，狭长矩圆形，在枝上明显二列状；花小，单性同株；3~6朵簇生叶腋；蒴果球形，稍带6棱，外果皮肉质，干时开裂；种子6，近三棱形。

【性味功效】甘、酸、涩，凉。清热凉血，消食健胃，生津止咳。

【选方】1. 治感冒发热，咳嗽，咽喉痛，口干烦渴，维生素C缺乏症：鲜余甘子果十至三十个。水煎服。（广州部队《常用中草药手册》）

2. 治哮喘：滇橄榄二十个，先煮猪心肺，去浮沫再加橄榄煮熟连汤吃。（《昆明民间常用草药》）

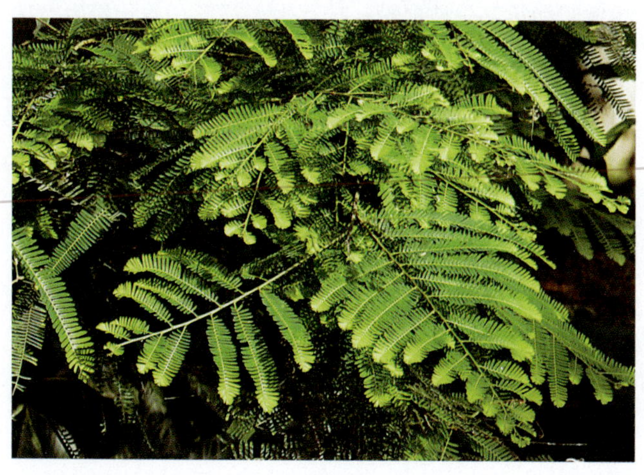

叶下珠

【别名】叶后珠、珍珠草、珠仔草、假油甘、日开夜闭。

【来源】为大戟科植物叶下珠 *Phyllanthus urinaria* Linn.的全草。

【植物形态特征】一年生草本。茎具翅状纵棱，单叶2列互生，长椭圆形；花小，单性，雌雄同株，雄花2~3朵簇生于叶腋，雌花在叶下2列着生；蒴果扁球形，赤褐色，表面有小凸刺或小瘤体；种子灰褐色。

【性味功效】微苦、甘，凉。平肝清热，利水解毒。

【选方】1. 治红白痢疾：叶下珠鲜草一至二两。水煎，赤痢加白糖，白痢加红糖调服。(《福建中草药》)

2. 治传染性肝炎：鲜叶下珠一至二两。水煎服，一日一剂，连服一周。(徐州《单方验方新医疗法选编》)

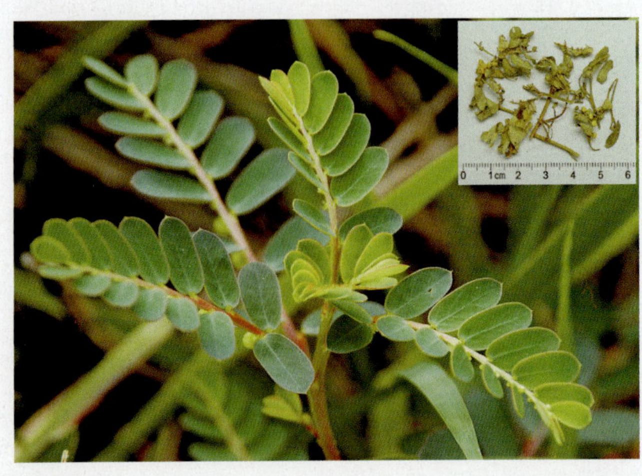

蓖麻

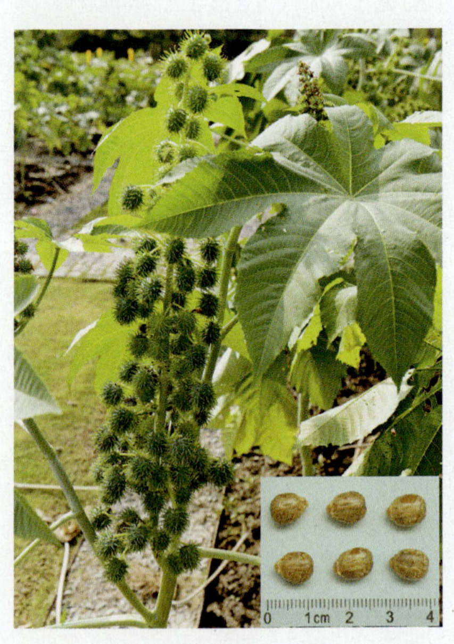

【别名】蓖麻子、蓖麻仁、大麻子、蓖麻油。

【来源】为大戟科植物蓖麻*Ricinus communis* Linn.的成熟种子。

【植物形态特征】高大一年生草本或在南方地区常成小乔木。幼嫩部分被白粉；叶互生，圆形，盾状着生，掌状中裂，裂片5~11，卵状披针形至矩圆形；花单性，同株，无花瓣，圆锥花序与叶对生，下部雄花，上部雌花；蒴果球形，长有软刺；种子矩圆形，光滑有斑纹。

【性味功效】甘、辛，平；有毒。消肿拔毒，泻下通滞。

【选方】1. 治疗疮脓肿：蓖麻子二十多颗，去壳，和少量食盐、稀饭捣匀，敷患处，日换两次。(《福建民间草药》)

2. 治瘰疬：蓖麻子炒热，去皮，烂嚼，临睡服三、二枚，渐加至十数枚。(《本草衍义》)

山乌桕

【别名】红乌桕、红叶乌桕、红心乌桕、山柳。

【来源】为大戟科植物山乌桕*Sapium discolor*（Champ.ex Benth.）Muell.-Arg.的根、叶。

【植物形态特征】乔木或灌木。枝条具小点状皮孔；单叶互生，椭圆状卵形，上面绿色，下面粉绿色，叶柄顶端有2腺体；花单性，雌雄同株，总状花序顶生，密生黄色小花；蒴果室背开裂；种子近球形，外被蜡层。

【性味功效】苦，寒；有小毒。根：利水通便，祛瘀消肿；叶：消肿，解毒，祛湿。

【选方】1. 治大便秘结：山乌桕根30g。用水煎服。（《广西民间常用草药》）

2. 治毒蛇咬伤：山乌桕30～60g，黑面叶30～60g。用水煎，冲酒服。（《广西民间常用草药》）

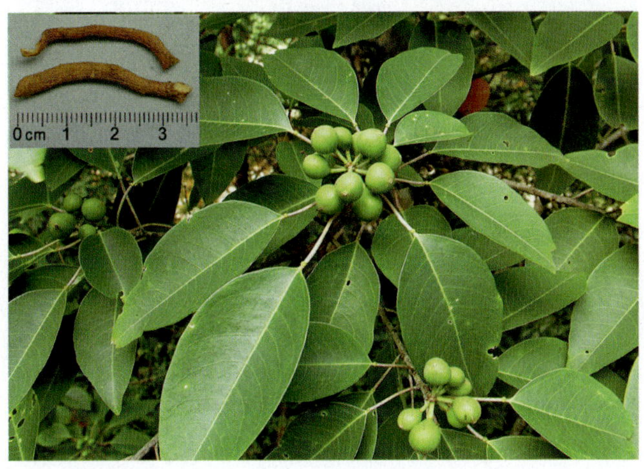

乌桕

【别名】腊子树、蜡烛树、桕树。

【来源】为大戟科植物乌桕*Sapium sebiferum*（Linn.）Roxb.的根皮或茎皮、叶、种子。

【植物形态特征】落叶乔木，具乳液。单叶互生，菱形至阔菱状卵形，叶柄顶端腺体2个；花单性，雌雄同株，总状花序顶生，黄绿色，苞片菱状卵形，基部两侧各有肾形腺体1个；蒴果椭圆状球形；种子近球形，黑色。

【性味功效】苦，寒；有毒。泻下逐水，杀虫消积，解毒消肿。

【选方】治湿疹：乌桕种子(鲜)杵烂，包于纱布内，擦患处。（《闽东本草》）

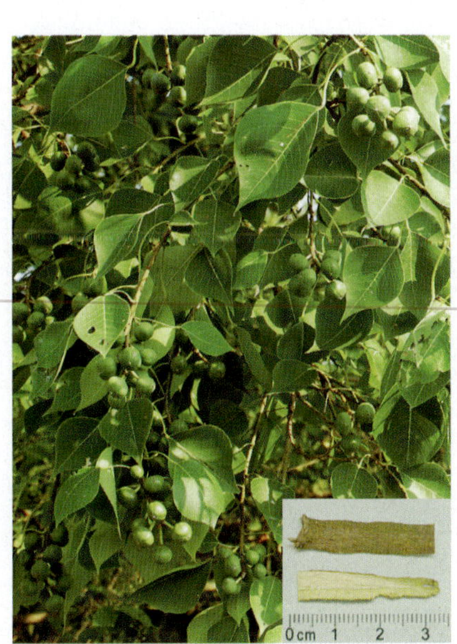

龙脷叶

【别名】龙舌叶、龙珠叶。

【来源】为大戟科植物龙脷叶*Sauropus spatulifolius* Beille.的叶。

【植物形态特征】常绿小灌木。单叶互生，稍肉质，倒披针状匙形或长圆状匙形，上面深绿色或淡蓝绿色，中脉和侧脉附近常为苍白色；花紫红色，单性，雌雄同株，雄花几朵簇生或组成腋生聚伞花序，雌花1～2朵常生于叶腋；蒴果大如豌豆，扁球形，外有宿萼包被。

【性味功效】甘、淡，平。清热化痰，润肺通便。

【选方】治急性支气管炎，上呼吸道炎，支气管哮喘：龙舌叶二至四钱(鲜用三钱至一两)。水煎服。(广州部队《常用中草药手册》)

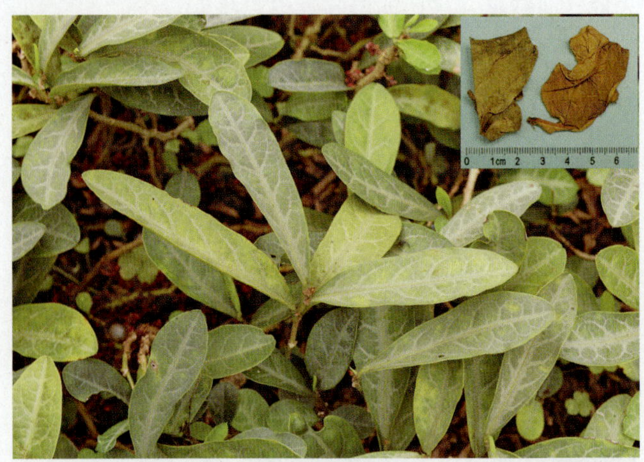

铁苋

【别名】人苋、海蚌含珠、蛤蜊花、蚌壳草。

【来源】为大戟科植物铁苋*Acalypha australis* Linn.的全草。

【植物形态特征】一年生草本，被贴毛柔毛。叶长卵形、近菱状卵形或阔披针形，上面无毛，下面沿中脉具柔毛；花单性，雌雄同株，穗状花序腋生，苞片开展时肾形，合时如蚌；蒴果，钝三棱状，果皮具疏生毛和毛基变厚的小瘤体；种子近卵状。

【性味功效】微苦、涩，凉。清热解毒，治痢止泻，收敛止血。

【选方】治血淋：鲜铁苋菜50g，蒲黄炭、小蓟、木通各15g，水煎服。(《青海常用中草药手册》)

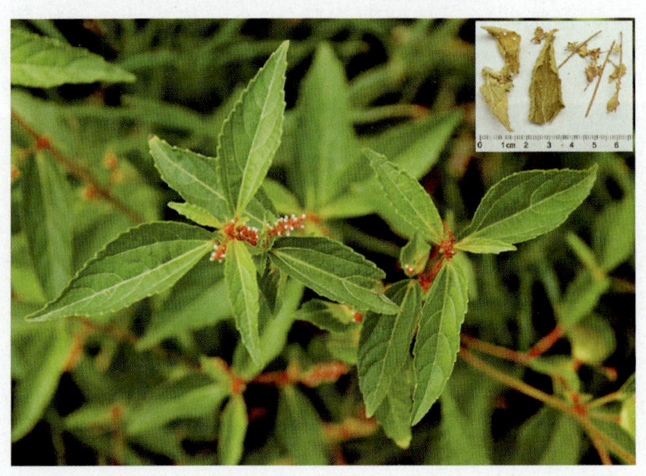

地锦

【别名】地锦草、奶浆草、乳汁草、铺地锦、铺地红。

【来源】为大戟科植物地锦*Euphorbia humifusa* Willd.的全草。

【植物形态特征】一年生匍匐草本。茎红紫色，含白色乳汁；叶常对生，矩圆形，绿色或带淡红色；杯状花序单生于叶腋，腺体4，横矩圆形，具白色花瓣状附属物；蒴果三棱状球形，无毛；种子卵形，黑褐色，外被白色蜡粉。

【性味功效】辛、苦，平。清热解毒，凉血止血。

【选方】1. 治血痢不止：地锦草晒研，每服二钱，空心米饮下。(《乾坤生意》)

2. 治咳血、吐血、便血、崩漏：鲜地锦草一两。水煎或调蜂蜜服。(《福建中草药》)

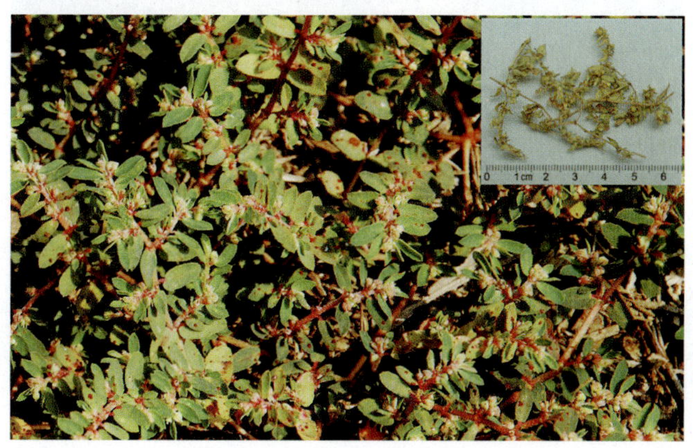

麻风树

【别名】麻疯树、小桐子、臭油桐、膏桐、芙蓉树。

【来源】为大戟科植物麻风树*Jatropha curcas* Linn.的叶子。

【植物形态特征】灌木或小乔木。叶互生，近圆形至卵状圆形，长宽略相等，幼时背面脉上被柔毛；花单性，雌雄同株，聚伞花序腋生，雄花萼片及花瓣各5枚，雌花无花瓣；蒴果卵形；种子椭圆形。

【性味功效】涩，微寒；有毒。清热，解痉，止吐，止血，排脓生肌。

【选方】1. 治跌打瘀肿，创伤出血：鲜麻疯树叶适量，捣烂敷患处。(《广西中草药》)

2. 治皮肤瘙痒，湿疹：鲜麻疯树叶，置火上烤热至叶柔软时揉烂擦患处。(《广西中草药》)

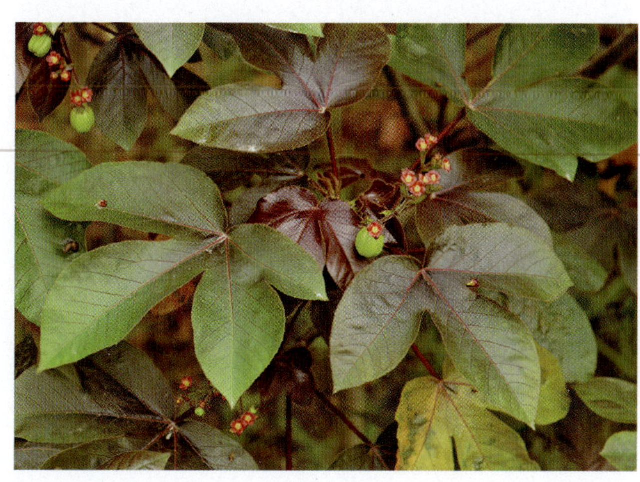

牛耳枫

【别名】老虎耳、山羊屎、猪颌木。

【来源】为交让木科植物牛耳枫 *Daphniphyllum calycinum* Benth的根。

【植物形态特征】灌木或小乔木。叶纸质，阔椭圆形或倒卵形，先端钝或圆形，基部阔楔形，全缘。总状花序腋生，花小，雌雄异株。核果卵圆形，较小，被白粉，具小疣状突起，先端具宿存柱头，基部具宿萼。

【性味功效】辛、苦，凉。清热解毒，活血化瘀，消肿止痛。

【选方】1. 治蛇伤或骨折：牛耳枫鲜叶捣烂敷。（广州部队《常用中草药手册》）

2. 治驱风，止痛，消肿。用于治风湿骨痛，浮肿。（《陆川本草》）

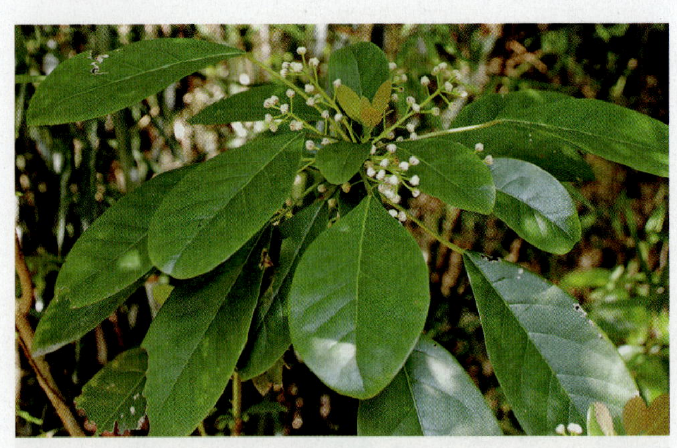

亚麻

【别名】胡麻子、大胡麻。

【来源】为亚麻科植物亚麻*Linum usitatissimum* Linn.的成熟种子。

【植物形态特征】一年生草本。茎直立，上部多分枝。叶线形至线状披针形，先端锐尖，全缘，无柄。花萼片卵状披针形，边缘有纤毛；花瓣蓝色或白色；雄蕊5；花柱分离，柱头棒状。蒴果球形，顶端5瓣裂。种子10。

【性味功效】甘，平。润燥通便，养血祛风。

【选方】1. 治溢脂性脱发：鲜柳枝、亚麻子各30g。煎服。(江西《中草药学》)

2. 治咳嗽气喘：亚麻子、文旦皮，煎服。(江西《中草药学》)

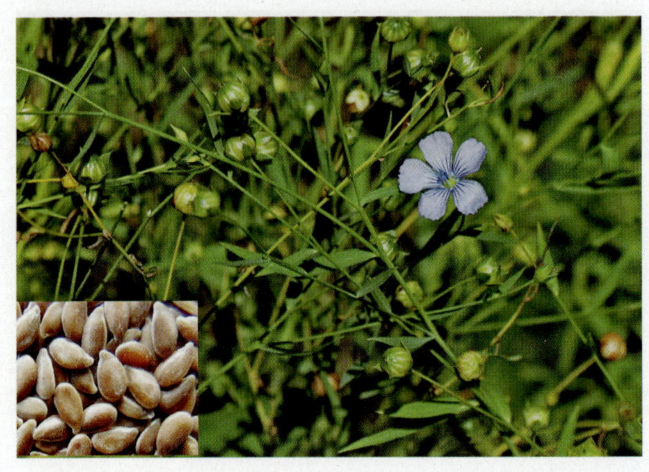

酒饼簕

【别名】东风桔、针仔簕、牛屎橘、狗橘刺。

【来源】为芸香科植物酒饼簕 *Atalantia buxifolia* (Poir.) Oliv的根。

【植物形态特征】灌木或小乔木。茎多分枝，秃茎或幼枝被小柔毛，常有腋生刺。单叶互生，革质，有油点，倒卵状椭圆形或倒卵形，揉之有橘香气。花白色，单生或2～3朵聚生于叶腋，无柄或近无柄，花萼近球形。浆果近球形，熟时蓝黑色。

【性味功效】辛、苦，微温。祛风解表，化痰止咳，理气止痛。

【选方】1. 治疟疾：酒饼簕根30～60g。水煎，发作前4小时顿服，连续服3～5天。(《全国中草药汇编》)

2. 治咳嗽，支气管炎：酒饼簕叶、布渣叶、华泽兰叶、车前草各15g，水煎服。(《全国中草药汇编》)

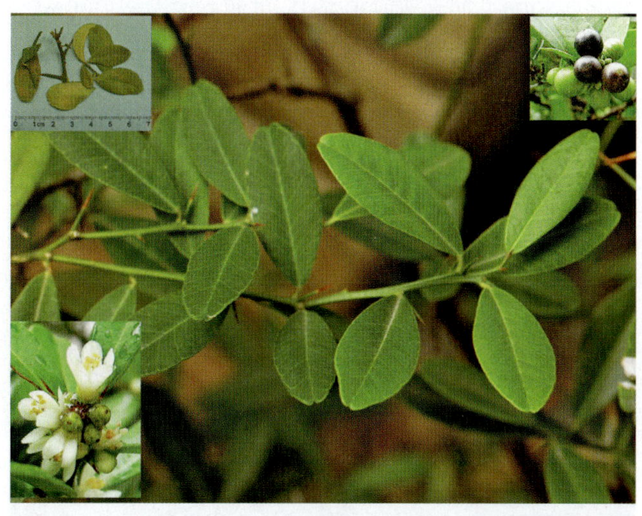

佛手

【别名】佛手柑、手柑。

【来源】为芸香科植物佛手*Citrus medica* var. *sarcodactylis*的果实。

【植物形态特征】小乔木或灌木。枝有刺，幼枝微带紫红色。单叶互生，叶片矩圆形或倒卵状矩圆形，叶缘具波状钝锯齿。花单生、簇生或为总状花序。果大，卵形、长圆形或矩圆形，顶端裂瓣如指，故称“佛手”，橙黄色，皮粗糙，果肉淡黄色。

【性味功效】辛、苦、酸，平。理气止痛，消食化痰。

【选方】1. 治慢性胃炎，胃神经痛等：鲜佛手12～15g（干品6g），开水冲泡，代茶饮；或佛手、延胡索各6g，水煎服，治胃气痛有效。(《全国中草药汇编》)

2. 治食欲不振：佛手、枳壳、生姜各3g，黄连0.9g，水煎服，每日1剂。(《全国中草药汇编》)

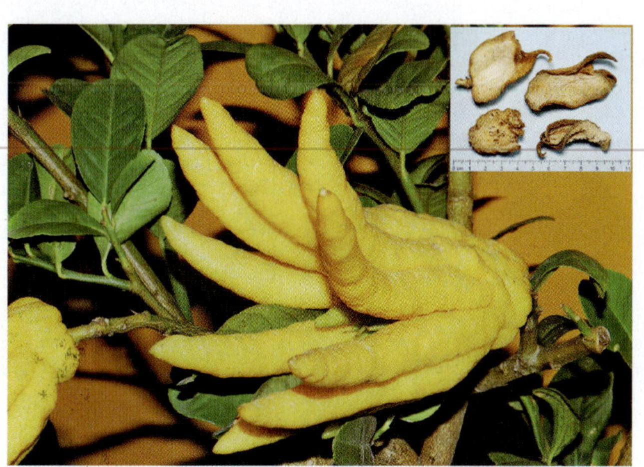

三椏苦

【别名】三叉苦、三叉虎、鸡骨树、三丫苦。

【来源】为芸香科植物三椏苦*Evodia lepta* (Spreng.) Merr的茎叶。

【植物形态特征】常绿灌木或小乔木，全株味苦。茎粗大，多分枝。3小叶复叶对生，小叶纸质，矩圆状披针形，全缘或不规则浅波状，两面光滑无毛。伞房状圆锥花序腋生，花单性。蓇葖果2～3，外果皮半透明，有腺点。种子卵状球形，黑色。

【性味功效】苦，寒。清热解毒，散瘀止痛。

【选方】1. 预防流行性脑脊髓膜炎、流脑、流感：三叉苦20g，野菊花、金银花各15g，水煎服，每日1次，连用3～5天。(《全国中草药汇编》)

2. 治感冒高热、流行性感冒：三叉苦根或茎、鸭脚木根或茎各500g，加水剪取300ml，过滤，浓缩至1000ml。每次服60ml，每日1～2次。(《全国中草药汇编》)

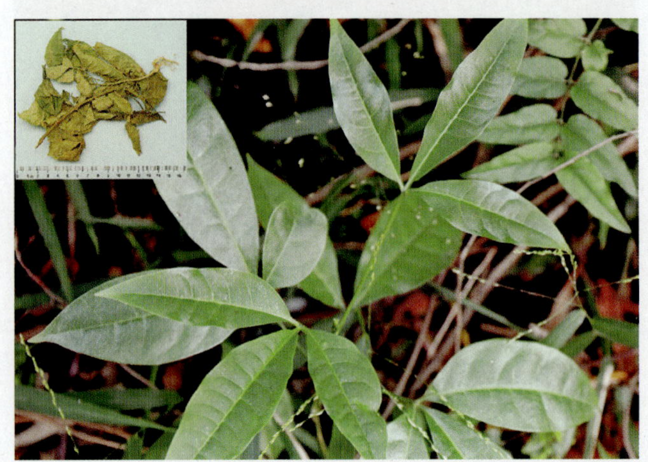

九里香

【别名】千里香、过山香、山黄皮、石辣椒。

【来源】为芸香科植物九里香*Murraya exofica* Linn的叶或带叶嫩枝。

【植物形态特征】常绿灌木，多分枝。单数羽状复叶互生，叶面深绿色有光泽。花大而少，花极芳香，萼片、花瓣各5。聚伞花序顶生或腋生。浆果大小不一，卵形或球形，熟时朱红色。种子有绵毛。

【性味功效】辛、微苦，温；有小毒。行气止痛，活血散瘀。

【选方】1. 治湿疹：九里香鲜枝叶，水煎，擦洗患处。(《福建中草药》)

2. 治肚痛：以九里香草捣碎浸酒服，疑即本品。(《本草纲目》引傅滋《医学集成》)

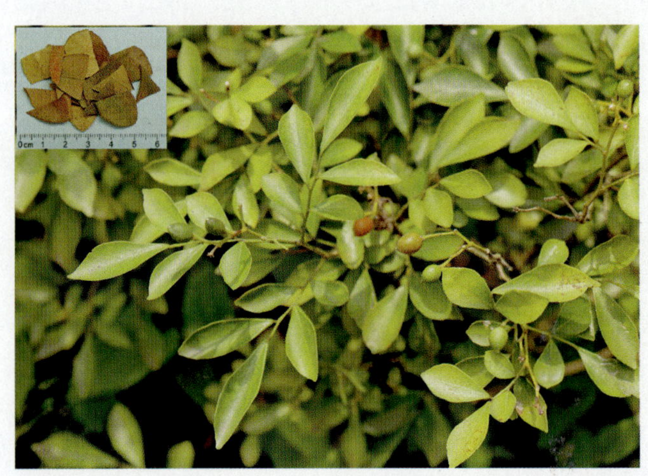

两面针

【别名】两背针、山椒、叶下穿针、入地金牛。

【来源】为芸香科植物两面针*Zanthoxylum nitidum* (Roxb.) DC的根。

【植物形态特征】常绿木质藤本。单数羽状复叶互生，小叶对生，幼苗小叶中脉两面有刺。圆锥状聚伞花序腋生，花单性，花萼、花瓣4，花瓣淡青色。蓇葖果成熟时紫红色，有粗大腺点，顶端具短喙。

【性味功效】苦、辛、平；有小毒。活血化瘀，行气止痛，祛风通络，解毒消肿。

【选方】1. 治神经痛，风湿骨痛，胃肠绞痛，溃疡病：两面针注射液。每次1支，每日肌注1~2次。(《全国中草药汇编》)

2. 治风湿性关节炎，腰肌劳损：两面针9g，鸡骨香15g，了哥王根皮6g。75%乙醇浸泡，用浸泡液外搽患部。(《全国中草药汇编》)

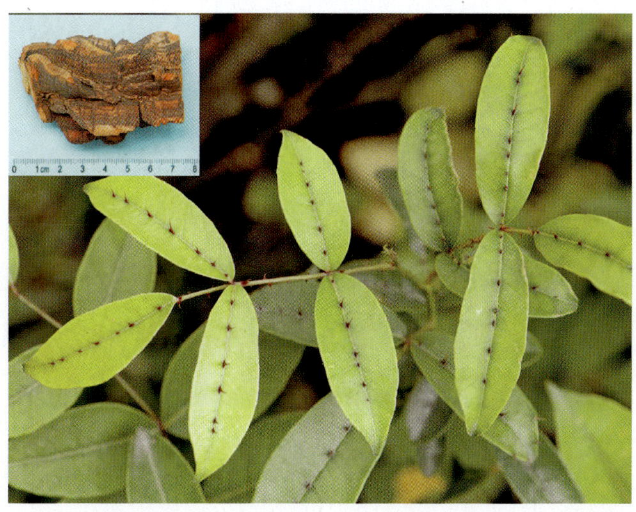

芸香

【别名】臭草。

【来源】为芸香科植物芸香*Ruta graveolens* L.的全草。

【植物形态特征】多年生木质草本。有强烈刺激气味，基部木质化，叶2~3回羽状全裂或深裂，小叶全缘或微有钝齿。聚伞花序顶生，花金黄色，蒴果成熟时开裂。种子有棱，种皮有瘤状凸起。

【性味功效】辛、微苦，凉。清热解毒，散瘀止痛。

【选方】1. 清热解毒解暑，芳香健胃。治咽喉哑痛，中暑，胃脘饱闷，疮毒溃烂。(《昆明民间常用草药》)

2. 清暑透表，利湿和胃。治伤暑，夏月感冒，淋症。(《云南中草药》)

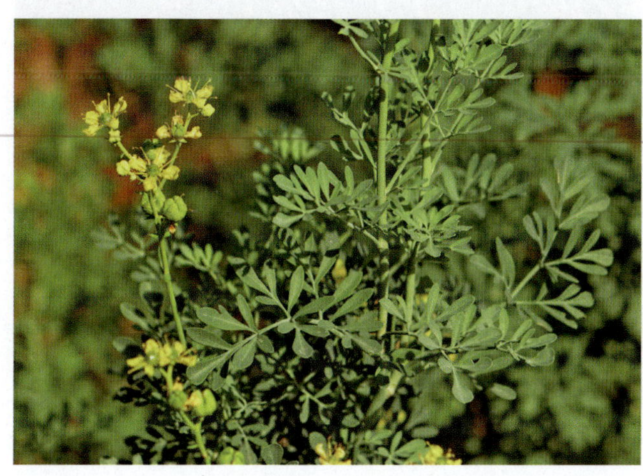

勒花椒

【别名】簕欓花椒。

【来源】为芸香科植物勒花椒*Zanthoxylum avicennae* (Lam.) DC的根。

【植物形态特征】落叶乔木，高达12m，树干常有粗锐刺，刺基部扁圆而增厚，形似鼓钉，并有环纹。奇数羽状复叶，小叶通常斜四边形，嫩叶散生细油点。花序顶生，多花。萼片和花瓣均为5，淡黄绿色。果紫红色，干后通常淡灰棕色。种子近球形，黑褐色，光亮。

【性味功效】辛、苦，温。祛风，行气，祛湿，镇痛，利水。

【选方】1. 治慢性肝炎：簕欓花椒干根一至二两，水煎服。(《常用中草药手册》)

2. 治肾炎性水肿：簕欓花椒干根1～2两，水煎服。(《常用中草药手册》)

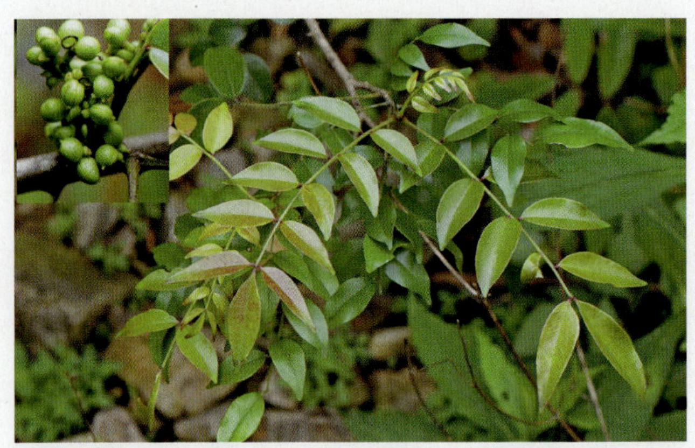

南酸枣

【别名】五眼果、四眼果、酸枣树、广枣。

【来源】为漆树科植物南酸枣*Choerospondias axillaris* (Roxb.) Burtt et Hill的树皮。

【植物形态特征】落叶乔木。单数羽状复叶互生，小叶对生，卵状披针形或披针形，全缘，上面绿色，下面近苍白色，幼叶淡紫色。花杂性，异株，雄花序为聚伞状圆锥花序，腋生；雌花单生上部叶腋内，两性花较单性花大。核果椭圆形。

【性味功效】酸、涩，凉。解毒，收敛，止痛，止血。

【选方】烧伤：南酸枣树皮水煎液擦患处，每日1～3次。(《全国中草药汇编》)

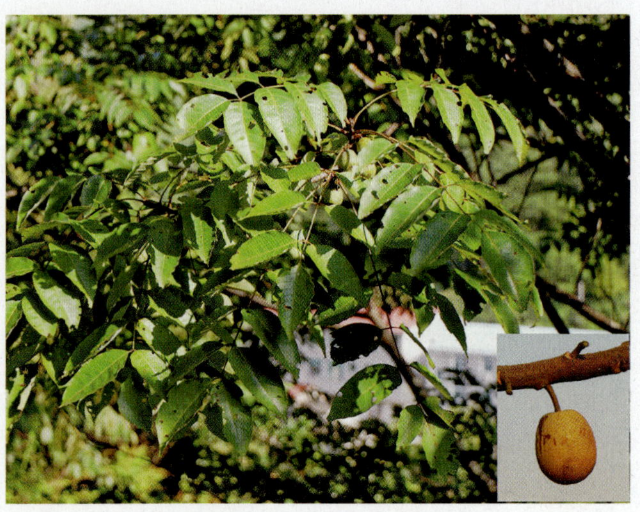

津，醒酒，解毒。

【选方】根皮切碎，酒煎，尽量饮之，能散乳痈。（《岭南采药录》）

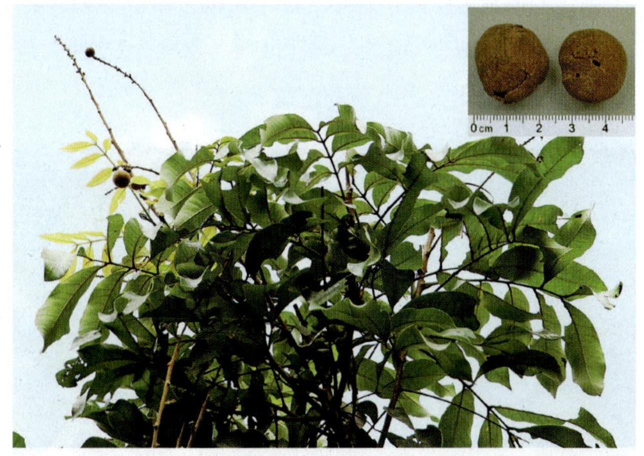

人面子

【别名】人面树、银莲果。

【来 源】为漆树科植物人面子*Dracontomelon duperreanum* Pierre的果实。

【植物形态特征】常绿大乔木。幼枝具条纹，被灰色绒毛。奇数羽状复叶，小叶互生，近革质，长圆形，全缘，叶脉明显。圆锥花序密被柔毛，花瓣白色，核果扁球形，成熟时黄色。

【性味功效】甘、酸，凉。健胃，生

杧果

【选方】主妇人经脉不通，丈夫营卫中血脉不行。叶可以作汤疗渴疾。（《食性本草》）

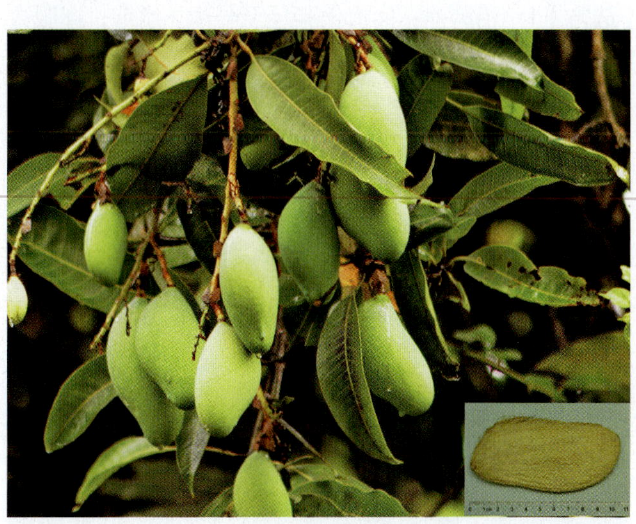

【别名】望果、马檬。

【来 源】为漆树科植物杧果*Mangifera indica* Linn的果核或叶。

【植物形态特征】常绿大乔木。单叶互生，叶革质，长椭圆状披针形，有光泽。圆锥花序顶生，被柔毛，花杂性，芳香；花萼片、花瓣均5枚，核果椭圆形或肾形。内果皮坚硬，覆盖粗纤维。

【性味功效】酸、甘，平。果核：止咳，健胃，行气；叶：止痒。

盐肤木

【别名】五倍子树、肤杨树、盐酸木、土椿树。

【来源】为漆树科植物盐肤木*Rhus chinensis* Mill的根或叶。树叶所生成的虫瘿则为五倍子。

【植物形态特征】落叶灌木或小乔木，小枝、叶柄及花各部均密被锈色或灰褐色柔毛。单数羽状复叶互生，总叶柄基部膨大。圆锥花序顶生，杂性同株，萼片与花瓣均为5~6，长圆形花瓣白色。红色核果，表面密生灰白色细短毛。

【性味功效】酸、咸，寒。清热解毒，散瘀止血。

【选方】1. 治痔疮：盐肤木根60g，凤尾草30g。水煎服，每日2剂。体虚者加猪瘦肉30g同煮。(《全国中草药汇编》)

2. 治慢性支气管炎：盐肤木30g，枇杷叶、金沸草、胡颓子各9g，鼠曲草4.5g。每日1剂。水煎分2次服，连服10~12天。(《全国中草药汇编》)

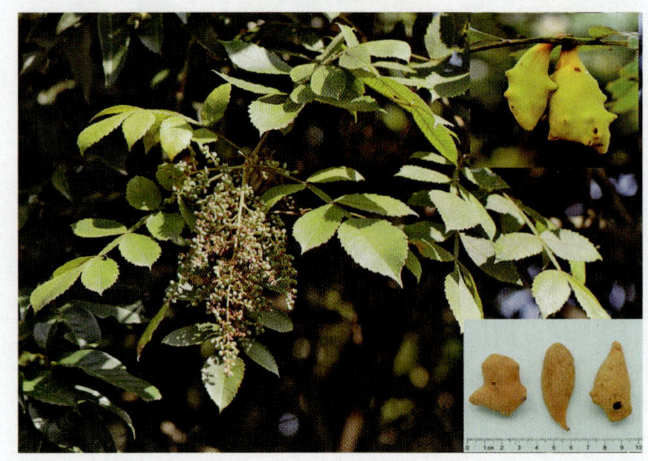

梅叶冬青

【别名】岗梅根、秤星树。

【来源】为冬青科植物秤星树*Ilex asprella*（Hook.et Arn.）Champ.ex Benth的根。

【植物形态特征】落叶灌木。表面散生多数白色皮孔。叶卵状椭圆形或卵形，互生，膜质或纸质。花白色，雄花2~3朵，簇生或单生叶腋，雌花单生叶腋。叶柄及果柄均长，果为浆果状核果，圆球形。

【性味功效】苦、甘，寒。清热解毒，生津止渴。

【选方】1. 治肺痈：岗梅根半斤至一斤。水煎，连服数次。(《岭南草药志》)

2. 治流感，感冒高热，急性扁桃体炎，咽喉炎：岗梅干根五钱至一两，或鲜根一至二两。水煎服。(《常用中草药手册》)

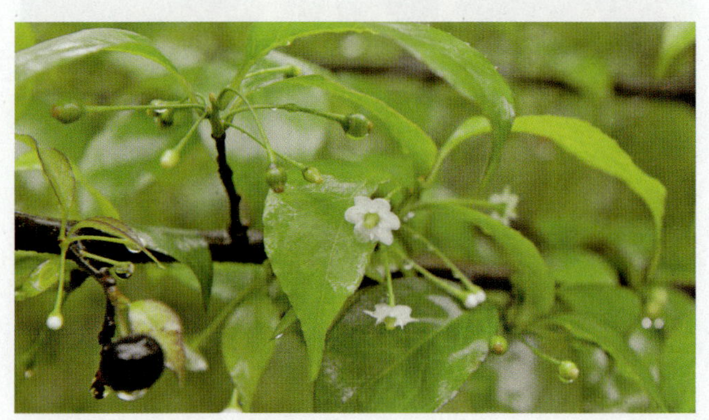

大叶冬青

【别名】波罗树、大叶茶。

【来源】为冬青科植物大叶冬青*Ilex latifolia* Thunb的叶。

【植物形态特征】常绿乔木。幼叶叶柄紫红色。叶片厚革质，长圆形或卵状长圆形，花萼4裂，黄绿色裂片有缘毛，花瓣4。核果球形，成熟后红色，有残留花柱。

【性味功效】苦、甘，寒。清热解毒，清头目，除烦渴。

【选方】1. 治风热头痛，牙痛：苦丁茶（大叶冬青的叶）9g，石膏20g，水煎服。（《中草药图谱》）

2. 治热病烦渴：苦丁茶（大叶冬青的叶）9g，芦根15g，水煎服。（《中草药图谱》）

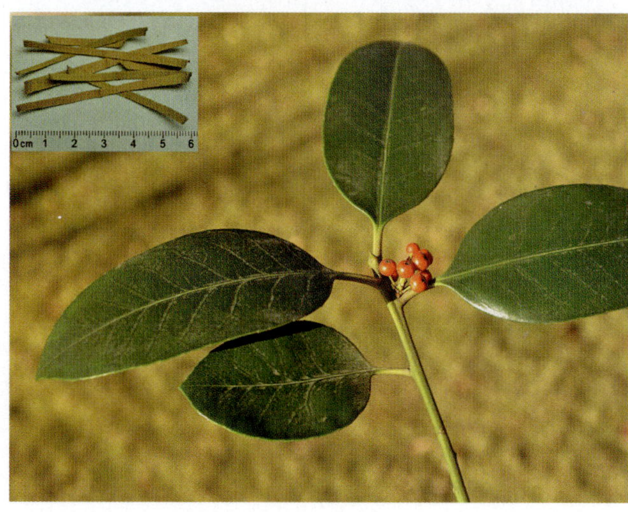

枸骨

【别名】猫儿刺、羊角刺、功劳叶、苦丁茶。

【来源】为冬青科植物枸骨*Ilex cornuta* Lindl. et Paxt的叶、根及果实。

【植物形态特征】常绿小乔木或灌木。单叶互生，有短柄。叶厚革质，顶端具有3个硬而尖的刺齿，叶两侧边缘也有1～2个尖刺。树皮灰白色，平滑。花小，黄绿色，雌雄异株，多数簇生在二年生的枝上。核果球形，成熟时鲜红色。

【性味功效】叶：苦，凉，滋阴清热，补肾壮骨；根：苦，凉，祛风止痛。

【选方】用于急性黄疸性肝炎：枸骨根6g，梓实15g。水煎服，每天1剂。（《全国中草药汇编》）

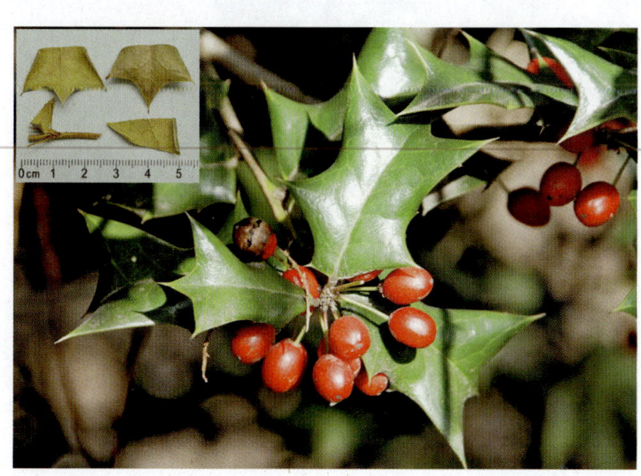

毛冬青

【别名】茶叶冬青、喉毒药、乌尾丁、酸味木。

【来源】为冬青科植物毛冬青*Ilex pubescens* Hook.et Arn的根、叶。

【植物形态特征】常绿灌木。枝密生短硬毛，叶长卵形，单叶互生，叶片膜质或纸质，卵形、椭圆形。叶沿脉有稠密的短柔毛。雌雄异株；雄花，粉红色；核果浆果状，球形，成熟时红色。

【性味功效】苦，平。活血通脉，消肿止痛，清热解毒。

【选方】1. 治肺热喘咳：毛冬青15g。水煎，冲白糖适量，分三次服。(《广西中草药》)

2. 治感冒，扁桃体炎，痢疾：毛冬青根15g。水煎服。(《浙江民间常用草药》

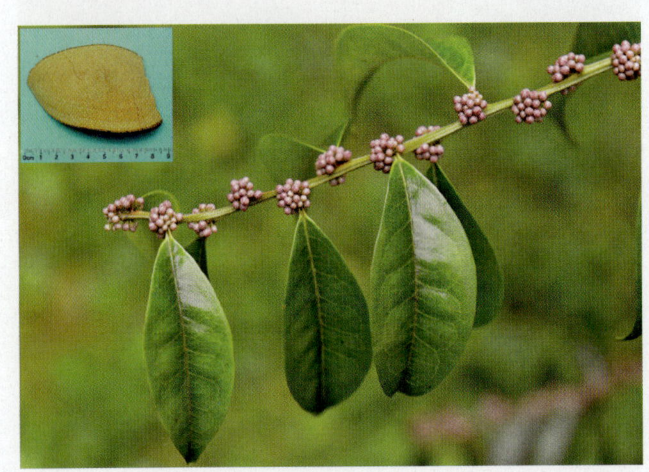

铁冬青

【别名】救必应、山熊胆。

【来源】为冬青科植物铁冬青*Ilex rotunda* Thunb的树皮。

【植物形态特征】常绿乔木。小枝有棱，红褐色。白色小花，雌雄异株，雄花序花朵多于雌花序。核果成熟时红色。

【性味功效】苦，寒。泻火解毒，清热利湿，行气止痛，凉血止血。

【选方】1. 治外感风热并头痛：铁冬青50g，水煎，日服三次。(《广西中草药》)

2. 治烧伤，疮疡：干铁冬青9～15g。水煎服，或研末调油涂患处。(《广西中草药》)

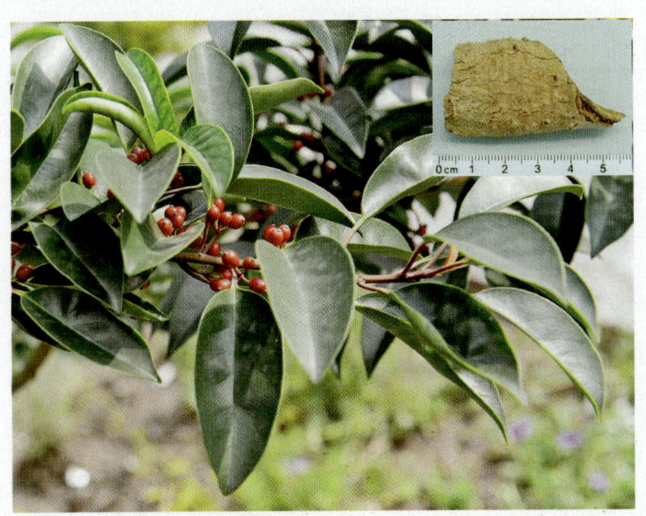

卫矛

【别名】鬼箭羽、麻药、八树。

【来源】为卫矛科植物卫矛*Euonymus alatus*（Thunb.）Sieb的根、枝及叶。

【植物形态特征】落叶灌木。树皮光滑，灰白色。单叶对生，具短柄。叶片菱状倒卵形或椭圆形，边缘具细锯齿。花绿白色，常3朵花成聚伞花序生叶腋。蒴果4深裂，种子卵形，淡褐色，外包橙红色假种皮。

【性味功效】苦，寒。行血通经，散瘀止痛。

【选方】1. 治月经不调：卫矛茎枝15g。水煎，兑红糖服。(《湖南药物志》)

2. 治感冒：卫矛茎枝30g。水煎服。(《福建药物志》)

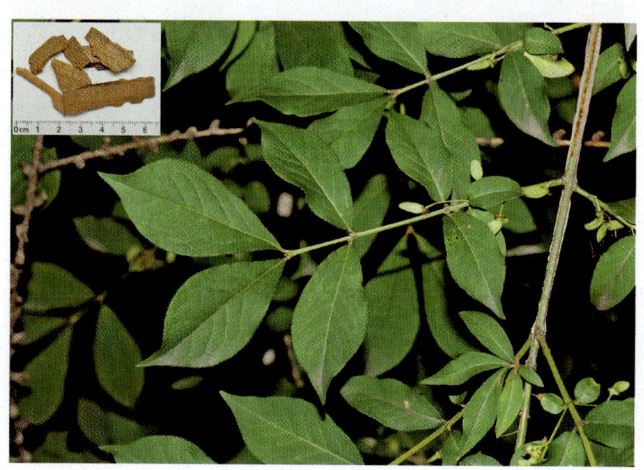

扶芳藤

【别名】爬行卫矛、换骨盘。

【来源】为卫矛科植物扶芳藤*Euonymus fortunei*（Turcz.）Hand.-Mazz的茎、叶。

【植物形态特征】常绿攀援藤本。半直立至匍匐。单叶对生，有短柄，叶革质浓绿，边缘有锯齿。枝有细密微突起气孔，能随处生根。聚伞花序，绿白色。蒴果淡黄紫色，近球形，种子被橙红色假种皮。

【性味功效】苦、甘，温。散瘀止血，舒筋活络。

【选方】1. 治风湿疼痛：扶芳藤泡酒，日服2次。(《文山中草药》)

2. 治创伤出血：扶芳藤茎皮研粉撒敷。(《云南思茅中草药选》)

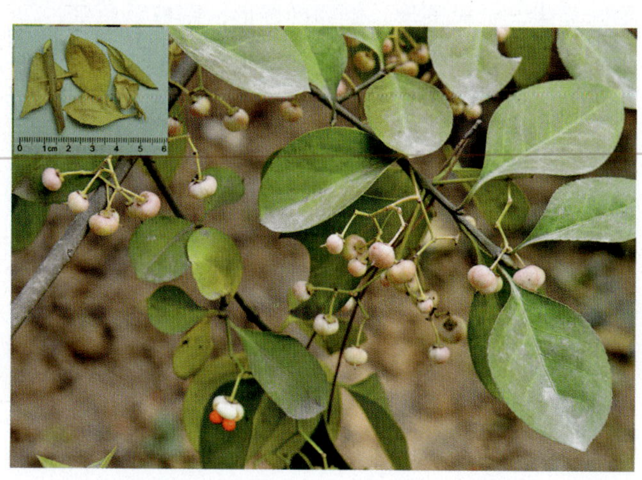

青江藤

【别名】夜茶藤、黄果藤。

【来源】为卫矛科植物青江藤 *Celastrus hindsii* Benth.的根、叶。

【植物形态特征】常绿藤本。小枝紫色。单叶，叶纸质或近革质，干后常灰绿色，椭圆倒披针形，边缘具疏锯齿。聚伞圆锥花序顶生或腋生，花淡绿色，蒴果近球状。种子1粒，假种皮橙红色。

【性味功效】辛、苦，平。通经，利尿。

【选方】治经闭，小便不利：青江藤的根6～15g，水煎服，孕妇慎服。(《中华本草》)

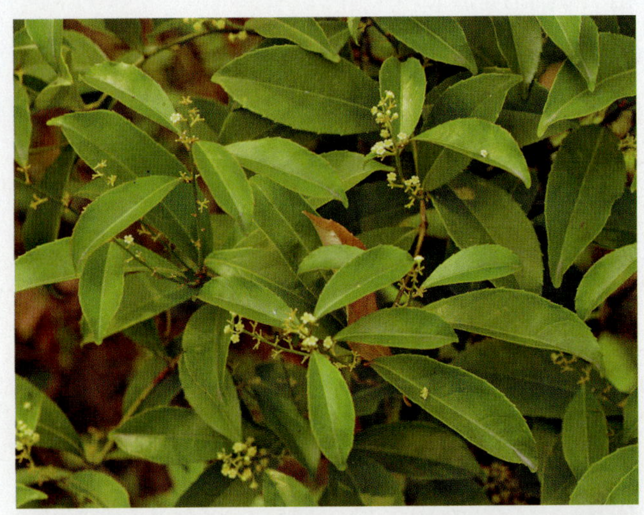

雷公藤

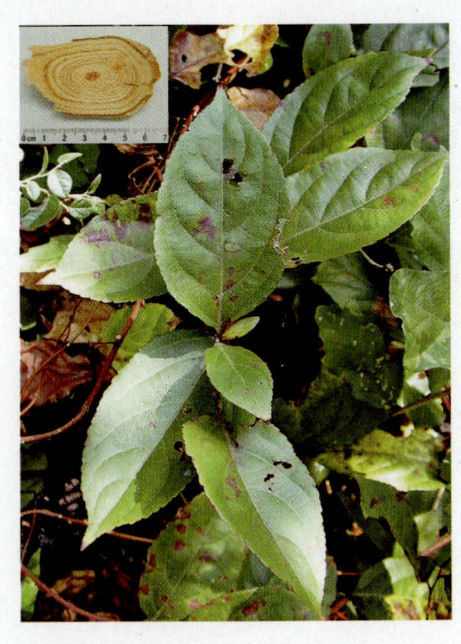

【别名】黄藤、黄腊藤、菜虫药、红药、水莽草。

【来源】为卫矛科植物雷公藤 *Tripterygium wilfordii* Hook.f的根。

【植物形态特征】藤本灌木，高1～3m，小枝棕红色。单叶互生，叶椭圆形，倒卵椭圆形，密被锈色毛，边缘有细锯齿。圆锥聚伞花序较窄小。顶生或腋生，花白绿色，杂性。翅果长圆状，中央果体较大。种子细柱状。

【性味功效】苦、辛，凉；有剧毒。祛风除湿，活血通络，消肿止痛，杀虫解毒。

【选方】1. 治风湿关节炎：雷公藤根、叶捣烂，外敷，半小时后即去，否则起泡。(江西《草药手册》)

2. 治头癣：雷公藤根皮研粉，调凡士林，涂患处。(《全国中草药汇编》)

野鸦椿

【别名】酒药花、鸡肾果、鸡眼睛、小山辣子。

【来源】为省沽油科植物野鸦椿 *Euscaphis japonica*（Thunb.）Dipp. 的根和果实。

【植物形态特征】落叶小乔木或灌木。叶对生，奇数羽状复叶，厚纸质，长卵形或椭圆形。圆锥花序顶生，花多，黄白色，萼片与花瓣均5，椭圆形，萼片宿存，花盘盘状。每一花发育为1～3个蓇葖，果皮软革质，紫红色，种子近圆形，假种皮肉质，黑色，有光泽。

【性味功效】根：微苦，平。果：辛，温。根：解表，清热，利湿。果：祛风散寒，行气止痛。

【选方】1. 治睾丸肿痛：野鸦椿子一两，水煎，去渣，酌加红糖调服。（江西《草药手册》）

2. 治气滞胃痛：野鸦椿干果一两，水煎服。（《福建中草药》）

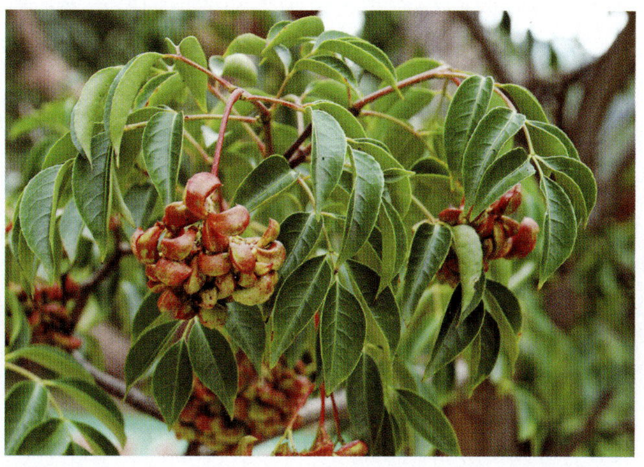

锐尖山香圆

【别名】两指剑、千打锤、七寸钉、千锤打。

【来源】为省沽油科植物锐尖山香圆 *Turpinia arguta*（Lindl.）Seem的根或叶。

【植物形态特征】落叶灌木。单叶对生；叶片椭圆形或长椭圆形，先端渐尖，具尖尾，基部钝圆或宽楔形，边缘具疏锯齿，齿尖具硬腺体。花两性，圆锥花序顶生，白色，花梗中部具2枚苞片，萼片5，花瓣白色，无毛，子房及花柱均被柔毛。果近球形，先端具小尖头，花盘宿存。

【性味功效】苦，寒。活血止痛，解毒消肿。

【选方】1. 治泄泻、痢疾：锐尖山香圆一至二两，水煎服。（《浙江天目山药植志》）

2. 治风湿腰痛，产后伤风：锐尖山香圆一至三两。水煎调酒服。（《福建中草药》）

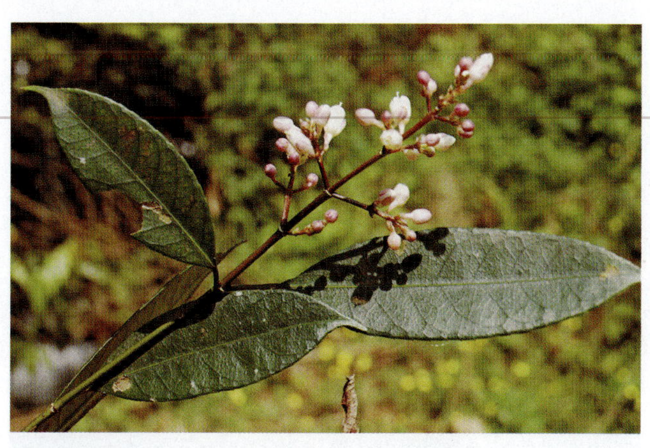

龙眼

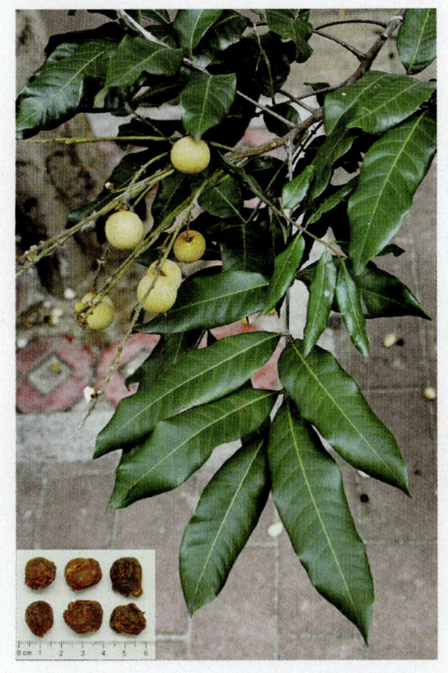

【别名】桂圆。

【来源】为无患子科植物龙眼*Dimocarpus longan* Lour.的假种皮。

【植物形态特征】常绿乔木。偶数羽状复叶，两侧常不对称，先端渐尖，有时稍钝头，两面无毛。花序密被星状毛；萼片两面均被黄褐色绒毛和成束的星状毛；萼片、花瓣各5，花瓣乳白色，披针形。果近球形，核果状，不开裂；种子茶褐色，光亮，全部被肉质的假种皮包裹。

【性味功效】甘，温。补益心脾，养血安神。

【选方】1. 治脾虚泄泻：龙眼干十四粒，生姜三片。煎汤服。(《泉州本草》)

2. 治妇人产后浮肿：龙眼干、生姜、大枣。煎汤服。(《泉州本草》)

复羽叶栾树

【别名】灯笼树、马鞍树、摇钱树。

【来源】为无患子科植物复羽叶栾树*Koelreuteria bipinnata* Franch.的根或花。

【植物形态特征】落叶乔木。2回羽状复叶，对生，厚纸质，总叶轴圆筒形，密生绢状灰色短柔毛；小叶长椭圆状卵形，先端短渐尖，基部圆形，边缘有不整齐的锯齿，下面主脉上有灰色绒毛。圆锥花序顶生；花黄色。蒴果卵形，先端圆形，有突尖头，3瓣裂。种子圆形，黑色。

【性味功效】微苦，辛。疏风清热，止咳，杀虫。

【选方】1. 治风热咳嗽：复羽叶栾树根或花五钱，煨水服，一日三次。(《中药大辞典》)

2. 驱蛔虫：复羽叶栾树根皮三钱。煨水服，一日二次。(《中药大辞典》)

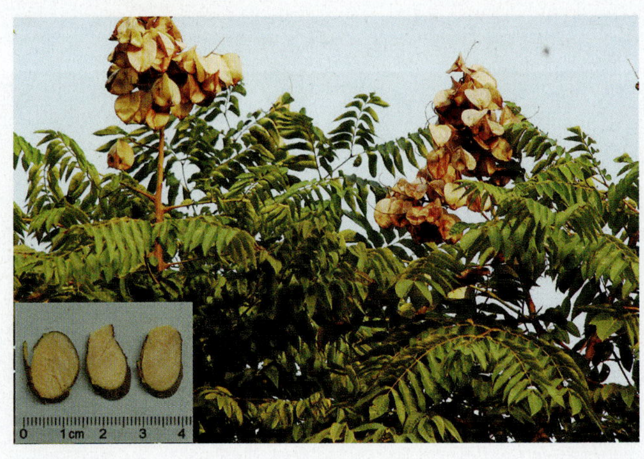

荔枝

【别名】大荔、丹荔。

【来源】为无患子科荔枝属植物荔枝*Litchi chinensis* Sonn.的以根、假种皮（果肉）及核。

【植物形态特征】常绿乔木。羽状复叶，互生；圆锥花序顶生，花小，杂性，萼杯状；无花瓣；花盘环状，肉质。核果球形或卵形，外果皮革质，有瘤状突起，熟时赤色。种子矩圆形，褐色而明亮，假种皮肉质，白色，半透明，与种子极易分离。

【性味功效】根：微苦、涩，温。消肿止痛。假种皮（果肉）：甘、酸，温。益气补血。核：甘、微苦、涩，温。理气，散结，止痛。

【选方】1. 治瘰疬溃烂：荔肉敷患处。（《泉州本草》）

2. 治呃逆不止：荔枝七个，连皮核烧存性；为末，白汤调下。（《医方摘要》）

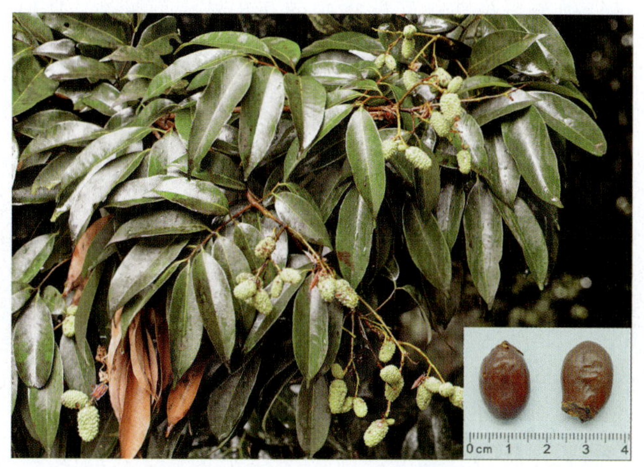

无患子

【别名】木患子、肥珠子、油珠子、菩提子。

【来源】为无患子科植物无患子*Sapindus mukorossi* Gaertn的种子。

【植物形态特征】落叶或常绿乔木。通常为双数羽状复叶，互生；无托叶；有柄；小叶左右不等，革质；小叶柄极短。圆锥花序，顶生及侧生；花杂性；萼5片；花冠淡绿色，5瓣，卵形至卵状披针形，有短爪；花盘杯状。核果球形，种子球形。

【性味功效】苦，平；有毒。清热，祛痰，消积，杀虫。

【选方】1. 治哮喘：无患子煅灰，开水冲服，小儿每次六分，成人每次二钱，每日一次，连服数天。（《岭南草药志》）

2. 治虫积食滞：无患子五至七粒，煨熟吃，每日一次，可连服数日。（《广西民间常用草药》）

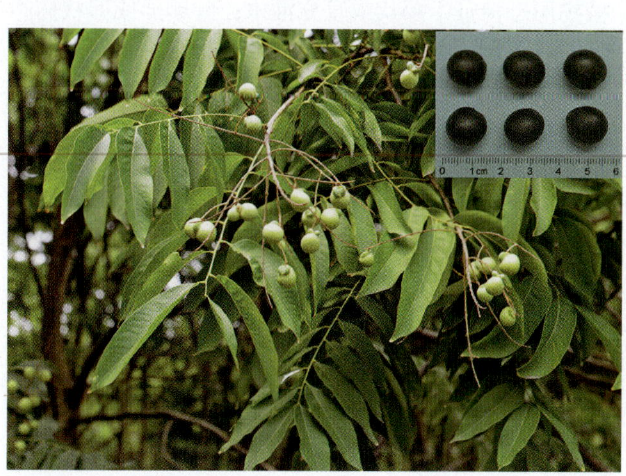

无患子科

车桑子叶

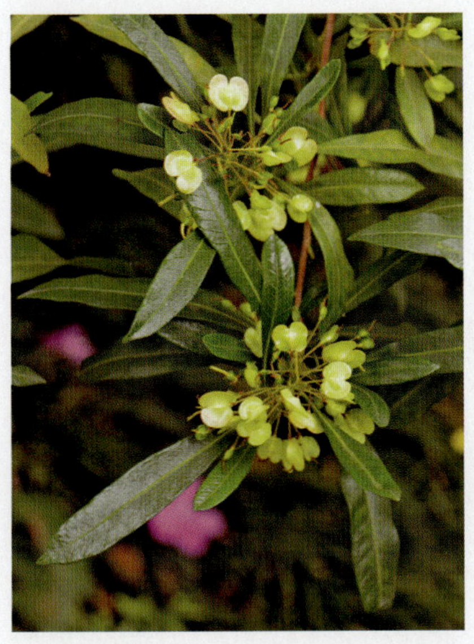

【别名】坡柳。

【来源】为无患子科植物车桑子*Dodonaea viscosa*(L.) Jacq.的干燥叶。

【植物形态特征】灌木或小乔木。单叶互生；叶柄短或近无柄；叶片纸质两面有粘流，无毛，干时光亮。花单怀，雌雄异株朱；花序顶生或在小枝上部腋生，比叶短，密花，主轴和分枝均有棱角；蒴果倒心形或扁球形，种子每室1或2颗，透镜状，黑色。

【性味功效】苦、辛，平；清热利湿，解毒消肿。

【选方】1. 治小便淋沥，癃闭：车桑子鲜叶一至二两。水煎调冬蜜服。(《福建中草药》)

2. 治疗、疖：车桑子鲜叶捣烂外敷。(《福建中草药》)

鼠李科

多花勾儿茶

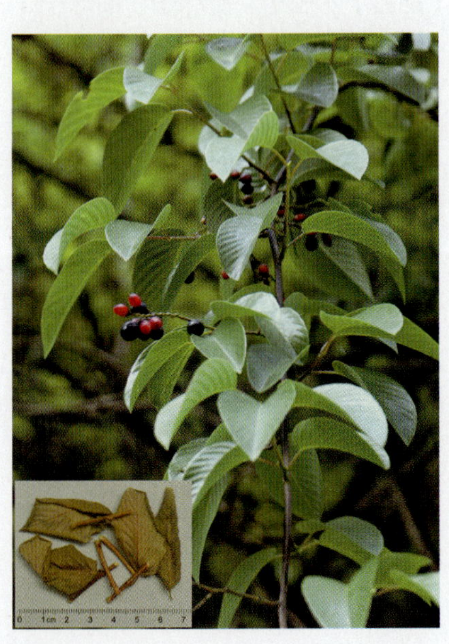

【别名】扁担果、扁担藤、勾儿茶、金刚藤、牛鼻圈。

【来源】为鼠李科植物多花勾儿茶*Berchemia floribunda* (Wall.) Brongh的根。

【植物形态特征】藤状或直立灌木；叶卵形或卵状椭圆形至与卵状披针形。叶脉突出，9~12对，密接平行，托叶狭披针形，宿存。花多数，通常数个簇生排成顶生宽聚伞圆锥花序，雄蕊与花瓣等长。核果圆柱状椭圆形。

【性味功效】祛风除湿，散瘀消肿，止痛。

【选方】1. 治小儿疳积：黄鳝藤干根15~30g，水煎服。(《福建中草药》)

2. 治肺结核、内伤咳血：黄鳝藤15~30g，水煎服。(《陕西中草药》)

铁包金

【别名】乌龙根、勾儿茶、乌口仔、小叶铁包金、老鼠耳。

【来源】为鼠李科植物细叶勾儿茶 *Berchemia lineata*（L.）DC.的根。

【植物形态特征】藤状灌木。叶互生；托叶披针形，略长于叶柄，宿存；叶片卵形至卵状椭圆形，先端钝有小凸点，基部圆或微心形，全缘，无毛。花两性或杂性，2～10余朵簇生于叶腋或枝顶，呈聚伞总状花序，花序轴被毛。核果圆柱形，肉质，有宿存的花盘和萼筒。

【性味功效】微苦、涩，平。化瘀止血，镇咳止痛。

【选方】1. 治肺痨久咳：铁包金六两，川破石六钱，甘草三钱。共煎服。(《杏林医学》)

2. 治青蛇咬伤：铁包金捣烂，调米粉敷贴伤口。(《岭南草药志》)

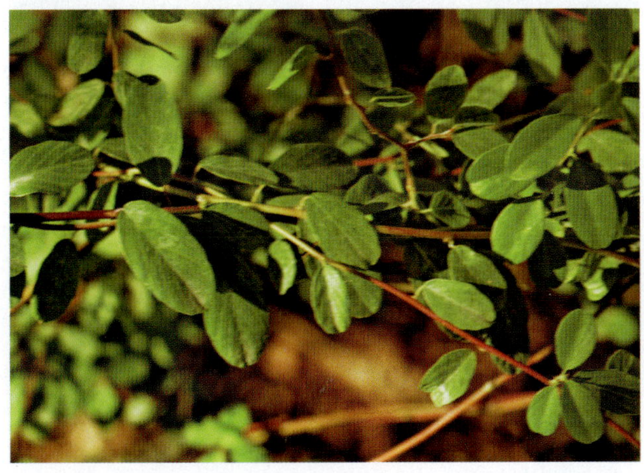

枳椇子

【别名】木蜜、树蜜、木饧、拐枣。

【来源】为鼠李科植物枳椇*Hovenia acerba* Lindl的带有肉质果柄的果实或种子。

【植物形态特征】落叶乔木。叶互生，广卵形，先端尖或长尖，基部圆形或心脏形，边缘具锯齿。聚伞花序腋生或顶生；花杂性，绿色，花梗长；萼片5，近卵状三角形；花瓣5，倒卵形，先端平截，中微凹，两侧卷起。果实为圆形或广椭圆形，灰褐色。种子扁圆，红褐色。

【性味功效】甘、酸，平。解酒毒，止渴除烦，止呕，利大小便。

【选方】1. 治小儿惊风：枳椇果实一两。水煎服。(《湖南药物志》)

2. 治手足抽搐：枳椇果五钱，四匹瓦五钱，蛇莓五钱。水煎服。(《湖南药物志》)

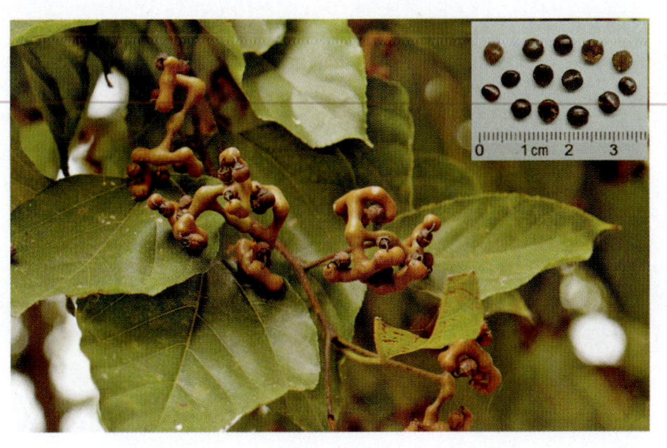

马甲子

【别名】 雄虎刺、石刺木、鸟刺仔、铁篱笆。

【来源】 为鼠李科植物马甲子*Paliurus ramosissimus*（Lour.）Poir的根。

【植物形态特征】 灌木。幼枝及嫩叶多少被茸毛，后变无毛；小枝具直而尖利的刺，刺由托叶变成。单叶互生；具柄；卵形或卵状椭圆形基部圆形，先端圆钝或微凹。聚伞花序腋生；花细小，黄绿色。核果盘状，周围有栓质薄翅。

【性味功效】 苦，平。祛风散瘀，解毒消肿。

【选方】 1. 治肠风下血：马甲子根一至二两，同猪肉煲服。(《广西中药志》)

2. 治风湿痛：马甲子根浸酒，内服外擦。(《广西中药志》)

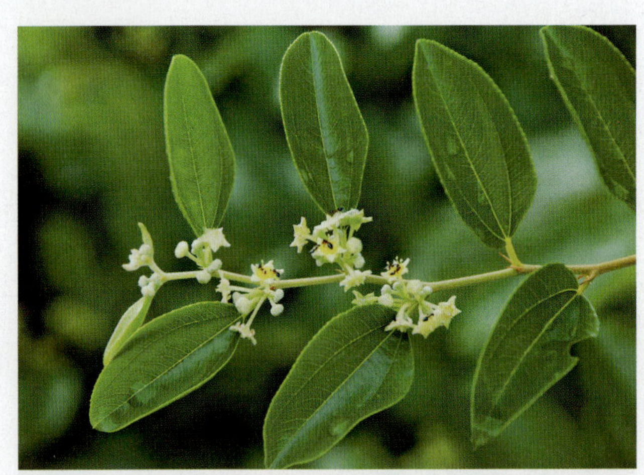

长叶冻绿

【别名】 冻绿、钝齿鼠李、过路黄、黄药、苦李根。

【来源】 为鼠李科植物长叶冻绿*Rhamnus crenata* Sieb.etZucc的 根皮或全株。

【植物形态特征】 落叶灌木。叶纸质，倒卵状椭圆形、椭圆形或倒卵形，下面被柔毛或沿脉多少被柔毛，花数个密集成腋生聚伞花序，花瓣近圆形，顶端2裂；雄蕊与花瓣等长而短于萼片；核果球形或倒卵状球形。

【性味功效】 辛、温。杀虫去湿，治疥疮。

【选方】 1. 治烂脚疮：长叶冻绿根研细末，加猪油调和外敷。(《浙江民间常用草药》)

2. 治疥疮：长叶冻绿根皮二至四两。煎水洗或浸酒饮。(《湖南药物志》)

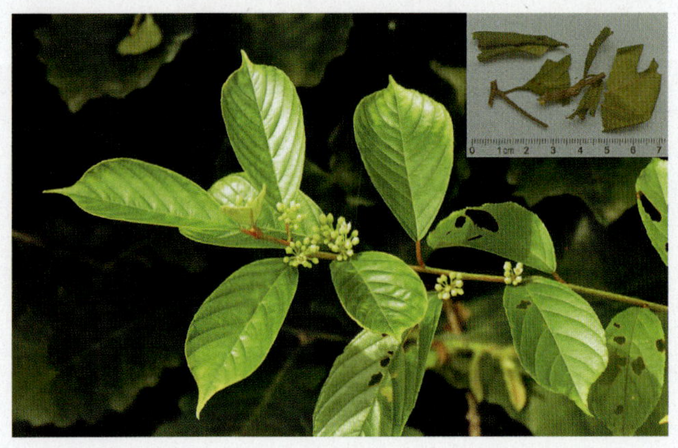

雀梅藤

【别名】对节疤、刺杨梅。

【来源】为鼠李科植物雀梅藤*Sageretia thea* (Osbeck) Johnst的根、叶。

【植物形态特征】藤状或直立灌木。小枝具刺，灰色或灰褐色，被短柔毛，常对生。叶对生或互生；被短柔毛；叶片纸质，椭圆形、长圆形或卵状椭圆形，先端锐尖，基部圆形或近心形，边缘具细锯齿，上面绿色。花两性，无梗，黄色，芳香，穗状或圆锥状花序。核果近球形，熟时紫黑色。

【性味功效】根：甘、淡，平。降气，化痰，祛风利湿。叶：酸，凉。清热解毒。

【选方】治水肿：雀梅藤二层皮，朱砂一钱五分，绿豆粉一两。研末为丸如梧子大。每服七丸，开水送下。(《中华本草》)

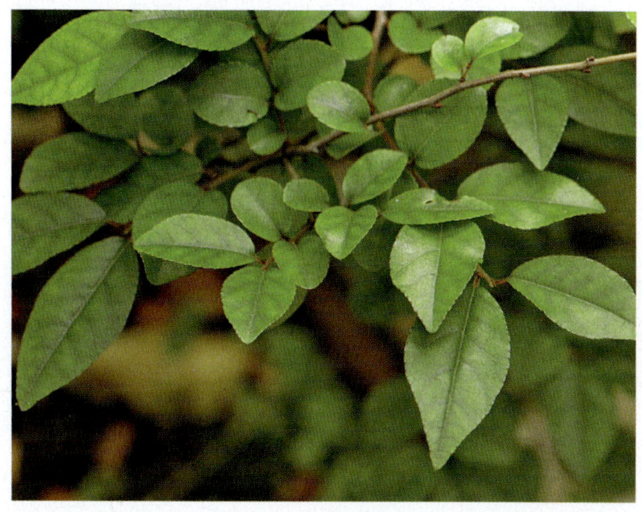

翼核果

【别名】血风根、血风藤、红蛇根、青筋藤、铁牛入石。

【来源】为鼠李科植物翼核果*Ventilago leiocarpa* Benth.的根、茎。

【植物形态特征】藤状灌木。根粗壮，外皮暗紫红色。茎多分枝，有细纵纹，幼枝绿色，无毛。叶互生；叶片薄革质，卵形或卵状长圆形，先端渐尖，基部阔楔形或近圆形，全缘或稍有细锯齿，两面无毛。腋生聚伞花序或顶生圆锥花序。核果球形，熟时红褐色，先端有1鸭舌形膜质的薄翅，基部有宿存萼筒；种子1。

【性味功效】甘，温。补气血，强筋骨，舒经络。

【选方】1. 治风湿性关节炎：翼核果根0.5～1两，煎汤内服。(《广西中草药》)

2. 治气血亏损，月经不调：翼核果根15～30g，煎汤内服。(《常用中草药手册》)

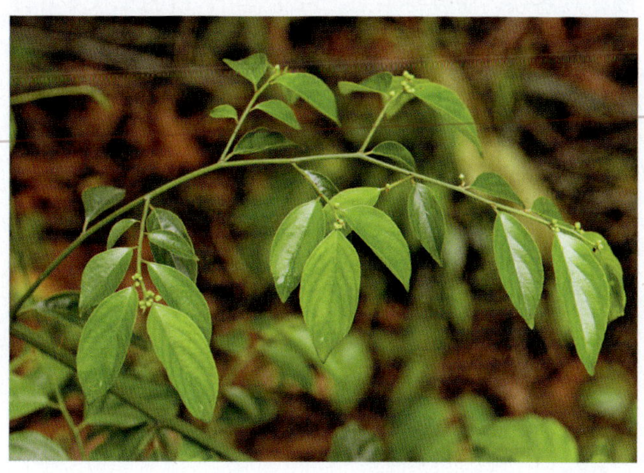

白蔹

【别名】山地瓜、野红薯、山葡萄秧、白根、五爪藤。

【来源】为葡萄科植物白蔹*Ampelopsis japonica*（Thunb.）Makino的干燥块根。

【植物形态特征】落叶攀援木质藤本。块根粗壮，肉质，卵形、长圆形或长纺锤形，深棕褐色，数个相聚。茎多分枝，幼枝带淡紫色，光滑，有细条纹；卷须与叶对生。掌状复叶互生，羽状分裂或羽状缺刻，裂片卵形至椭圆状卵形或卵状披针形。聚伞花序小，与叶对生。浆果球形。

【性味功效】苦，微寒。清热解毒，消痈散结。

【选方】1. 治痈肿：白蔹二分，藜芦一分。为末，酒和如泥，贴上，日三。（《补缺肘后方》）

2. 敛疮：白蔹、白芨、络石各半两，取干者。为细末，干撒疮上。（《鸡峰普济方》白蔹散）

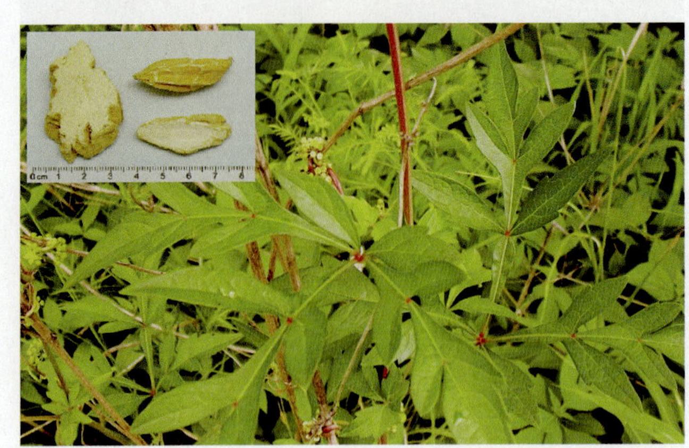

乌蔹莓

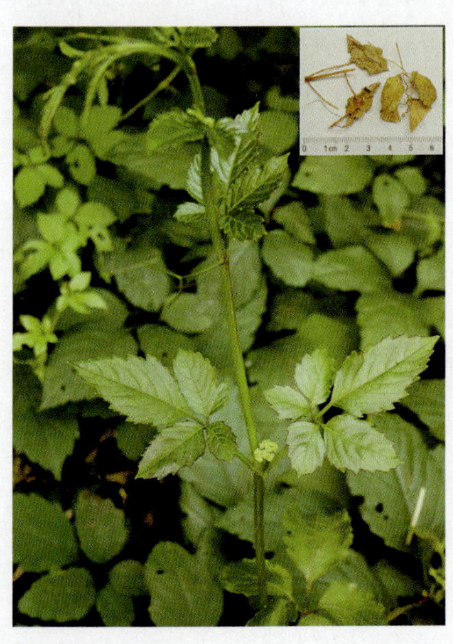

【别名】乌蔹草、五叶藤、五爪龙、母猪藤。

【来源】为葡萄科植物乌蔹莓*Cayratia japonica*（Thunb.）Gagnep.的全草或根。

【植物形态特征】多年生蔓生草本。茎紫绿色，有纵棱，具卷须，幼枝有柔毛，后变光滑。叶为掌状复叶，先端短尖，基部楔形或圆形。聚伞花序腋生，浆果倒圆卵形，成熟时黑色。种子2～4。

【性味功效】苦、酸，寒。解毒消肿，活血散瘀，利尿，止血。

【选方】1. 治风湿关节疼痛：乌蔹莓根一两，泡酒服。（《贵州草药》）

2. 治小便尿血：五叶藤阴干为末，每服二钱，白汤下。（《卫生易简方》）

白粉藤

【别名】独脚乌桕、夜牵牛、白面水鸡、青龙跌打、山葫芦。

【来源】为葡萄科植物白粉藤*Cissus modecoides* Planch.var.*subintegra* Gagnep.的根、藤、叶或全草。

【植物形态特征】草质藤本。小枝圆柱形，有纵棱纹，常被白粉，无毛。卷须二叉分枝，相隔2节间断与叶对生。叶心状卵圆形，顶端急尖或渐尖，基部心形，边缘每侧有9～12个细锐锯齿。花序顶生或与叶对生，二级分枝4～5集生成伞形。果实倒卵圆形，种子1，倒卵圆形。

【性味功效】根：微辛，平。化痰散结，消肿解毒，祛风活络。

藤、叶：苦，寒，有小毒。拔毒消肿。

【选方】1. 治黄疸，腹痛：白粉藤根10～15g，鲜品倍量，煎汤或绞汁饮。(《贵州民间药物》)

2. 治疟疾：白粉藤全草10～15g，煎汤服。(《贵州民间药物》)

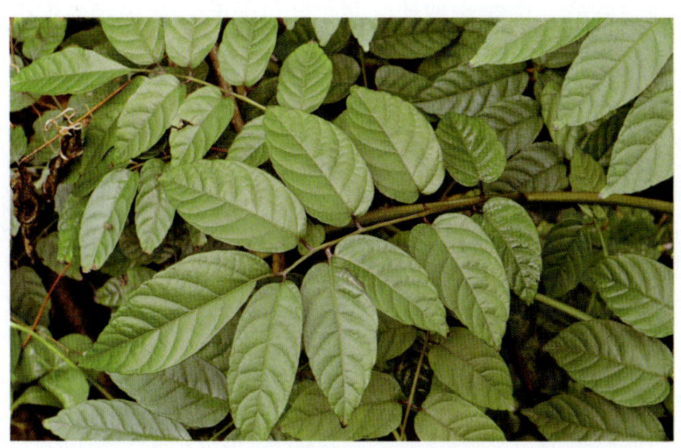

三叶崖爬藤

【别名】三叶青、石老鼠、石猴子。

【来源】为葡萄科植物三叶崖爬藤*Tetrastigma hemsleyanum* Diels et Gilg.的块根或全草。

【植物形态特征】多年生草质攀缘藤本。茎细弱，无毛，老茎扁形，卷须不分枝与叶对生。叶互生，有柄；小叶3片，草质，卵状披针形；两侧小叶基部偏斜。夏初开黄绿色小花，聚伞花序腋生，花序梗比叶柄短，花梗有短硬毛。浆果球形，成熟时鲜红褐色，半透明，后变黑色。

【性味功效】微苦，平。清热解毒，祛风化痰，活血止痛。

【选方】1. 慢性迁延型肝炎：三叶青注射液，每次肌注2～4ml，每日2次。20～40天为一疗程。(《全国中草药汇编》)

2. 蜂窝织炎，扁桃体炎，淋巴结结核：三叶青块根，用酒磨成糊状搽患处，每日2～3次。(《全国中草药汇编》)

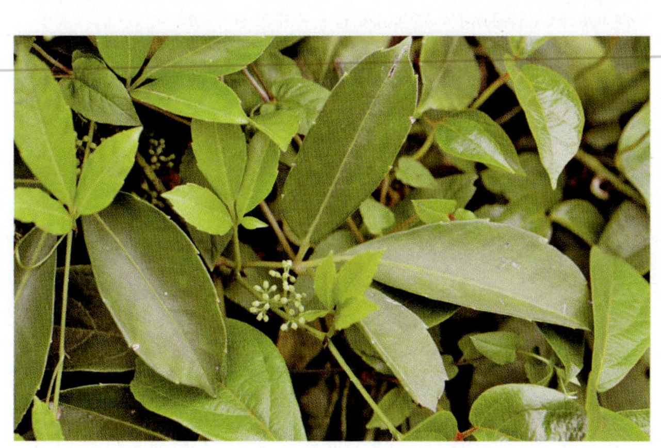

扁担藤

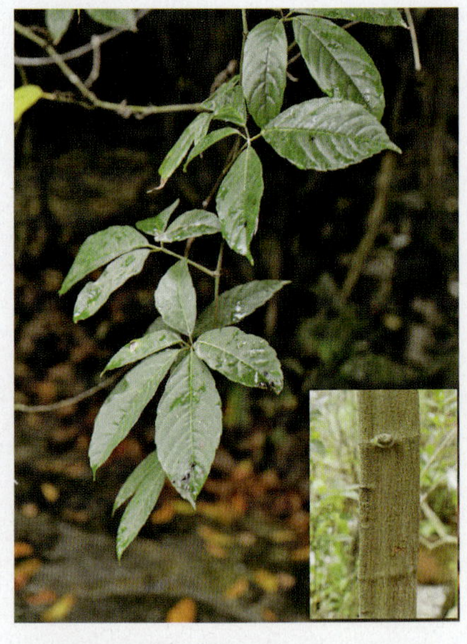

【别名】扁藤、大芦藤、铁带藤。

【来源】为葡萄科植物扁担藤*Tetrastigma planicaule*（Hook.f.）Gagnep.的全株。

【植物形态特征】木质大藤本，坚硬。茎扁平，扁担状，有节；卷须长而缠绕状，与叶对生。叶互生，具长柄，为掌状5小叶；小叶卵状长椭圆形，先端突尖，基部阔楔形，边缘浅波状，两面绿色无毛。伞房状聚伞花序腋生；花淡绿色。浆果肉质，卵圆形如雀卵大，熟时黄色。

【性味功效】辛、涩，温。祛风除湿，舒筋活络。

【选方】1. 治肌肉风湿痛，腰腿痛，半身不遂：扁担藤叶30～60g；水煎服，亦可浸酒服。（《常用中草药手册》）

2. 治下肢溃疡：扁担藤叶捣敷。（《常用中草药手册》）

扁担杆

【别名】娃娃拳、麻糖果、月亮皮、葛荆麻。

【来源】为椴树科植物扁担杆*Grewia biloba* G.Don的根或全株。

【植物形态特征】灌木或小乔木；嫩枝被粗毛。叶薄革质，椭圆形或倒卵状椭圆形，先端锐尖，基部楔形或钝，两面有稀疏星状粗毛，边缘有细锯齿；托叶钻形。聚伞花序腋生，多花。核果红色，有2～4颗分核。

【性味功效】辛、甘，温。健脾益气，固精止带，祛风除湿。

【选方】1. 治胸痞胀满：扁担杆枝、叶各45g，煨水服。（《贵州草药》）

2. 治血崩、白带：扁担杆根9～15g，龙芽草、豨莶草、高粱泡根各15～18g，水煎，冲红糖，早、晚饭前各服1次。（《福建药物志》）

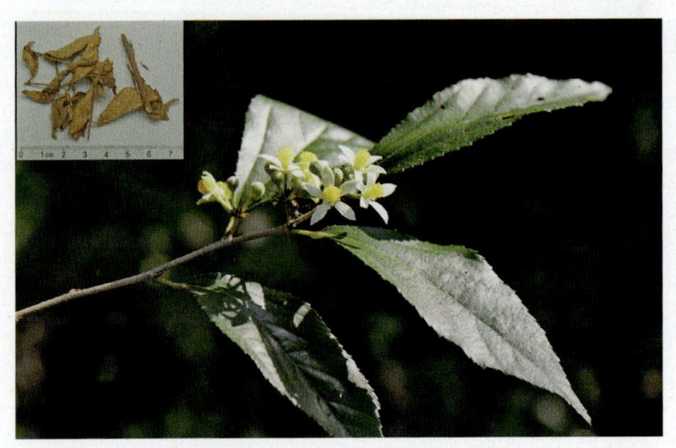

破布叶

【别名】布渣叶、薢宝叶、瓜布木叶。

【来源】为椴树科植物破布叶 *Microcos paniculata* Linn的叶。

【植物形态特征】灌木或小乔木。树皮粗糙，嫩枝有毛。单叶互生；托叶线状披针形；叶薄革质，卵状长圆形，先端渐尖，基部圆形。顶生圆锥花序，被星状柔毛；花柄短小；萼片长圆形，外面有毛；花瓣长圆形，下半部有毛。核果近球形或倒卵形；果柄短。

【性味功效】酸，平。消热解毒，消食积。

【选方】1. 治感冒，消化不良，腹胀：布渣叶五钱至一两。水煎服。(广州部队《常用中草药手册》)

2. 治黄疸：破布叶二两，猪血四两。煎水服，一日一次，连服六日。(《岭南草药志》)

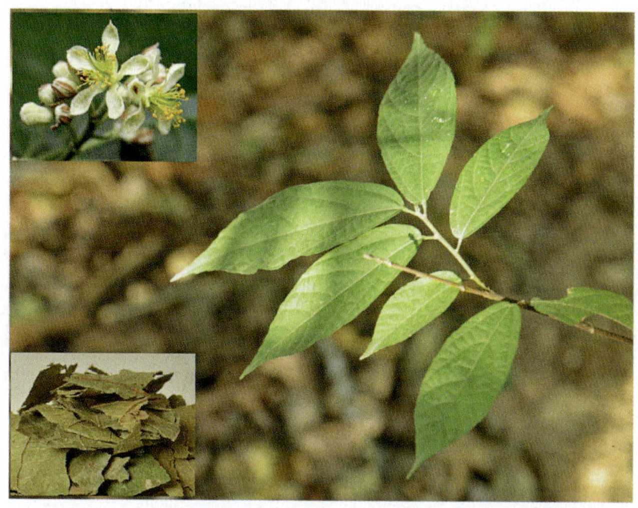

黄花地桃花

【别名】黄花虱麻头、千打槌、地桃花、黐头婆、玉如意。

【来源】为椴树科植物刺蒴麻 *Triumfetta rhomboidea* Jacq的根或全草。

【植物形态特征】亚灌木。嫩枝被灰褐色短茸毛。叶互生；叶片纸质，生于茎下部的阔卵圆形；生于茎上部的长圆形。聚伞花序数枝腋生，花序柄及花柄均极短；萼片狭长圆形。果球形，不开裂，被灰黄色柔毛，具钩针刺，种子2～6。

【性味功效】苦，寒。清热利湿，通淋化石。

【选方】1. 治石淋(泌尿系结石)：黄花地桃花一至二两。水煎二次分服；服一至四剂后，可加车前草、透骨消同煎服。(《中医方药学》)

2. 治感冒风热表证：黄花地桃花、鬼针草、金丝草同煎服。(《中医方药学》)

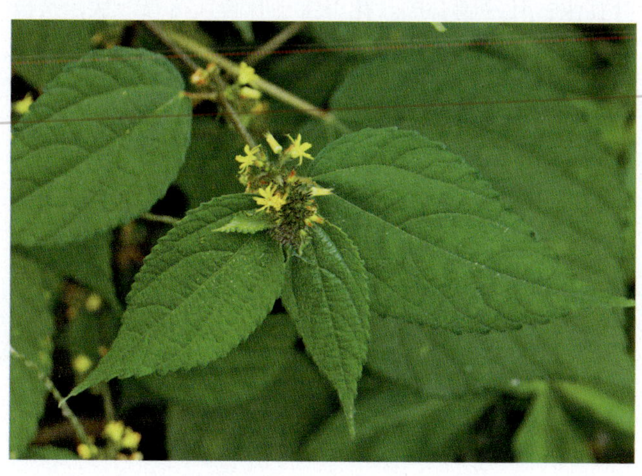

磨盘草

【别名】金花草、唐挡草、耳响草、帽笼子。

【来源】为锦葵科植物磨盘草*Abutilon indicum* (Linn.) Sweet的全草。

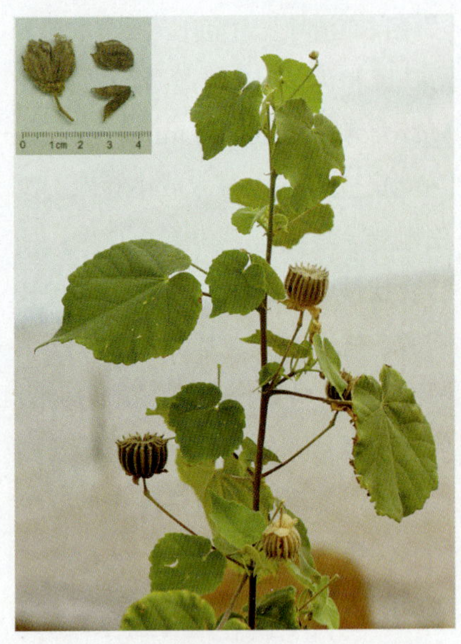

【植物形态特征】一年生或多年生直立的亚灌木状草本，高0.5～2.5m，全部皆被灰色短柔毛。叶互生；花萼盘状，绿色；果为倒圆形似磨盘，直径约1.5cm，黑色，分果爿15～20，先端截形，具短芒，被星状长硬毛；种子肾形，被星状疏柔毛。

【性味功效】甘，淡，凉。疏风清热，化痰止咳，消肿解毒。

【选方】治过敏性荨麻疹：磨盘草干全草一两，猪瘦肉适量，水炖服。（厦门《新疗法与中草药选编》）

苘麻

【别名】白麻、青麻、野棉花、叶生毛。

【来源】为锦葵科植物苘麻*Abutilon theophrasti* Medicus的全草或叶。

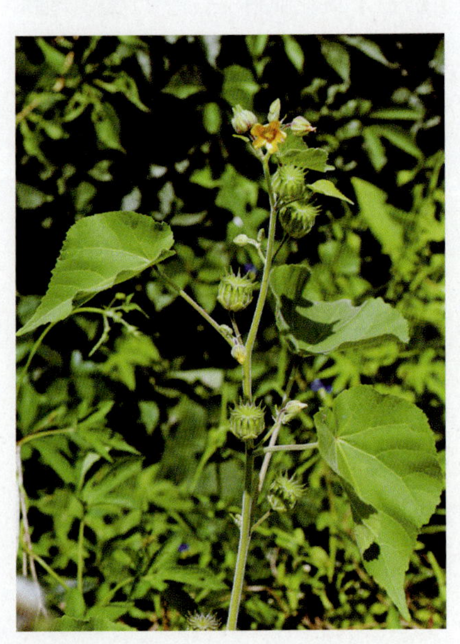

【植物形态特征】一年生亚灌木状草本。茎枝被柔毛。叶互生；叶片圆心形。花单生于叶腋，花萼杯状，密被短绒毛，花黄色，花瓣倒卵形。蒴果半球形，分果爿15～20。种子肾形，褐色，被星状柔毛。

【性味功效】苦，平。清热利湿，解毒开窍。

【选方】治痈疽肿毒：苘麻鲜叶和蜜捣敷。如漫肿无头者，取鲜叶和红糖捣敷，内服子实一枚，日服二次。（《福建民间草药》）

木芙蓉

【别名】三变花、九头花、拒霜花、转观花、清凉膏。

【来源】为锦葵科植物木芙蓉 *Hibiscus mutabilis* Linn.的花、叶和根。

【植物形态特征】为落叶灌木或小乔木；小枝、叶柄、花梗和花萼均密被星状毛与细绵毛。叶宽卵形至圆卵形或心形；花单生于枝端叶腋间，花初开时白色或淡红色，后变深红色，花瓣近圆形；蒴果扁球形，被淡黄色刚毛和绵毛，果爿5；种子肾形，背面被长柔毛。

【性味功效】微辛，凉。清热解毒，消肿排脓，凉血止血。

【选方】1. 治吐血、子宫出血、火眼、疮肿、肺痈：木芙蓉花三钱至一两，煎服。(《上海常用中草药》)

2. 治痈疽肿毒：木芙蓉花、叶，丹皮。煎水洗。(《湖南药物志》)

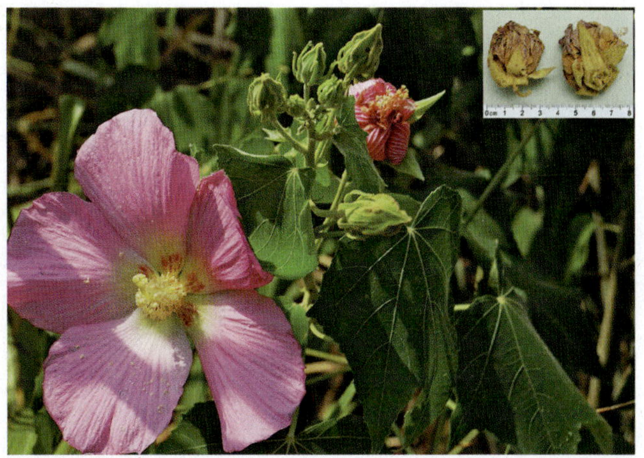

朱槿

【别名】扶桑、佛槿、中国蔷薇。

【来源】为锦葵科植物朱槿*Hibiscus rosa-sinensis* Linn.的根、叶、花。

【植物形态特征】常绿灌木。小枝圆柱形，疏被星状柔毛。叶互生。花单生于上部叶腋间，常下垂；花冠漏斗形，玫瑰红或淡红、淡黄等色，花瓣倒卵形，先端圆，外面疏被柔毛；蒴果卵形，平滑无毛，有缘。

【性味功效】甘、淡，平。清肺，凉血，化湿，解毒。

【选方】治痈疽，腮肿：扶桑叶或花，同白芙蓉叶、牛蒡叶、白蜜研膏敷之。(《本草纲目》)

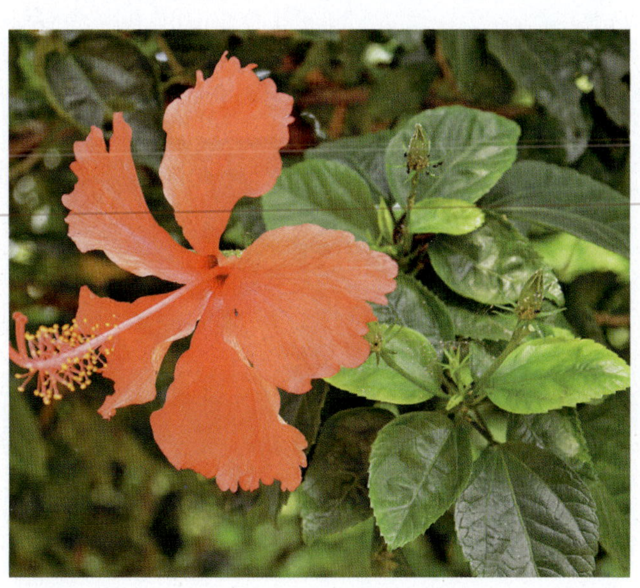

木槿

【别名】木棉、荆条、朝开暮落花、喇叭花。

【来源】为锦葵科植物木槿*Hibiscus syriacus* Linn.的根、叶、皮、花。

【植物形态特征】落叶灌木，小枝密被黄色星状绒毛。叶菱形至三角状卵形。花单生于枝端叶腋间，花萼钟形；花朵色彩有纯白、淡粉红、淡紫、紫红等，花形呈钟状。蒴果卵圆形，密被黄色星状绒毛；种子肾形，背部被黄白色长柔毛。

【性味功效】甘，平。清热凉血，解毒消肿。

【选方】1. 治赤白痢：木槿花一两（小儿减半），水煎，兑白蜜三分服。赤痢用红花，白痢用白花，忌酸冷。(《云南中医验方》)

2. 治消渴：木槿根一、二两。水煎，代茶常服。(《福建民间草药》)

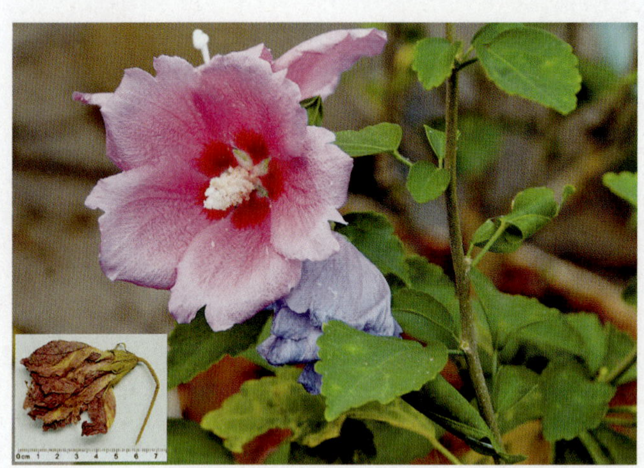

玫瑰茄

【别名】红金梅、红梅果、洛神葵、洛神花。

【来源】为锦葵科植物玫瑰茄*Hibiscus sabdariffa* Linn.的根、种子。

【植物形态特征】一年生直立草本。茎淡紫色，无毛。叶异形。花单生于叶腋，近无梗；小苞片红色，肉质，披针形，疏被长硬毛；花萼杯状，淡紫色花黄色，内面基部深红色。蒴果卵球形，密被粗毛。种子肾形，无毛。

【性味功效】酸，凉。敛肺止咳，降血压，解酒。

【选方】治中暑、咳嗽：玫瑰茄（干萼）9~15g，水煎服或开水泡服。(《中药辞海》)

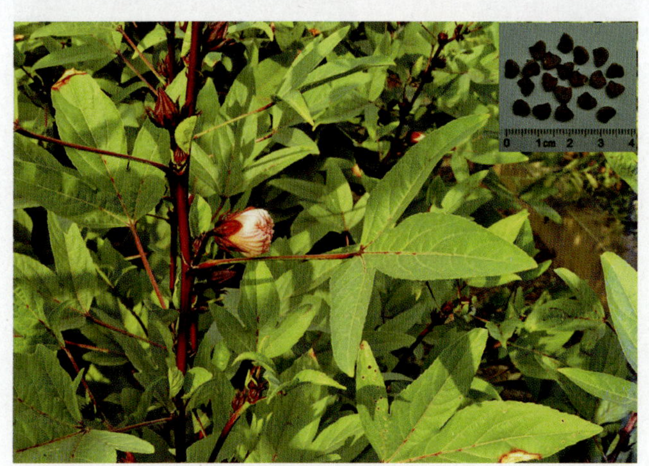

黄葵

【别名】 山油麻、假棉桃、假三棯、水芙蓉、假芙蓉。

【来源】 为锦葵科植物黄葵*Abelmoschus moschatus* Medicus的根、叶、花。

【植物形态特征】 一年生或二年生草本，全株被长粗硬毛。叶互生，掌状5深裂，两面均有粗毛。花单生于叶腋；花萼佛焰苞状；花冠鲜黄色，中央暗紫色。蒴果卵状长圆形，具短喙，果皮薄革质，被粗毛。种子肾形，有纵列乳头状突起，揉之微有麝香味。

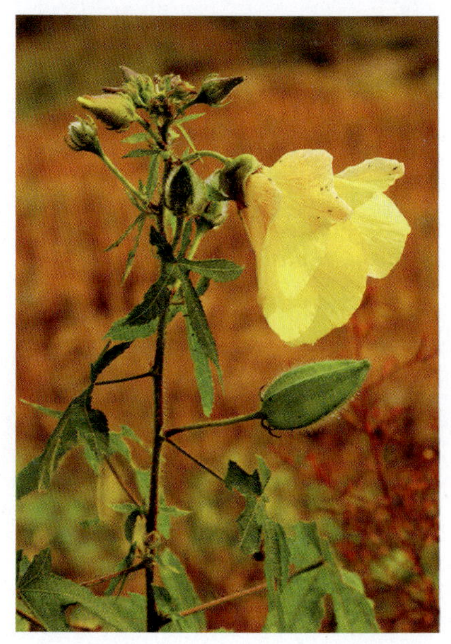

【性味功效】 微甘，凉。清热利湿，拔毒排脓。

【选方】 1. 治烧、烫伤：黄葵花适量，置麻油中浸泡半个月以上，外搽患处。(《中国民间常见草药原色图集》)

2. 砂石淋痛：黄葵花30g，炒研为末，每次以米汤送服3g。(《中国民间常见草药原色图集》)

秋葵

【别名】 毛茄、黄蜀葵。

【来源】 为锦葵科植物咖啡黄葵*Abelmoschus esculentus* (Linn.) Moench的根、叶、花或种子。

【植物形态特征】 一年生草本。茎圆柱形，疏生散刺。叶互生；叶掌状3~7裂，裂片阔至狭，两面均被疏硬毛，边缘具粗齿及凹缺。花单生于叶腋间，花萼钟形，花黄色，内面基部紫色，花瓣倒卵形。蒴果筒状尖塔形；种子球形，多数，具毛脉纹。

【性味功效】 淡，寒。利咽，通淋，下乳，调经。

【选方】 治尿路感染，水肿：黄秋葵根三至五钱，煎服；或用干根粉，每次五分至一钱，开水吞服。(《云南中草药选》)

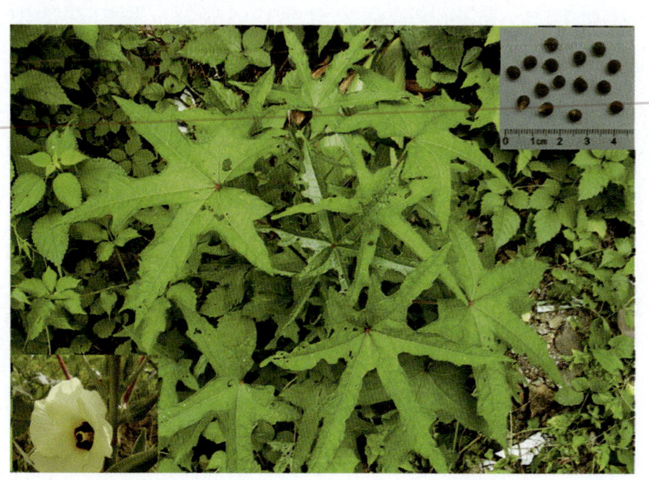

白背黄花稔

【别名】黄花地桃花、地膏药、黄花母、千斤坠、枚叶草。

【来源】为锦葵科植物白背黄花稔 *Sida rhombifolia* L.的全株。

【植物形态特征】直立多枝半灌木，全株有星状毡毛或柔毛。叶菱形或矩圆状披针形，基部楔形，边缘有锯齿；托叶刺毛状。花腋生，中部以上有节；无小苞片；萼杯状，5裂，裂片三角形；花黄色，花瓣倒卵形。蒴果盘状，分果爿8～10，顶端具2短芒。

【性味功效】甘、淡，凉。清热利湿，排脓止痛。

【选方】1. 治乳腺炎：白背黄花稔、蒲公英，水煎服。(《云南思茅中草药选》)

2. 外用：白背黄花稔加鲜白菜、红糖捣敷患部。(《云南思茅中草药选》)

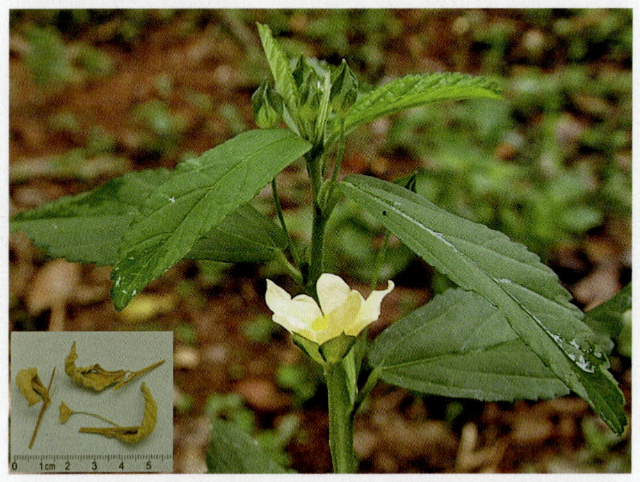

梵天花

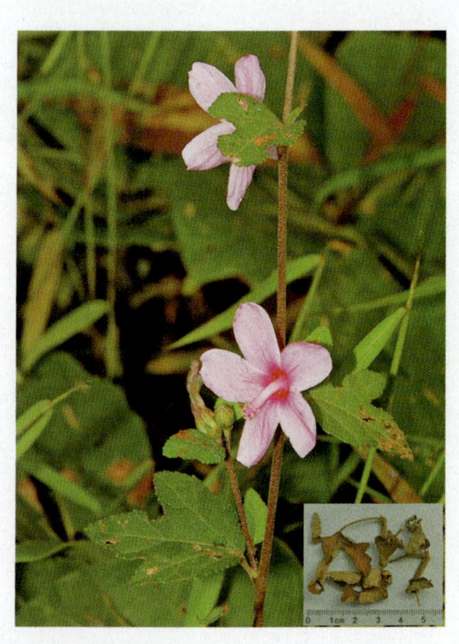

【别名】三角枫、三合枫、藕头婆、野茄、五龙会。

【来源】为锦葵科植物梵天花*Urena procumbens* Linn.的全草。

【植物形态特征】小灌木。枝平铺，小枝被星状绒毛。叶互生；下部的叶轮廓为掌状3～5深裂，裂口深达中部以下，圆形而狭，裂片菱形或倒卵形，呈葫芦状。花单生或近簇生；花冠淡红色。果球形，具刺和长硬毛，刺端有倒钩。种子平滑无毛。

【性味功效】甘、苦，凉。祛风利湿，消热解毒。

【选方】1. 治风毒流注：梵天花四两，羊肉八两。酌加酒水各半炖三小时服，日一次。(《福建民间草药》)

2. 治毒蛇咬伤：梵天花鲜叶捣烂，浸米泔水洗之，以渣敷伤口。(《福建中草药》)

木棉

【别名】攀枝花、红棉树、英雄树、斑芝棉。

【来源】为木棉科植物木棉*Bombax ceiba* L.的花、树皮和根。

【植物形态特征】大乔木。干和枝有短而大的圆锥形的刺；枝平伸。掌状复叶，矩圆形至椭圆状矩圆形，全缘，两面均秃净。花大，红色，叶前开放，聚生于枝的近顶端。蒴果大，矩圆形，木质，果瓣内有绵毛；种子多数，倒卵形。

【性味功效】花：甘、淡，凉。清热利湿，解暑。树皮、根：微苦，凉。树皮：祛风除湿，活血消肿。根：散结止痛。

【选方】1. 治跌打扭伤：木棉鲜根皮浸酒外搽或捣烂外敷。(《常用中草药彩色图谱》)

2. 治阴囊奇痒：木棉皮煎汤洗之。(《贵州中医验方》)

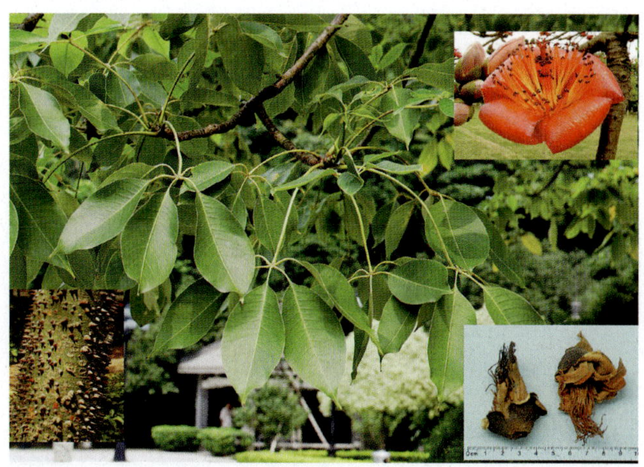

昂天莲

【别名】鬼棉花、仰天盅、水麻、假芙蓉。

【来源】为梧桐科植物昂天莲*Ambroma augusta* (L.) L. f的根。

【植物形态特征】灌木。幼枝密被星状茸毛。叶互生；叶片心形或卵状心形，有时为3～5浅裂。聚伞花序具1～3朵花；萼片披针形；花瓣红紫色，匙形。蒴果膜质，倒圆锥形，被星状毛，具5纵翅，边缘有长绒毛，先端截形。种子多数，长圆形，黑色。

【性味功效】微苦、辛，平。通经活血，消肿止痛。

【选方】1. 治疮疖红肿：鲜根皮或鲜叶捣烂调红糖外敷。(《全国中草药汇编》)

2. 治跌打肿痛：鲜根捣烂，酒炒热外敷。或用根1～2两，加酒3倍，浸7天后，用药酒外擦。(《全国中草药汇编》)

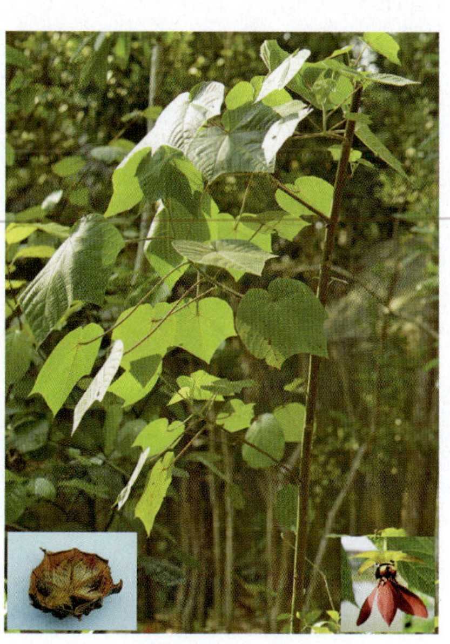

刺果藤

【别名】大胶藤、牛蹄麻、鸡冠麻。

【来源】为梧桐科植物刺果藤 *Ambroma augusta* (L.) L. f的根或茎。

【植物形态特征】木质大藤本。小枝的幼嫩部分略被短柔毛。叶互生；叶宽卵形、心形或近圆形。聚伞花序顶生或腋生；花小，淡黄白色，内面略带紫红色。蒴果圆球形或卵状圆球形，生多数短粗刺和短柔毛。种子长圆形，成熟时黑色。

【性味功效】涩、微苦，微温。祛风湿，壮筋骨。

【选方】1. 治产后筋骨痛，风湿骨痛：刺果藤根9～15g，鲜品加倍，水煎服。(《全国中草药汇编》)

2. 治腰肌劳损，跌打骨折：刺果藤鲜根适量，捣烂酒炒敷患处。(《中药辞海》)

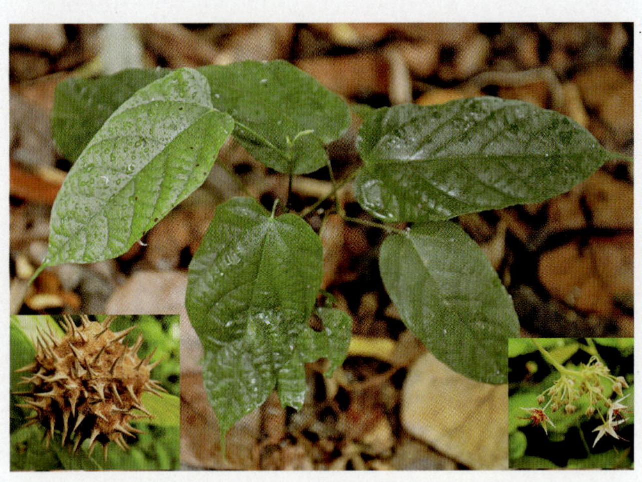

山芝麻

【别名】大山麻、石秤砣、山油麻、坡油麻。

【来源】为梧桐科植物山芝麻 *Helicteres angustifolia* Linn的根或全株。

【植物形态特征】小灌木。茎直立，有分枝，茎皮坚韧似麻，小枝密被灰黄色短绒毛。单叶互生，叶片矩圆状披针形。夏季叶腋抽出短花序梗，花数朵簇生其上，浅紫色。蒴果卵状矩圆形，略似芝麻果实，密被星状毛茸，熟后5裂。

【性味功效】苦、微甘，寒；有小毒。清热解毒，止咳。

【选方】1. 治痄腮：山芝麻叶二至三两。捣敷患处。(《岭南草药志》)

2. 治痢疾：鲜山芝麻一两。酌加水煎。日服二次。(《福建民间草药》)

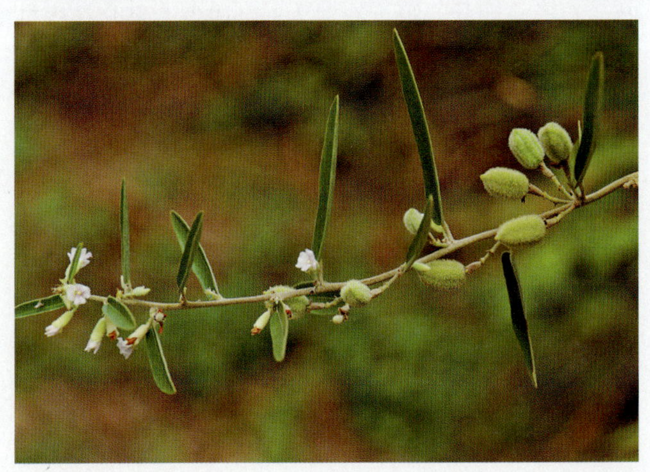

翻白叶树

【别名】红半枫荷、大叶半枫荷、白背枫、阴阳叶、铁巴掌。

【来源】为梧桐科翅子树属植物异叶翅子木*Pterospermum heterophyllum* Hance的根或茎枝。

【植物形态特征】乔木，小枝与叶背被黄褐色茸毛，叶革质，异型，幼树或萌发枝的叶盾形。成年树上的叶长圆形或卵状长圆形；托叶线状长圆形。花单生或2～4朵聚生叶腋。狭披针形；花瓣白色。蒴果木质，椭圆形，密被锈色星状柔毛。种子具膜质翅。

【性味功效】甘，温。祛风除湿，舒筋活血。

【选方】1. 治风湿痹痛，腰肌劳损，跌打瘀积，产后风瘫：翻白叶树根9～15g；煎汤或浸酒，内服。(《常用中草药手册》)

2. 治气管炎：翻白叶树根9～15g煎汤内服。(《广西药植名录》)

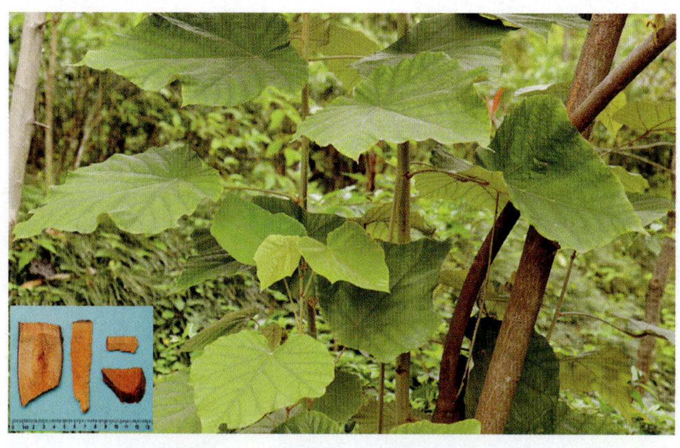

苹婆

【别名】鸡冠树、九层皮、七姐果，凤眼果。

【来源】为梧桐科植物苹婆*Sterculia nobilis* Smith的果壳。

【植物形态特征】乔木，树皮褐黑色，小枝幼时略有星状毛。叶薄革质，矩圆形或椭圆形。圆锥花序顶生或腋生，柔弱且披散，花萼初时乳白色，后转为淡红色，钟状。蓇葖果鲜红色，厚革质，矩圆状卵形；种子椭圆形或矩圆形，黑褐色。

【性味功效】甘，温。止痢。

【选方】治疝痛：苹婆七个。酒煎服。(姚可成《食物本草》)

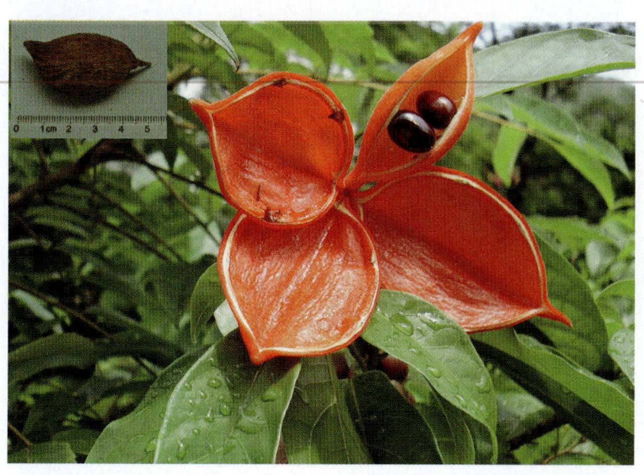

中华猕猴桃

【别名】阳桃、羊桃、羊桃藤、藤梨、猕猴桃。

【来源】为猕猴桃科植物中华猕猴桃 *Actinidia chinensis* Planch的果、枝叶、根皮。

【植物形态特征】大型落叶藤本。叶纸质，倒阔卵形至倒卵形或阔卵形至近圆形。聚伞花序1～3花；花初放时白色，后变淡黄色，有香气。果黄褐色，近球形、圆柱形、倒卵形或椭圆形，被茸毛、长硬毛或刺毛状长硬毛，具小而多的淡褐色斑点。

【性味功效】果：酸、甘，寒。调中理气，生津润燥，解热除烦。根、根皮：苦、涩，寒。清热解毒，活血消肿，祛风利湿。枝叶：清热解毒，散瘀，止血。

【选方】1. 治妇人乳痈：鲜猕猴桃叶一握，和适当的酒糟、红糖捣烂，加热外敷，每天早晚各换一次。(《福建民间草药》)

2. 治急性肝炎：猕猴桃根四两，红枣十二枚。水煎当茶饮。(《江西草药》)

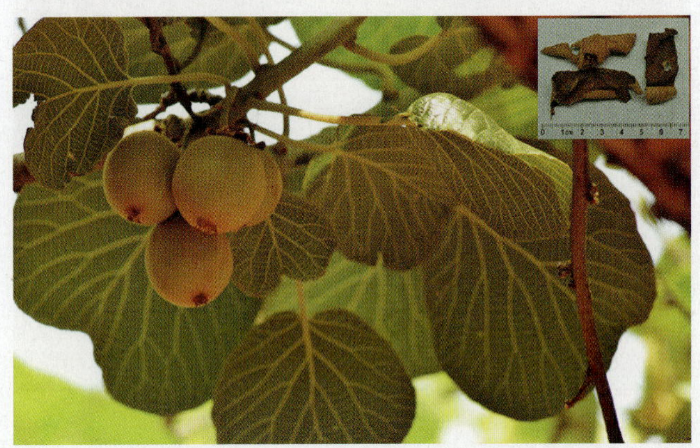

毛花猕猴桃

【别名】毛花杨桃，白藤梨、白毛桃，毛阳桃、毛冬瓜。

【来源】为猕猴桃科植物毛花猕猴桃 *Actinidia eriantha* Benth的根、根皮及叶。

【植物形态特征】藤本；幼枝及叶柄密生灰白色或灰褐色绒毛；老枝无毛；髓白色，片状。叶片厚纸质，矩圆形至圆形。花淡红色；萼片通常2，连同花柄密生灰白色绒毛；花瓣5；雄蕊多数；花柱丝状，多数。浆果蚕茧状，表面密生灰白色长绒毛。

【性味功效】根、根皮：苦、涩，寒。清热解毒，活血消肿，祛风利湿。枝叶：清热解毒，散瘀，止血。

【选方】治食欲不振，消化不良：猕猴桃干果二两。水煎服。(《湖南药物志》)

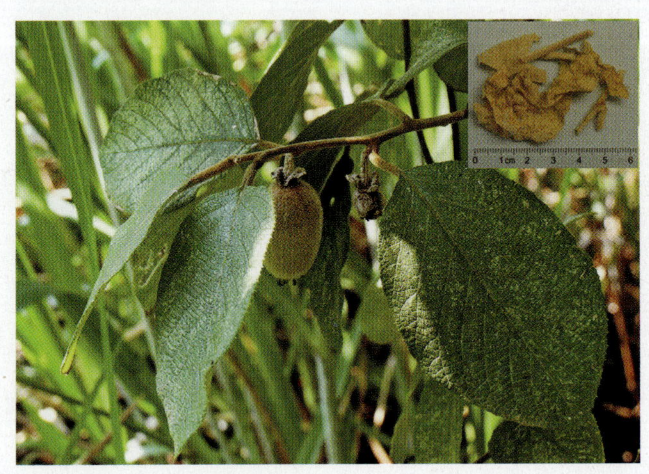

茶

【别名】榎、茗、荈（尔雅）等。

【来源】为山茶科植物茶*Camellia sinensis*（Linn.）O.Ktze的根。

【植物形态特征】灌木或小乔木，嫩枝无毛。叶革质，长圆形或椭圆形。花两性，白色，芳香，通常单生或2朵生于叶腋，白色，花瓣5～6片，阔卵形。蒴果近球形或扁形，果皮革质，较薄。种通常1颗或2～3颗，近球形或微有棱色。

【性味功效】叶：苦、甘，微寒；种子：苦，寒。有毒。根：苦，平。强心利尿，抗菌消炎，收敛止泻。

【选方】治牛皮癣：茶树根一至二两。切片，加水煎浓。每日二至三次空腹服。（《全展选编》皮肤科）

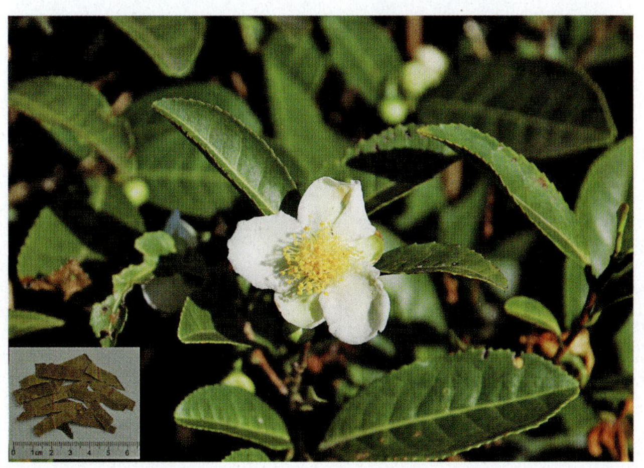

油茶

【别名】茶子树、茶油树、白花茶

【来源】为山茶科植物油茶*Camellia oleifera* Abel的根和茶子饼。

【植物形态特征】灌木或中乔木；嫩枝有粗毛。叶革质，椭圆形，长圆形或倒卵形。花顶生，花瓣白色，倒卵形。蒴果球形或卵圆形，3室或1室，每室有种子1粒或2粒，木质，中轴粗厚；苞片及萼片脱落后留下的果柄粗大，有环状短节。

【性味功效】苦，平。清热解毒，活血散瘀，止痛。

【选方】1. 治食滞腹泻：茶子心三钱。浓煎服。（《陆川本草》）

2. 治绞肠痧：油茶种子油二两。冷开水送服。（《福建中草药》）

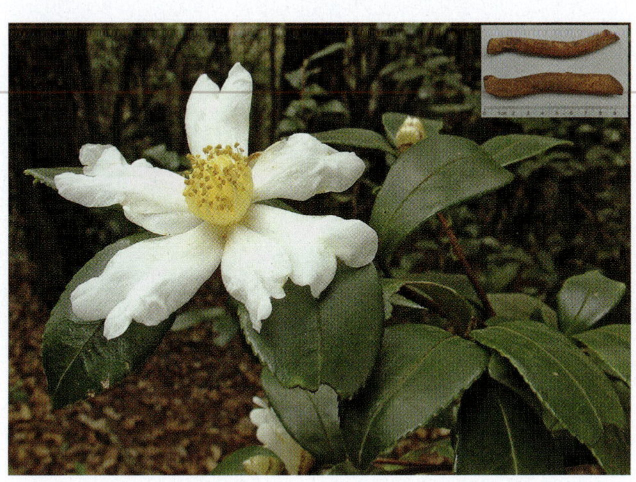

铁力木

【别名】铁梨木、铁栗木、铁棱。

【来源】为金丝桃科植物铁力木*Mesua ferrea* L.的树皮、花、种子。

【植物形态特征】常绿乔木。叶革质，通常下垂，披针形或狭卵状披针形至线状披针形。花两性，顶生或腋生；萼片4；花瓣4，白色；雄蕊极多数，花药长圆形，花丝丝状；子房圆锥形，柱头盾形。果卵球形或扁球形。种子1～4。

【性味功效】苦，凉。止咳祛痰，解毒消肿。

【选方】治风湿性关节炎，脚扭筋：铁力木树皮9～12g，煎汤内服。(《中药辞海》)

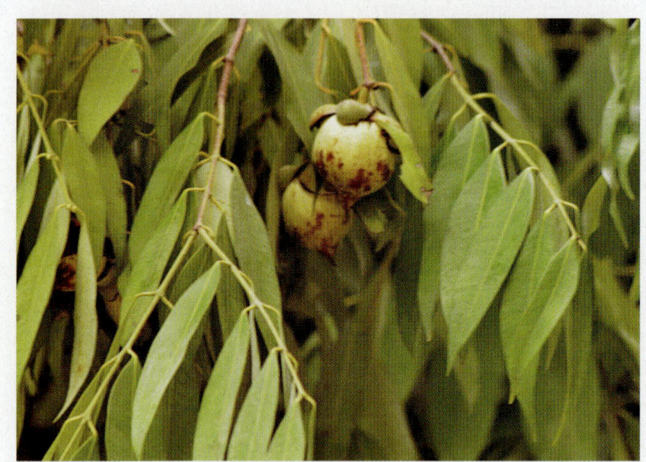

黄牛茶

【别名】黄牛木、雀笼木、黄芽木、满天红、黄丝鸡兰。

【来源】为金丝桃科植物黄牛木*Cratoxylum cochinchinense* (Lour.) Bl.的根、树皮、嫩叶。

【植物形态特征】落叶灌木或乔木。叶对生，纸质，椭圆形至矩圆形。聚伞花序腋生或腋外生及顶生；萼片5，花瓣5；雄蕊束3；子房上位，圆锥形，花柱3，线形，自基部叉开。蒴果椭圆形，棕色，果实的近2/3为宿萼所包被。种子倒卵形。

【性味功效】甘、微苦，凉。清热解毒，化湿消滞，祛瘀消肿。

【选方】1. 治感冒发热，肠炎腹泻，咳嗽声嘶：黄牛木根或树皮15～30g，或叶10～15g，水煎服。(《常用中草药手册》)

2. 治肚痛腹泻，黄疸病：黄牛木根、树皮鲜品15～30g；鲜叶适量，泡茶或煎汁内服。(《广西药用植物名录》)

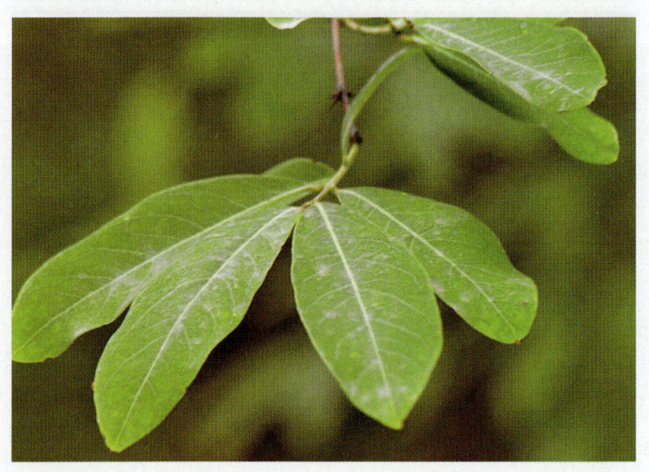

赶山鞭

【别名】小金丝桃、小金雀、女儿茶、小旱莲、小连翘。

【来源】为金丝桃科植物赶山鞭*Hypericum attenuatum* Choisy的全草。

【植物形态特征】多年生草本，高达70cm。茎圆柱形，上部多分枝，常有2条突起的纵棱，散生黑色腺点或斑点。单叶对生，长圆形。花萼、花瓣及花药都有黑色腺点。聚伞花序顶生，花淡黄色；花柱3，分离。蒴果卵圆形或卵状长椭圆形。

【性味功效】苦，平。清热解毒，止血通乳，化痰止痛。

【选方】1. 治咯血、吐血、子宫出血：赶山鞭全草3~5钱，煎汤内服。(《中草药手册》)

2. 风湿关节痛，神经痛，跌打损伤：赶山鞭鲜草适量捣烂或干粉撒敷患处。(《全国中草药汇编》)

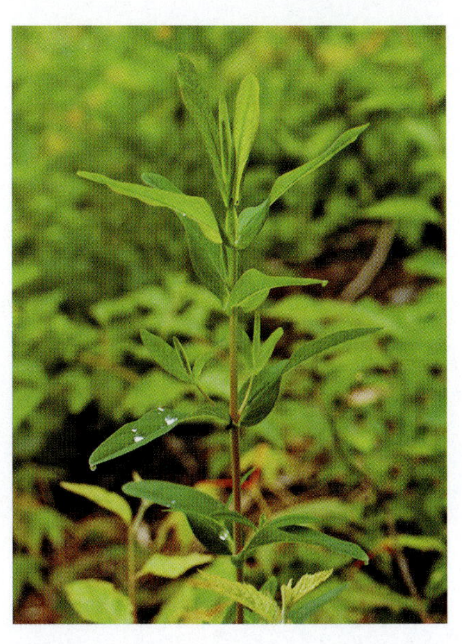

地耳草

【别名】田基黄、田基王、小田基黄、黄花草、对叶草。

【来源】为金丝桃科植物地耳草*Hypericum japonicum* Thunb.的全草。

【植物形态特征】一年生草本。根多须状。茎直立，或倾斜，细瘦，有4棱，节明显，基部近节处生细根。单叶，短小，对生，叶片卵形，全缘。聚伞花序顶生，花小，黄色；萼片5；花瓣5；雄蕊10个以上；子房1室，花柱3枚。蒴果长圆形。

【性味功效】甘、微苦，凉。清热利湿，消肿解毒，散瘀止痛。

【选方】1. 治急性单纯性阑尾炎：地耳草、半边莲各15g，泽兰、青木香各9g，蒲公英30g。水煎服。(《全国中草药汇编》第2版. 上册)

2. 治急性结膜炎：地耳草30~60g，煎水熏洗患眼，每日3次。(《全国中草药汇编》第2版. 上册)

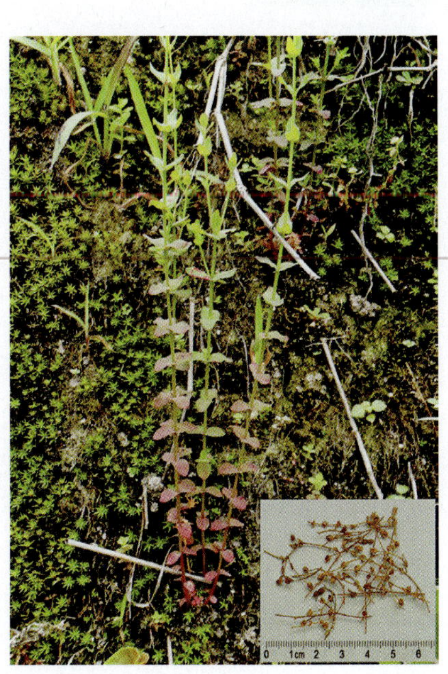

金丝桃

【别名】狗胡花、金线蝴蝶、金丝海棠、金丝莲、土连翘。

【来源】为金丝桃科植物金丝桃*Hypericum monogynum* Linn的根。

【植物形态特征】灌木。茎红色；叶对生，叶片倒披针形或椭圆形至长圆形。花序具1-15（30）花；苞片小，早落。花星状；花蕾卵珠形。雄蕊5束。子房卵珠形至近球形；花柱合生几达顶端然后向外弯或极偶有合生至全长之半；柱头小。蒴果。

【性味功效】苦、涩，凉。清热解毒，散瘀止痛，祛风湿。

【选方】1. 治风湿性腰痛：金丝桃根一两，鸡蛋两只，水煎二小时。吃蛋和汤，一天二次分服。(《浙江民间常用草药》)

2. 治蝮蛇、银环蛇咬伤：鲜金丝桃根加食盐适量，捣烂，外敷伤处。一天换一次。(《浙江民间常用草药》)

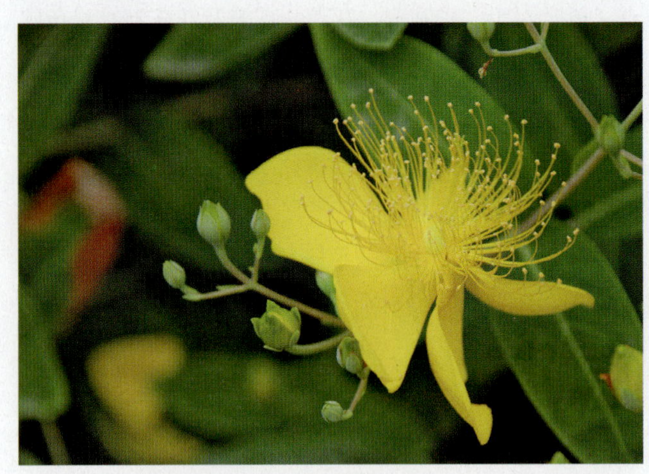

元宝草

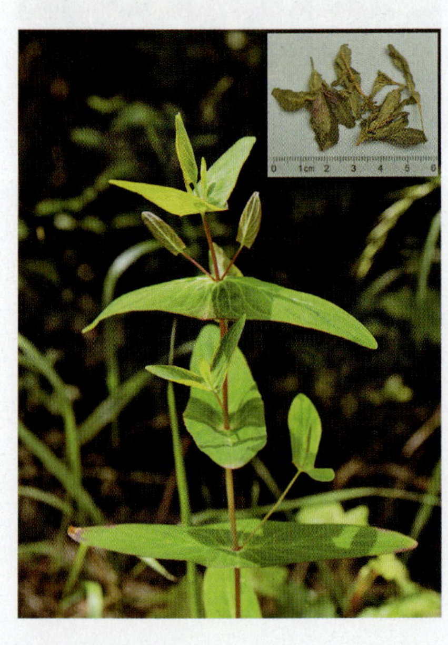

【别名】合掌草、上天梯、帆船草、对月草、叶抱枝。

【来源】为金丝桃科植物元宝草*Hypericum sampsonii* Hance的全草。

【植物形态特征】多年生草本。须根细而短。茎圆柱形，有分枝。单叶交互对生，二叶基部完全合生一体似船形，而茎贯穿中间，叶片长椭圆状披针形，全缘。聚散花序，花萼5裂，花瓣5，雄蕊多数，子房上位，花柱3条，反曲。蒴果，种子细小。

【性味功效】辛、苦，寒。清热解毒，通经活络，凉血止血。

【选方】1. 治阴虚咳嗽：元宝草一至二两，红枣七至十四枚。同煎服。(《浙江民间草药》)

2. 治咳嗽出血：鲜元宝草二两(干者一两)，与猪肉炖服，连服五至七次。(《泉州本草》)

七星莲

【别名】冷毒草、地白草、黄瓜草、白地黄瓜、细通草。

【来源】为堇菜科植物七星莲*Viola diffusa* Ging的全草。

【植物形态特征】一年生草本，常具白色柔毛。匍茎由基部叶丛中抽出，随处生根，并发新叶。叶丛生，圆卵形或卵状椭圆形，边缘具圆锯齿；叶柄扁平，托叶离生。花淡紫色或白色；萼片5，披针形；花瓣5，蒴果长椭圆形，无毛。

【性味功效】苦，寒。祛风清热，利尿解毒。

【选方】1. 治淋浊：鲜白地黄瓜八钱至一两。和水煎成半碗，饭前服，日服二次。(《福建民间草药》)

2. 治疔疮，背痈，眼红赤肿(热火所致)：鲜白地黄瓜一握，用冷开水洗净，和冬蜜捣烂后贴患处，日换两次。(《福建民间草药》)

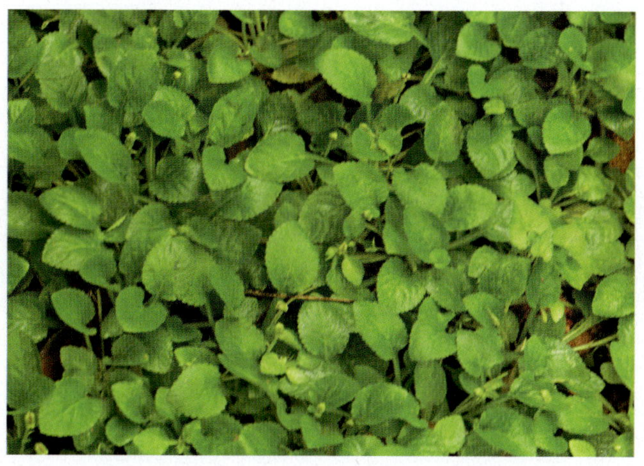

罐嘴菜

【别名】地黄瓜、水白地黄瓜、白花蚶壳草、小梨头草。

【来源】为堇菜科植物堇菜*Viola verecunda* A. Gray的全草。

【植物形态特征】多年生草本。根状茎短粗，节较密。地上茎通常数条丛生。基生叶叶片宽心形、卵状心形或肾形；茎生叶少，疏列，与基生叶相似。花小，白色或淡紫色；萼片卵状披针形；子房无毛，花柱棍棒状。蒴果长圆形或椭圆形。种子卵球形。

【性味功效】微苦，凉。清热解毒，凉血消肿。

【选方】1. 治刀伤：堇菜适量，嚼烂，敷伤处。(《贵州草药》)

2. 治蛾子：鲜堇菜适量捣烂，泡米水，含口中，随时更换；另外敷于颈项下，以蛾消为度。(《贵州民间药物》)

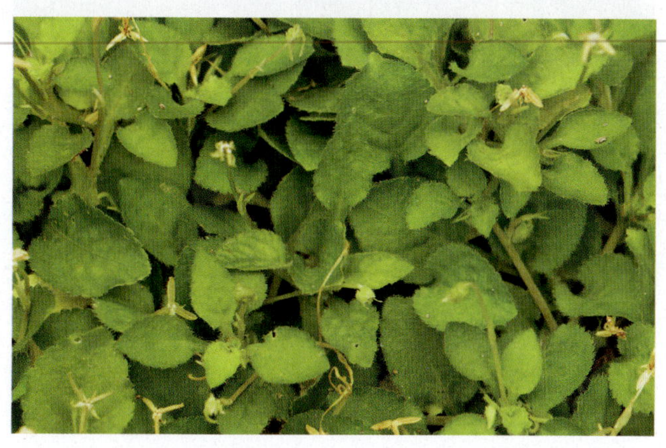

紫花地丁

【别名】铧头草、地丁。

【来源】为堇菜科植物紫花地丁 *Viola philippica* Cav的全草。

【植物形态特征】多年生草本。根状茎短，垂直，节密生。叶多数，基生，莲座状；叶片下部者较小，上部者较长；果期叶片增大；托叶膜质，与叶柄合生。花淡紫色。萼片卵状披针形；花瓣倒卵形；子房卵形，花柱棍棒状。蒴果长圆形，种子卵球形。

【性味功效】微苦，寒。清热解毒，凉血消肿。

【选方】1. 化脓性感染：紫花地丁、蒲公英、半边莲各15g，水煎服；药渣外敷。(《全国中草药汇编》第2版. 上册)

2. 化脓性感染：鲜紫花地丁、鲜野菊花各60g，共捣汁分二次服；药渣敷患处。(《全国中草药汇编》第2版. 上册)

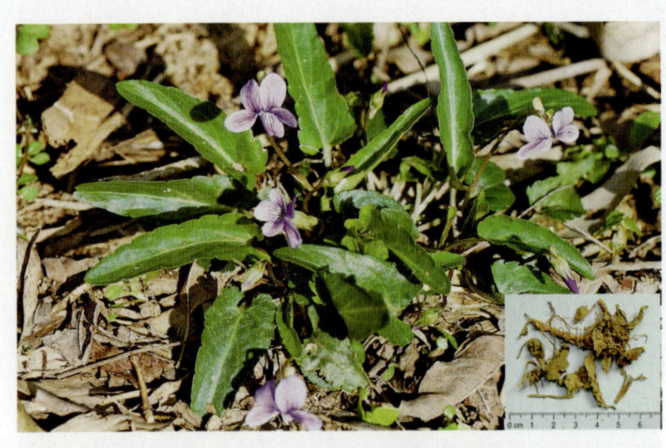

长萼堇菜

【别名】翁域、犁嘴草、剪刀菜、紫花地丁。

【来源】为堇菜科植物长萼堇菜 *Viola inconspicua* Blume的全草或带根全草。

【植物形态特征】二年生或多年生草本。根茎垂直。叶丛生，三角形或近戟形，边缘有小锯齿。托叶与叶柄合生。花萼片5；花瓣5，青紫色；雄蕊5，无花丝；雌蕊1，子房上位，卵圆形，花柱呈喇叭状。蒴果3裂，种子多数。

【性味功效】辛、微苦，寒。清热解毒，散瘀消肿，清肝明目。

【选方】1. 治痈肿、疔疮、瘰疬、乳痈、指疔：鲜长萼堇菜捣烂敷；或晒干研末，鸡蛋白调敷，一日换一、二次。(《江西民间草药》)

2. 治妇人产后瘀血痛如刀刺：鲜长萼堇菜一两，切碎，鸡蛋两个同搅和，加油略炒，再加水煎服。(《江西民间草药》)

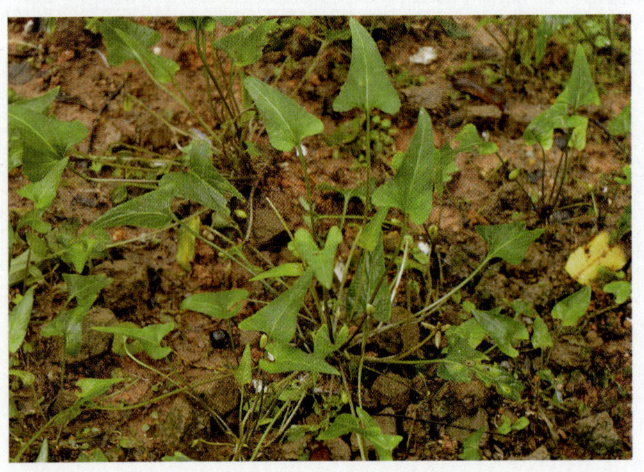

鸡蛋果

【别名】土罗汉果、紫果西番莲、西番莲、芒葛萨、百香果。

【来源】为西番莲科植物鸡蛋果*Passiflora edulis* Sims的果实、根。

【植物形态特征】草质藤本。叶纸质，基部楔形或心形，掌状3深裂。聚伞花序退化仅存1花，与卷须对生；萼片5枚；花瓣5枚，与萼片等长；雄蕊5枚；子房倒卵球形；花柱3枚。浆果卵球形，果肉间充满黄色果汁，似生鸡蛋黄。

【性味功效】甘、酸，平。清肺润燥，安神止痛，和血止痢。

【选方】1. 糖尿病、水肿：鸡蛋果根75.0g，山药112.5g，白茅根30.0g，玉米须18.8g，枸杞根18.8g，水8碗煎3碗，分3次温服。(《图解《本草纲目》《黄帝内经》对症中草药速查全书》)

2. 痈疮脚烂：鸡蛋果适量，捣烂外敷患部。(《图解《本草纲目》《黄帝内经》对症中草药速查全书)

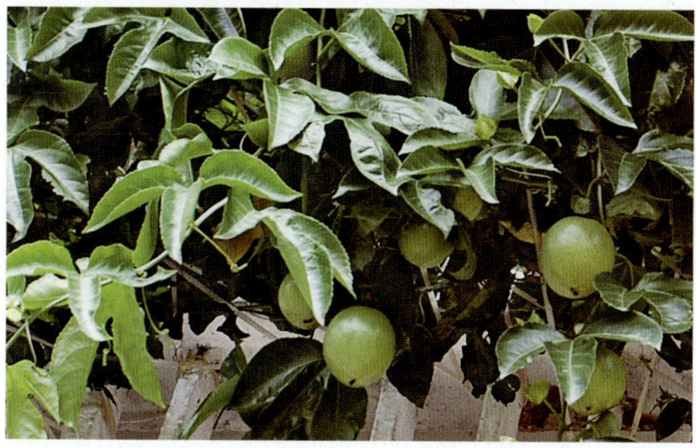

毛果西番莲

【别名】龙珠果、龙吞珠、龙须果、风雨花、神仙果。

【来源】为西番莲科植物毛果西番莲*Passiflora foetida* L.的全株或果实。

【植物形态特征】草质藤本，有臭味；茎具条纹并被平展柔毛。叶膜质，宽卵形至长圆状卵形；聚伞花序退化仅存1花。花白色或淡紫色，具白斑；苞片3枚；花瓣5枚；雄蕊5枚；花药长圆形；子房椭圆球形；柱头头状。浆果卵圆球形；种子多数。

【性味功效】甘、酸，平。清热解毒，清肺止咳。

【选方】1. 治肺热咳嗽：龙珠果全株3～9g，煎汤服。(《南宁市药物志》)

2. 治疥疮，无名肿毒：龙珠果果实适量捣敷。(《广西药植名录》)

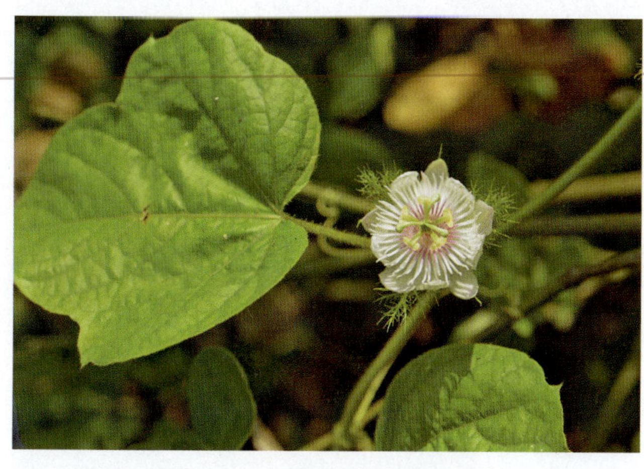

西番莲科

蛇王藤

【别名】双目灵、治蛇灵、蛇王、蛇眼藤、海南西番莲。

【来源】为西番莲科植物蛇王藤 *Passiflora moluccana* Reinw.ex Bl.var. *teysmanniana* (Miq.) Wilde的带根全草。

【植物形态特征】草质藤本，长达数米。茎无毛，稍呈压扁状，嫩茎圆柱形，腋生卷须。叶对生或近对生，革质，矩圆形；花两性，白色；苞片及小苞片极小；萼裂片5；花瓣5；雄蕊5；子房密被柔毛，花柱3枚。浆果近球形。种子扁平。

【性味功效】辛、苦，凉。清热解毒，消肿止痛。

【选方】1. 治胃及十二指肠溃疡：蛇王藤6～30g，水煎汤内服。(《常用中草药手册》)

2. 治毒蛇咬伤，疖肿：蛇王藤鲜叶捣烂敷患处。蛇伤除内服外，同时敷伤口周围。(《常用中草药手册》)

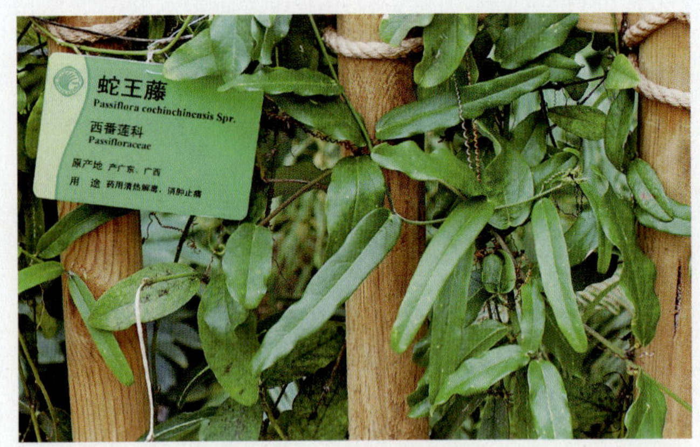

瑞香科

土沉香

【别名】白木香、沉香、芫香、六麻树、女儿香。

【来源】为瑞香科植物土沉香（白木香）*Aquilaria sinensis* (Lour.) Spreng含树脂的心材。

【植物形态特征】常绿乔木。根和茎有香气。单叶互生，具柄；叶片椭圆形或卵形。顶生或腋生伞形花序；花被管状，有毛，喉部有鳞片10片，与雄蕊互生；雄蕊10，成2轮着生花被管上；子房瓶状，被毛，无花柱，柱头扁圆。蒴果木质，扁倒卵形。

【性味功效】辛、苦，微温。行气止痛，温中止呕，纳气平喘。

【选方】1. 治一切哮症：土沉香二两，莱菔子（淘净，蒸熟，晒干）五两，上为细末，生姜汁为细丸。每服八分，白滚汤送下。(《丹台玉案》二仙丹)

2. 治胃冷久呃：土沉香、紫苏、白豆蔻各一钱，为末。每服五七分，柿蒂汤下。(《活人心统》沉香散)

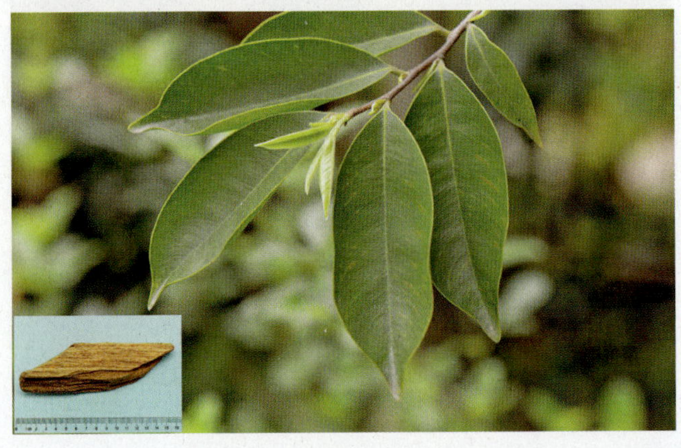

结香

【别名】 打结花、打结树、黄瑞香、野蒙花、喜花。

【来 源】 为瑞香科植物结香*Edgeworthia chrysantha* Lindl.的根或花。

【植物形态特征】 灌木。叶在花前凋落，长圆形，披针形至倒披针形，两面均被银灰色绢状毛。头状花序顶生或侧生，具花30～50朵成绒球状，外围以10枚左右被长毛而早落的总苞；花芳香，无梗；雄蕊8。子房卵形，花柱线形，柱头棒状。果椭圆形。

【性味功效】 甘，温。根：舒筋活络，消肿止痛。花：祛风明目。

【选方】 1. 治风湿筋骨疼痛、麻木、瘫痪：结香根10g，威灵仙10g，常春藤30g，水煎服。(《全国中草药汇编》第3版. 卷二)

2. 治跌打损失：结香根10g，红活麻根15g，铁筷子根15g，山高粱根15g，泡酒或水煎服。(《全国中草药汇编》第3版. 卷二)

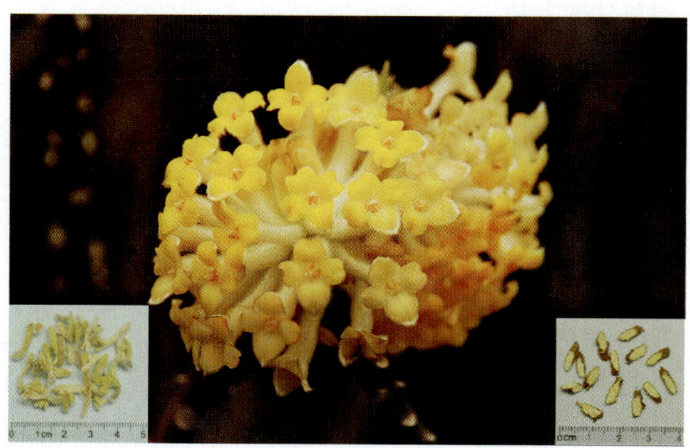

了哥王

【别名】 地棉根、山雁皮、指皮麻、九信草、石棉皮。

【来源】 为瑞香科植物了哥王*Wikstroemia indica* (Linn.) C. A. Mey的根、根二层皮（内皮）和叶。

【植物形态特征】 半常绿小灌木。茎直立，多分枝。根皮和茎皮富含绵状纤维，不易折断。单叶对生，叶片倒卵形至长椭圆形，全缘。聚伞状伞形花序或呈近无柄的头状花序；花两性，无苞片；花被管状，雄蕊8个；子房倒卵形，柱头圆头状。核果卵形。

【性味功效】 苦、微辛，寒；有毒。清热解毒，化痰散结，通经利水。

【选方】 1. 治跌打损伤：了哥王根二层皮0.9g，研粉制成蜜丸，每日服1丸。(《全国中草药汇编》第2版. 上册)

2. 治子宫颈炎：10%了哥王煎剂作阴道冲洗和宫颈湿敷。(《全国中草药汇编》第2版. 上册)

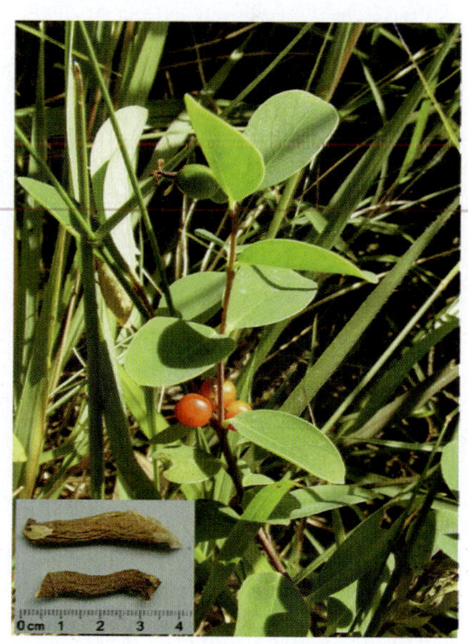

使君子

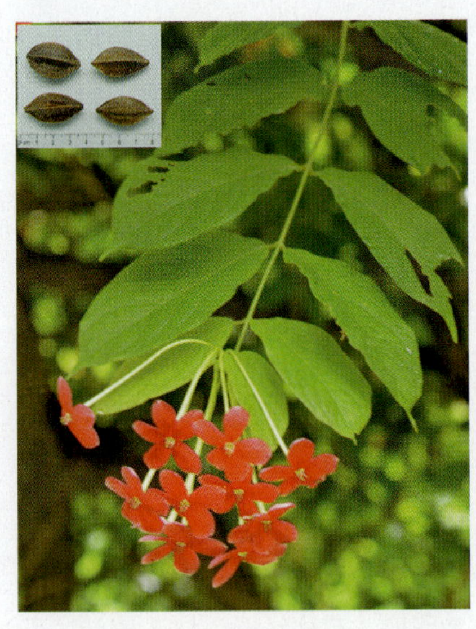

【别名】留球子。

【来源】为使君子科植物使君子*Quisqualis indica* Linn的种子。

【植物形态特征】落叶藤状灌木。单叶对生，叶片椭圆形或卵状椭圆形，全缘。顶生伞房式穗状花序，萼筒先端5裂；花冠初放时白色，渐变成红色；雄蕊10；雌蕊1，子房下位，花柱细长。果实橄榄形，有5条棱。

【性味功效】甘，温；有小毒。杀虫。

【选方】1. 治小儿蛔虫咬痛，口吐清沫：使君子（去壳）为极细末，用米饮调，五更早空心服。（《补要袖珍小儿方论》使君子散）

2. 治虫牙疼痛：使君子煎汤，频漱。（《濒湖集简方》）

诃子

【别名】诃黎勒。

【来源】为使君子科植物诃子*Terminalia chebula* Retz的果实。

【植物形态特征】落叶大乔木。小枝、叶芽和幼叶多被棕色亮毛。单叶互生或近对生。叶片长方椭圆形或卵形，全缘。夏、秋开黄色花，穗状花序顶生，花两性，花萼合生成杯状，无花瓣；雄蕊10，子房下位。核果椭圆形或近卵形，有5～10条钝棱。

【性味功效】苦、酸、涩，温。涩肠止血，敛肺化痰。

【选方】胃、十二指肠溃疡：诃子3.6g，白及0.6g，甘草0.6g，延胡索1.2g，莨菪子（天仙子）0.09g，共研细粉，炼蜜为丸（以上为一丸量）。每次1丸，每日3～4次。（《全国中草药汇编》第2版．上册）

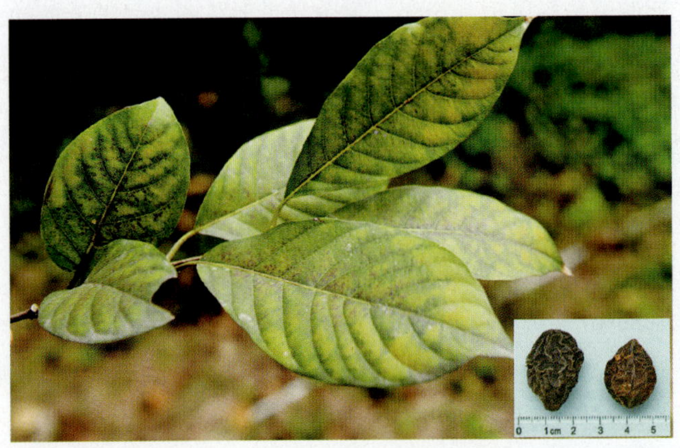

岗松

【别名】扫卡木、扫把枝、铁扫把、羊脷木。

【来源】为桃金娘科植物岗松 *Baeckea frutescens* Linn的全株。

【植物形态特征】灌木，多分枝。单叶对生，具短柄；线形或线状锥形，上面有槽，下面隆起，状如松针。秋季开白色小花，单生于叶腋；萼管钟形，裂片5，宿存；花瓣5；雄蕊10，有时8个；子房下位；蒴果很小，上部开裂。种子有角。

【性味功效】辛、苦、涩，凉。化瘀止痛，清热解毒，利尿通淋，杀虫止痒；

【选方】1. 治感冒高热、胃痛、风湿筋骨痛、膀胱炎：岗松根15～30g，水煎服。（《广西本草选编》）

2. 治跌打暗伤瘀血：扫卡木叶18g，捣烂冲开水绞汁，过滤，加白糖120g，顿服。（《陆川本草》）

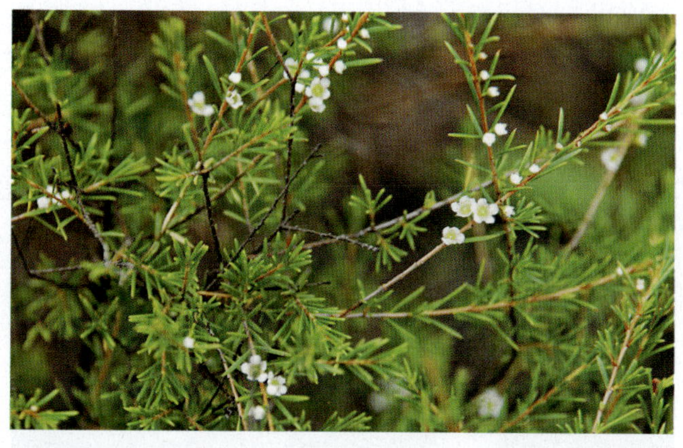

水翁皮

【别名】水榕。

【来源】为桃金娘科植物水翁 *Cleistocalyx operculatus* (Roxb.) Merr. & Perry的树皮。

【植物形态特征】乔木，高15m；树皮灰褐色，颇厚，树干多分枝；嫩枝压扁，有沟。叶片薄革质，长圆形至椭圆形。圆锥花序生于无叶的老枝上；花无梗，2～3朵簇生；萼管半球形；雄蕊长5～8mm；花柱长3～5mm。浆果阔卵圆形，成熟时紫黑色。

【性味功效】辛，温。杀虫，止痒。

【选方】治囊痈：水翁皮之已层，煎水洗十余次；如痈已穿，加甘草节同煎。（《岭南采药录》）

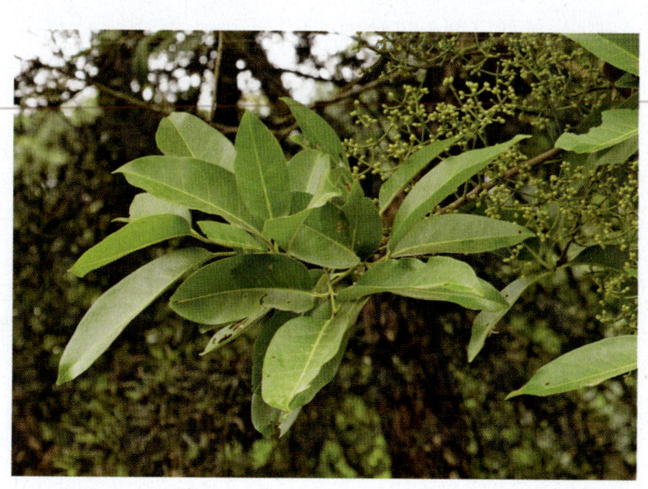

番石榴

【别名】鸡矢果、拔子、番稔、花稔、番桃树。

【来源】为桃金娘科植物番石榴*Psidium guajava* Linn的叶和果。

【植物形态特征】常绿灌木或小乔木。小枝四棱形。单叶对生；叶片矩状椭圆形或倒卵状椭圆形，革质，厚而粗糙，全缘。花单生叶腋或2~3朵生于同一总梗上；花萼较厚，花冠白色；花瓣4~5；雄蕊极多。浆果球形或梨状卵圆形；种子多数。

【性味功效】甘、涩，平。收敛止泻，消炎止血。

【选方】1. 治急性胃肠炎、腹泻：番石榴叶30g，大米1把。将番石榴叶切碎和米一起炒黄后，加水煎服，每日2次。(《全国中草药汇编》第2版．上册)

2. 治细菌性痢疾、肠炎：番石榴叶、辣蓼、刺针草、凤尾草各30g，甘草3g。加水1000ml，煎至500ml，每服50ml，每日2次。(《全国中草药汇编》第2版．上册)

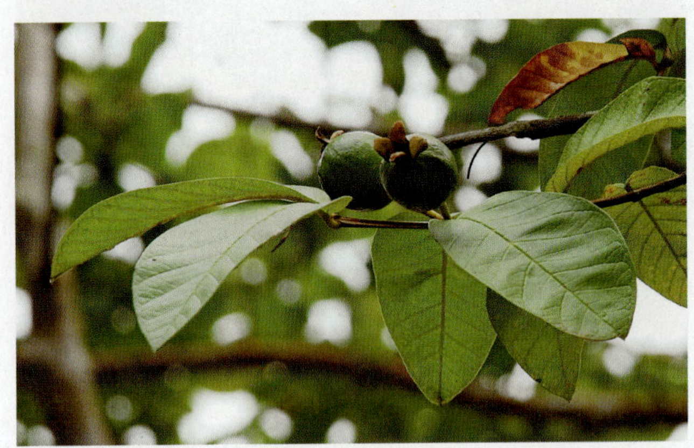

桃金娘

【别名】岗稔、山稔、多莲、当梨根、山旦仔。

【来源】为桃金娘科植物桃金娘*Rhodomyrtus tomentosa* (Ait.) Hassk的根、叶和果。

【植物形态特征】常绿小灌木。树皮褐色，幼枝密被柔毛。单叶对生；叶片椭圆形或倒卵形，革质，全缘。叶腋生聚散花序；花萼5裂密生绒毛；花冠玫瑰红色，花瓣，倒卵状长圆形，被有绒毛；雄蕊多数，桃红色。浆果球形，顶端有宿萼。

【性味功效】甘、涩，平。根：祛风活络，收敛止泻。叶：收敛止泻，止血。果：补血，滋养，安胎。

【选方】1. 治急慢性肝炎：复方岗稔肝炎片，每服2片，每日3次。(《全国中草药汇编》第2版．上册)

2. 治小儿消化不良：桃金娘根、南天竹根各3~6g。水煎服，每日1剂。(《全国中草药汇编》第2版．上册)

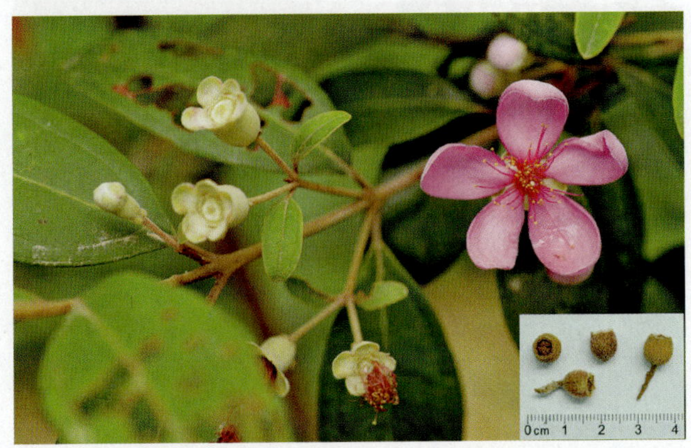

丁香

【别名】公丁香（花蕾）、母丁香（果实）。

【来源】为桃金娘科植物丁香*Eugenia caryophllata* Thunb的花蕾或果实。

【植物形态特征】常绿乔木。叶对生；叶片长方倒卵形或椭圆形，全缘。秋季开花，花有浓香，聚伞圆锥花序顶生；花萼管状，先端4浅裂；花冠先端具4裂片；雄蕊多数；子房下位。浆果红棕色，先端有肥厚宿存花萼裂片，有香气。种子多数。

【性味功效】辛，温。温脾胃，降逆气。

【选方】1. 治胃寒呕逆：丁香3g，柿蒂6g。水煎服。（《全国中草药汇编》第2版. 下册）

2. 治胃痛：丁香6g，肉桂、木香、乌药各12g。共研细粉，每服2g，每日3次。（《全国中草药汇编》第2版. 下册）

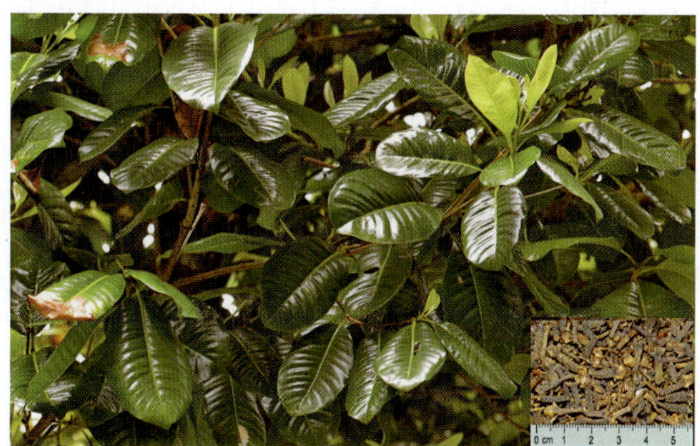

蒲桃

【别名】水蒲桃、香果、响鼓、风鼓、铃铛果。

【来源】为桃金娘科植物蒲桃*Syzygium jambos* (Linn.) Alston的果实。

【植物形态特征】常绿乔木。树冠球形，树皮平滑，淡褐色。单叶对生，革质而亮，叶矩圆状披针形。伞房花序顶生；萼倒圆锥形，裂片4；花瓣4，匙形；雄蕊多数，突出于花瓣之外。果实圆球形或卵形，有宿萼，果中空，内有种子1～2颗。

【性味功效】甘、涩，平。凉血收敛，暖胃健脾，温肺止咳，破血消肿。

【选方】治腹泻、痢疾：蒲桃果实15～30g，水煎服。（《广西本草选编》）

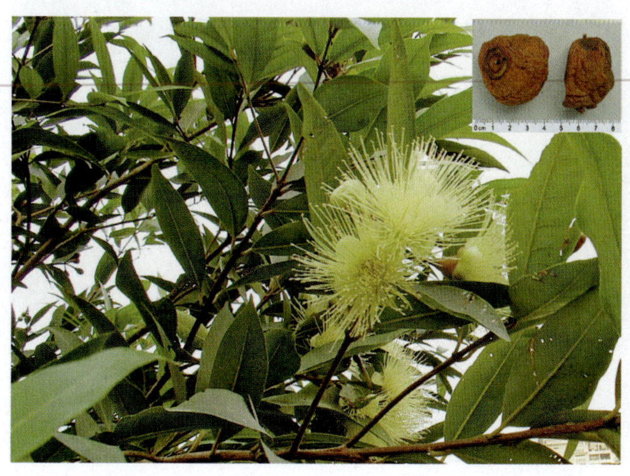

野牡丹

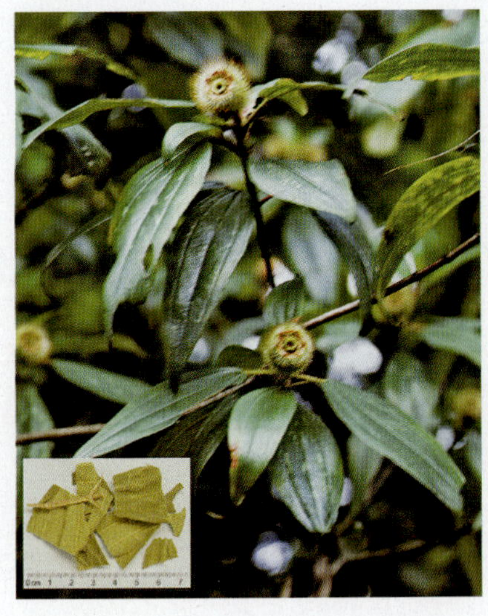

【别名】山石榴、大金香炉、猪姆草、猪古稔。

【来源】为野牡丹科植物野牡丹*Melastoma candidum* D. Don的全草。

【植物形态特征】常绿灌木。茎密被紧贴鳞片状粗毛。叶对生，阔卵形，上面密被紧贴的粗毛，下面密被长柔毛，叶柄紫色，被粗毛。花大而美丽，紫红色。蒴果肉质，长圆形，外被贴伏的鳞片状粗毛，不规则开裂。种子多数，黑色。

【性味功效】酸、涩，凉。活血消肿，清热解毒。

【选方】1. 治跌打损伤：野牡丹一两，金樱子根五钱，和猪瘦肉酌加红酒炖服。(《福建民间草药》)

2. 治痈肿：鲜野牡丹叶一至二两，水煎服，渣捣烂外敷。(《福建中草药》)

地菍

【别名】地茄子、地兰子、地石榴、铺地锦。

【来源】为野牡丹科植物地菍*Melastoma dodecandrum* Lour.的全草。

【植物形态特征】披散或匍匐状亚灌木。茎匍匐上升，逐节生根，分枝多，披散，地上各部被糙伏毛。叶对生，叶片坚纸质，卵形或椭圆形，全缘或具密浅细锯齿，基出脉3~5条。聚伞花序顶生。蒴果坛状球形，肉质，不开裂。

【性味功效】甘、涩，凉。清热解毒，活血止血。

【选方】1. 治胃出血，大便下血：地菍一两，煎汤分四次服，隔四小时服一次。大便下血加雉鸡尾、粗糠材各等分，炖白酒服。(《闽东本草》)

2. 治红肿痈毒：地菍鲜叶切碎，同酒酿糟杵烂敷患处。(《江西民间草药》)

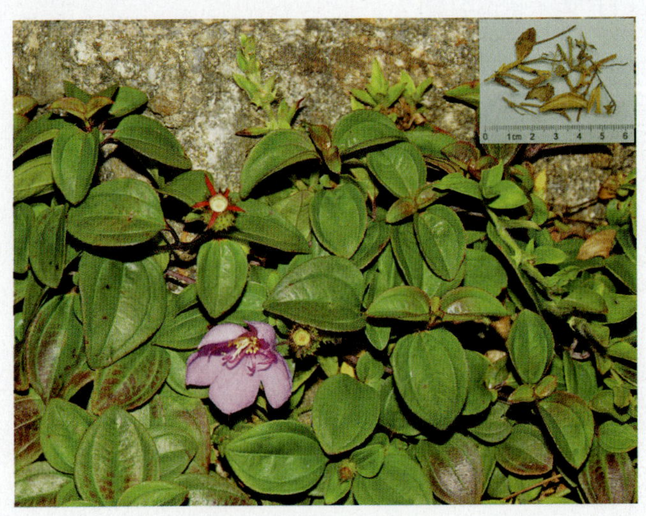

天香炉

【别名】杯子草、金香炉、紫金种、大香炉、小金钟。

【来源】为野牡丹科植物金锦香 *Osbeckia chinensis* Linn.ex Walp的全草。

【植物形态特征】直立草本或亚灌木。茎四棱形，具紧贴的糙伏毛。叶片坚纸质，线形或线状披针形，全缘，两面被糙伏毛。头状花序，顶生，蒴果紫红色，卵状球形，4纵裂，宿存萼坛状，外面无毛或具少数刺毛突起。

【性味功效】辛，平。祛风化湿，止血消瘀。

【选方】1. 治吐血：鲜金锦香一两，当归二钱。水煎服。(《泉州本草》)

2. 治便血、下痢：金锦香、木槿花。炖服。一方以金锦香一两，冰糖五钱，开水适量冲炖服。(《闽东本草》)

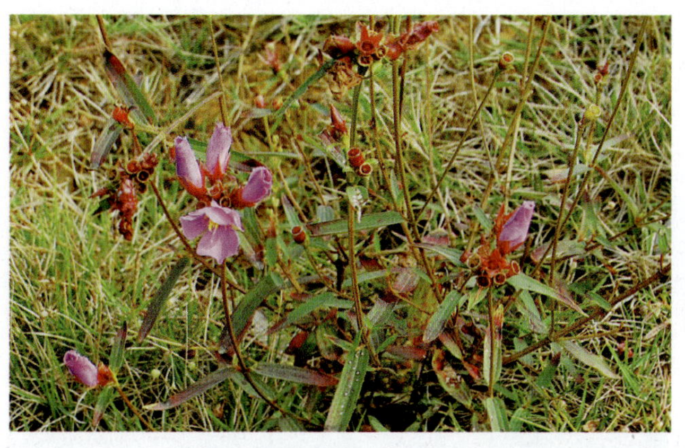

小二仙草

【别名】豆瓣草、女儿红、沙生草、水豆瓣、豆瓣菜。

【来源】为小二仙草科植物小二仙草 *Gonocarpus micrantha* (Thunb.) R. Br. ex Sieb. et Zucc的全草。

【植物形态特征】多年生纤弱草本，丛生。茎四棱形，带赤褐色，直立。叶小，具短柄，对生，叶片通常卵形或圆形，边缘有小齿，两面均秃净，淡绿色或紫褐色。圆锥花序顶生，由细的总状花序组成。核果近球形，秃净而亮，有8棱。

【性味功效】苦，凉。止咳平喘，清热利湿，调经活血。

【选方】1. 治赤白痢：鲜小二仙草二两，红白糖为引。煎服。(《江西草药手册》)

2. 治血崩：小二仙草二两，金樱子根一两，精肉四两。炖服。(《江西草药手册》)

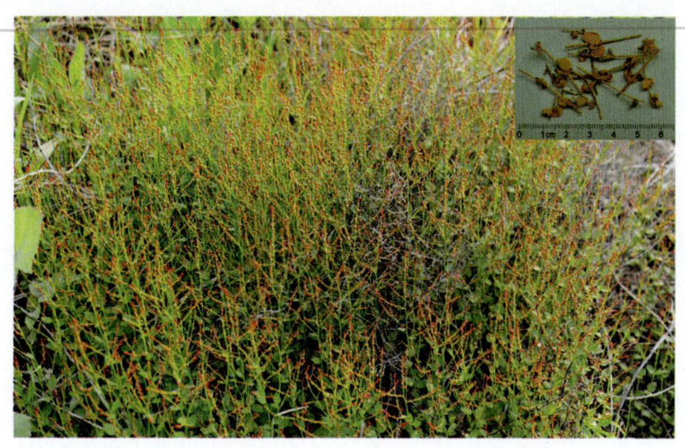

白簕

【别名】五加皮、鹅掌楸、三叶五加、刺三甲。

【来源】为五加科植物白勒 *Acanthopanax trifoliatus* (Linn.) Merr的根皮。

【植物形态特征】攀援状灌木，枝疏生向下的钩刺。掌状复叶，先端尖或短渐尖，基部楔形，边缘有锯齿，两面无毛或仅沿叶脉疏生刺毛，总叶柄疏生钩刺。伞形花序3～10个生于小枝顶端。果实扁球形，成熟时黑色。

【性味功效】苦、涩，微寒。祛风除湿，舒筋活血，消肿解毒。

【选方】1. 治感冒发热：白簕根15～60g。水煎服。(《广西本草选编》)

2. 治风湿关节痛：白簕根30～60g。酌加酒水各半炖服。(《福建民间草药》)

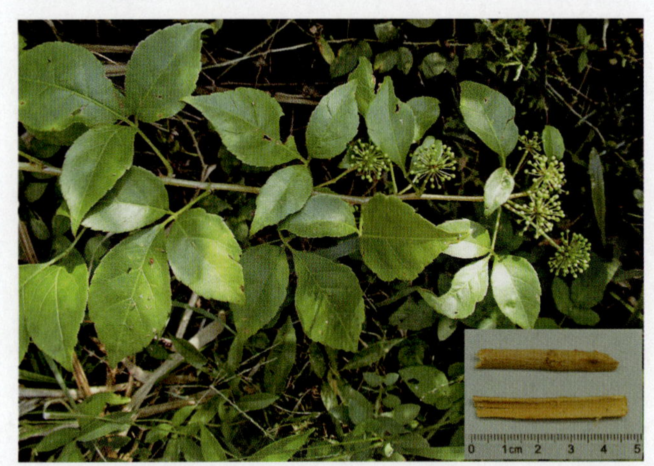

五加皮

【别名】南五加皮、刺五加、刺五甲。

【来源】本品为五加科植物五加 *Acanthopanax gracilistylus* W.W. Smith的干燥根皮。

【植物形态特征】落叶灌木。茎直立或攀援。叶互生或数叶簇生于短枝上，掌状复叶，小叶5枚。花黄绿色，伞形花序，单生于叶腋或短枝末梢。浆果状核果近球形，熟时紫黑色。种子2粒，细小，半圆形而扁，淡褐色。

【性味功效】辛、苦，温。祛风湿，补肝肾，强筋骨。

【选方】1. 治一切风湿痿痹，壮筋骨，填精髓：五加皮，洗刮去骨，煎汁和曲米酿成饮之，或切碎袋盛，浸酒煮饮，或加当归、牛膝、地榆诸药。(五加皮酒《本草纲目》)

2. 治腰痛：五加皮、杜仲炒。上等分，为末，酒糊丸，如梧桐子大。每服三十丸，温酒下。(五加皮散《卫生家宝方》)

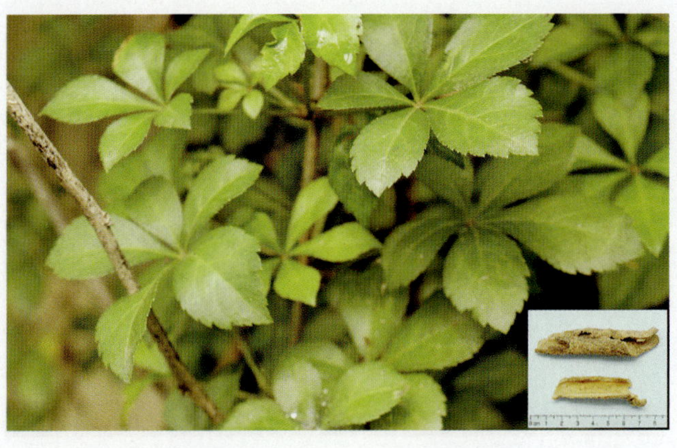

楤木

【别名】刺龙包、雀不站、鸟不宿、刺老包、虎阳刺。

【来源】为五加科植物楤木*Aralia chinensis* Linn的根皮和茎皮。

【植物形态特征】灌木或乔木，树皮灰色，疏生粗壮直刺，小枝有黄棕色绒毛，疏生细刺。叶为二回或三回羽状复叶，叶柄粗壮，托叶与叶柄基部合生，纸质，网脉在上面不甚明显，下面明显。圆锥花序大，密生短柔毛。果实球形，黑色。

【性味功效】甘、微苦，平。祛风除湿，利尿消肿，活血止痛。

【选方】1. 治肾炎水肿：楤木根一至二两。酌加水煎，日服二次。(《福建民间草药》)

2. 治关节风气痛：楤木根白皮五钱。加水一碗，黄酒半碗，煎成一碗，早晚各服一剂，连服数天，痛止后再服三天。(《浙江民间常用草药》)

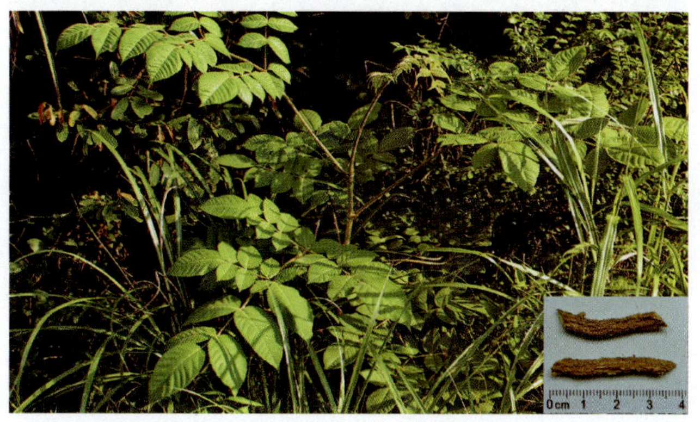

枫荷梨

【别名】长春木、枫荷梨、鸭脚板。

【来源】为五加科植物树参*Dendropanax dentiger* (Harms) Merr的根茎。

【植物形态特征】乔木或灌木。叶片厚纸质或革质，密生粗大半透明红棕色腺点，两面均无毛，基脉三出，网脉两面显著且隆起。伞形花序顶生，单生或2～5个聚生成复伞形花序。果实长圆状球形，有5棱，每棱各有纵脊3条。

【性味功效】甘、微辛，温。祛风除湿、舒筋活络、壮筋骨、活血。

【选方】1. 治风湿痹痛：树参根、钩藤根各-两，牛膝根、桂枝各三钱。红糖、米酒为引，水煎当茶饮，连服三天，停药二天，此为一个疗程，连续五个疗程。(《江西草药》)

2. 治陈伤、风湿性关节炎：树参根、虎杖根、红楤木根、菝葜根各一斤，木通半斤。加烧酒六斤，浸七天，即成风湿酒。每天饮一小杯。(《浙江民间常用草药》)

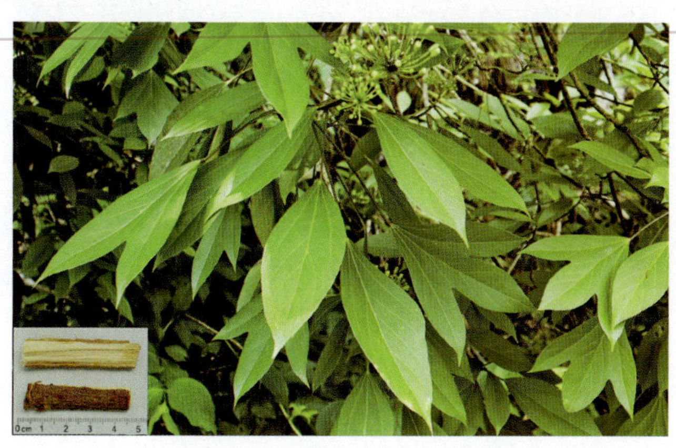

鸭脚木

【别名】鸭掌木、鹅掌木、鸭脚板、鸭脚皮。

【来源】为五加科植物鹅掌柴 *Schefflera octophylla* (Lour.) Harms 的叶及根皮。

【植物形态特征】为常绿灌木。分枝多，枝条紧密。掌状复叶，小叶5~8枚，长卵圆形，革质，深绿色，有光泽。圆锥状花序，小花淡红色，浆果深红色。

【性味功效】苦，凉。发汗解表，祛风除湿，舒筋活络。

【选方】1. 治风湿骨痛：鸭脚木皮六两，浸酒一斤。每日服两次，每次五钱至一两。(《广西中草药》)

2. 治红白痢疾：鸭脚木皮去外皮，洗净，一蒸一晒，用四两，水煎服。(《岭南草药志》)

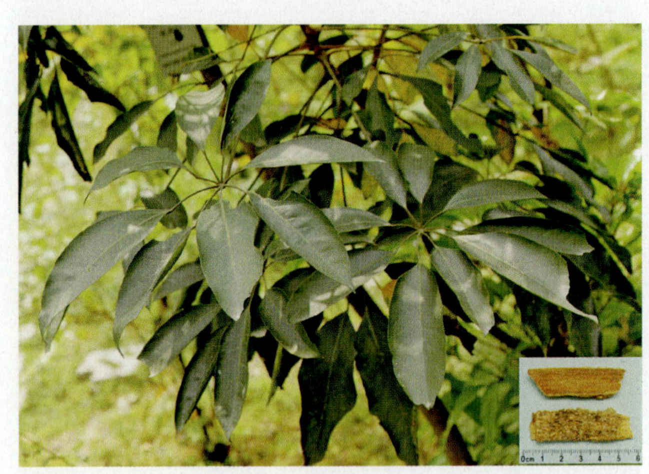

通草

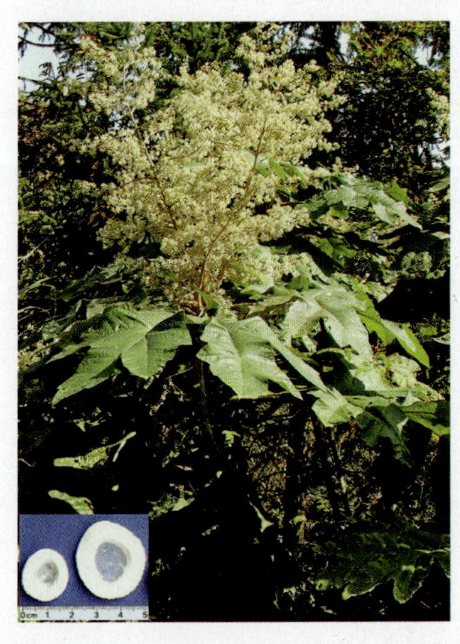

【别名】通花根、大通草、白通草、方通、泡通。

【来源】为五加科植物通脱木*Tetrapanax papyriferus* Hook.K. Koch 的茎髓。

【植物形态特征】灌木。茎木质而不坚，中有白色的髓。叶大，通常聚生于茎的上部，掌状分裂，上面无毛，下面有白色星状绒毛。花小，多数球状伞形花序排列成大圆锥花丛。核果状浆果近球形而扁，外果皮肉质，硬而脆。

【性味功效】甘、淡，微寒。清热利尿，通气下乳。

【选方】1. 治鼻痈，气息不通，不闻香臭，并有息肉：木通、细辛、附子炮，去皮、脐各等分。上为末，蜜和。绵裹少许，纳鼻中。(通草散《三因方》)

2. 催乳：通脱木、小人参，炖猪脚食。(《湖南药物志》)

积雪草

【别名】崩大碗、马蹄草、蚶壳草、铜钱草。

【来源】为伞形科植物积雪草 *Centella asiatica* L.Urb.的全草。

【植物形态特征】多年生匍匐草本。茎光滑或稍被疏毛，节上生根。单叶互生，叶片圆形或肾形，边缘有钝齿，上面光滑，下面有细毛，叶有长柄。伞形花序单生，伞梗生于叶腋，短于叶柄，通常聚生成头状花序。双悬果扁圆形，光滑。

【性味功效】苦、辛，寒。清热利湿，解毒消肿。

【选方】1. 治湿热黄疸：积雪草一两，冰糖一两。水煎服。(《江西民间草药》)

2. 治跌打损伤：积雪草八钱至一两，和红酒半斤至十二两，炖一小时，内服，渣捣烂后贴伤部。(《福建民间草药》)

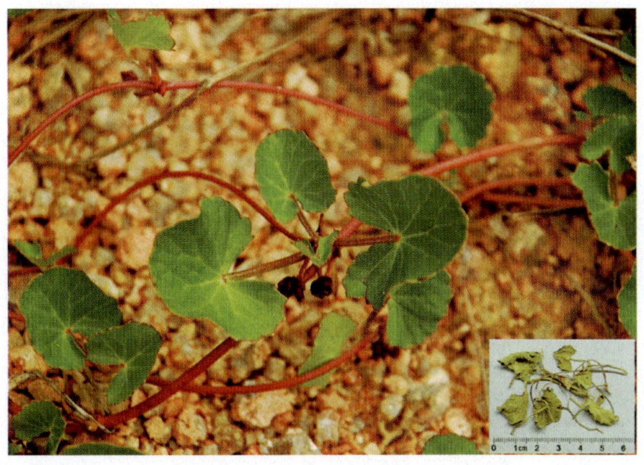

蛇床子

【别名】野茴香、野胡萝卜子、蛇栗。

【来源】为伞形科植物蛇床 *Cnidium monnieri* L.Cuss.的果实。

【植物形态特征】一年生草本。茎直立，圆柱形，有纵棱。根生叶有柄，叶片卵形，茎上部的叶和根生叶相似，但叶柄较短。复伞形花序顶生或侧生，伞梗10~25个，花瓣5，白色。双悬果椭圆形，果棱成翅状，无毛。

【性味功效】辛、苦，温；有小毒。温肾壮阳，燥湿，祛风，杀虫。

【选方】1. 治阳不起：菟丝子、蛇床子、五味子各等分。上三味，末之，蜜丸如梧子。饮服三十丸。(《千金方》)

2. 治妇人阴痒：蛇床子一两，白矾二钱。煎汤频洗。(《濒湖集简方》)

【别名】金钱草、满天星、破铜钱、明镜草、铺地锦。

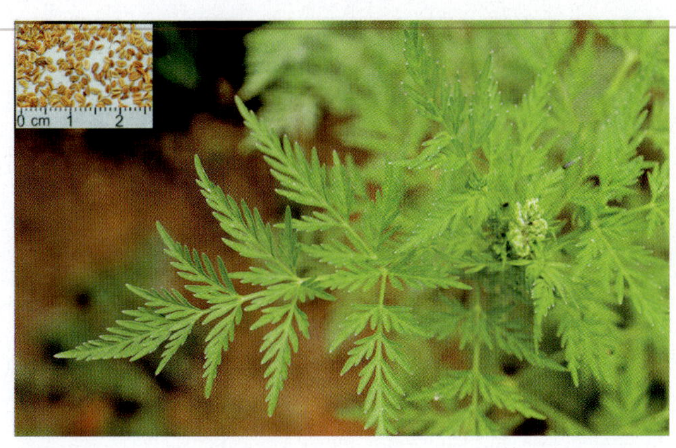

天胡荽

【别名】金钱草、满天星、破铜钱、明镜草、铺地锦。

【来源】为伞形科植物天胡荽 *Hydrocotyle sibthorpioides* Lam.的全草。

【植物形态特征】多年生草本。茎纤弱细长，匍匐平铺地上，茎节上生根。单叶互生，圆形或近肾形，基部心形。伞形花序与叶对生，单生于节上，花瓣卵形，呈镊合状排列，绿白色。双悬果略呈心脏形，分果侧面扁平，背棱略锐。

【性味功效】甘、淡、微辛，凉。祛风清热，化痰止咳。

【选方】1. 治急性黄疸型肝炎：鲜天胡荽一至二两，白糖一两，酒水各半煎服，每日一剂。(《江西草药》)

2. 治阳黄黄疸及小儿风热：天胡荽捣烂，加盐少许，开水冲服。(《广西中药志》)

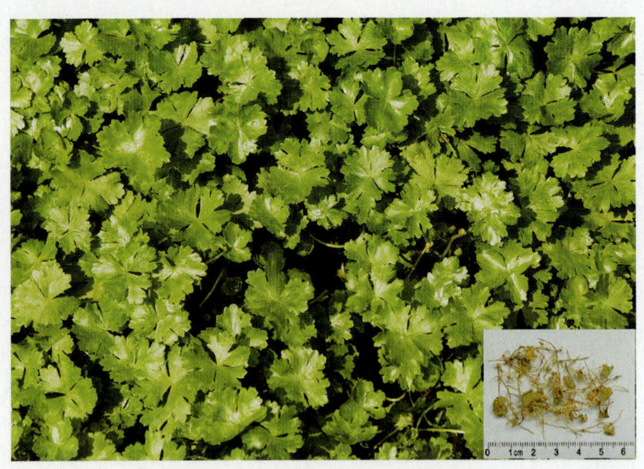

隔山香

【别名】金鸡爪、鸡爪参、柠檬香碱草、山竹香、九步香。

【来源】为伞形科植物隔山香 *Angelica citriodora* Hance.的根。

【植物形态特征】多年生草本，全体光滑无毛。主根圆柱形或近纺锤形。茎直立，圆柱形。叶片长圆状卵形至广三角形，3出式2回羽状分裂。复伞形花序顶生或侧生。双悬果椭圆形至广卵圆形，背部扁平，背棱和中棱呈细线状，侧棱具广阔的翅。

【性味功效】辛、苦，微温。行气止痛，活血散瘀，利湿解毒。

【选方】1. 治风热咳嗽：隔山香根五钱。水煎服。(《江西草药》)

2. 治咳嗽多痰：隔山香五钱。水煎服。(《浙江民间常用草药》)

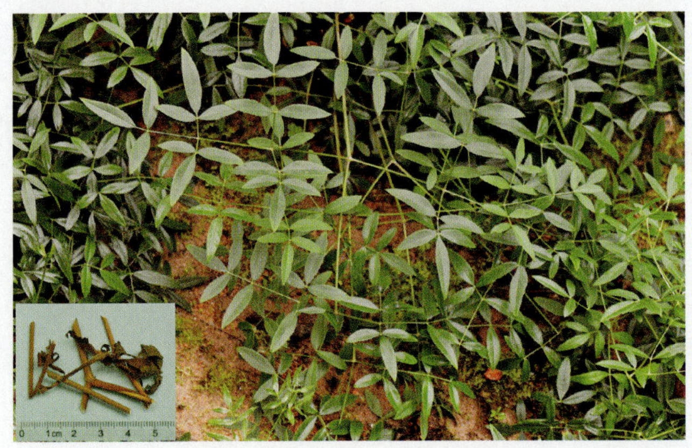

活血调经，消肿止痛。

【选方】治痛经、萎黄病：血党、姜黄、茜草、槟榔钻、黄花倒水莲。煎服。(《广西实用中草药新选》)

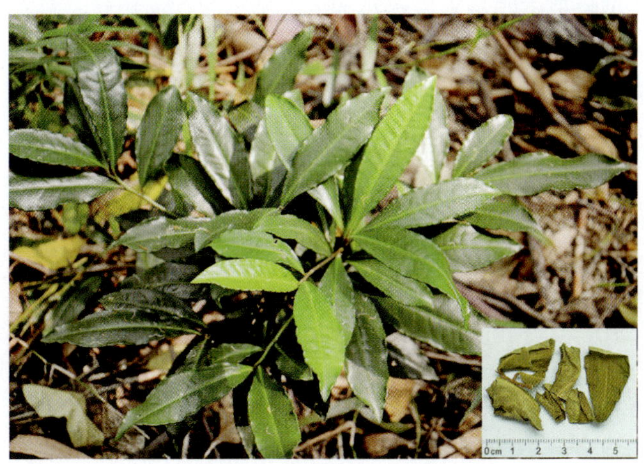

血党

【别名】沿海紫金牛、珍珠盖伞、铁郎伞、小罗伞、小凉伞、活血胎。

【来源】为紫金牛科植物山血丹*Ardisia punctata* Lindl的根或全株。

【植物形态特征】灌木。茎幼时被细微柔毛。叶互生，叶片革质或近坚纸质，长圆形至椭圆状披针形。亚伞形花序，单生或稀为复伞形花序，着生于侧生特殊花枝顶端。果球形，深红色，具疏腺点。

【性味功效】苦，辛，平。祛风湿，

硃砂根

【别名】罗伞、大凉伞、珍珠伞、凉伞遮珍珠、铁凉伞。

【来源】为紫金牛科植物硃砂根*Ardisia crenata* Sims的根。

【植物形态特征】灌木，全体秃净。茎直立，有数个分枝。叶纸质至革质，椭圆状披针形至倒披针形，两面均秃净，有隆起的腺点，边缘有钝圆波状齿，背卷。伞形花序顶生或腋生，花白色或淡红色。核果球形，熟时红色，有黑色斑点。

【性味功效】苦、辛，平。行血祛风，解毒消肿。

【选方】1. 治风湿骨节痛：小郎伞五钱，木通二两，虎骨三钱，鸡骨香三钱，大血藤四钱，桑寄生三钱。浸酒二斤，每服五钱至一两，日二次。(《广西中药志》)

2. 治咽喉肿痛：朱砂根三至五钱。水煎服。或朱砂根全草二钱，射干一钱，甘草一钱。水煎服。(《湖南药物志》)

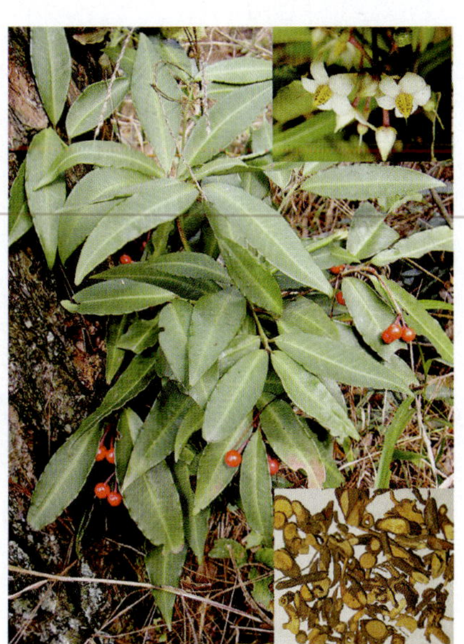

紫金牛科

紫金牛

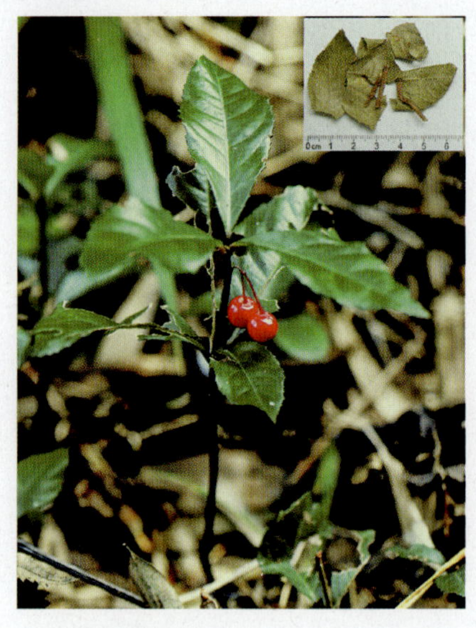

【别名】矮地菜、矮茶风、矮脚樟、平地木。

【来源】为紫金牛科植物紫金牛*Ardisia japonica*（Hornsted）Blume的全草。

【植物形态特征】常绿小灌木。地下茎作匍匐状，具有纤细的不定根。茎单一，圆柱形，表面紫褐色，有细条纹。叶互生，通常3～4叶集生于茎梢，呈轮生状。花着生于茎梢或顶端叶腋，2～6朵集成伞形。核果球形，熟时红色，经久不落。

【性味功效】辛，平。止咳化痰，祛风解毒，活血止痛。

【选方】1. 治肺痈：紫金牛一两，鱼腥草一两。水煎，二次分服。（《江西民间草药》）

2. 治血痢：紫金牛茎叶，煎服。（《浙江民间草药》）

报春花科

过路黄

【别名】大金钱草、路边黄、遍地黄、铜钱草、一串钱。

【来源】为报春花科植物过路黄*Lysimachia christinae* Hance的全草。

【植物形态特征】多年生蔓生草本。茎柔弱，平卧延伸，表面灰绿色或带红紫色，全株无毛或被疏毛。叶对生，叶片卵圆形、近圆形以至肾圆形，两面无毛，有腺毛。花单生于叶腋。蒴果球形，无毛，有稀疏黑色腺条，瓣裂。

【性味功效】甘、咸，微寒。清利湿热，通淋，消肿。

【选方】1. 治腹水肿胀：过路黄鲜草适量，捣烂敷脐部。（《上海常用中草药》）

2. 治石淋：过路黄一两，水煎服。（《湖南药物志》）

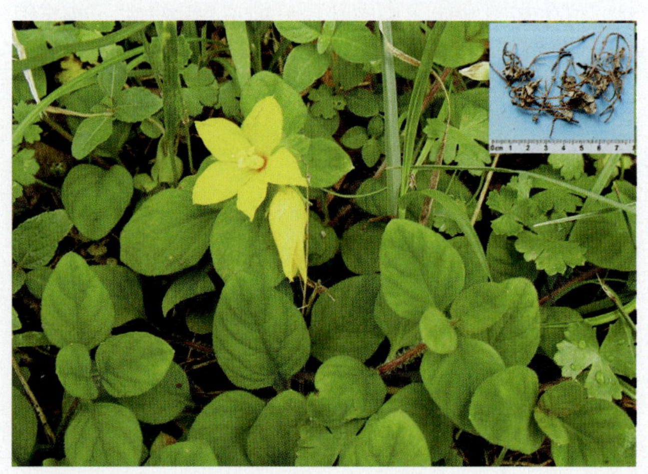

湿，排石通淋。

【选方】1. 治急性黄疸型肝炎：广西过路黄全草，积雪草各30～60g，水煎服。(《湖南药物志》)

2. 治尿路感染，尿路结石：广西过路黄全草，连钱草各30～60g，水煎服。(《湖南药物志》)

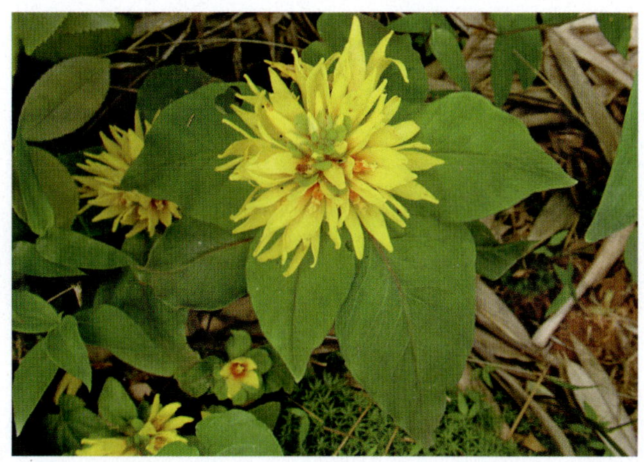

广西过路黄

【别名】斗笠花、笠麻花、斑筒花、虎头黄、五莲花。

【来源】为报春花科植物广西过路黄*Lysimachia alfredii* Hance的全草。

【植物形态特征】多年生草本。茎簇生，直立或有时基部倾卧生根，被褐色多细胞柔毛。叶对生，叶柄密被柔毛，叶片两面均被糙伏毛，密布黑色腺条和腺点，茎上部叶较大，密聚成轮生状。总状花序顶生，缩短成近头状。蒴果近球形，褐色。

【性味功效】苦、辛，凉。清热利

珍珠菜

【别名】红丝毛、过路红、活血莲、红根草、红梗草。

【来源】为报春花科植物珍珠菜*Lysimachia clethroides* Duby的全草。

【植物形态特征】多年生草本，全株多少被黄褐色卷曲柔毛。根茎横走，淡红色，茎直立，单一，圆柱形，基部带红色，不分枝。单叶互生，叶卵状椭圆形或阔披针形。总状花序顶生，花密集，常转向一侧，后渐伸长。蒴果近球形。

【性味功效】辛、微涩，平。活血调经，解毒消肿。

【选方】1. 治月经不调：珍珠菜、小血藤、大血藤、当归、牛膝、红花、紫草各二钱。泡酒一斤。每服药酒五钱至一两。(《名贵阳民间药草》)

2. 治小儿疳积：珍珠菜根六钱，鸡蛋一个。水煮，服汤食蛋。(《江西草药》)

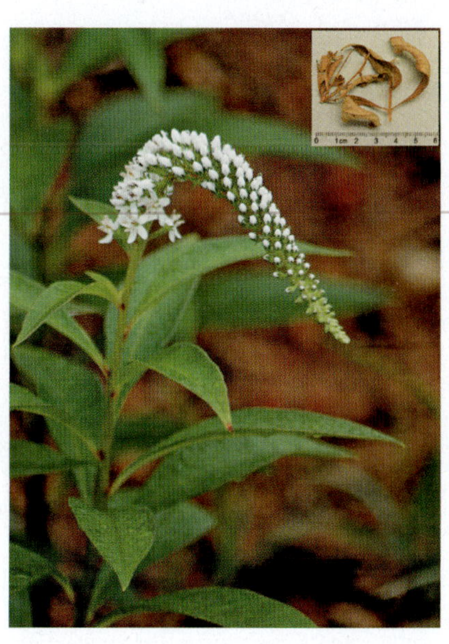

紫茉莉科

紫茉莉

【别名】胭脂花、胭粉豆、水粉花、粉子头、入地老鼠。

【来源】为紫茉莉科植物紫茉莉 *Mirabilis jalapa* L.的根或全草。

【植物形态特征】草本。茎直立，圆柱形，多分枝，节稍膨大。叶片卵形或卵状三角形，全缘，脉隆起。花常数朵簇生枝端，总苞钟形，5裂，裂片三角状卵形；花被高脚碟状。瘦果球形，革质，黑色，表面具皱纹；种子胚乳白粉质。

【性味功效】甘、淡，凉。清热利湿，活血调经，解毒消肿。

【选方】1. 治扁桃体炎：鲜根捣烂，取汁滴咽喉患处。(《全国中草药汇编》)

2. 治关节肿痛：紫茉莉根24g，木瓜15g。水煎服。(《青岛中草药手册》)

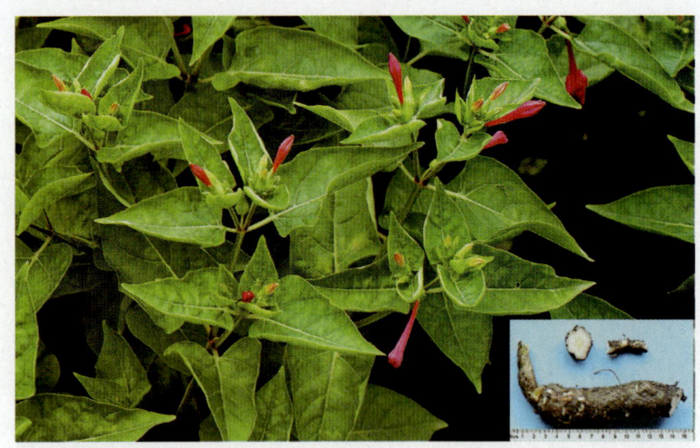

白花丹科

白花丹

【别名】白雪花、白皂药、山波苓、一见消、乌面马。

【来源】为白花丹科植物白花丹 *Plumbago zeylanica* L.的根或叶。

【植物形态特征】多年生蔓生亚灌木状草本。茎细弱，基部木质，分枝多，光滑无毛，有棱槽，绿色。单叶互生，叶片卵圆形至卵状椭圆形。穗状花序顶生或腋生，花冠白色或白而略染蓝，高脚碟状，管狭而长。蒴果膜质。

【性味功效】苦、微温；有毒。祛风止痛，散瘀消肿。

【选方】1. 治风湿关节疼痛，腰腿扭伤：白花丹根五分至一钱。水煎服或泡酒，每次5ml，日服二次。(《云南中草药》)

2. 治血瘀经闭：白花丹干根一两，或加瘦猪肉二两，水煎服。(《福建中草药》)

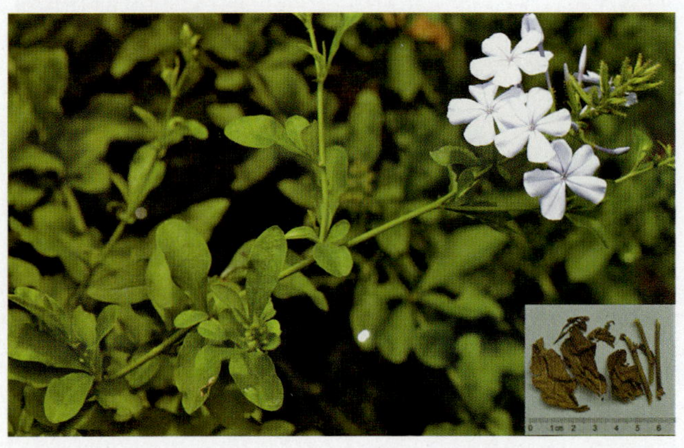

柿蒂

【别名】柿子把、柿丁、柿钱、柿萼。

【来源】为柿树科植物柿*Diospyros kaki* Thunb.的干燥宿萼。

【植物形态特征】落叶乔木。单叶椭圆形，近革质，叶端渐尖，基部阔楔形或近圆形，表面深绿色有光泽。雌雄异株或同株，花冠钟状，黄白色，浆果卵圆形或扁球形，橙黄色或鲜黄色，宿存萼四裂，先端钝圆。

【性味功效】苦、涩，平。降逆止呕。

【选方】1. 治呃逆不止：柿蒂（烧灰存性）为末。黄酒调服，或用姜汁、砂糖等分和匀，炖热徐服。(《村居救急方》)

2. 治呃逆：柿钱、丁香、人参等分。为细末，水煎，食后服。(《洁古家珍》柿钱散)

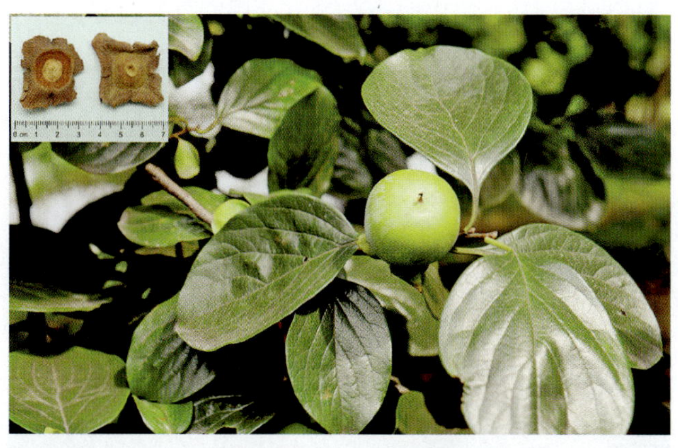

君迁子

【别名】红蓝枣、软枣、黑枣。

【来源】为柿树科植物君迁子*Diospyros lotus* L.的果实。

【植物形态特征】落叶乔木。老树皮暗黑色。单叶互生，椭圆形至长圆形，先端尖，基部圆形至阔楔形。花单性，雌雄异株，簇生于叶腋；花淡黄色至淡红色；花萼密生灰色柔毛。浆果近球形至椭圆形，初熟时为淡黄色，后变蓝黑色，被有白蜡层。

【性味功效】甘、涩，凉。清热，止渴。

【选方】1. 治消渴，燥热：君迁子3～9g，煎服。(《河北中草药》)

2. 治热病口渴、心烦易怒：君迁子30g，水煎服，或鲜品60g，捣烂绞汁服。(《四川中药志》)

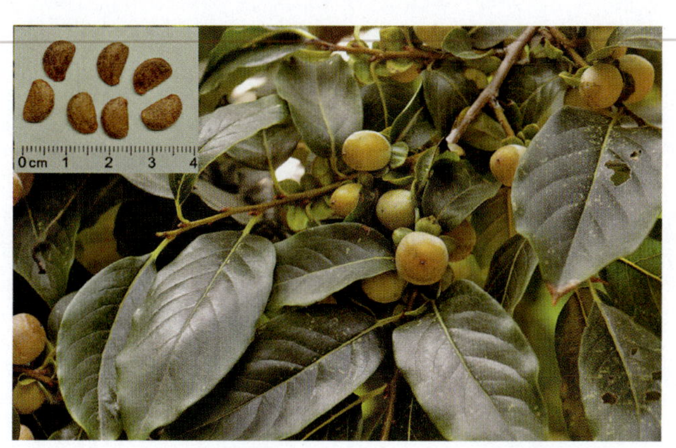

华山矾

【别名】狗屎木、土常山。

【来源】为山矾科植物华山矾 *Symplocos chinensis* (Lour.) Druce 的根、叶。

【植物形态特征】单叶互生，具短柄；叶片近革质，长圆形或倒卵形，先端短尖，基部宽楔形或近圆形，边缘有细尖齿，上面被短细毛，下面密生白色长柔毛，叶脉在背面突起，有锈色柔毛。花白色，排成圆锥花序，顶生及腋生。核果卵圆形。

【性味功效】甘、微苦，凉。解表退热，解毒除烦。

【选方】1. 治烫火伤：鲜华山矾叶捣烂（干叶研末），敷患处。（《常用中草药彩色图谱》）

2. 治痢疾：华山矾嫩叶、野南瓜叶、枫树叶、凤尾草叶，各用鲜品一两。捣烂，酌加水擂取汁，去渣，加蜂蜜或白糖调和，空腹时服。（《江西民间草药验方》）

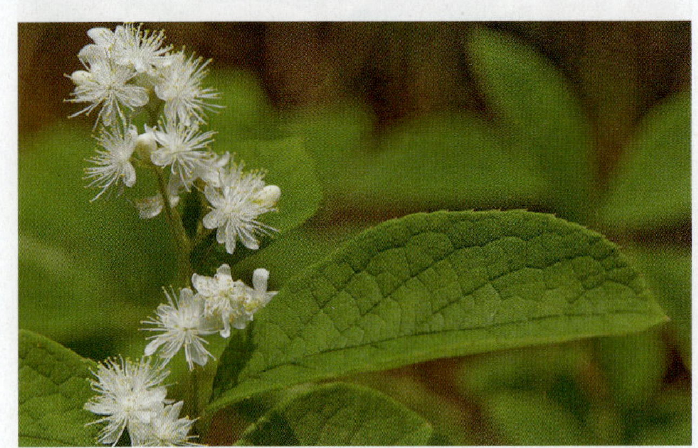

白檀

【别名】地胡椒、大撵药、乌子树。

【来源】为山矾科植物白檀 *Symplocos paniculata* (Thunb.) Miq.的根、叶、花或种子。

【植物形态特征】落叶灌木或小乔木。嫩枝有灰白色柔毛，老枝无毛。叶互生；叶片膜质或薄纸质，阔倒卵形、椭圆状倒卵形或卵形。圆锥花序通常有柔毛；苞片通常条形，有褐色腺点，早落；花冠白色，5深裂几达基部。核果熟时蓝色，卵状球形，稍扁斜，先端宿萼裂片直立。

【性味功效】苦，微寒。清热解毒，调气散结，祛风止痒。

【选方】1. 内服：煎汤，9～24g，单用根可至30～45g。（《中华本草》）

2. 外用：适量，煎水洗，或研末调敷。（《中华本草》）

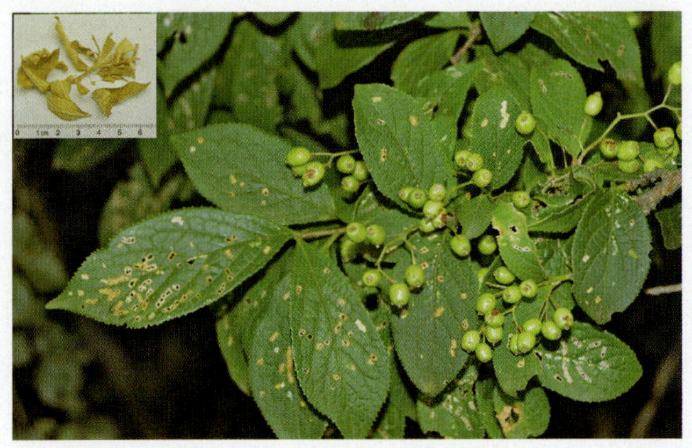

女贞子

【别名】蜡树、女桢、桢木。

【来 源】为木犀科植物女贞*Ligustrum lucidum* Ait.的果实。

【植物形态特征】为常绿大灌木，高达10m。树干直立，树皮灰绿色、光滑不裂，有皮孔。单叶对生，叶革质而脆，卵形至卵状披针形。白色小花，圆锥花序顶生，芳香，密集，几无梗；花萼及花冠钟状，均4裂。浆果状核果，长圆形，熟时蓝黑色。

【性味功效】苦，平。滋补肝肾，乌发明目。

【选方】1. 治神经衰弱：女贞子二斤，浸米酒二斤，每天酌量服。(《浙江民间常用草药》)

2. 补腰膝，壮筋骨，强阴肾，乌髭发：女贞子，旱莲草，捣汁熬膏，和前药为丸，临卧酒服。(《医方集解》二至丸)

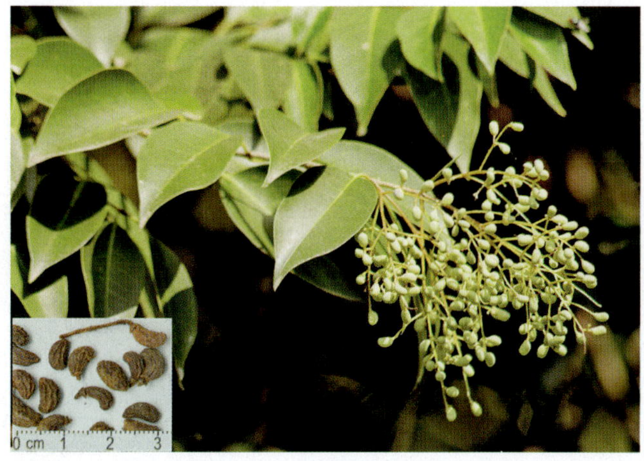

小蜡

【别名】山指甲、小蜡树、山紫甲树。

【来源】为木犀科植物小蜡*Ligustrum sinense* Lour.的叶。

【植物形态特征】为灌木，高达7m，枝条密生短柔毛。单叶对生，叶薄革质，椭圆形至椭圆状长圆形，长3～7cm，顶端钝或尖，基部圆形或宽楔形，下面沿中脉有短柔毛，全缘。花白色，圆锥花序顶生或腋生。核果近球形。

【性味功效】苦，寒。清热解毒，消肿止痛，去腐生肌。

【选方】1. 治白喉：小蜡树叶6g，倒刺草全草9g，每日1剂，水煎，分3次服，孕妇忌服。(《壮族民间用药选编》)

2. 治急性黄疸型传染性肝炎：小蜡树叶30g，甘草6g，水煎服。(《全国中草药汇编》)

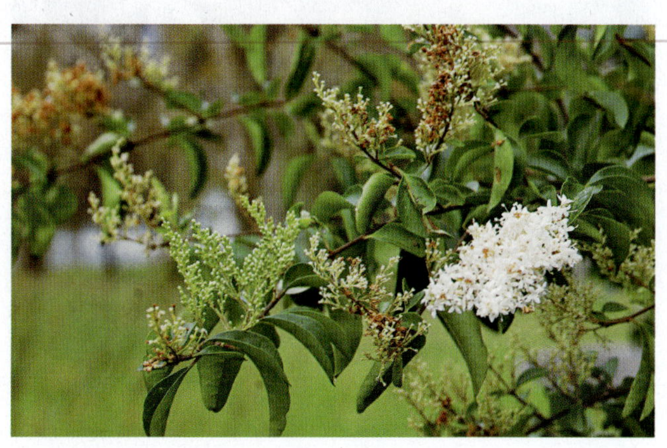

小叶女贞

【别名】小白蜡、楝青、小叶冬青、小叶水蜡树。

【来源】为木犀科植物小叶女贞 *Ligustrum quihoui* Carr.的叶。

【植物形态特征】落叶或半常绿灌木。小枝密生细柔毛。叶薄革质，椭圆形或倒卵状长圆形，无毛，顶端钝，基部楔形，全缘，边缘略向外反卷；叶柄有短柔毛。花白色，芳香，无柄；花冠筒和裂片等长，花药略伸出花冠外。核果宽椭圆形，黑色。

【性味功效】淡、微苦，平。清热解毒。

【选方】1. 治外伤：小叶女贞、倒板叶、松叶各等量，煎水洗患处。（《陕西中草药》）

2. 治烫伤：小叶女贞适量，或加迎春花叶各等量，共研成细粉，香油调敷患处。（《陕西中草药》）

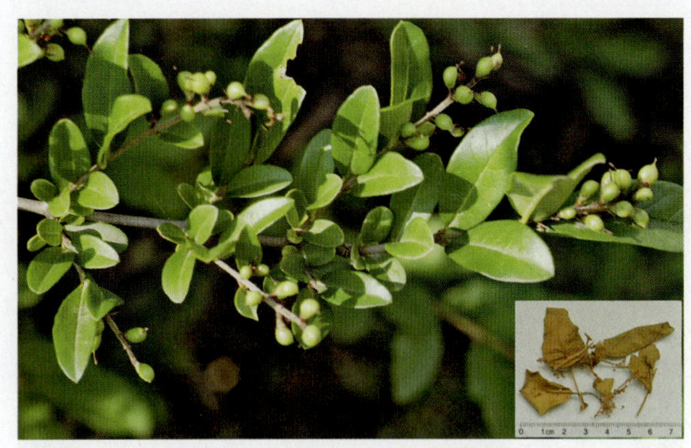

白花茶

【别名】猪肚勒、假素馨、青藤仔花。

【来源】为木犀科植物扭肚藤 *Jasminum elongatum* (Bergius) Willd.的茎、叶。

【植物形态特征】常绿藤状灌木，高2～4m。小枝微有毛。单叶对生；叶片卵状披针形，被微毛或近秃净或沿背脉上有柔毛，具短柄。花白色，芳香、花梗短，成稠密聚伞花序，顶生或腋生于短侧枝上。浆果球形，黑色。

【性味功效】微苦，凉。清热解毒，利湿消滞。

【选方】治流血不止：扭肚藤晒干研末密封，适量内服或外用。（《岭南草药志》）

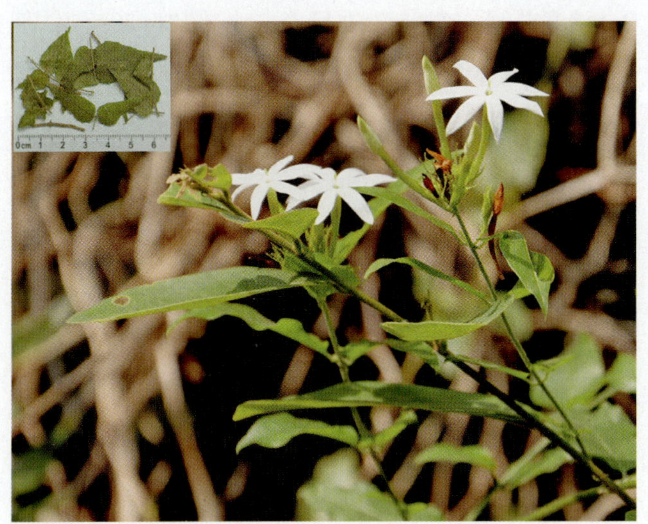

钩吻

【别名】大茶药、胡蔓藤、断肠草。

【来 源】为马钱科植物钩吻*Gelsemium elegans* Benth.的全草。

【植物形态特征】常绿缠绕藤本，枝光滑。单叶对生，卵形至卵状披针形，顶端渐尖，基部渐狭或近圆形，全缘。聚伞花序多顶生或腋生，3叉分岐；花小、黄色；花冠漏斗状，内面有淡红色斑点。蒴果卵形，基部有宿萼，种子有膜质的翅。

【性味功效】苦、辛，温；有大毒。攻毒拔毒，散瘀止痛，杀虫止痒。外用适量，禁止内服。

【选方】1. 治痈疮肿毒：生断肠草四两，黄糖五钱。共捣敷患处。(《广西药植图志》)

2. 治风湿关节痛：干断肠草一两，防风二钱，独活一钱。共研粗末，用纸卷烧烟熏患处。(《广西药植图志》)

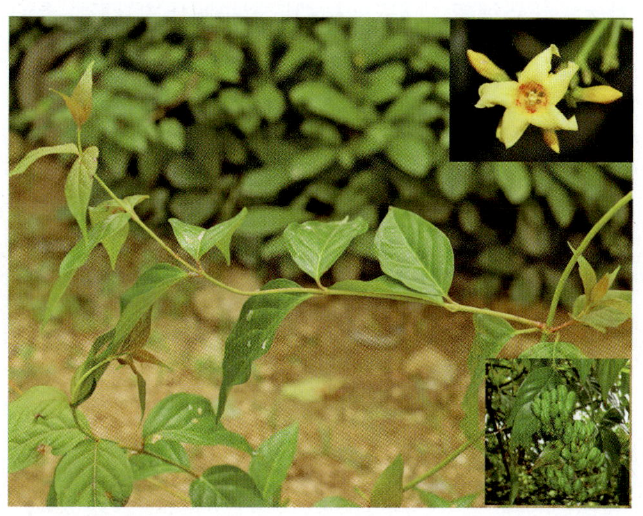

马钱子

【别名】番木鳖、苦实、大方八。

【来源】为马钱科植物马钱*Strychnos nux-vomica* L.的干燥成熟种子。

【植物形态特征】常绿乔木，高10～13m。叶对生，具柄；叶片广卵形或椭圆形，先端急尖或微凹，基部楔形，全缘，革质，有光泽。聚伞花序顶生，花小，白色，近于无梗；花萼先端5裂，花冠筒状，先端5裂，雄蕊5，无花丝。浆果球形，成熟时橙色，表面光滑。

【性味功效】苦，温；有大毒。通络止痛，散结消肿。

【选方】1. 治喉痹作痛：马钱子，青木香、山豆根等分。为末吹。(《医方摘要》)

2. 治缠喉风肿：马钱子一个，木香三分。同磨水，调熊胆三分，胆矾五分，以鸡毛扫患处。(《唐瑶经验方》)

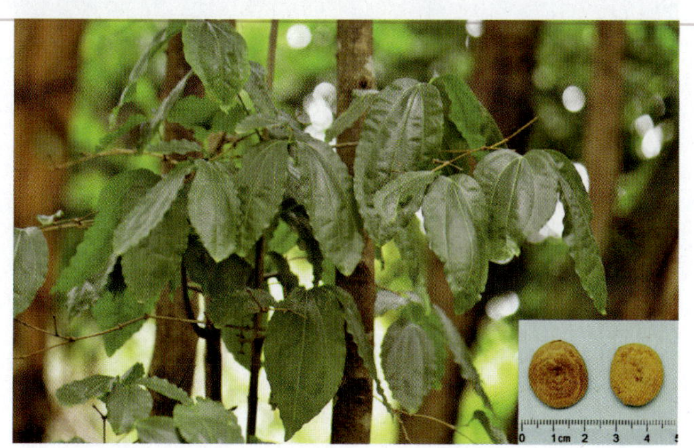

醉鱼草

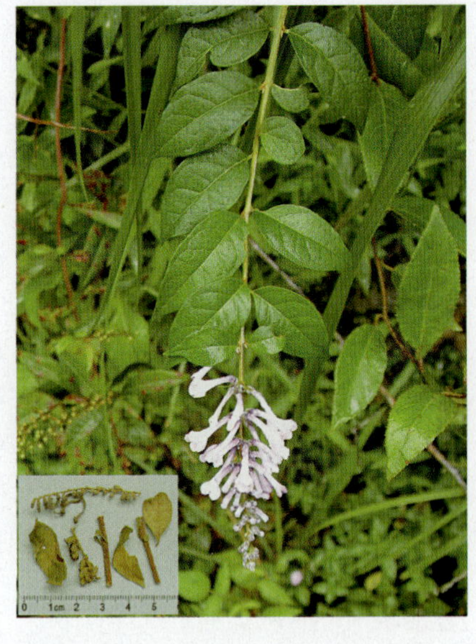

【别名】野江子、鸡公尾、毒鱼草。

【来源】为马钱科植物醉鱼草*Buddleja lindleyana* Fort.的全草。

【植物形态特征】灌木。茎皮褐色，小枝具四棱。单叶对生，叶片纸质，卵形、椭圆形至长圆状披针形，上面深绿色，幼时被星状短柔毛，下面灰黄绿色。穗状聚伞花序顶生，花紫色；花萼钟状，花序穗状。蒴果长圆形，种子淡褐色。

【性味功效】辛、苦，温；有毒。祛风，杀虫，活血。

【选方】1. 治瘰疬：醉鱼草全草一两。水煎服。(《湖南药物志》)

2. 治风寒牙痛：鲜醉鱼草叶和食盐少许，捣烂取汁漱口。(《福建中草药》)

白背枫

【别名】白鱼号、白花洋泡、驳骨丹、独叶埔姜。

【来源】为马钱科植物狭叶醉鱼草*Buddleja asiatica* Lour.的全株。

【植物形态特征】直立灌木或小乔木。嫩枝条四棱形，老枝条圆柱形。叶对生，叶片膜质至纸质，狭椭圆形、披针形或长披针形。总状花序窄而长，由多个小聚伞花序组成；花冠芳香，白色，有时淡绿色，花冠管圆筒状，直立。蒴果椭圆状，种子灰褐色，椭圆形，两端具短翅。

【性味功效】辛、苦，温；有小毒。祛风利湿，行气活血。

【选方】治皮肤湿痒、阴囊湿疹、无名肿毒：白背枫适量煎水洗患处。(《全国中草药汇编》)

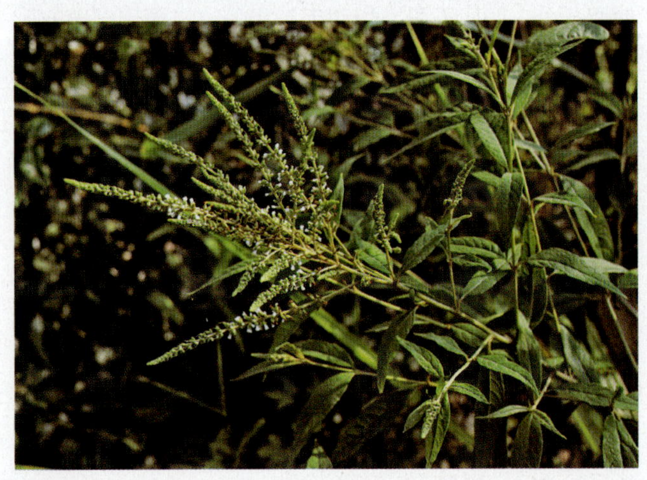

密蒙花

【别名】虫见死、黄饭花、老蒙花、水锦花。

【来源】为马钱科植物密蒙花*Buddleja officinalis* Maxim.的干燥花蕾和花序。

【植物形态特征】落叶灌木。小枝略有四棱，密被棕黄色绒毛。叶对生，长椭圆形至披针形，全缘或有小齿，上、下叶表面密被灰白色至棕黄白星状毛。聚伞圆锥状花序顶生，花序及花密被灰白色叉状分枝茸毛；花小淡紫色至白色。蒴果卵形，种子多数，细小，具翅。

【性味功效】甘，微寒。清热泻火，养肝明目，退翳。

【选方】治眼障翳：密蒙花、黄柏根（洗锉）各一两。上二味，捣罗为末，炼蜜和丸，如梧桐子大。每服十丸至十五丸，食后。临卧熟水下，或煎饧汤下。（《圣济总录》密蒙花丸）

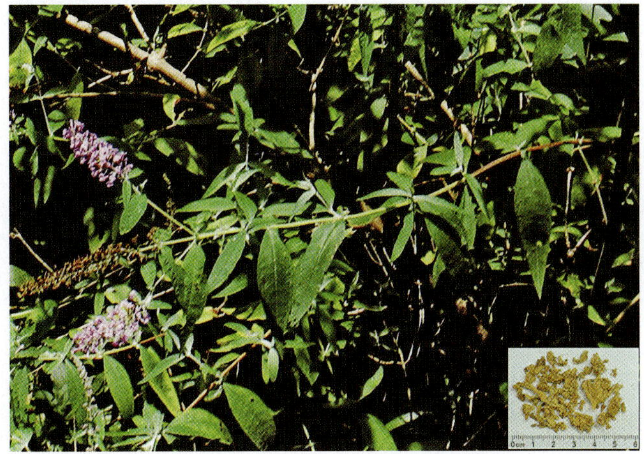

龙胆

【别名】山龙胆草、苦胆草、龙胆草、胆草、水龙胆、地胆草。

【来源】为龙胆科植物龙胆*Gentiana scabra* Bge.的根及根茎。

【植物形态特征】多年生草木。茎略具四棱，带紫色。叶对生，下部叶鳞片状，中、上部叶卵状披针形，边缘及下面主脉粗糙，基部抱茎。花簇生茎顶或叶腋；花萼钟状；花冠筒状钟形，蓝紫色，5裂。蒴果卵圆形，有柄；种子条形，边缘有翅。

【性味功效】苦，寒。清热燥湿，泻肝胆火。

【选方】1. 治咽喉肿痛：龙胆草一把，捣汁，汩嗽服之。（《本草汇言》）

2. 治伤寒发狂：草龙胆为末，入鸡子清、白蜜化凉水服二钱。（《伤寒蕴要》）

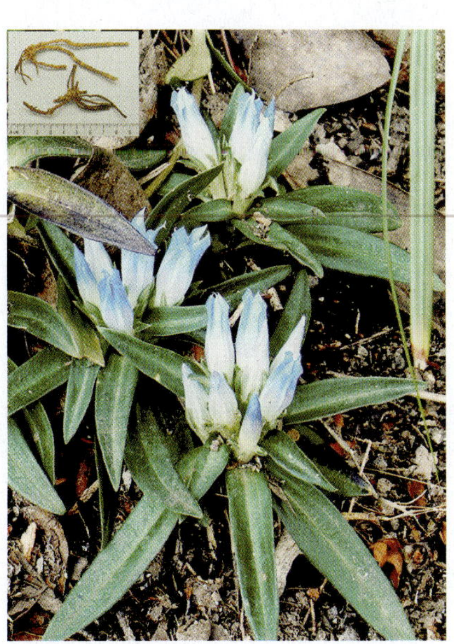

长春花

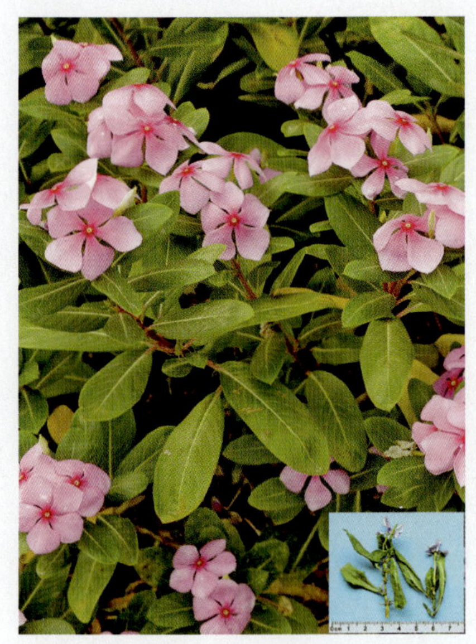

【别名】雁来红、日日草、日日新。

【来源】为夹竹桃科植物长春花*Catharanthus roseus* (L.) G. Don.的全草。

【植物形态特征】直立半灌木，高30～50cm。叶对生，倒卵状长圆形，长3～4cm。聚伞花序顶生或腋生，着花2～3朵；花冠高脚碟状，长约3cm，粉红色，喉部红色。几乎全年均可开花。

【性味功效】微苦，凉；有毒。镇静，安神，平肝，降压，清热解毒，凉血，抗癌，降血压。

【选方】治高血压：长春花12g，豨莶草、决明子、菊花各10g，水煎服。(《四川中药志》)

夹竹桃

【别名】半年红、甲子桃、柳叶桃、绮丽。

【来源】为夹竹桃科夹竹桃*Nerium indicum* Mill.的叶。

【植物形态特征】常绿大灌木，高达5m，植物体含乳汁，下部叶对生，上部叶轮生，狭披针形，长10～15cm。伞芽状聚伞花序顶生；花冠桃红色或粉红色，单瓣或重瓣，有香味几乎全年均可开花，盛花期在夏秋两季。蓇葖果长圆形，长15～20cm。

【性味功效】苦，寒；有毒。强心利尿，祛痰定喘，镇痛，祛瘀。

【选方】1. 治哮喘：夹竹桃叶七片，黏米一小杯。同捣烂，加片糖煮粥食之，但不宜多服。(《岭南采药录》)

2. 治癫痫：夹竹桃小叶三片，铁落二两。水煎，日服三次，二日服完。(《云南中草药》)

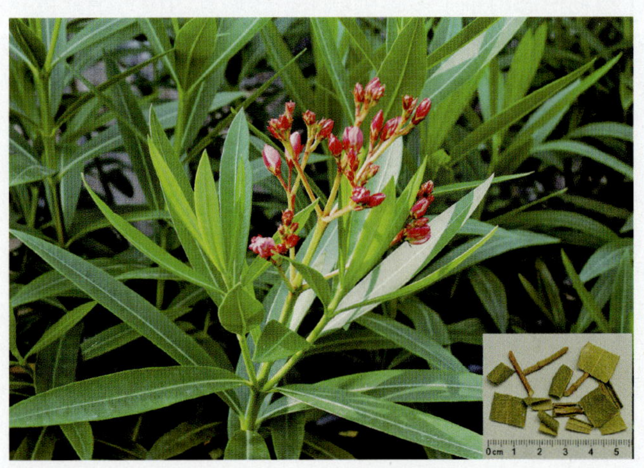

鸡蛋花

【别名】蛋黄花、缅栀子。

【来源】为夹竹桃科植物鸡蛋花 *Plumeria rubra* L. cv. *Acutifolia*.的花。

【植物形态特征】落叶小乔木，枝条粗壮，稍带肉质，易折，含乳汁。叶互生，革质，矩圆状倒披针形，长15～40cm，常集生于分枝上部。聚伞花序顶生，花冠高脚蝶形，长4～5cm，裂片白色，中心黄色，雄蕊5。蓇葖果双生，种子具翅。

【性味功效】甘，凉。清热解暑，润肺止咳，利湿，止痢。

【选方】治痢疾，夏季腹泻：鸡蛋花干品四至八钱，水煎服。(广州部队《常用中草药手册》)

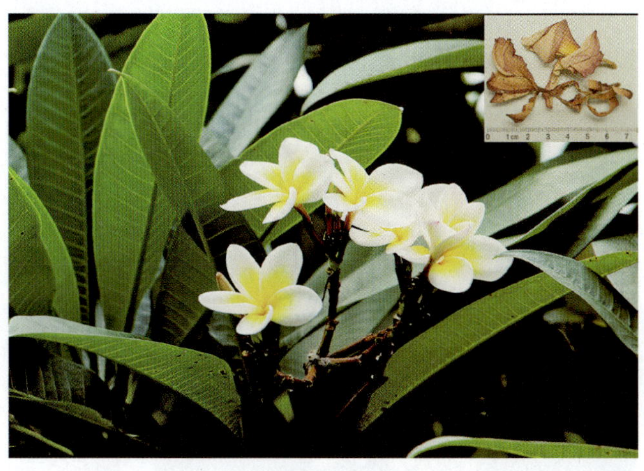

萝芙木

【别名】麻桑端、勒毒、矮陀陀。

【来源】为夹竹桃科植物萝芙木 *Rauvolfia verticillata* (Lour.) Baill.的根、叶。

【植物形态特征】直立常绿灌木，具乳汁，茎下部枝条有圆形淡黄色皮孔，上部枝条有棱。单叶对生或3～4叶轮生，长椭圆状披针形，聚伞花序顶生，花萼5深裂，花冠高脚碟形，白色，花冠筒内有许多柔毛；雄蕊5，着生于花冠筒中部。果实核果状。

【性味功效】苦，寒。镇静，降压，活血止痛，清热解毒。

【选方】1. 治感冒头痛、身骨疼：假辣椒、土茯苓、土甘草（又名天星蕴、白点秤）各二至三两。煎汤，一日三次内服。(《广西药植图志》)

2. 治高血压，头痛，失眠，眩晕，高热，胆囊炎，跌打损伤，毒蛇咬伤：萝芙木根二至三钱。煎服。(《云南中草药》)

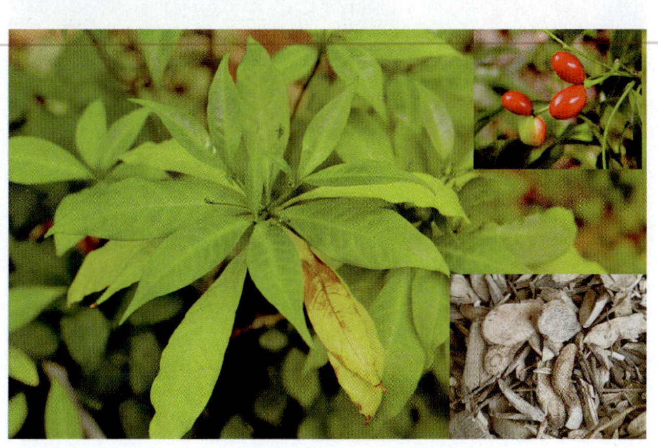

络石

【别名】感冒藤、络石藤。

【来源】为夹竹桃科植物络石 *Trachelospermun jasminoides* (Lindl.) Lem.的茎叶。

【植物形态特征】为常绿攀缘木质藤本，长达10m，具乳汁。茎有皮孔；幼枝带绿色、密被褐色短柔毛。单叶对生，老时革质，椭圆形或卵状披针形，全缘。聚伞花序腋生和顶生，花白色、芳香。蓇葖果2个，近水平开展，长圆柱状。种子多数，线形，顶端具种毛。

【性味功效】苦，平。祛风通络，活血止痛。

【选方】1. 治筋骨痛：络石藤一至二两。浸酒服。(《湖南药物志》)

2. 治关节炎：络石藤、五加根皮各一两，牛膝根五钱。水煎服，白酒引。(《江西草药》)

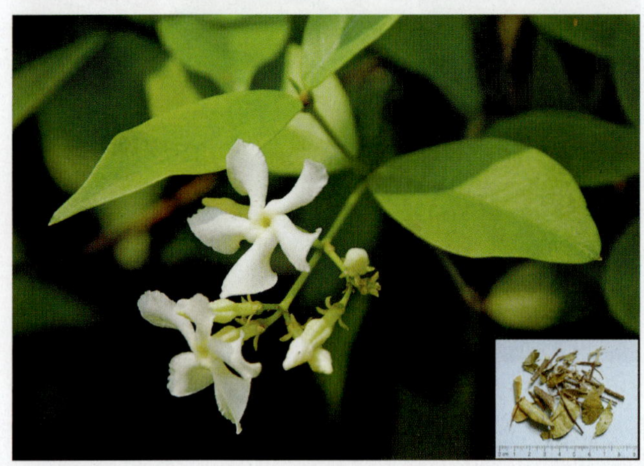

山橙

【别名】猢狲果、马骝藤、猴子果。

【来源】为夹竹桃科植物山橙 *Melodinus suaveolens* Champ. Ex Benth.的果实。

【植物形态特征】高大木质藤本，除花序稍被毛外，全部秃净。叶对生，革质，卵形、矩圆形或略带披针形；花白色，芳香，为顶生聚伞花序；雄蕊短，不超出花冠外；子房2室。浆果圆球形，直径5~6cm，熟时橙红色。

【性味功效】苦，凉。行气止痛，消积化痰。

【选方】1. 理小肠疝气，以之和猪精肉煎汤服。(《岭南采药录》)

2. 治膈症，煎其皮作饮服之。(《植物名实图考》)

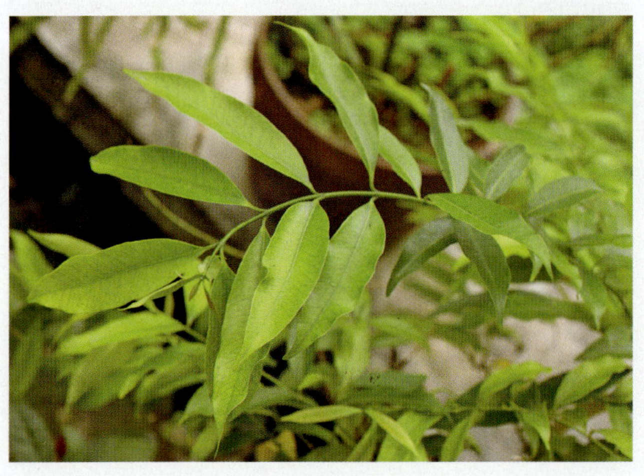

夹竹桃科

黄花夹竹桃

【别名】酒杯花、台湾柳、柳木子、相等子、大飞酸子。

【来源】为夹竹桃科植物黄花夹竹桃*Thevetia peruviana*（Pers.）K. Schum.的叶及种子。

【植物形态特征】小乔木，具丰富乳汁。单叶互生，条形或条状披针形。聚散花序顶生。花萼绿色，花冠黄色，漏斗状，喉部具被毛鳞片。核果扁三角状球形，肉质。种子2～4，两面凸起，坚硬。

【性味功效】辛、苦，温；有大毒。强心，利尿，消肿。

【选方】行气，止痛。治胃气痛，胸膈饱胀，淋巴结核。（《广东中药》）

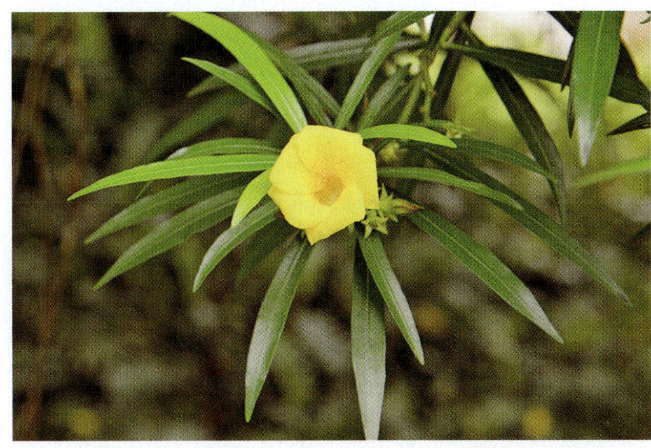

萝摩科

白薇

【别名】春草、芒草、白马尾。

【来源】为萝藦科植物白薇*Cynanchum atratum* Bge的干燥根及根茎。

【植物形态特征】植物体具白色乳汁。茎直立，绿色，圆柱形，通常不分枝，密被灰白色短柔毛。叶对生；具短柄；叶片卵形，或卵状长圆形，两面均被白色绒毛。花多数，在茎梢叶腋密集成伞形聚伞花序；无总花梗，花深紫色，花萼绿色。蓇葖果单生。种子多数，卵圆形。

【性味功效】苦、咸，寒。清热凉血，利尿通淋，解毒疗疮。

【选方】1. 治体虚低烧，夜眠出汗：白薇、地骨皮各四钱，水煎服。（《河北中药手册》）

2. 治尿道感染：白薇五钱，车前草一两，水煎服。（南京《常用中草药》）

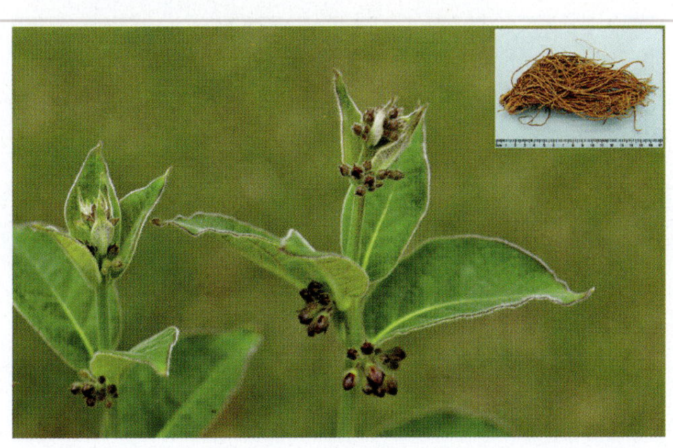

白前

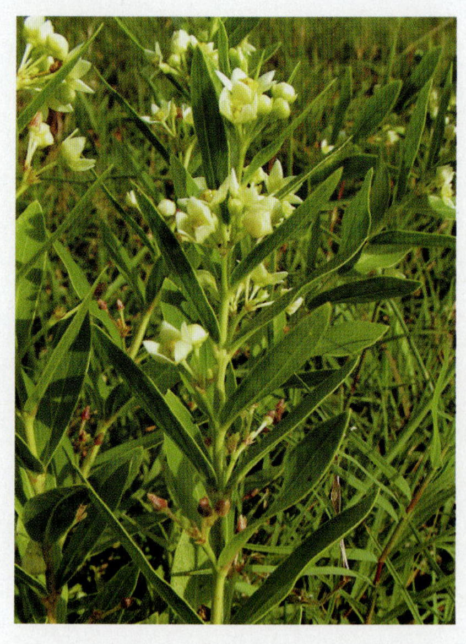

【别名】鹅管白前、竹叶白前。

【来源】为萝摩科植物芫花叶白前*Cynanchum glaucescens*（Decne.）Hand.-Mazz.的干燥根茎及根。

【植物形态特征】多年生草本。根茎匍匐。茎直立，单一，下部木质化。单叶对生，具短柄；叶片披针形至线状披针形，先端渐尖，基部渐狭，边缘反卷。聚伞花序腋生，中部以上着生多数小苞片。蓇葖果角状。种子多数，顶端具白色细绒毛。

【性味功效】辛、苦，微温。降气，消痰，止咳。

【选方】1. 治久嗽兼唾血：白前三两，桑白皮、桔梗各二两，甘草一两（炙）。上四味切，以水二大升，煮取半大升，空腹顿服。若重者，十数剂。忌猪肉、海藻、菘菜。（《近效方》）

2. 治跌打胁痛：白前五钱，香附三钱，青皮一钱。水煎服。（《福建中草药》）

匙羹藤

【别名】蛇天角、饭杓藤、金刚藤。

【来源】为萝摩科植物匙羹藤*Gymnema sylvestre*(Retz.)Schult.根及全草

【植物形态特征】为木质藤本，具乳汁。茎皮灰褐色，具皮孔，幼枝被微毛，老时渐无毛。单叶对生，倒卵形或卵状长圆形，仅叶脉和叶柄被微毛，叶柄顶端具丛腺体。花冠绿白色，钟状，裂片5，向右覆盖；雄蕊5，蓇葖果羊角状，种子顶端轮生白绢质种毛。

【性味功效】苦，平。清热解毒，祛风止痛。

【选方】1. 治痈，疽，疔：匙羹藤（根）30g，银花15g，水煎服。（《福建药物志》）

2. 无名肿毒，湿疹：匙羹藤（根）30g，土茯苓15g，水煎服。（《福建药物志》）

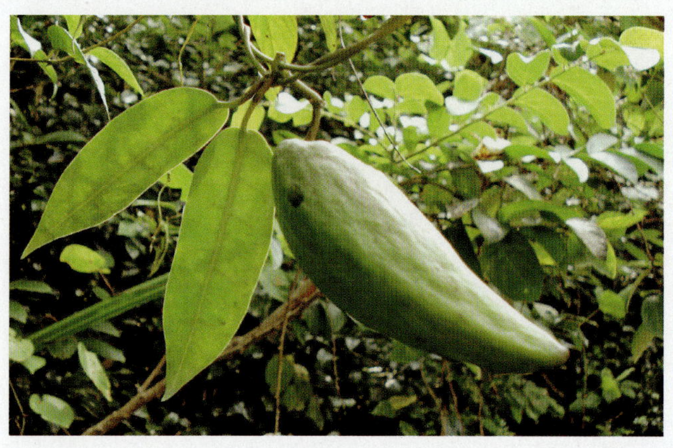

形，顶端具白色绢质种毛。

【性味功效】苦，寒；有毒。清热解毒，活血止血，消肿止痛。

【选方】1. 治乳腺炎，痈疖：竹林标二至三钱。水煎服。(《云南中草药》)

2. 治刀枪伤：竹林标鲜品捣烂外敷。(《云南中草药》)

马利筋

【别名】金凤花、尖尾凤、莲生桂子花。

【来源】为萝藦科植物马利筋*Asclepias curassavica* L.的全株。

【植物形态特征】茎基部半木质化，不具分枝或仅先端有分枝。全株含白色乳汁，幼枝被细柔毛。叶对生，披针形或长椭圆状，表里两面皆光滑无毛，细脉略明显。花多数，红色或紫红色，少数种类亦有黄色或淡红色，无香味。蓇葖果，纺錘状圆柱形，种子扁平状长椭圆

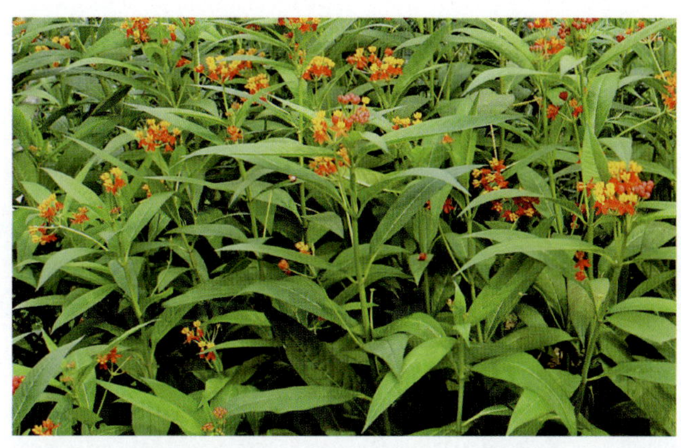

时不规则开裂，通常有4种子，种子卵圆形。

【性味功效】甘，温。滋补肝肾，固精缩尿，安胎，明目，止泻。

【选方】1. 治丈夫腰膝积冷痛，或顽麻无力：菟丝（洗）一两，牛膝一两。同用酒浸五日，曝干，为末，将原浸酒再入少醇酒作糊，搜和丸，如桐子大。空心酒下二十丸。(《经验后方》)

2. 治腰痛：菟丝子（酒浸）、杜仲（去皮，炒断丝）等分。为细末，以山药糊丸如梧子大。每服五十丸，盐酒或盐汤下。(《百一选方》)

南方菟丝子

【别名】黄藤子、龙须子、黄萝子、豆须子。

【来源】为旋花科植物南方菟丝子*Cuscuta australis* R. Br的种子。

【植物形态特征】一年生寄生草本。茎缠绕，金黄色，纤细，无叶。花序侧生，少花或多花簇生成小伞形或小团伞花序，总花序梗近无；苞片及小苞片均小，鳞片状；花冠乳白色或淡黄色，杯状。蒴果扁球形，下半部为宿存花冠所包，成熟

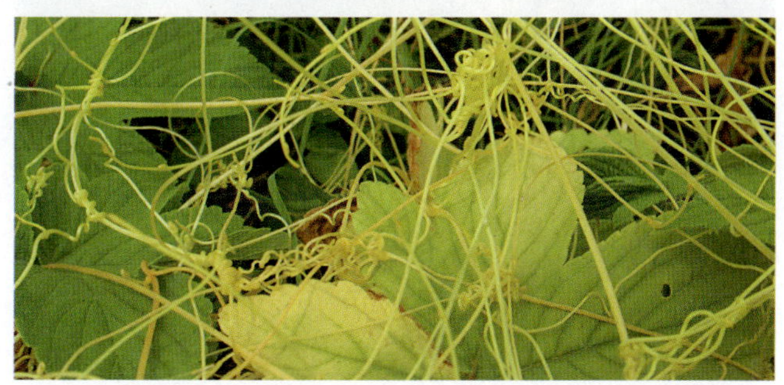

马蹄金

【别名】黄胆草、小金钱草、螺丕草、小马蹄草、荷包草。

【来源】为旋花科植物马蹄金 *Dichondra repens* Forst.的全草。

【植物形态特征】多年生小草本，长约30cm。茎多数，纤细，丛生，匍匐地面，节着地可生出不定根，通常被丁字形着生的毛。单叶互生，具柄，被疏柔毛；叶片圆形或肾形先端圆形，有时微凹，基部深心形，形似马蹄，故名马蹄金。夏初开花，花小，单生于叶腋；花冠短钟状，黄色；子房上位。朔果膜质，近球形。种子2粒。

【性味功效】辛，平。清热利湿，解毒消肿。

【选方】治急性黄疸型传染性肝炎：马蹄金、鸡骨草各1两，山栀子、车前草各5钱。水煎服。（《全国中草药汇编》）

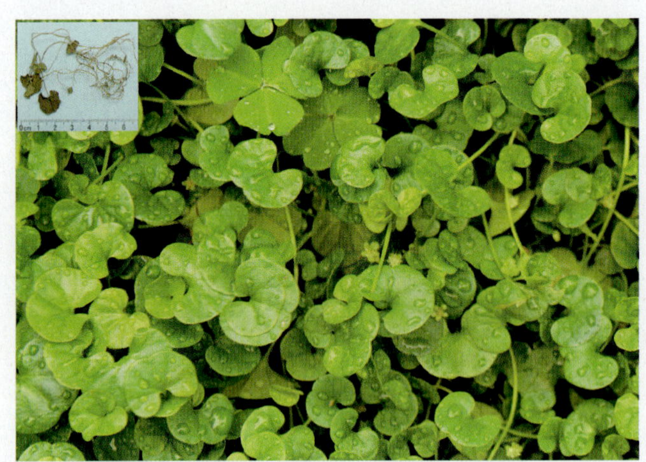

丁公藤

【别名】麻辣子。

【来源】旋花科植物丁公藤*Erycibe obtusfolia* Benth.的干燥藤茎。

【植物形态特征】攀援藤本。幼枝被密柔毛，老枝无毛。单叶互生；叶片革质，椭圆形、长圆形或倒卵形，边全缘，两面均无毛；总状聚伞花序腋生或顶生，密被锈色短柔毛；花小，金黄色或黄白色，两性；花冠浅钟状，外面密被紧贴的橙色柔毛。浆果球形。

【性味功效】辛，温；有小毒。祛风除湿，消肿止痛。

【选方】治风寒湿痹，半身不遂，可单用酒水各半煎服；或与桂枝、麻黄、当归等制成酒剂，以治风寒湿痹，手足麻木，腰腿酸痛，如丁公藤风湿药酒。(《中国药典》)

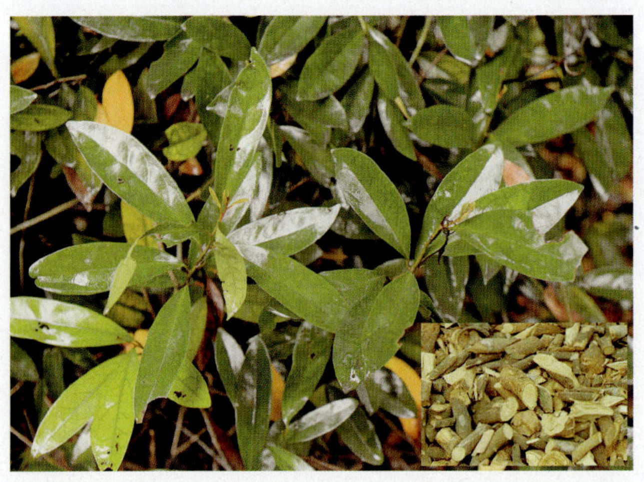

旋花科

土丁桂

【别名】白毛将、银丝草、毛棘草。

【来源】为旋花科植物土丁桂*Evolvnlus alsinoides* L.的全草。

【植物形态特征】多年生草本。茎少数至多数，平卧或上升，细长，具贴生柔毛。单叶互生；叶柄短至近无柄；叶片长圆形、椭圆形或匙形，两面被疏柔毛，有时上面无毛；侧脉两面均不显着花单1或数朵组成聚伞花序，总花梗丝状；花冠辐状，蓝色或白色。蒴果球形，无毛，4瓣裂。种子4或较少，黑色，平滑。

【性味功效】苦、涩，平。止咳平喘，清热利湿，散淤止痛。

【选方】1. 治黄疸、咳血：鲜土丁桂一两。和红糖煎服。(《泉州本草》)

2. 治蛇咬伤：鲜土丁桂，捣烂绞汁，和酒内服，渣敷患处。(《泉州本草》)

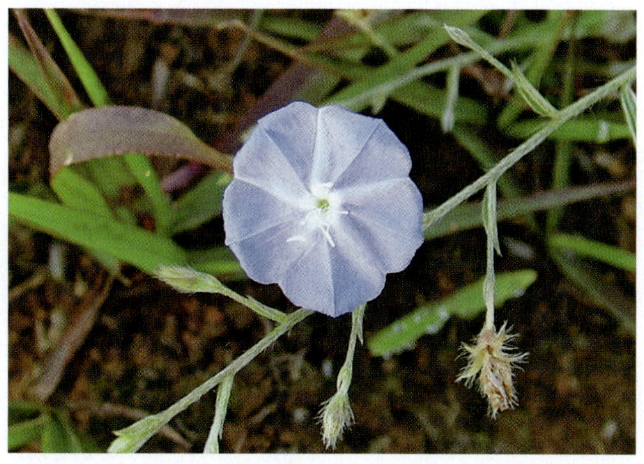

马鞭草科

白棠子树

【别名】紫珠。

【来源】为马鞭草科植物白棠子树*Callicarpa dichotoma*（Lour.）K.Koch.的全草。

【植物形态特征】小灌木，多分枝。小枝纤细，带紫红色，幼时略被星状毛。单叶对生；叶片倒卵形披针形，先端长尖或尾尖，两面无毛，背面密生细小黄色腺点。聚伞花序腋生，花萼杯状，先端具不明显的4齿或近截头状；花冠紫色。果实球形，紫色。

【性味功效】苦、涩，平。止血，散瘀，消炎。

【选方】1. 治跌打内伤出血：鲜紫珠叶和实二两，冰糖一两。开水炖，分二次服。(《闽东本草》)

2. 治拔牙后出血不止：用消毒棉花蘸紫珠叶末塞之。(《福建民间草药》)

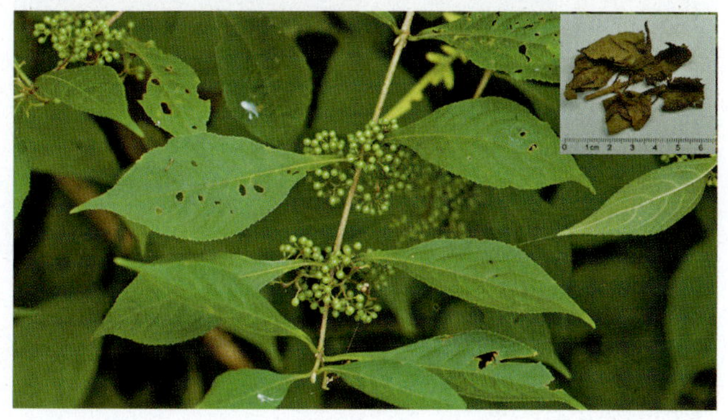

杜虹花

【别名】止血草、台湾紫珠、紫珠、紫珠草、紫仁丹。

【来源】为马鞭草科植物杜虹花*Callicarpa formosana* Rolfe的全草。

【植物形态特征】灌木，高1～3m，小枝、叶柄和花序均密被灰黄色星状毛和分枝毛。单叶对生，叶脉粗壮，叶片卵状椭圆形或椭圆形，边缘有细锯齿，表面被短硬毛，背面被灰黄色星状毛和细小黄色腺点。聚伞花序腋生，具细小苞片；花萼杯状，被灰黄色星状毛，花冠紫色至淡紫色，无毛。果实近球形，紫色。

【性味功效】苦、涩，凉。收敛止血，清热解毒。

【选方】1. 治赤眼：取鲜紫珠草头一两，洗净切细，水二碗，煎一碗服。(《闽南民间草药》)

2. 治一切咽喉痛：取鲜紫珠叶一两。洗净，水二碗，煎一碗服，或煎做茶常服。(《闽东民间草药》)

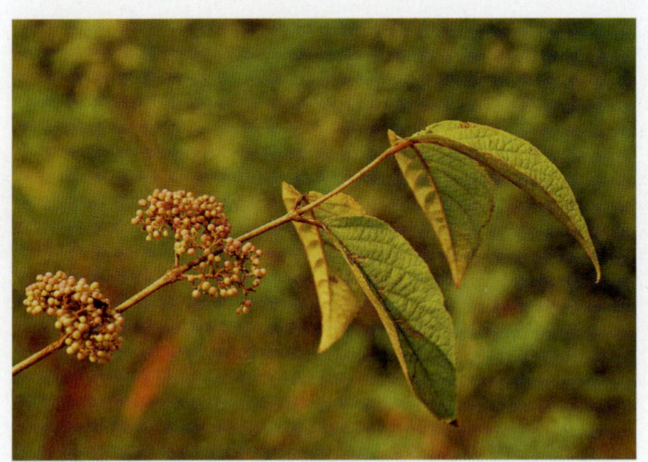

枇杷叶紫珠

【别名】长叶紫珠、山枇杷。

【来源】为马鞭草科植物枇杷叶紫珠*Callicarpa kochiana* Makino的全草。

【植物形态特征】灌木，密生黄褐色分枝茸毛。叶片长椭圆形、卵状椭圆形或长椭圆状披针形，边缘有锯齿，表面无毛或疏被毛，通常脉上较密，背面密生黄褐色星状毛和分枝茸毛，两面被不明显的黄色腺点。花萼管状，被茸毛，花冠淡红色或紫红色，裂片密被茸毛。果实圆球形，淡紫色。

【性味功效】苦、辛，温；有小毒。祛风，除湿，活血，止血。

【选方】1. 治上肢风湿痛：长叶紫珠鲜根二至三两。水煎或调酒服。(《福建中草药》)

2. 治风寒头痛：长叶紫珠鲜叶一两。水酒煎服。(《福建中草药》)

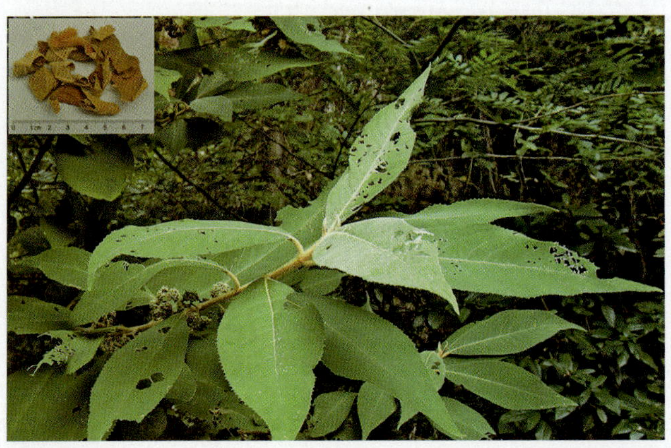

尖尾枫

【别名】尖尾峰、起疯晒、赶风晒、赶风帅、赶风柴。

【来源】为马鞭草科植物尖尾枫 *Callicarpa longissima*(Hemsl.)Merr. 的茎、叶。

【植物形态特征】灌木或小乔木，小枝四棱形，紫褐色，节上具毛环。单叶对生；叶片披针形至狭椭圆形，边缘具不明显小齿或全缘，表面主脉及侧脉有多细胞的单毛，背面无毛，有细小黄色腺点，干时下陷也峰窝状小洼点。聚伞花序腑生；花萼有腺点。果实扁球形，白色，具细小腺点。

【性味功效】辛、微苦，温。祛风散寒，活血消毒。

【选方】1. 治产后风：尖尾枫鲜叶捣汁半杯，黄酒半杯，姜汁三至五滴。调匀炖温服。(《福建中草药》)

2. 治风寒咳嗽：尖尾枫鲜叶八钱（刷去茸毛），冰糖五钱。水煎服。(《福建中草药》)

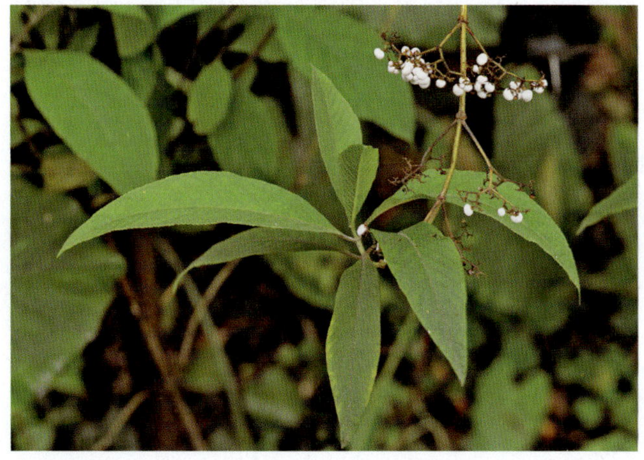

大叶紫珠

【别名】紫珠草、大风叶、赶风紫。

【来源】为马鞭草科植物大叶紫珠 *Callicarpa macrophylla* Vahl的根或叶。

【植物形态特征】灌木至小乔木，全株被灰白色长茸毛。叶对生，长椭圆形，先端渐尖，基部钝或楔尖，边缘有锯齿。聚伞花序腋生，花萼被星状柔毛，裂齿钝三角形；花冠紫色，略被细毛；雄蕊长突出，药室纵裂。果实球形，熟时紫红色。

【性味功效】辛、苦，平。散瘀止血，消肿止痛。

【选方】1. 治肺结核咯血，胃、十二指肠溃疡出血：紫珠叶、白及各等量，共研成细粉，过筛。每服6g，每日3次。(《中草药彩色图谱》)

2. 治创伤出血：鲜紫珠叶适量，洗净，捣烂敷创口，或用紫珠叶粉末撒敷患处。(《中草药彩色图谱》)

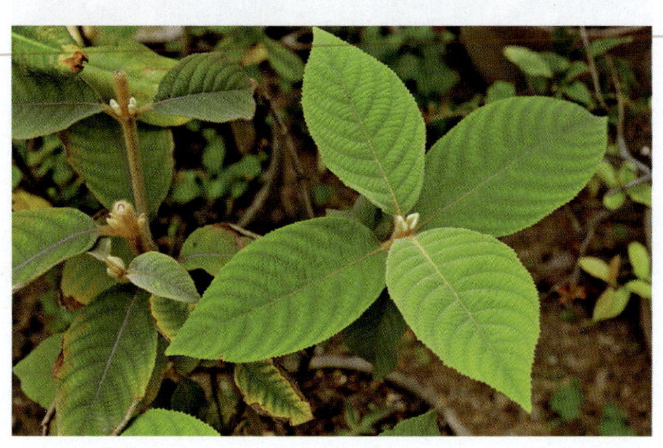

兰香草

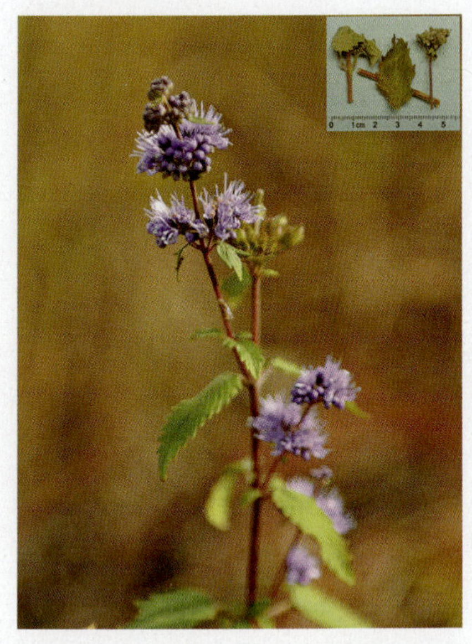

【别名】石将军、紫罗球、婆绒花、石母草、九层楼。

【来源】为马鞭草科植物兰香草*Caryopteris incana*（Thunb.）Miq.的全草或带根全草。

【植物形态特征】小灌木，枝圆柱形，幼时略带紫色，被灰色柔毛，老枝毛渐脱落。单叶对生，具短柄，叶片厚纸质，边缘具粗齿，稀近全缘，被短毛，两面均有黄色腺点。聚伞花序腋生及顶生，花密集；花冠紫色或淡蓝色，二唇形，外面具短毛。蒴果被粗毛，倒卵状球形，果瓣具宽翅。

【性味功效】辛，温。疏风解表，祛痰止咳，散淤止痛。

【选方】1. 治湿疹，皮肤瘙痒：鲜兰香草捣汁外涂或煎水洗患处。（《广西中草药》）

2. 治疖肿：鲜兰香草捣烂敷患处。（《浙江民间常用草药》）

大青

【别名】大青叶、臭大青。

【来源】为马鞭草科植物大青*Cleredendrum cwtophyllum* Turcz.的茎、叶。

【植物形态特征】灌木或小乔木，幼枝黄褐色，被短柔毛，髓坚实，白色。单叶对生，叶片纸质，长圆状披针形或椭圆形，全缘，两面无毛或沿叶脉疏生短柔毛，背面常有腺点。伞房状聚伞花序顶生或腋生，粉红色，外面被黄褐色短绒毛和不明显的腺点；花冠白色。果实球形或倒卵形。

【性味功效】苦，寒。清热解毒，凉血止血。

【选方】1. 治无黄疸型肝炎：大青叶二两，丹参一两，大枣十枚。水煎服。（《山东中草药手册》）

2. 治肺炎高热喘咳：鲜大青叶一至二两。捣烂绞汁，调蜜少许，炖热，温服，日二次。（《泉州本草》）

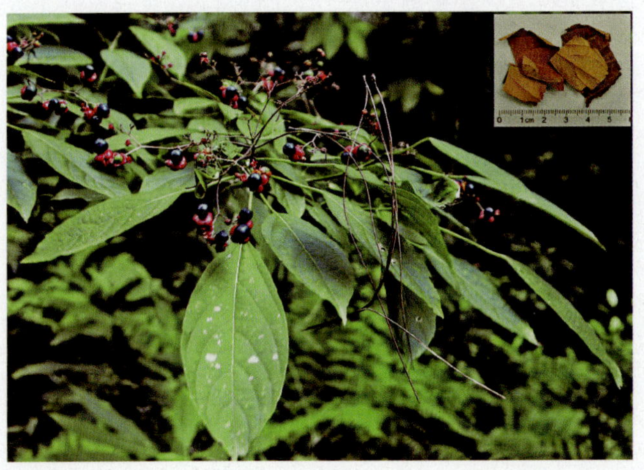

赪桐

【别名】红蜻蜓叶、贞桐花、状元红、百日红。

【来源】为马鞭草科植物赪桐 *Clerodendrum japonicum* (Thunb.) Sweet的叶。

【植物形态特征】灌木，小枝四棱形，嫩时有绒毛，有黄褐色短柔毛；叶片圆心形或宽卵形，边缘有疏短尖齿，表面有疏伏毛，叶脉基部具较密的锈褐色短柔毛，背面密被锈黄色盾形腺体。顶生圆锥花序，花萼红色，花冠红色，雄蕊与花柱同伸于花冠外。果实近球形。

【性味功效】辛、甘，平。祛风，散瘀，解毒消肿。

【选方】1. 治跌打积瘀：赪桐叶十两，苦地胆半斤，泽兰四两，鹅不食草四两。捣烂，用酒炒热后，敷患处。(《广西民间常用草药》)

2. 治疔疮：鲜赪桐叶一握。和冬蜜捣烂，敷患处。若用干叶，先研成细末，再调冬蜜敷患处。(《福建民间草药》)

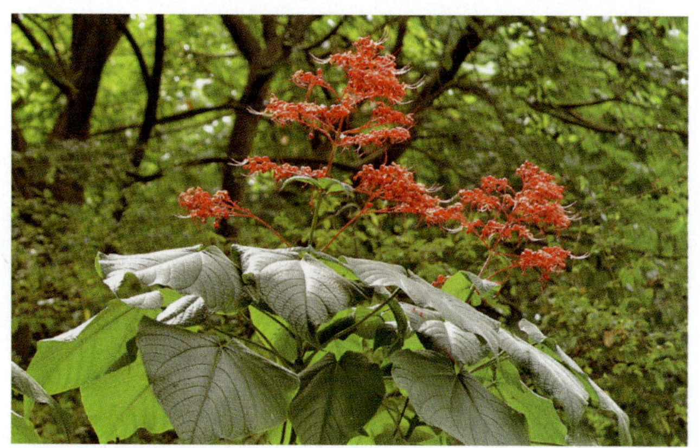

苦郎树

【别名】缸瓦秝、水胡满、黄藤、苦蓝盘、假茉莉。

【来源】为马鞭草科植物苦蓢树 *Clerodendron inerme* (L.) Gaertn. 的根、茎或叶

【植物形态特征】攀援状灌木，有苦味；幼枝四棱形，黄灰色，被短柔毛。叶对生，薄革质，卵形、椭圆形或卵状披针形，全缘，常略反卷，两面都散生黄色细小腺点。聚伞花序通常由3朵花组成，花很香，花萼钟状，外被细毛，花冠白色，花冠管内面密生绢状柔毛，花丝与花柱同伸出花冠。核果倒卵形。

【性味功效】苦，寒；有小毒。清热解毒，祛风除湿，散瘀活络。

【选方】1. 跌打瘀肿，腰扭伤：苦郎树叶适量捣烂，加酒适量，煮后温敷患处。(《广东中草药》)

2. 治外伤出血：苦郎树叶晒干为末，撒伤口。(《广东中草药》)

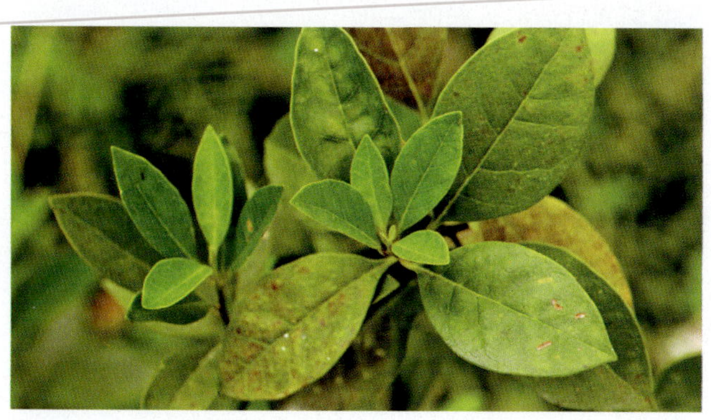

灰毛大青

【别名】毛赪桐、灰毛臭茉莉、粘毛赪桐、大叶白花灯笼。

【来源】马鞭草科植物灰毛大青 *Clerodendrum canescens* Wall. ex.Walp.的全株。

【植物形态特征】灌木，全株密被平展或倒向灰褐色长柔毛。小枝略呈四棱形，髓疏松，干后不中空。单叶对生；叶片厚纸质，近心形、宽卵形或卵形，边缘具齿或全缘，两面均被柔毛，脉上密被灰褐色平展柔毛。聚伞花序密集成头状，常2~5枝生于茎顶；苞片叶状，花萼钟状，核果近球形。

【性味功效】甘、淡，凉。清热解毒，凉血止血。

【选方】1. 治肺结核咯血：毛赪桐15~30g，煎汤内服。(《全国中草药汇编》)

2. 治咳嗽，感冒高热：毛赪桐15~30g，水煎服。(《香港中草药》)

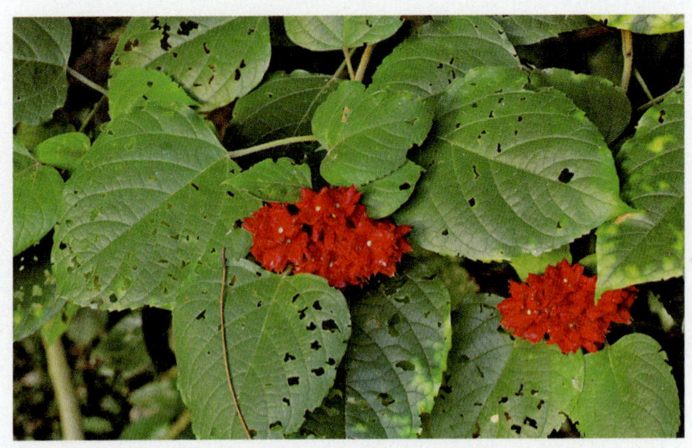

白花灯笼

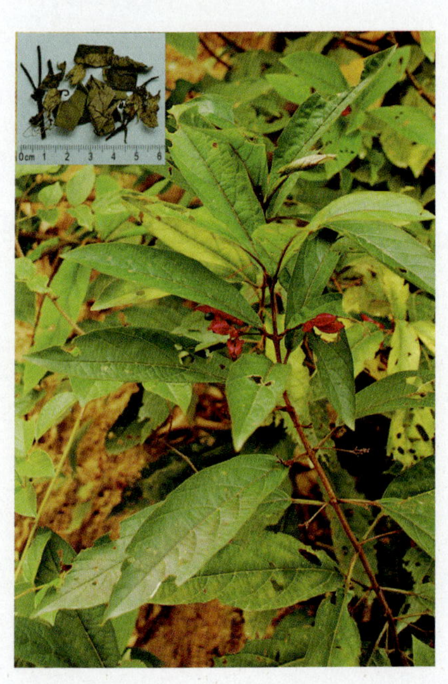

【别名】苦灯笼、岗灯笼、鬼灯笼、白花鬼灯笼。

【来源】为马鞭草植物白花灯笼*Clerodendron fortunatum* Linn的根或全株。

【植物形态特征】直立灌木。幼枝密被短柔毛。叶对生，长椭圆形至倒卵状披针形，全缘或波状，表面疏被短柔毛，背面密生黄色小腺点。聚伞花序腋生，着花3~9朵。花萼红紫色。花冠淡红色或白略带紫色。浆果状核果近球形，深蓝绿色

【性味功效】微苦，凉。清热解毒，止咳定痛。

【选方】1. 治风湿痹痛：白花灯笼9~15g，水煎服，鲜品全草适量，煎水洗。(《广西本草选编》)

2. 治血瘙身痒：白花灯笼根皮15g，猪肉皮120g，水煎服。(《陆川本草》)

龙吐珠

【别名】九龙吐珠、麒麟吐珠、白萼赪桐。

【来源】为马鞭草科龙吐珠 *Clerodendron thomsonae* Balf.的叶或全株。

【植物形态特征】攀援状灌木，髓部疏松，干后中空。单叶对生；叶片纸质，卵状长圆形或狭卵形，全缘，表面被小疣毛，背面近无毛，叶脉由基部三出，侧脉明显。花萼五角形，花冠上部深红色，花开时红色的花冠从白色的萼片中伸出，宛如龙吐珠。核果近球形，棕黑色。

【性味功效】淡，平。解毒。

【选方】1. 治产后下血腹痛：鲜九龙吐珠二两，放锅内喷酒炒制，再喷再炒至微焦为度，合食米一把煎汤服。(《泉州本草》)

2. 治蛇虫咬伤：干九龙吐珠四两，浸酒二十两(二星期可用)。(《泉州本草》)

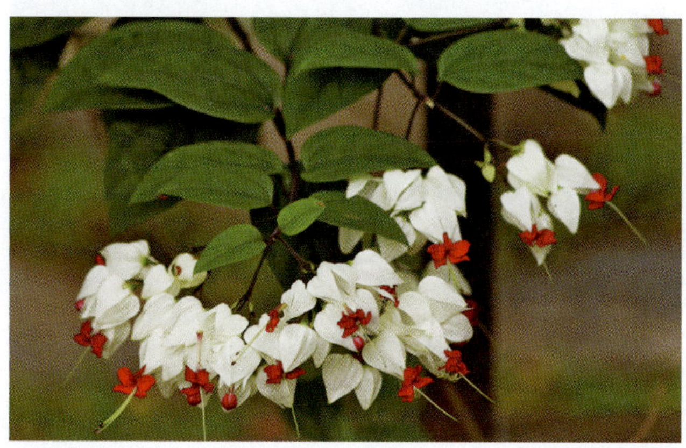

马缨丹

【别名】五色梅、臭草、头晕花。

【来源】为马鞭草科植物五色梅 *Lantana camara* L.的根或全株。

【植物形态特征】直立或半藤状灌木，有强烈气味，稍被毛，茎枝无刺或有下弯钩刺。叶对生；卵形或矩圆状卵形，边缘有钝齿，上面粗糙而有短刺毛，下面被小刚毛。头状花序稠密，花序柄腋生，花冠粉红色、红色、黄色或橙红色。核果球形，肉质，成熟时紫黑色，有骨质的小分核2颗。

【性味功效】苦，寒。清热解毒，散结止痛。

【选方】1. 治毒核症：臭金风叶捣烂，取自然汁，用双蒸酒冲服。又将叶捣烂，加红糖、冰片少许，敷于核上，不时转换，即可清凉止痛。(《岭南采药录》)

2. 治感冒风热：五色梅叶一两，山芝麻五钱。水煎，日分二次服。(《广西中草药》)

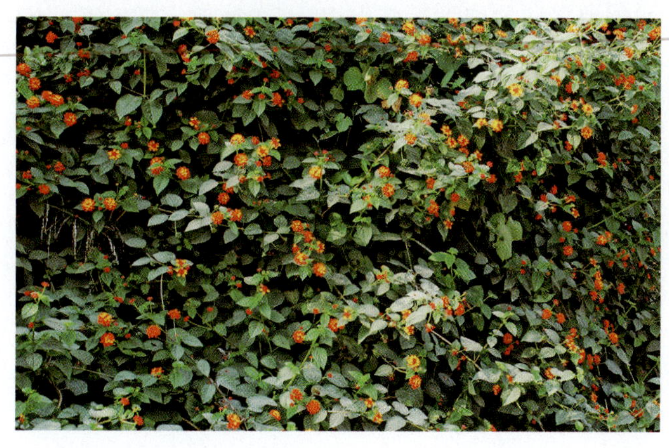

豆腐柴

【别名】腐婢、土常山、臭娘子、臭常山、凉粉叶。

【来源】为马鞭草科植物豆腐木*Premna microphylla* Turcz.的茎、叶。

【植物形态特征】直立灌木，幼枝有柔毛，老枝渐无毛。单叶对生，叶片卵状披针形、倒卵形、椭圆形或形，有臭味，全缘或具不规则粗齿花萼杯状，绿色或有时带紫色，花冠淡黄色，呈二唇形，裂片4，外被柔毛和腺点，内面具柔毛。核果球形至倒卵形，紫色。

【性味功效】苦、微辛，寒。清热解毒。

【选方】1. 治肿毒：腐婢叶，晒干，研末，黄醋调敷。(《湖南药物志》)

2. 治痢：腐婢鲜叶加红糖捣烂外敷。《福建中草药》

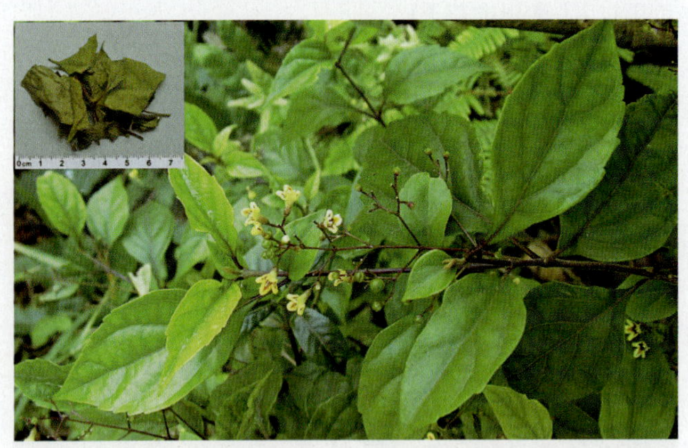

马鞭草

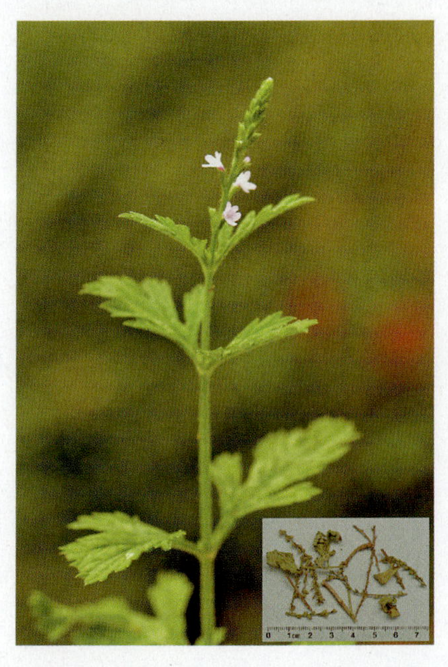

【别名】凤颈草、铁马鞭、狗牙草、鹤膝风。

【来源】为马鞭草科植物马鞭草*Verbena officinalis* L.的干燥地上部分。

【植物形态特征】多年生草本，四棱形，棱及节上疏生硬毛，叶对生；叶片倒卵形或长椭圆形，两面均有硬毛。穗状花序顶生或腋生，花小，紫蓝色；花萼管状，花冠唇形，下唇较上唇为大，上唇2裂，下唇3裂，喉部有白色长毛。蒴果分裂为4个小坚果。

【性味功效】苦，凉。清热解毒，活血散瘀，利水消肿。

【选方】1. 治黄疸：马鞭草鲜根（或全草）二两，水煎调糖服。肝肿痛者加山楂根或山楂三钱。(江西《草药手册》)

2. 治伤风感冒、流感：鲜马鞭草一两五钱，羌活五钱，青蒿一两。上药煎汤二小碗，一日二次分服，连服二至三天。咽痛加鲜桔梗五钱。(《江苏验方草药选编》)

黄荆

【别名】白背叶、蚊枝叶、姜荆叶。

【来源】为马鞭草科植物黄荆*Vitex negundo* Linn的全株。

【植物形态特征】直立灌木，小枝四棱形，与叶及花序通常被灰白色短柔毛。掌状复叶，叶片长圆状披针形至披针形，全缘或有少数粗锯齿，背面密生灰白色绒毛。聚伞花序排列成圆锥花序式顶生，花萼钟状，外面被灰白色绒毛；花冠淡紫色，外有微柔毛。核果褐色，近球形。

【性味功效】辛、微苦，温。解表清热，利湿解毒。

【选方】1. 治疟疾：黄荆叶六两，煎水取浓汁一碗半服（发作前四小时服一半，二小时服一半。寒疟或体弱不适用）。(《广东中药》)

2. 治胃溃疡、慢性胃炎：黄荆根一两，红糖适量，煎服。(南京《常用中草药》)

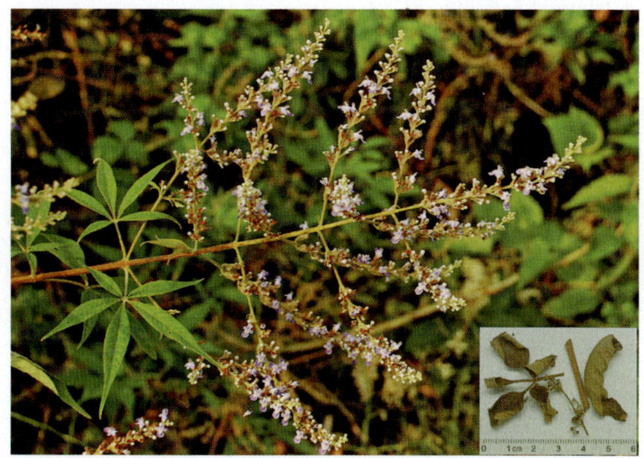

牡荆

【别名】荆叶、黄荆、小荆。

【来源】为马鞭草科植物牡荆*Vitex negundo* L.var.*cannabifolia*（Sieb. et Zucc.）Hand.-Mazz.的叶、根茎或果实。

【植物形态特征】落叶灌木或小乔木，多分枝，具香味。小枝四棱形，绿色，被粗毛，掌状复叶，对生；叶片披针形或椭圆状披针形，基部楔形，边缘具粗锯齿，先端渐尖，表面绿色，背面淡绿色，通常被柔毛。花冠淡紫色，先端5裂，二唇形。果实球形，黑色。

【性味功效】辛、苦，平。解表化湿，祛痰平喘，解毒。

【选方】1. 治风寒感冒：鲜牡荆叶八钱，或加紫苏鲜叶四钱。水煎服。(《福建中草药》)

2. 治寒咳、哮咳：牡荆子四两。炒黄研末，每次二至三钱，每日三次，开水送服。(《江西草药》)

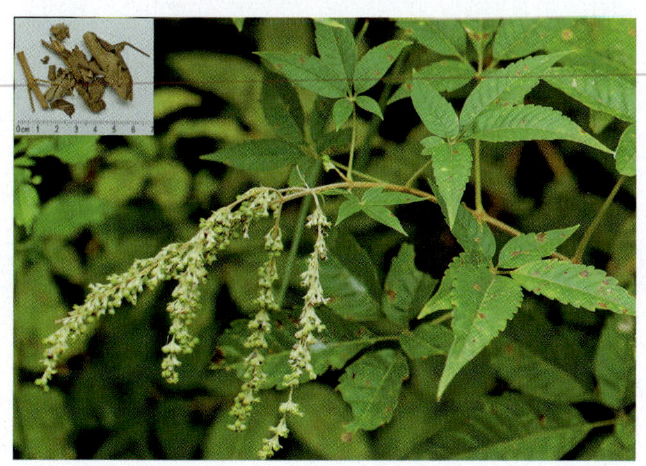

蔓荆子

【别名】白背木耳、白背杨、水捻子、白布荆。

【来源】为马鞭草科植物蔓荆*Vitex trifolia* L.的成熟果实。

【植物形态特征】落叶灌木，具香味。小枝四棱形，密生细柔毛。三出复叶，对生，背面密生灰白色绒毛。圆锥花序顶生，花序柄密被灰白色绒毛；花萼钟形，花冠淡紫色或蓝紫色，外面有毛。核果近圆形，熟时黑色；萼宿存。

【性味功效】辛、苦，微寒。疏散风热，清利头目。

【选方】1. 治头风：蔓荆子二升（末），酒一斗。绢袋盛，浸七宿，温服三合，日三。（《千金方》）

2. 治风寒侵目，肿痛出泪，涩胀羞明：蔓荆子三钱，荆芥、白蒺藜各二钱，柴胡、防风各一钱，甘草五分。水煎服。（《本草汇言》）

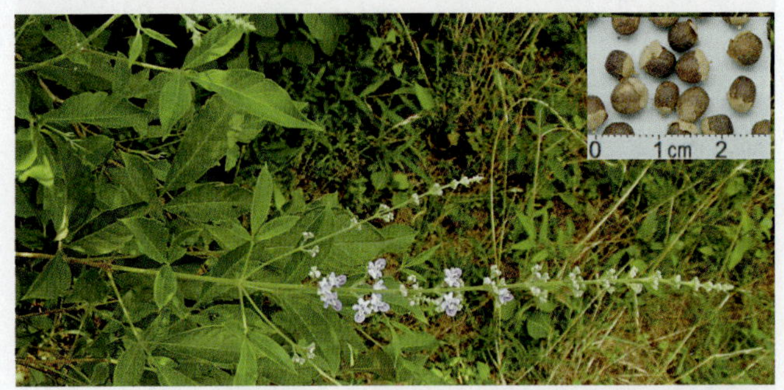

唇形科

夏枯草

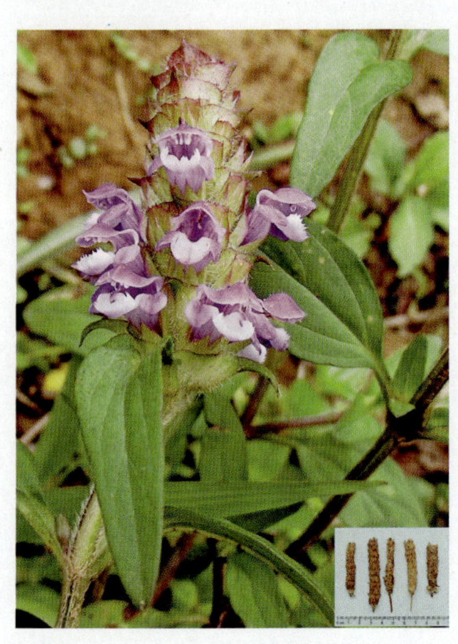

【别名】棒槌草、铁色草、大头花、夏枯头。

【来源】为唇形科植物夏枯草*Prunella vulgaris* L.的干燥果穗。

【植物形态特征】多年生草本。茎方形，全株密生细毛。叶对生，椭圆状披针形，全缘。轮伞花序顶生，呈穗状，苞片肾形，花萼唇形，花冠紫色或白色，唇形。雄蕊4，2强，花丝顶端分叉，子房4裂，花柱丝状。小坚果褐色，长椭圆形，具3棱。

【性味功效】辛、苦，寒。清火，明目，散结，消肿。

【选方】1. 治血崩不止：夏枯草为末。每服方寸匕，米饮调下。（《圣惠方》）

2. 治乳痈初起：夏枯草、蒲公英各等分。酒煎服，或作丸亦可。（《本草汇言》）

紫苏

【别名】苏叶。

【来源】为唇形科植物紫苏*Perilla frutescens* (L.) Britt的干燥叶（或带嫩枝）。

【植物形态特征】一年生草本，具特异芳香。茎直立，紫色或绿紫色，圆角四棱形。叶对生，卵形或圆卵形，边缘有锯齿，两面紫色，两面疏生柔毛，下面有细油点。总状花序稍偏侧，顶生及腋生。小坚果褐色，卵形，含1种子。

【性味功效】辛，温。解表散寒，行气和胃。

【选方】1. 治伤风发热：苏叶、防风、川芎各一钱五分，陈皮一钱，甘草六分。加生姜二片煎服。(《不知医必要》苏叶汤)

2. 治卒得寒冷上气：干苏叶三两，陈橘皮四两，酒四升煮取一升半，分为再服。(《补缺肘后方》)

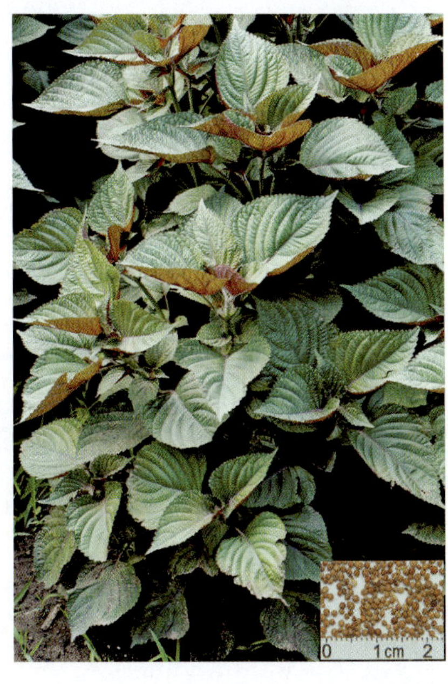

藿香

【别名】土藿香、猫把、青茎薄荷、排香草、大叶薄荷。

【来源】为唇形科植物藿香*Agastache rugosa* (Fisch.et Mey.) O.Ktze的全草。

【植物形态特征】一年生或多年生草本。茎直立，四棱形。叶对生，叶片椭圆状卵形或卵形。花序聚成顶生的总状花序；苞片大，条形或披针形，被微柔毛；萼5裂，裂片三角形，具纵脉及腺点；花冠唇形，紫色或白色。小坚果倒卵状三棱形。

【性味功效】辛，微温。祛暑解表，化湿和胃。

【选方】1. 治暑月吐泻：滑石（炒）二两，藿香二钱半，丁香五分。为末，每服一、二钱，淅米泔调服。(《禹讲师经验方》)

2. 治霍乱吐泻：陈皮（去白）、藿香叶（去土）。上等分，每服五钱，水一盏半，煎至七分，温服，不拘时候。(《百一选方》)

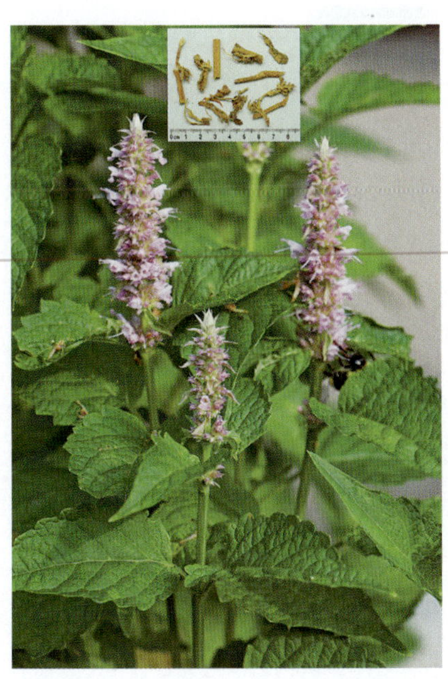

金疮小草

【别名】筋骨草、雪里青、白毛夏枯草、见血青、散血草等。

【来源】为唇形科植物筋骨草*Ajuga decumbens* Thunb的全株。

【植物形态特征】多年生草本。茎方形，全株被白色柔毛。单叶对生，有柄，卵形、长椭圆形或倒卵形，两面有短柔毛。花轮有数花，腋生；在枝顶者集成多轮的穗状花序；苞片叶状卵形；萼钟状，花冠白色或淡紫色，唇形。小坚果灰黄色，具网状皱纹。

【性味功效】苦，寒。清热解毒，凉血消肿。

【选方】1. 治肺痨：金疮小草全草二至三钱。晒干研末服，每日三次。(《湖南药物志》)

2. 治肺痿：雪里青。捣汁，加蜜和匀，作二次服，每日服五、七次。(《纲目拾遗》)

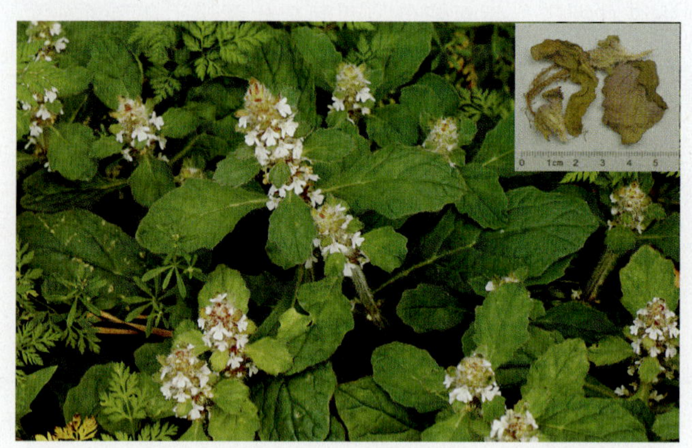

肾茶

【别名】猫须草、猫须公。

【来源】为唇形科植物猫须草*Clerodendranthus spicatus* (Thunb.) C.Y.Wu的全草。

【植物形态特征】多年生草本。茎枝四方形，紫褐色。叶对生；卵状披针形，边缘在中部以上有锯齿，两面被毛，下面具腺点；2～3朵一束对生，总状花序式排列于枝顶；下唇全缘；雄蕊4，2长2短，花丝伸出花冠之外，形如猫须。小坚果球形，表面有网纹。

【性味功效】甘、微苦，凉。清热去湿，排石利水。

【选方】1. 治肾炎，膀胱炎：肾菜60g，一点红、紫茉莉根各30g。水煎服。(《中华本草》)

2. 治尿道结石：肾菜、石韦各30g，茅莓根90g，葡萄60g。水煎服。(《福建药物志》)

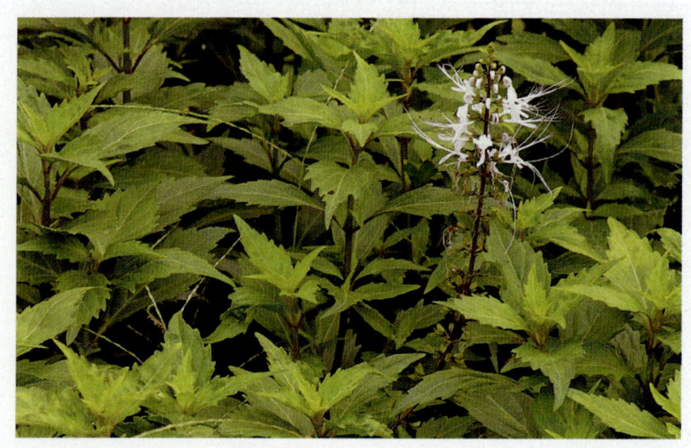

活血丹

【别名】连钱草、铜钱草、遍地香、地钱儿、钹儿草等。

【来源】为唇形科植物活血丹*Glechoma longituba* (Nakai) Kupr的全草。

【植物形态特征】多年生草本。茎细，方形，被细柔毛。叶对生，肾形至圆心形，边缘有圆锯齿，两面有毛或近无毛，下面有腺点。轮伞花序腋生，每轮2~6花；苞片刺芒状；花萼钟状，萼齿狭三角状披针形。小坚果长圆形，褐色。

【性味功效】辛、微苦，凉。清热解毒，利尿排石，散瘀消肿。

【性味功效】辛，温。解表散寒，行气和胃。

【选方】1. 治肾及输尿管结石：活血丹120g，煎水冲蜂蜜，日服2次。(《吉林中草药》)

2. 治湿热黄疸：连钱草60g，婆婆针75g。水煎服。(《中华本草》)

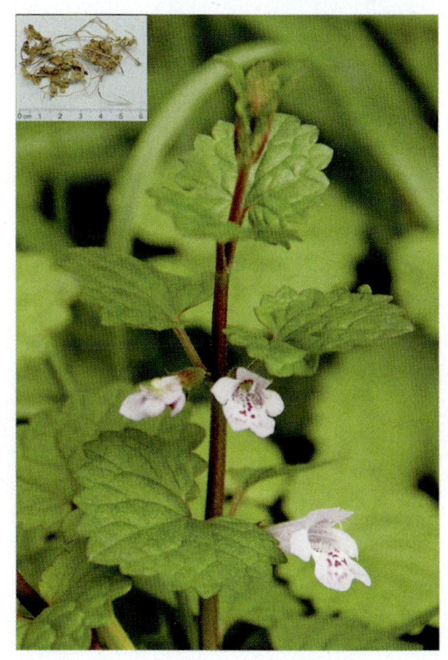

益母草

【别名】益母蒿、益母艾、红花艾、坤草、茺蔚等。

【来源】为唇形科植物益母草*Leonurus artemisia* (Lour.) S. Y. Hu的新鲜或干燥地上部分。

【植物形态特征】一年或二年生草本。茎直立，方形，被微毛。叶对生；叶形多种，一年根生叶有长柄，叶片略呈圆形。花多数，生于叶腋，呈轮伞状；苞片针刺状；花萼钟形；花冠唇形，淡红色或紫红色。小坚果褐色，三棱状，长约2mm。

【性味功效】苦、辛，微寒。活血调经，利尿消肿。

【选方】1. 痛经：益母草五钱，元胡索二钱。水煎服。(《闽东本草》)

2. 治难产：益母草捣汁七大合，煎减半，顿服，无新者，以干者一大握，水七合煎服。(《独行方》)

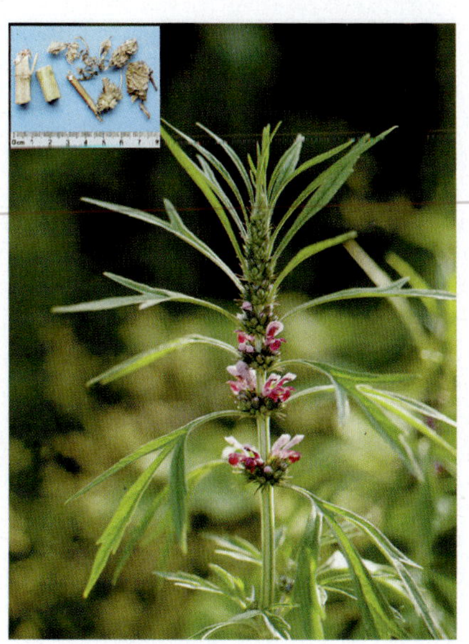

薄荷

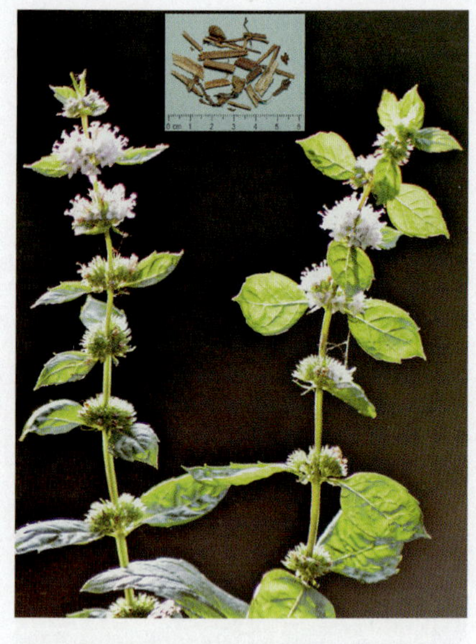

【别名】蕃荷菜、菝蔺、南薄荷、猫儿薄苛、升阳菜等。

【来源】为唇形科植物薄荷*Mentha haplocalyx* Briq.的干燥地上部分。

【植物形态特征】多年生草本。茎方形，被逆生的长柔毛及腺点。单叶对生；密被白色短柔毛；叶片长卵形至椭圆状披针形。轮伞花序腋生；苞片1，线状披针形，边缘具细锯齿及微柔毛；花萼钟状；花冠二唇形，紫色或淡红色。小坚果长1mm，藏于宿萼内。

【性味功效】辛，凉。散风热，清头目，利咽喉，透疹，解郁。

【选方】1. 清上化痰，利咽膈，治风热：薄荷末炼蜜丸，如芡子大，每噙一丸。白沙糖和之亦可。(《简便单方》)

2. 治眼弦赤烂：薄荷，以生姜汁浸一宿，晒干为末，每用一钱，沸汤泡洗。(《明目经验方》)

留兰香

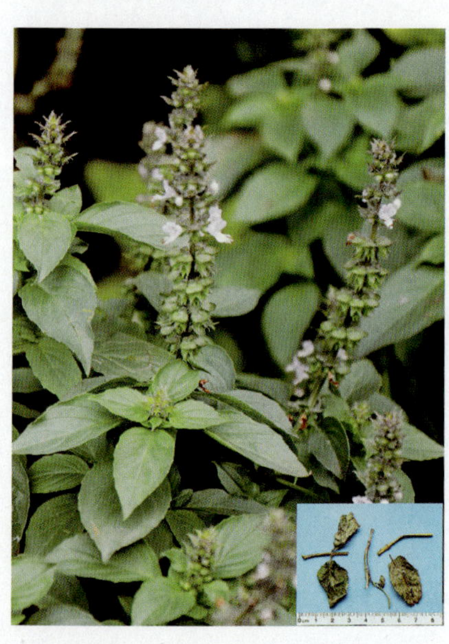

【别名】香花菜、绿薄荷、青薄荷、鱼香菜。

【来源】为唇形科植物留兰香*Mentha spicata* Linn的全草。

【植物形态特征】多年生芳香性草本。多分枝，无毛。叶对生；叶披针形、披针状卵形或长圆状披针形。轮伞花序密集成顶生的穗状花序；花萼钟形，上唇3齿，下唇2齿；花冠淡紫色，两唇形，上唇较宽，下唇3裂较狭。小坚果卵形，黑色，具细小窝孔。

【性味功效】辛、甘，微温。祛风散寒，止咳，消肿解毒。

【选方】1. 治风寒咳嗽：鲜留兰香全草15～30g，水煎服。(《浙江药用植物志》)

2. 治皲裂：鲜留兰香全草，捣烂敷患处。(《浙江药用植物志》)

广藿香

【别名】藿香、排香草。

【来源】为唇形科植物广藿香*Pogostemon cablin* (Blanco) Benth.的干燥地上部分。

【植物形态特征】多年生草本。茎直立。叶对生，圆形至宽卵形，两面均被毛。轮伞花序密集成假穗状花序，密被短柔毛；花萼筒状，5齿；花冠紫色，4裂，前裂片向前伸；雄蕊4，花丝中部有长须毛，花药1室。小坚果近球形，稍压扁。

【性味功效】辛，微温。芳香化浊，开胃止呕，发表解暑。

【选方】1. 治伤寒头疼，寒热，喘咳，心腹冷痛，反胃呕恶，气泻霍乱，脏腑虚鸣，山岚瘴疟，遍身虚肿，产前、后血气刺痛，小儿疳伤。(《局方》)

2. 治疟：高良姜、藿香各半两。上为末，均分为四服，每服以水一碗，煎至一盏，温服，未定再服。(《鸡峰普济方》)

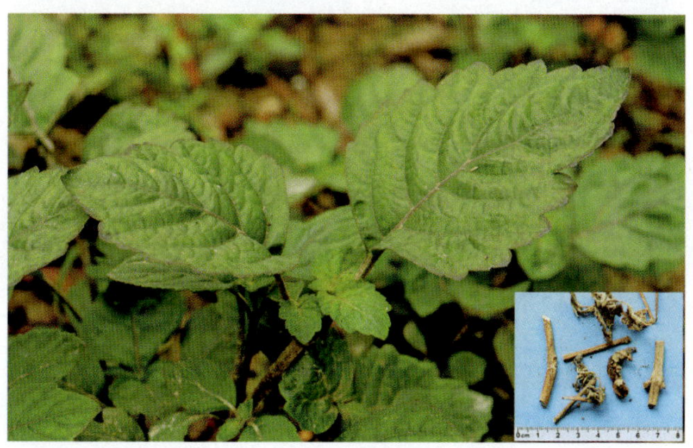

广防风

【别名】防风草、落马衣、秽草、抹草、马衣叶等。

【来源】为唇形科植物广防风*Ebimexedi indica* (L.) rothm.的全草。

【植物形态特征】一至二年生直立草本，分枝，被茸毛。茎4棱。单叶对生，阔卵形至卵形。花轮生，在下部为腋生；萼浅绿色，管状，5裂；花冠管状，粉红色，上唇直立，全缘，下唇阔，扩展，内面有短毛。小坚果4个，圆形，黑褐色，平滑。

【性味功效】辛、苦，微温。祛风解表，理气止痛。

【选方】1. 治高血压病：鲜防风草、鲜海州常山根五钱至二两。水煎服。《福建中草药》)

2. 治中风口眼歪斜：鲜防风草一至二两，红糖五钱，水煎服；另用叶和蓖麻子仁共捣烂，贴麻痹侧。《福建中草药》)

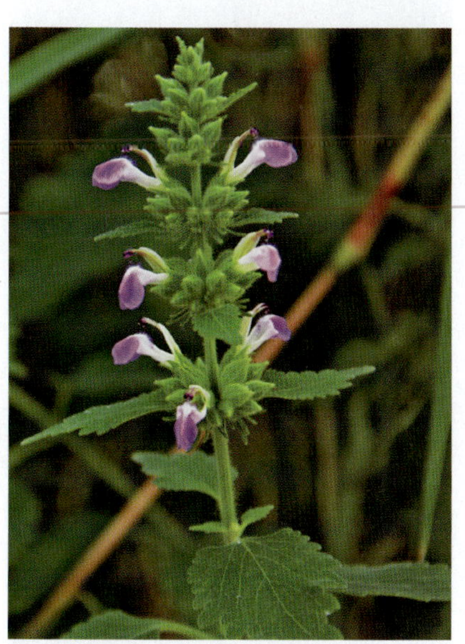

凉粉草

【别名】仙草、仙人草、仙人冻。

【来源】为唇形科植物凉粉草*Mesona chinensis* Benth.的地上部分。

【植物形态特征】一年生草本。茎下部伏地。叶卵形或卵状长圆形，长2～4cm，先端稍钝，基部渐收缩成柄，边缘有小锯齿，两面均有疏长毛。总状花序柔弱，长5～10cm；花小，轮生，柄长约3mm；萼小，钟状，2唇形。小坚果椭圆形。

【性味功效】甘、淡，凉。清热利湿，凉血解暑。

【选方】1. 治痢疾：凉粉草、败酱草各30g。水煎服。（《福建药物志》）

2. 治糖尿病：鲜凉粉草90g。水煎，代茶饮。（《中华本草》）

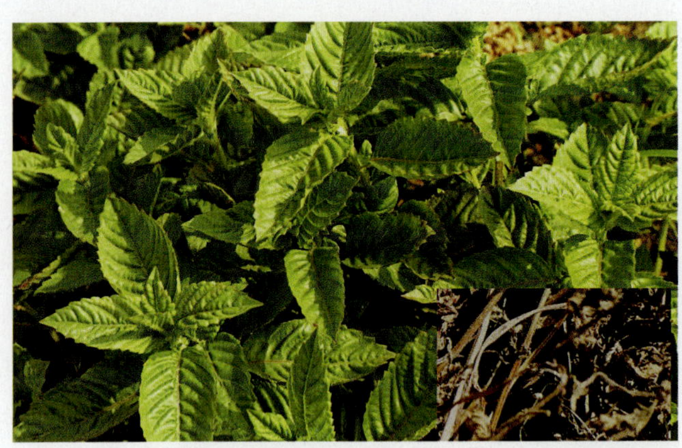

石荠苎

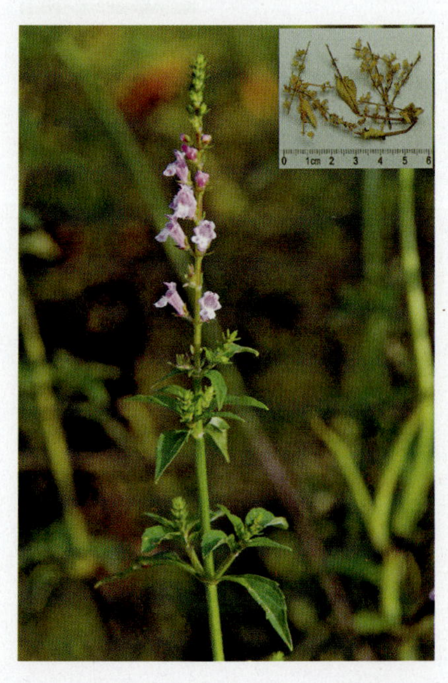

【别名】鬼香油、小鱼仙草、香茹草、野荆芥、痱子草、土荆芥等。

【来源】为唇形科植物石荠苎*Mosla scabra* (Thunb.) C. Y. Wu et H. W. Li的全草。

【植物形态特征】一年生直立草本。茎呈方柱形，多分枝，表面有下曲的柔毛。叶片后呈卵形或长椭圆形，边缘有浅锯齿，叶面近无毛面具黄褐色腺点。轮伞花序组成的顶生的假总状花序，花多脱落，花萼宿存。小坚果类球形，表皮黄褐色，有网状凸起的皱纹。

【性味功效】辛、苦，凉。疏风解表，清暑除温，解毒止痒。

【选方】1. 治受暑发高烧：石荠苎、苦蒿、水灯心。煎水加白糖服。（《四川中药志》）

2. 治感冒，中暑：石荠苎五钱。水煎服。（《浙江民间常用草药》）

溪黄草

【别名】 熊胆草、山熊胆、风血草、黄汁草。

【来源】 为唇形科植物线纹香茶菜*Rabdosia serra* (Maxim.) Hara的全草。

【植物形态特征】 多年生草本。茎直立，四方形，分枝，稍被毛。叶对生，纸质，揉之有黄色液汁，上面被稀疏的短细毛，下面近无毛，有红褐色的腺点；具柄。花细小，淡紫色，集成聚伞花序再排成腋生圆锥花序。果实由4个小坚果组成。

【性味功效】 苦，寒。清热利湿，凉血散瘀。

【选方】 1. 治急性黄疸型肝炎：溪黄草配酢浆草、铁线草，水煎服。(《中医方药学》)

2. 治急性胆囊炎而有黄疸者：溪黄草配田基黄、茵陈蒿、鸡骨草、车前草，水煎服。(《中医方药学》)

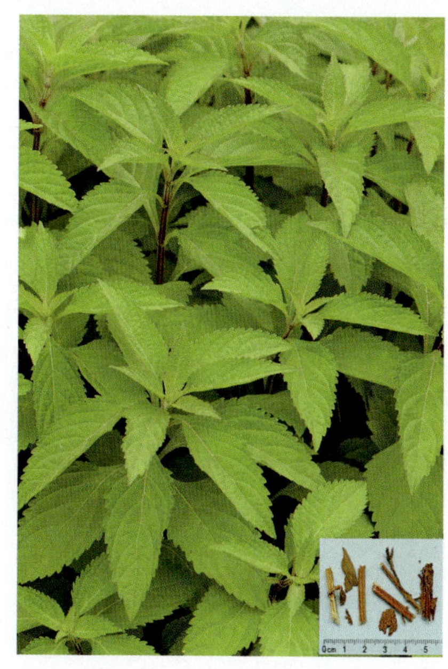

香薷

【别名】 香菜、香戎、香茸、紫花香菜、蜜蜂草等。

【来源】 为唇形科植物海州香薷*Elsholtzia ciliata* (Thunb.) Hyland.的带花全草。

【植物形态特征】 多年生草本。茎直立，密被灰白色卷曲柔毛。叶对生，广披针形至披针形。轮伞花序密聚成穗状，顶生和腋生；苞片阔倒卵形，具5条明显的纵脉；花萼5裂，裂片三角状披针形，花冠唇形，淡红紫色。小坚果4，近卵圆形，棕色。

【性味功效】 辛，微温。发汗解暑，行水散湿，温胃调中。

【选方】 1. 治霍乱吐利，四肢烦疼，冷汗出，多渴：香薷二两，蓼子一两。上二味粗捣筛。每服二钱匕，水一盏，煎七分，去渣温服，日三。(《圣济总录》)

2. 治舌上忽出血如钻孔者：香薷汁服一升，日三。(《肘后方》)

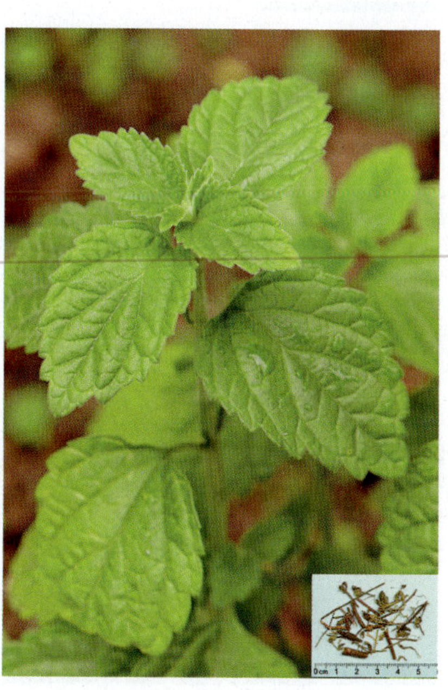

丹参

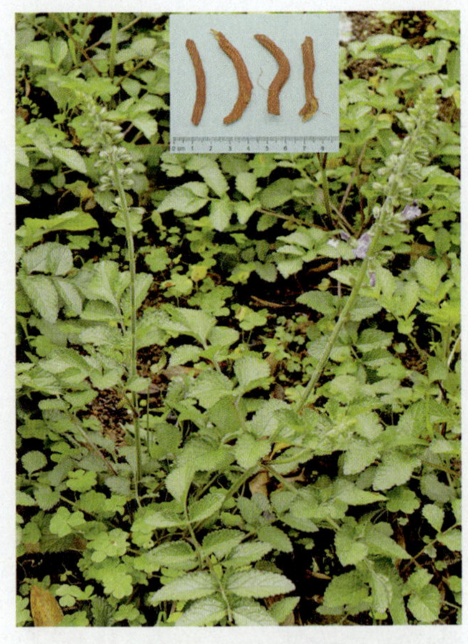

【别名】红根、大红袍、血参根、血山根、红丹参等。

【来源】为唇形科植物丹参*Salvia miltiorrhiza* Bunge.的干燥根及根茎。

【植物形态特征】多年生草本，高30～80cm，全株密被黄白色柔毛及腺毛。根细长圆柱形，外皮朱红色。茎直立，方形，表面有浅槽。单数羽状复叶，对生。总状花序，顶生或腋生；花冠蓝紫色，二唇形。小坚果4，椭圆形，黑色。

【性味功效】苦，微温。祛瘀止痛，活血通经，清心除烦。

【选方】1. 治经水不调：紫丹参一斤，切薄片，于烈日中晒脆，为细末，用好酒泛为丸。每服三钱，清晨开水送下。(《集验拔萃良方》)

2. 治经血涩少，产后瘀血腹痛，闭经腹痛：丹参、益母草、香附各三钱。水煎服。(《陕甘宁青中草药选》)

南丹参

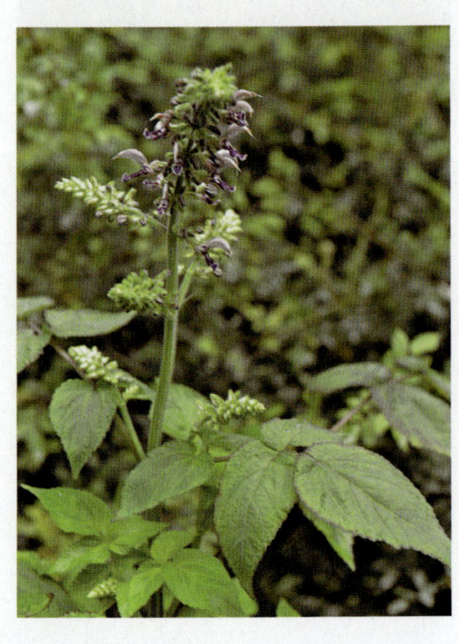

【别名】赤参、红根、奔马草、七里麻。

【来源】为唇形科植物南丹参*Salvia bowleyana* Dunn的根。

【植物形态特征】多年生草本。茎粗壮，呈钝四棱形，具沟槽，被下向长柔毛。根肥厚，外表红色。叶为羽状复叶，对生。轮伞花序8至多花；花冠淡紫色、紫色至蓝紫色；花柱伸出，先端呈不相等2浅裂。小坚果椭圆形。

【性味功效】苦，微寒。活血化瘀，调经止痛。

【选方】治痛经：南丹参15g，乌豆30g。水煎服。(《福建药物志》)

半枝莲

【别名】并头草、狭叶韩信草、牙刷草、四方马兰。

【来源】为唇形科植物半枝莲*Scutellaria barbata* Don的干燥全草。

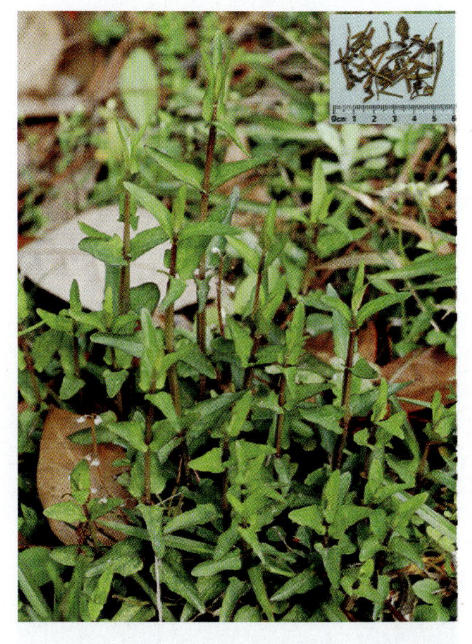

【植物形态特征】多年生草本。四棱形。叶对生；卵形至披针形。花轮有花2朵并生，集成顶生和腋生的偏侧总状花序；苞片披针形；花萼钟形；花冠浅蓝紫色，管状，顶端2唇裂，上唇盔状、3裂，下唇肾形。小坚果球形，横生，有弯曲的柄。

【性味功效】辛、苦，寒。清热解毒，化瘀利尿。

【选方】1. 治吐血、咯血：鲜狭叶韩信草一至二两，捣烂绞汁，调蜜少许，炖热温服，日二次。(《泉州本草》)

2. 治尿道炎，小便尿血疼痛：鲜狭叶韩信草一两，洗净，煎汤，调冰糖服，日二次。(《泉州本草》)

韩信草

【别名】大力草、耳挖草、金茶匙、大韩信草、顺经草、调羹草等。

【来源】为唇形科植物韩信草*Scutellaria indica* L.的全草。

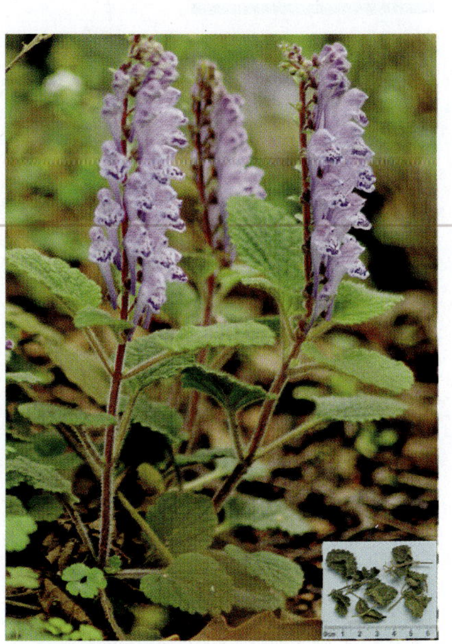

【植物形态特征】多年生草本，全体被毛。叶对生，叶片草质至坚纸质，心状卵圆形至椭圆形，两面密生细毛。花轮有花2朵，集成偏侧的顶生部状花序；苞片卵圆形，两面都有短柔毛。小坚果横生，卵形，有小瘤状突起。

【性味功效】辛、苦，微寒。清热解毒，活血止痛，止血消肿。

【选方】1. 治跌打损伤，吐血：鲜韩信草二两。捣，绞汁，炖酒服。(《泉州本草》)。

2. 治吐血、咯血：鲜韩信草一两。捣，绞汁，调冰糖炖服。(《泉州本草》)

血见愁

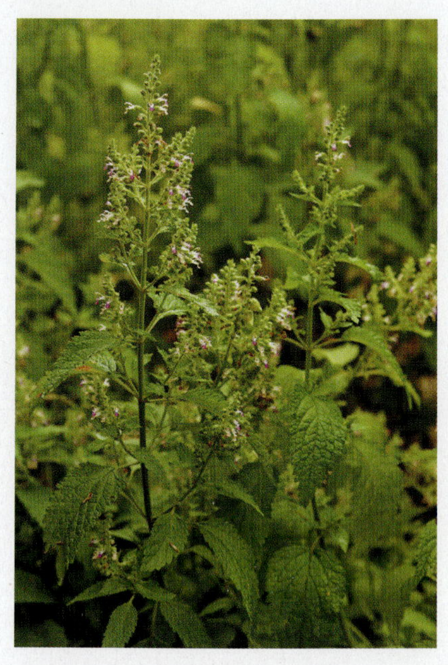

【别名】山藿香、血芙蓉、野石蚕、野薄荷、仁沙草等。

【来源】为唇形科植物血见愁*Teucrium viscidum* Bl.的全草。

【植物形态特征】多年生直立草本。茎方柱形，上部被混生腺毛的短柔毛。叶叶片卵状长圆形，两面近无毛或被极稀的微柔毛。假穗状花序顶生及腋生，顶生者自基部多分枝，密被腺毛；花冠白，淡红色或淡紫色，小坚果扁圆形。

【性味功效】辛、苦，凉。凉血止血，解毒消肿。

【选方】1. 治跌打：山藿香，九层塔、透骨消、黑心姜，煎服。（《广东中药》Ⅱ）

2. 治睾丸肿痛：山藿香叶一至二钱，研末，冲酒服。（《福建中草药》）

丁香罗勒

【别名】臭草。

【来源】为唇形科植物丁香罗勒*Ocimum gratissimum* L.的全草。

【植物形态特征】一年生草本，半灌木或灌木，极芳香。茎被长柔毛。叶片卵状矩圆形或矩圆形，长5～12cm，两面密被柔毛状绒毛。轮伞花序6花，密集，组成顶生、长10～15cm的圆锥花序，密被柔毛状绒毛。花冠白色或白黄色。小坚果近球形。

【性味功效】辛，温。发汗解表，祛风利湿，散瘀止痛。

【选方】1. 治黏液质性或黑胆质性心悸：取适量丁香罗勒，煎汤内服。（《注医典》）

2. 治寒性头痛、腹痛：取适量丁香罗勒，煎汤内服或制成敷剂，敷于患处。（《药物之园》）

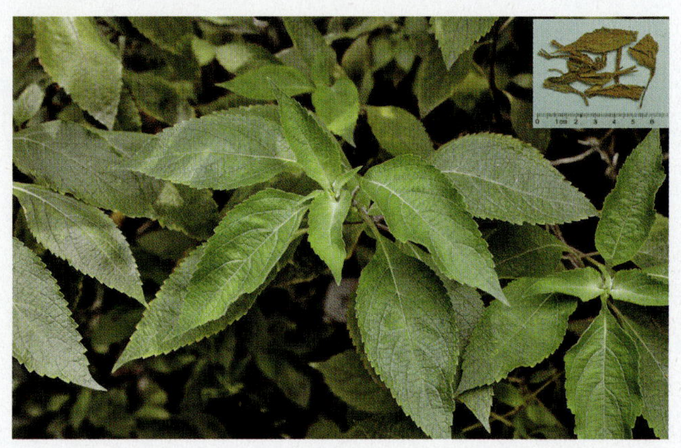

罗勒

【别名】兰香、香菜、翳子草、千层塔、九层塔等。

【来源】为唇形科植物罗勒*Ocimum basilicum* L.的全草。

【植物形态特征】一年生直立草本，全体芳香。茎四方形，表面通常紫绿色，被柔毛。叶对生；卵形或卵状披针形。轮伞花序顶生，呈间断的总状排列，每轮生花6朵，或更多；花轴长而被有密柔毛；苞片卵形而小，边缘具毛。小坚果4粒。

【性味功效】辛，温。发汗解表，祛风利湿，散瘀止痛。

【选方】1. 治咳噫：生姜四两（捣烂），入兰香叶二两，椒末一钱匕，盐和面四两，裹作烧讲，煨熟，空心吃。（《外台》）

2. 治疳气鼻下赤烂：兰香叶（烧灰）二钱，铜青五分，轻粉二字。上为细末令匀，看疮大小干贴之。（《小儿药证直诀》）

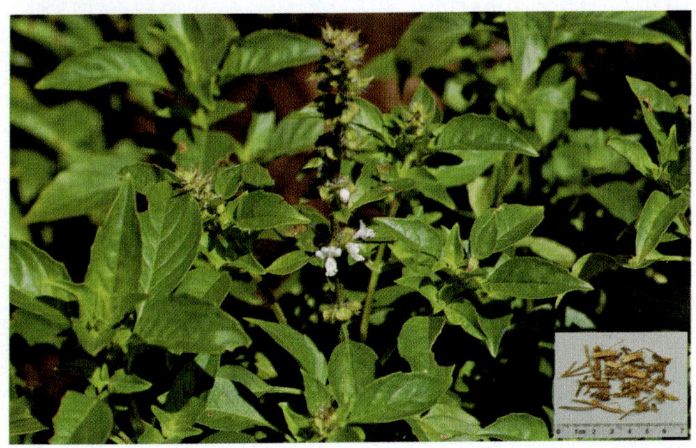

水茄

【别名】金钮扣、山颠茄、刺茄、鸭卡。

【来源】为茄科植物水茄*Solanum torvum* Swartz的根及老茎。

【植物形态特征】多年生亚灌木状草本。全体被星状柔毛。茎直立，分枝，粗壮，枝和叶柄散生短刺。单叶互生；卵形至矩圆状卵形。聚伞花序顶生或腋生，花序长约4cm；花白色，长约1cm；花萼5裂，裂片卵状披针形；花冠5裂，裂片披针形。浆果球形，黄红色。

【性味功效】辛，温。散瘀，通经，消肿，止痛，止咳。

【选方】1. 治胃痛：水茄9～15g，煎汤内服。（《常用中草药手册》）

2. 治咳血，牙痛：水茄9～15g，煎汤内服。（《广西药植名录》）

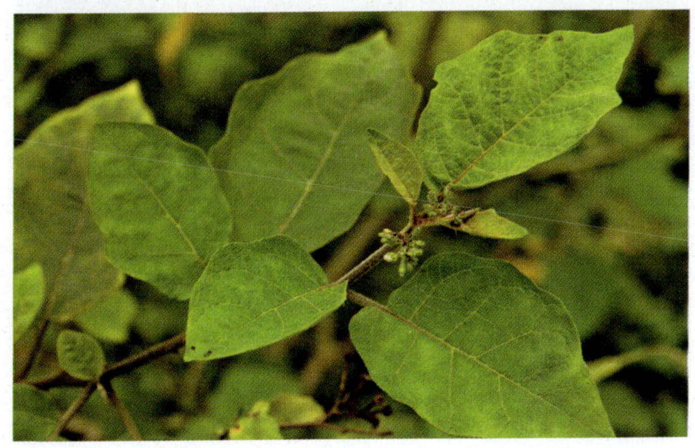

洋金花

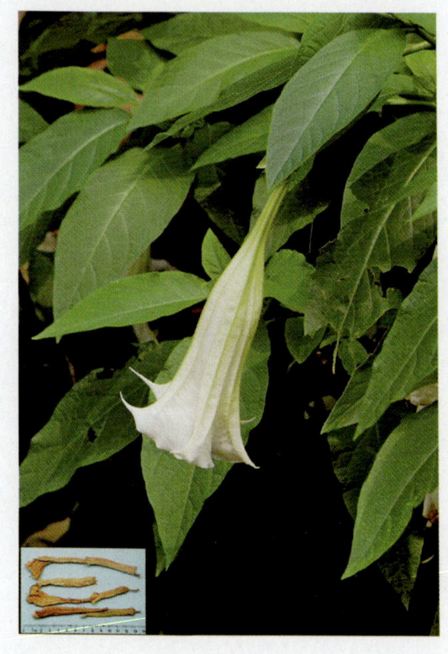

【别名】曼陀罗、羊惊花、山茄花、大麻子花、广东闹羊花等。

【来源】为茄科植物洋金花Datura metel Linn.的干燥花。

【植物形态特征】一年生草本。茎直立。叶互生，叶柄表面被疏短毛；叶片卵形。萼筒状，淡黄绿色，先端5裂，裂片三角形，先端尖，边缘不反折；花冠漏斗状，白色，具5棱，裂片5。蒴果圆球形，表面有疏短刺，种子多数，略呈三角状。

【性味功效】辛，温；有毒。平喘止咳，镇痛，解痉。

【选方】1. 治阳厥气逆多怒而狂：朱砂（水飞）半两，曼陀罗花二钱半。上为细末。每服二钱，温酒调下，若醉便卧，勿令惊觉。(《证治准绳》)

2. 治诸风痛及寒湿脚气：曼陀罗花，茄梗、大蒜梗、花椒叶。煎水洗。(《四川中药志》)

曼陀罗

【别名】醉葡萄、天茄子、胡茄子、狗核桃、风茄果等。

【来源】为茄科植物曼陀罗*Datura stramonium* Linn的果实或种子。

【植物形态特征】一年草本。茎直立。叶互生，叶片宽卵形、长卵形或心脏形。花单生于枝叉间或叶腋，花萼筒状，淡黄绿色，裂片三角形；花冠管漏斗状，向上扩呈喇叭，白色，具5棱，裂片5，裂片5。蒴果圆球形或扁球状，外被疏短刺，不规则4瓣裂。种子多数，略呈三角形，熟时褐色。

【性味功效】辛、苦，温；有毒。平喘，祛风，止痛。

【选方】1. 治脱肛：曼陀罗花子（连壳）一对，橡碗十六个。上捣碎，水煎三、五沸；入朴硝热洗。(《儒门事亲》)

2. 治跌打损伤：曼陀罗子一钱，泡酒六两。每次服三钱。(《民间常用草药汇编》)

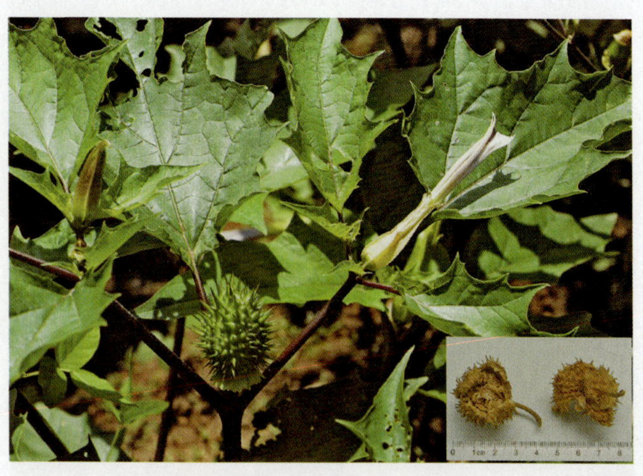

枸杞

【别名】苟起子、甜菜子、西枸杞、狗奶子、红青椒等。

【来源】为茄科植物枸杞*Lycium chinense* Miller的干燥成熟果实。

【植物形态特征】灌木或小乔木状。主枝数条，果枝细长；外皮淡灰黄色，刺状枝短而细。叶互生；叶柄短；叶片狭倒披针形、卵状披针形或卵状长圆形，无毛。花腋生，通常1～2朵簇。浆果卵圆形、椭圆形或阔卵形，红色或橘红色。种子多数，近圆肾形而扁平。

【性味功效】甘，平。滋补肝肾，益精明目。

【选方】1. 肝肾不足，生花歧视，或干涩眼痛：熟地黄、山萸肉、茯苓、山药、丹皮、泽泻、枸杞子、菊花。炼蜜为丸。(《医级》)

2. 治劳伤虚损：枸杞子三升，干地黄（切）一升，天门冬一升。上三物，细捣，曝令干，以绢罗之，蜜和作丸，大如弹丸，日二。(《古今录验方》)

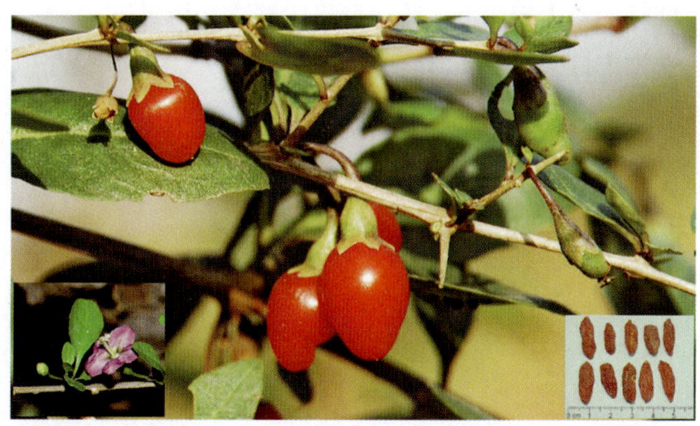

烟草

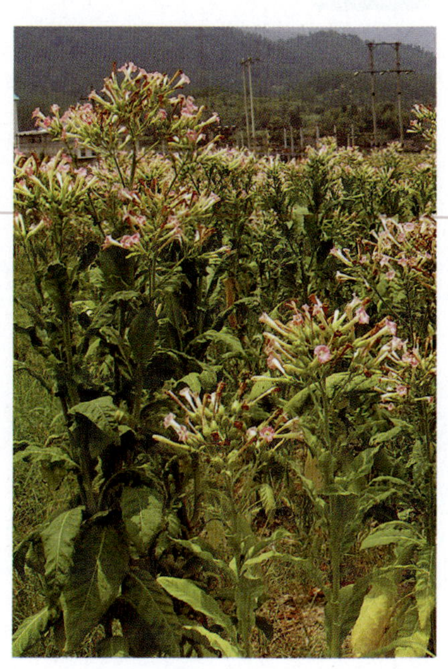

【别名】野烟、相思草、返魂烟、仁草、八角草等。

【来源】为茄科植物烟草*Nicotiana tabacum* Linn的叶。

【植物形态特征】一年生草本。茎直立，粗壮，被有粘质毛。叶互生；叶片甚大，呈椭圆状披针形，上面绿色，下面淡绿色，被粘毛。圆锥花序或总状花序，顶生；花有苞和柄。蒴果卵圆形，略超出宿存萼。种子细小，多数，黄褐色。

【性味功效】辛，温；有毒。行气止痛，解毒杀虫。

【选方】1. 治无名肿毒，对口疮，委中毒：烟草鲜叶和红糖捣烂敷之。(《福建中草药》)

2. 治背痈：鲜烟叶三至五钱，酒水煎服；另取鲜叶和鲜海蛏肉捣烂外敷。(《福建中草药》)

酸浆

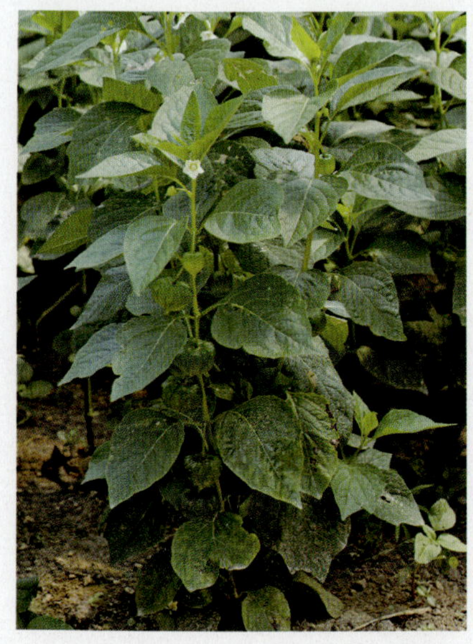

【别名】葴、寒浆、酸浆草、灯笼草、金灯草等。

【来源】为茄科植物酸浆*Physalis alkekengi* Linn的全草。

【植物形态特征】多年生草本。具横走的根状茎。茎直立，多单生，表面具棱角。叶互生，通常2叶生于一节上；叶片卵形至广卵形。花单生于叶腋；花萼绿色，钟形；花冠钟形，5裂，裂片广卵形，先端急尖。浆果圆球形，成熟时呈橙红色。种子多数，细小。

【性味功效】酸、苦，寒。清热，解毒，利尿。

【选方】1. 治热咳咽痛：灯笼草，为末，白汤服，仍以醋调敷喉外。(《丹溪纂要》)

2. 治喉疮并痛者：灯笼草，炒焦为末，酒调，敷喉中。(《医学正传》)

白英

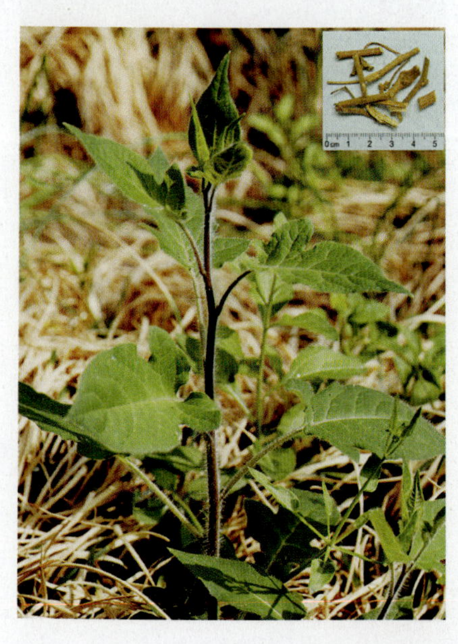

【别名】白毛藤、白草、毛千里光、毛风藤、排风藤等。

【来源】为茄科植物白英*Solanum lyratum* Thunb.的全草或根。

【植物形态特征】草质藤本，茎及小枝均密被具节长柔毛。叶互生，多数为琴形，两面均被白色发亮的长柔毛，中脉明显，侧脉在下面较清晰，通常每边5-7条；聚伞花序顶生或腋外生，花冠蓝紫色或白色，浆果球状，成熟时红黑色，种子近盘状。

【性味功效】苦，微寒；有小毒。清热解毒，利湿消肿，抗癌。

【选方】1. 治肝硬化初期：鲜白英一至三两，水煎服。(《福建中草药》)

2. 治妇女白带：白英煎汁，烧小公鸡或桂圆，连汁食。(《浙江民间草药》)

少花龙葵

【别名】龙葵草、天茄子、黑天天、苦葵、野辣椒等。

【来源】为茄科植物少花龙葵*Solanum photeinocarpum* Nakamura.的全草。

【植物形态特征】一年生草本。茎直立或下部偃卧，有棱角，沿棱角稀被细毛。叶互生；卵形；叶缘具波状疏锯齿。伞状聚伞花序侧生;花白色；萼圆筒形，外疏被细毛。浆果球状，有光泽，成熟时红色或黑色。种子扁圆形。

【性味功效】苦，寒；有小毒。清热解毒，利水消肿。

【选方】1. 治疔肿：老鸦眼睛草，擂碎，酒服。(《普济方》)

2. 治痈无头：捣龙葵敷之。(《经验方》)

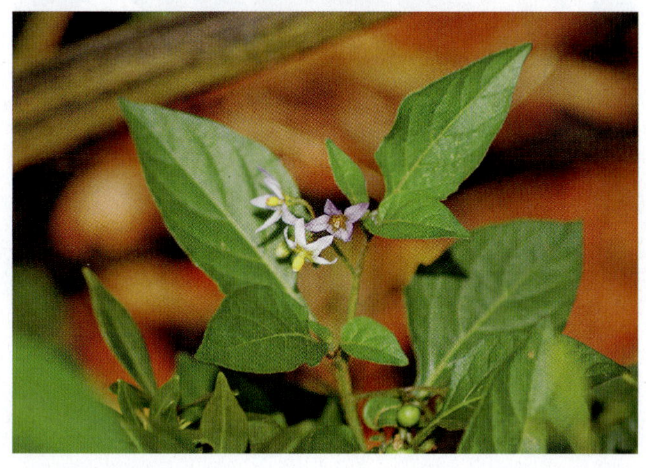

黄果茄

【别名】黄水茄、黄打破碗、刺茄、野茄果、大苦果。

【来源】为茄科植物黄果茄*Solanum xanthocarpum* Schrad.et Wendl的根、果实及种子。

【植物形态特征】多刺伏卧草本。茎叶均被硬刺或星状毛。单叶互生，椭圆形或卵形，先端尖或钝，边缘深波状或深裂。花2～5朵成聚伞花序而侧生；花萼5裂，有小刺；花冠钟状，5裂，蓝紫色，外面有茸毛。浆果球形，黄色，萼片宿存。

【性味功效】苦、辛，温。清热利湿，消瘀止痛。

【选方】1. 睾丸炎：黄果茄根七株，马鞭草根五株，灯笼草根七株，合猪腰子炖服；合青壳鸭蛋炖服亦可。(福建晋江《中草药手册》)

2. 牙痛：黄果茄干根五钱。水煎服或煎浓汤漱口。(福建晋江《中草药手册》)

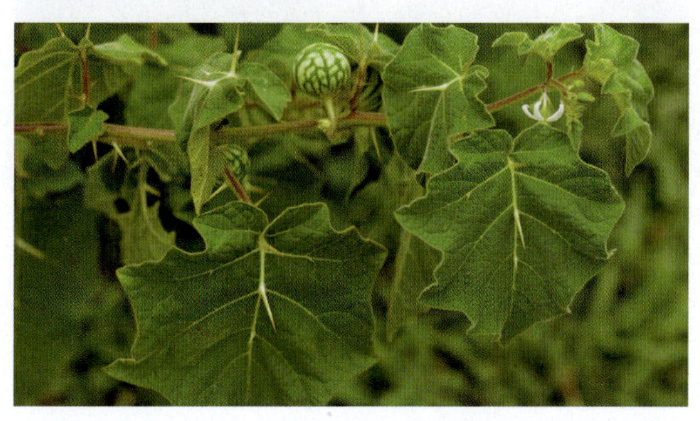

牛茄子

【别名】癫茄、大癫茄、野颠茄、野西红柿、钮茄根等。

【来源】为茄科属植物丁茄*Solanum surattense* Burm.F.的根、果或全草。

【植物形态特征】亚灌木。茎有劲直的长刺，幼嫩部混生刺毛。叶互生，具有刺长柄；叶片宽卵形，两面均被紧贴的硬毛，脉上均有长刺。聚伞花序腋生，花少数或单生。浆果球形，直径2.5~4cm，光滑，基部有带刺的宿萼，成熟时橙红色，有很多种子。

【性味功效】苦、辛，微温；有毒。活血散瘀，镇痛麻醉。

【选方】冻疮：丁茄全草适量，煎水熏洗患处。

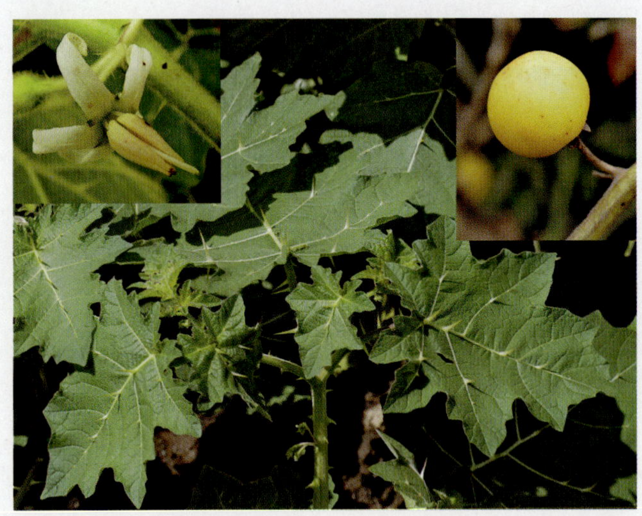

苦蘵

【别名】灯笼草、天泡 草、黄姑娘、小酸浆、打额泡等。

【来源】为茄科植物苦蘵*Physalis angulata* Linn.的果、根或全草。

【植物形态特征】一年生草本。茎斜卧或直立，多分枝，有毛或近无毛。叶互生，卵圆形或长圆形。花单生于叶腋；萼钟状；花冠钟状，淡黄色。浆果球形，直径约8mm，光滑无毛，黄绿色；宿萼在结果时增大，膨大如灯笼，具5棱角，绿色，有细毛。

【性味功效】苦，寒。清热解毒，消肿利尿。

【选方】1. 治百日咳：苦蘵五钱，水煎，加适量白糖调服。(《江西民间草药验方》)

2. 治咽喉红肿疼痛：新鲜苦蘵，洗净，切碎，捣烂，绞取自然汁一匙，用开水冲服。(《江西民间草药验方》)

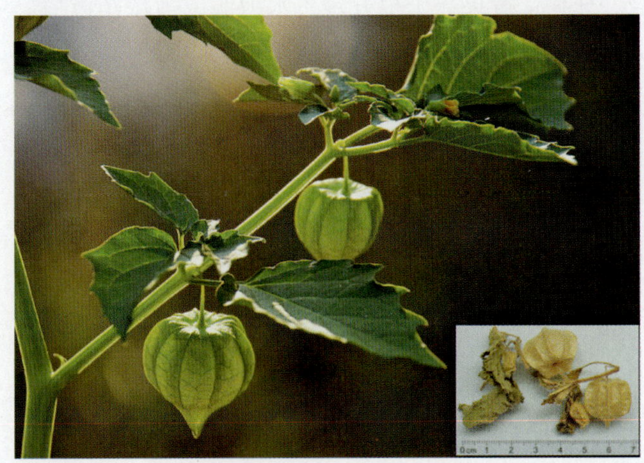

茄科

十萼茄

【别名】毛药、红丝线、野苦菜、野花毛辣角、十萼茄等。

【来源】为茄科植物十萼茄*Lycianthes biflora* (Lour.) Bitter的全株。

【植物形态特征】一年生草本。茎斜卧或直立，多分枝，有毛或近无毛。叶互生，卵圆形或长圆形。花单生于叶腋；萼钟状；花冠钟状，淡黄色。浆果球形，光滑无毛，黄绿色；宿萼在结果时增大，膨大如灯笼，具5棱角，绿色，有细毛。

【性味功效】苦，凉。清热解毒，袪谈止咳。

【选方】1. 治火疔：鲜毛药果叶，捶绒敷患处。(《贵州民间药物》)

2. 治狂犬咬伤：鲜十萼茄半斤。切碎，炒至黄色，再加酒一斤半煮沸，成人尽酒量服完为止，其药渣擦伤口周围（勿擦伤口）。(《常用中草药彩色图谱》)

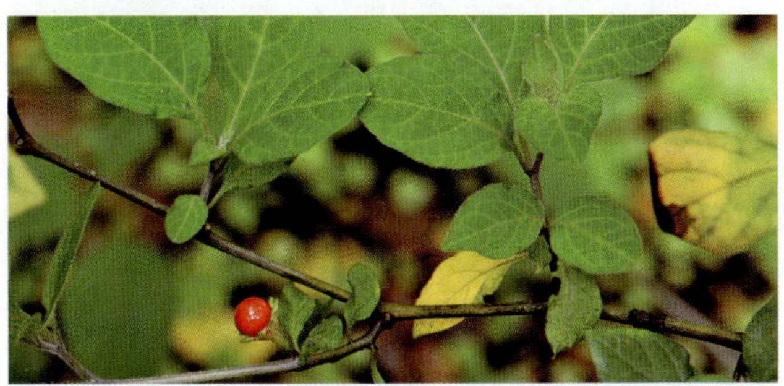

玄参科

毛麝香

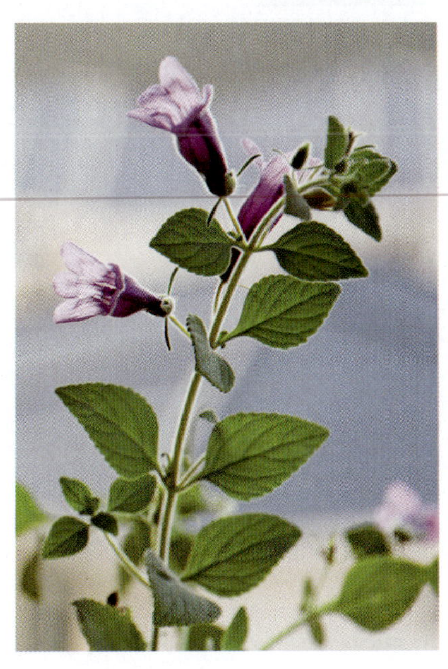

【别名】麝香草、凉草、山薄荷。

【来源】为玄参科植物毛麝香*Adenosma glutinosum* (L.) Druce的全草。

【植物形态特征】一年生草本。茎直立，被粘质疏长毛。叶对生，具短柄，叶片卵形，两面均被茸毛。花紫蓝色，单生于上部叶腋内或顶部，成疏散的总状花序；蒴果卵形，先端具喙，有2纵沟。种子矩圆形，褐色至棕色有网纹。

【性味功效】辛、苦，温。祛风止痛，散瘀消肿，解毒止痒。

【选方】1. 治哮喘：毛麝香净叶切丝，配洋金花卷烟吸。(《广东中药》Ⅱ)

2. 治臊鼠咬伤：毛麝香，煎水洗，或捣敷，再和苦楝树蔃各二两，煎水饮之，另以甘蔗煎水洗之。(《岭南采药录》)

母草

【别名】四方草、小叶蛇针草、铺地莲。

【来源】为玄参科植物母草*Lindernia crustacea* (Linn.) F. Muell的全草。

【植物形态特征】一年生草本。茎常铺散成密丛，多分枝，微方形，有深沟纹，无毛。叶对生，三角状卵形。总状花序，花冠紫色，圆筒状。蒴果椭圆形。种子近球形，浅黄褐色，有明显的峰窝状瘤突。

【性味功效】微苦、淡，凉。清热利湿，活血止痛。

【选方】1. 治急性泻痢或伴发热：母草一两，甘葛五钱，马齿苋、陈茶叶各适量同炒，煎服。(《庐山中草药》)
2. 治慢性菌痢：鲜母草二至三两，鲜凤尾草、鲜野苋菜各一两。水煎，分二次服。(江西《草药手册》)

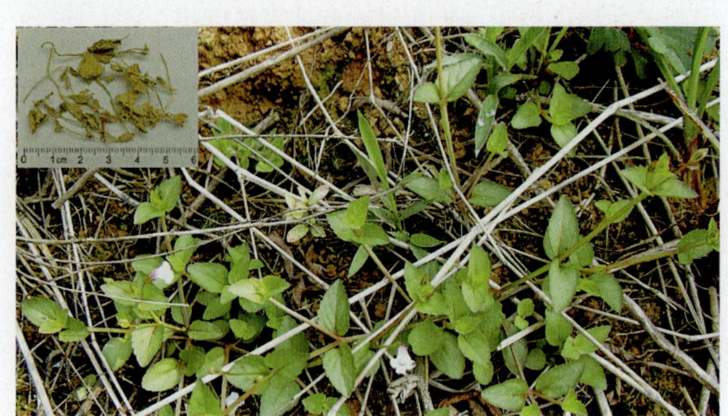

旱田草

【别名】定经草、小号虎舌癀、虎舌蜈蚣草、田素馨。

【来源】为玄参科植物旱田草*Lindernia ruellioides* (Colsm.) Pennell的全草。

【植物形态特征】一年生草本。茎柔弱，少直立，多分枝。叶对生，长圆形、椭圆形、卵状长圆形或圆形。总状花序顶生，苞片披针状条形，花冠紫红色，管圆柱状。蒴果圆柱。种子椭圆形，褐色。

【性味功效】甘、淡，平。理气活血，解毒消肿。

【选方】治跌打肿痛：鲜旱田草二至三两，酒炖服。(《福建中草药》)

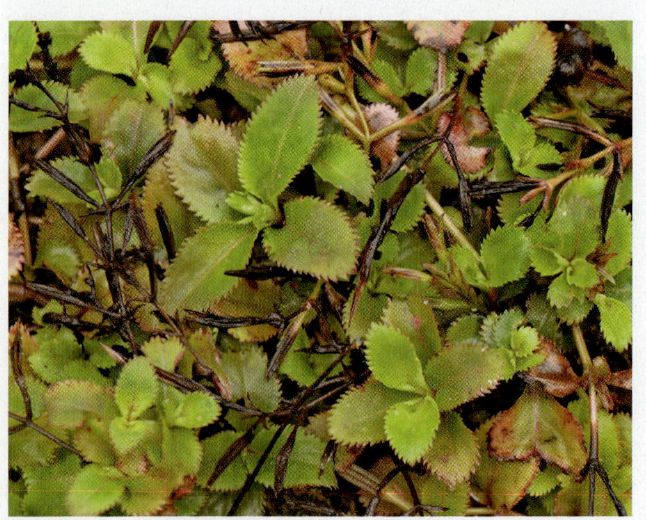

野甘草

【别名】冰糖草、珠子草、假甘草、土甘草、假枸杞。

【来源】为玄参科植物野甘草*Scoparia dulcis* L.的全株。

【植物形态特征】直立草本或亚灌木状。茎多分枝，枝有棱角及狭翅，无毛。叶对生或轮生，鞭状卵形至鞭状披针形。花单朵或成对生于叶腋，花冠小，白色，喉部生有密毛。蒴果卵圆形至球形。

【性味功效】甘，凉。疏风止咳、清热利湿。

【选方】1. 治脚气浮肿：鲜野甘草一两，红糖一两。水煎，饭前服，日二次。(《福建民间草药》)

2. 治小儿外感发热，肠炎，小便不利：野甘草五钱至一两，水煎服。(《广西中草药》)

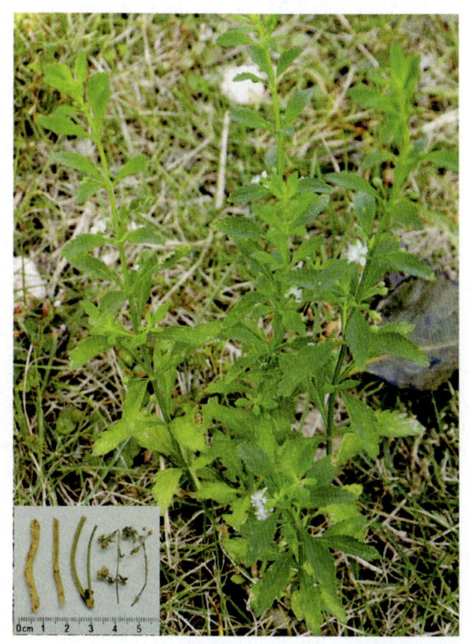

玄参

【别名】元参、乌元参、黑参。

【来源】为玄参科植物玄参*Scrophularia ningpoensis* Hemsl的干燥根。

【植物形态特征】多年生草本。茎直立，四枝形，光滑或有腺状柔毛。叶对生，卵形或卵状椭圆形。聚伞花序疏散开展，呈圆锥状，花冠暗紫色，管部斜壶状。蒴果卵圆形，萼宿存。

【性味功效】苦、咸，凉。滋阴，降火，除烦，解毒。

【选方】1. 治三焦积热：玄参、黄连、大黄各一两。为末，炼蜜丸梧子大。每服三、四十丸，白汤下。小儿丸粟米大。(《丹溪心法》)

2. 解诸热，消疮毒：玄参、生地黄各一两，大黄五钱（煨）。(《补要袖珍小儿方论》)

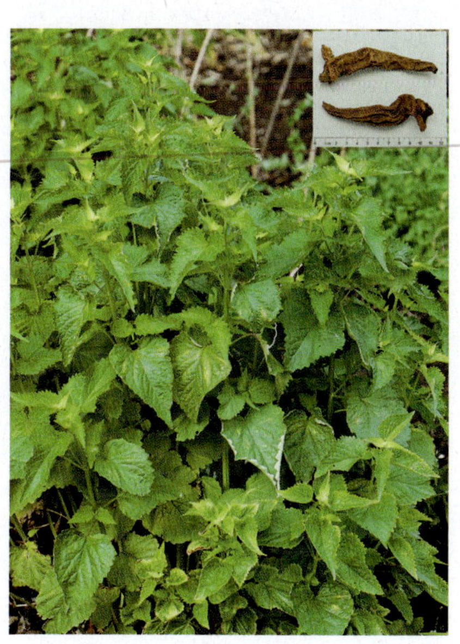

阴行草

【别名】刘寄奴、土茵陈、芝麻蒿、鬼麻油、阴阳连。

【来源】为玄参科植物阴行草 *Siphonostegia chinensis* Benth的全草。

【植物形态特征】一年生草本，全株密被锈色短毛。茎单一，直立，上部多分枝，茎上部带淡红色。叶对生，叶片二回羽状全裂，条形或条状披针形。总状花序，唇形花冠，上唇红紫色，下唇黄色。蒴果宽卵圆形，包于宿存萼内。种子黑色。

【性味功效】苦，寒。清热利湿，凉血止血，祛瘀止痛。

【选方】1. 痢疾：鲜阴行草100g，乌梅七粒，水煎服。(《中草药大典》)

2. 骨折：鲜阴行草，蒲姜心、糯米饭共捣烂敷患处(《中草药大典》)

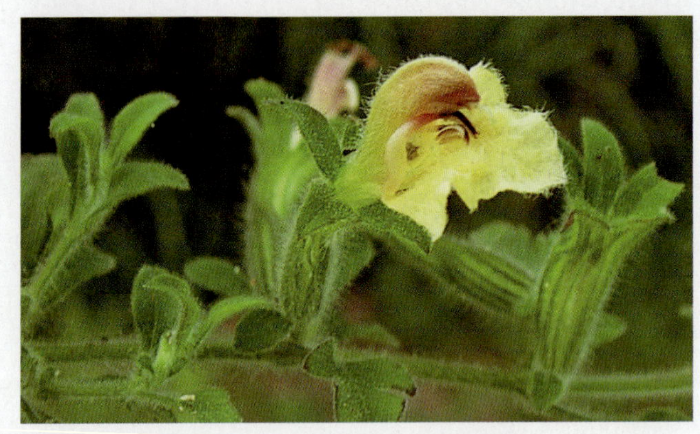

通泉草

【别名】脓泡药、汤湿草、猪胡椒、野田菜、鹅肠草。

【来源】为玄参科植物通泉草*Mazus japonicus* (Thunb.) O. Kuntze的全草。

【植物形态特征】一年生草本。茎直立。基生叶少到多数，倒卵状匙形至卵状倒披针形，茎生叶对生或互生，少数。总状花序，花冠白色、紫色或蓝色。蒴果球形。种子黄色，种皮上有不规则的网纹。

【性味功效】苦，平。止痛，健胃，解毒。

【选方】1. 治汤、火烫伤：鲜通泉草，捣绞汁，用净棉花蘸渍患处，频频渍抹效。(《泉州本草》)

2. 治痱疮：干通泉草，研极细末扑身。(《泉州本草》)

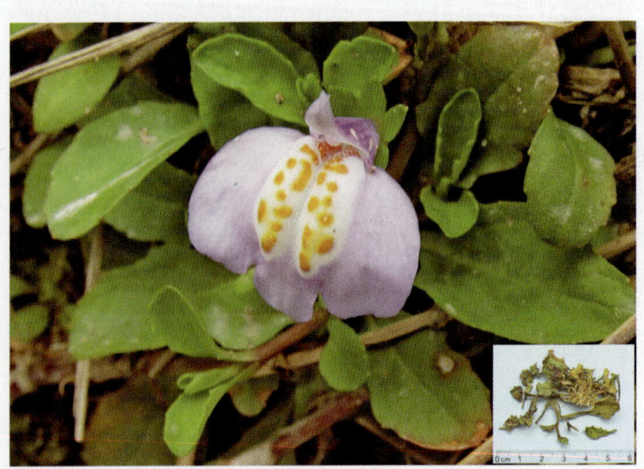

玄参科

爆仗竹

【别名】吉祥草、马鬃花、观音柳、花丁子、马骔花。

【来源】为玄参科植物爆仗竹*Russelia equisetiformis* Schlecht. et Cham.的地上部分。

【植物形态特征】灌木，茎直立，四棱形。叶小，散生，长圆形至长圆状卵形，在枝上的大部退化为鳞片。伞圆锥花序或聚伞花序，花冠鲜红色。蒴果球形，室间开裂。

【性味功效】甘、性。续筋接骨，活血祛瘀。

【选方】1. 续筋接骨，活血祛瘀：爆仗竹鲜品10～15g，内服，煎汤。(《中华本草》)

2. 治骨折：爆仗竹适量，捣敷。(《新华本草纲要》)

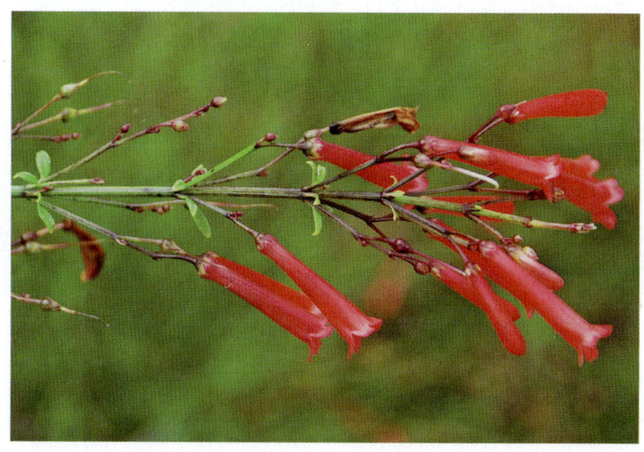

紫葳科

凌霄

【别名】紫葳花、上树蜈蚣花、倒挂金钟。

【来源】为紫葳科植物凌霄*Campsis grandiflora* (Thunb.) Schum的花。

【植物形态特征】落叶木质藤本，借气根攀附于其它物上。叶对生，为奇数羽状复叶，卵形至卵状披针形。花序圆锥状，花冠漏斗状钟形，橘红色。蒴果长如豆荚。种子扁平，有透明的翅。

【性味功效】甘、酸，寒。行血去瘀，凉血祛风。

【选方】1. 治女经不行：凌霄花为末。每服10g，食前温酒下。(《徐氏胎产方》)

2. 治崩中漏下血：凌霄花末，温酒服方寸匕，日三。(《广利方》)

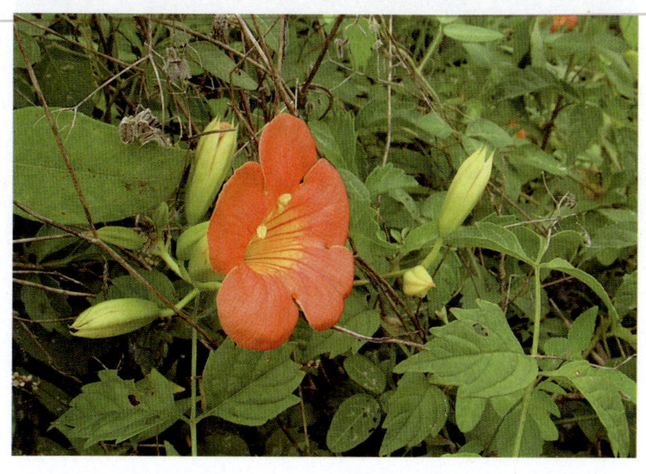

木蝴蝶

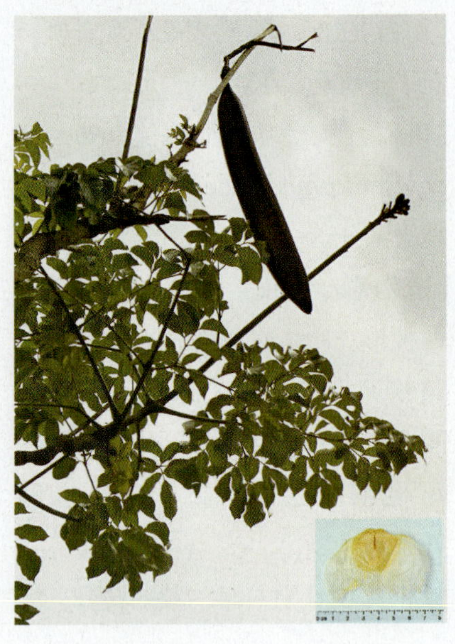

【别名】千层纸、千张纸、破布子、满天飞。

【来源】为紫葳科植物木蝴蝶*Oroxylum indicum* (L.) Kurz的干燥成熟的种子。

【植物形态特征】直立小乔木，树皮灰褐色。奇数羽状复叶，小叶三角状卵形。总状聚伞花序顶生，花大、紫红色。蒴果木质，2瓣开裂，果瓣具有中肋，边缘肋状凸起。种子多数，圆形，周翅薄如纸。

【性味功效】苦，寒。润肺，舒肝，和胃，生肌。

【选方】1. 治急性气管炎、百日咳等：木蝴蝶一钱，安南子三钱，桔梗一钱五分，甘草一钱，桑白皮三钱，款冬花三钱。水煎。(《现代实用中药》)

2. 治肝气痛：木蝴蝶二、三十张，铜铫上焙燥研细，好酒调服。(《纲目拾遗》)

菜豆树

【别名】蛇树、豆角树、接骨凉伞、牛尾树、朝阳花。

【来源】为紫葳科植物菜豆树*Radermachera sinica* (Hance) Hemsl.的根、叶。

【植物形态特征】小乔木。二回羽状复叶，稀为三回羽状复叶，小叶卵形至卵状披针形。顶生圆锥花序，苞片线状披针形，花冠钟状漏斗形，白色至淡黄色，蒴果细长，下垂，圆柱形。种子椭圆形。

【性味功效】苦，寒。清热解毒，散瘀消肿。

【选方】治毒蛇咬伤：菜豆树叶或果捣烂敷头部囟门(先剃去头发)处。(《广西中草药》)

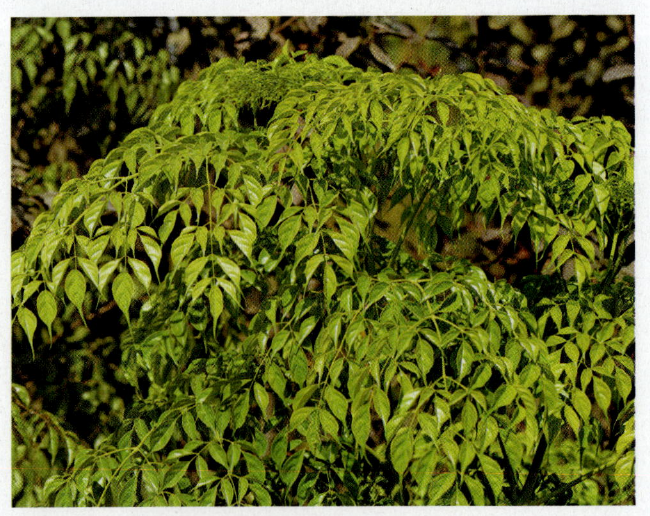

列当科

野菰

【别名】烟管头草、僧帽花、蛇箭草、烧不死。

【来源】为列当科植物野菰*Aeginetia indica* Linn的全草。

【植物形态特征】一年生寄生草本，体内无叶绿素。总状花序，由鳞状苞腋抽生花梗，顶端开花，单生侧向，花冠筒长而内曲，淡紫红色。蒴果卵球形，种子多数。

【性味功效】苦，凉；有小毒。解毒消肿，清热凉血。

【选方】1. 治骨髓炎：野菰根或花捣烂外敷；或用甘草作引子，煎水内服。(《南京民间药草》)

2. 治疔疮：野菰花，麻油少许，捣烂外敷。(《江西草药》)

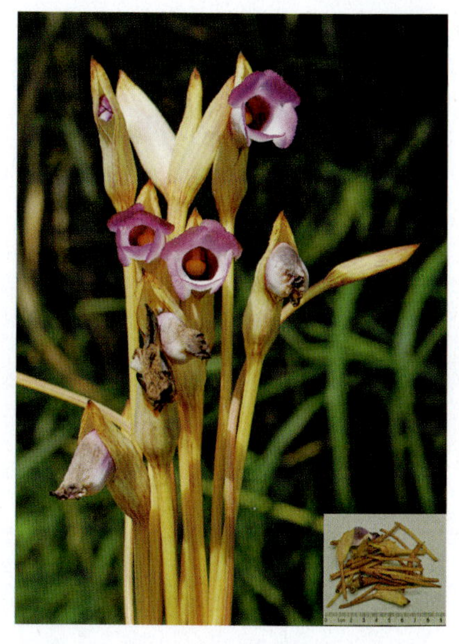

爵床科

鸭嘴花

【别名】大驳骨、大驳骨消、牛舌兰、龙头草。

【来源】为爵床科植物鸭嘴花*Adhatoda vasica* Nees的全株。

【植物形态特征】大灌木。叶纸质，矩圆状披针形至披针形，或卵形或椭圆状卵形，茎叶揉后有特殊臭气。穗状花序卵形或稍伸长，花冠白色，有紫色条纹或粉红色，冠管卵形。蒴果近木质，上部具4粒种子，下部实心短柄状。

【性味功效】苦、辛，温。祛风活血，散瘀止痛，接骨。

【选方】消肿止痛，接骨，并治风湿痹痛：大驳骨二两，泽兰一两，透骨消一两，双飞蝴蝶五钱，小驳骨二两，肉郎伞三两，鸡骨香五钱。共捣烂，酒炒热外敷。(《广西中药志》)

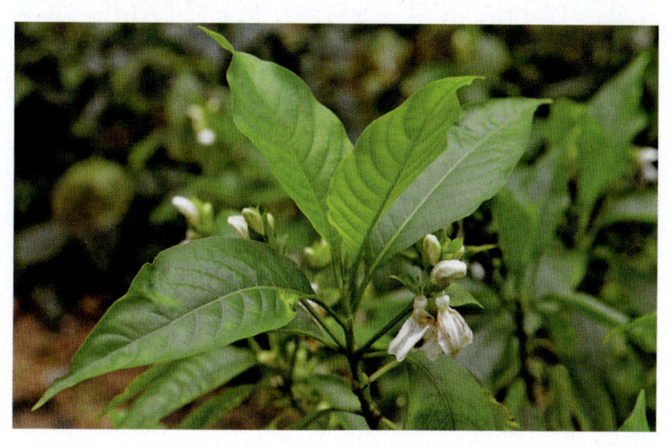

穿心莲

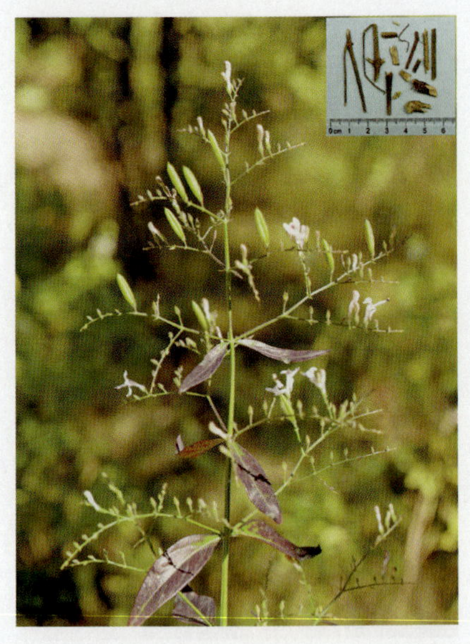

【别名】一见喜、斩舌剑、苦草、苦胆草、四方草。

【来源】为爵床科植物穿心莲*Andrographis paniculata* ((Burm.F.) Nees 的干燥地上部分。

【植物形态特征】一年生草本。茎方形，下部多分枝，节膨大。叶卵状矩圆形至矩圆状披针形。总状花序顶生和腋生，集成大型圆锥花序，花冠白色，近唇形，常有淡紫色条纹。蒴果长椭圆形。种子细小，红色，四方形。

【性味功效】苦，寒。清热解毒，凉血，消肿。

【选方】1. 治感冒发热头痛及热泻：穿心莲研末。每次三分，日服三次，白汤送下。(《泉州本草》)

2. 治流行性感冒，肺炎：穿心莲干叶研末。每次一钱，日三至四次。(《福建中草药》)

白接骨

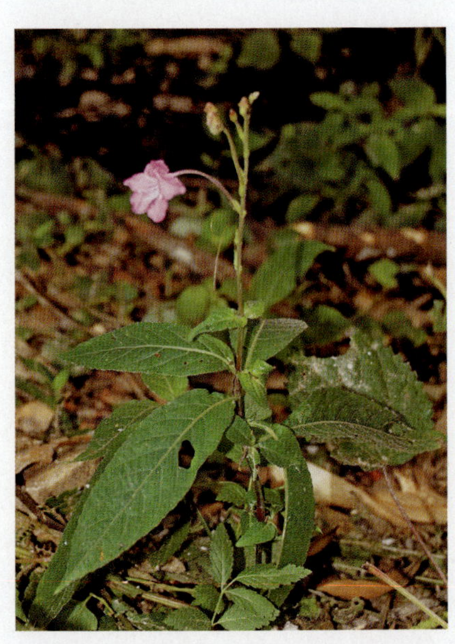

【别名】接骨草、玉接骨、接骨丹、金不换。

【来源】为爵床科植物白接骨*Asystasiella neesiana* (Wall.) Lindau的全草或根状茎。

【植物形态特征】草本，具白色，富黏液，竹节形根状茎，茎略呈4棱形。叶卵形至椭圆状矩圆形。总状花序或基部有分枝，花单生或对生，花冠淡紫红色，漏斗状。蒴果，上部具4粒种子，下部实心细长似柄。

【性味功效】淡，凉。清热解毒，散瘀止血，利尿。

【选方】1. 治外伤出血：白接骨根茎或全草捣烂外敷。(《浙江民间常用草药》)

2. 治扭伤：白接骨根茎、黄栀子、麦粉各等量，加食盐捣烂，包敷伤处。或白接骨根加蒴藋根等量，捣烂外敷，每天换一次。(《浙江民间常用草药》)

狗肝菜

【别名】 猪肝菜、野青仔、六角英、路边青、金龙棒。

【来源】 为爵床科植物狗肝菜*Dicliptera chinensis* (Linn.) Juss的全草。

【植物形态特征】 草本。茎外倾或上升，具6条钝棱和浅沟，节常膨大膝曲状。叶卵状椭圆形。花序腋生或顶生，由3~4个聚伞花序组成，花冠淡紫红色，唇形。蒴果，被柔毛，开裂时由蒴底弹起种子。种子坚硬，褐色，扁圆。

【性味功效】 苦，寒。清热，凉血，利尿，解毒。

【选方】 1. 治小便淋沥：新鲜狗肝菜一斤，蜜糖一两，捣烂取汁，冲蜜糖和开水服。(《广西民间常用草药》)
2. 治疮疡：狗肝菜、犁头草。共捣烂，敷患处。(《广西中草药》)

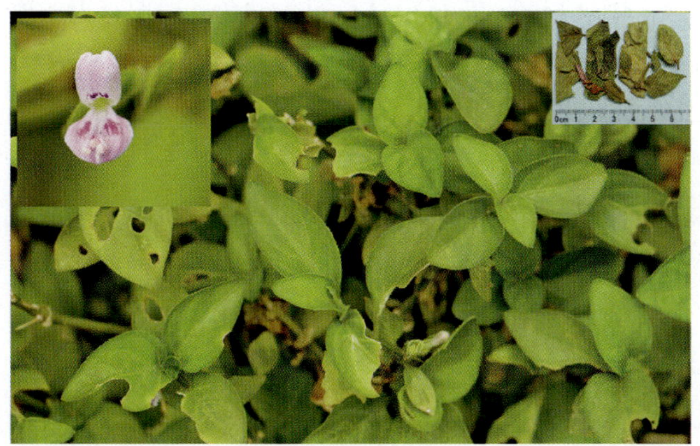

水蓑衣

【别名】 穿心蛇、鱼骨草、九节花、墨菜。

【来源】 为爵床科植物水蓑衣*Hygrophila salicifolia* (Vahl) Nees的全草。

【植物形态特征】 草本。茎4棱形，幼枝被白色长柔毛，不久脱落近无毛或无毛；叶近无柄，长椭圆形、披针形、线形。花簇生于叶腋，无梗，苞片披针形，花冠淡紫色或粉红色，被柔毛，唇形花冠。蒴果条形。种子四方状圆形而扁，淡褐色。

【性味功效】 甘、微苦，凉。清热解毒，散瘀消肿。

【选方】 1. 预防流行性脑脊髓膜炎，流行性感冒：水蓑衣18g，丹参、夏枯草各9g。水煎服。(《中华本草》)
2. 治劳伤，跌打疼痛：水蓑衣60g，石菖蒲6g。泡酒服。(《中华本草》)

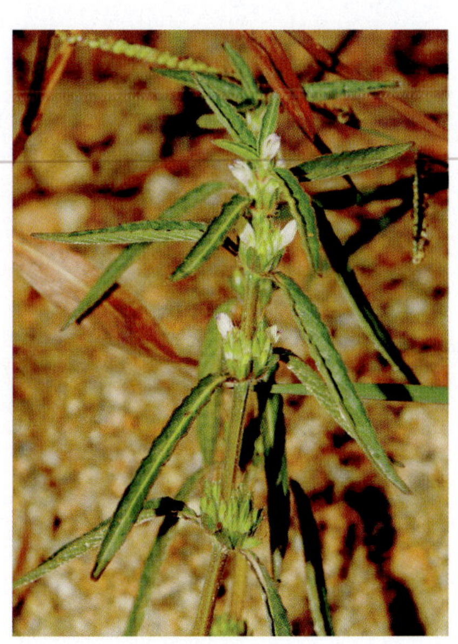

九头狮子草

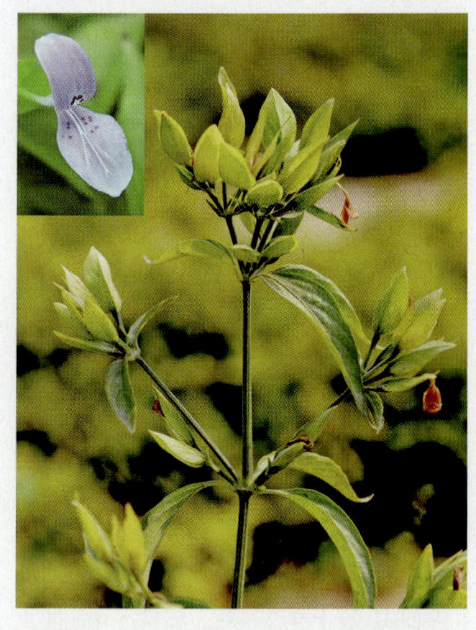

【别名】 九节篱、化痰青、绿豆青、竹叶青。

【来源】 为爵床科植物九头狮子草*Peristrophe japonica* (Thunb.) Bremek的全草。

【植物形态特征】 多年生草本。茎深绿色，四棱形，有膨起的节。叶卵状矩圆形。花序顶生或腋生于上部叶腋，聚伞花序，花冠粉红色至微紫色，唇形花冠。蒴果。种子坚硬，褐色，扁圆。

【性味功效】 辛、微苦，凉。祛风清热，凉肝定惊，散瘀解毒。

【选方】 1. 治肺热咳嗽：鲜九头狮子草一两，加冰糖适量。水煎服。(《福建中草药》)

2. 治咽喉肿痛：鲜九头狮子草二两，水煎，或捣烂绞汁一至二两，调蜜服。(《福建中草药》)

爵床

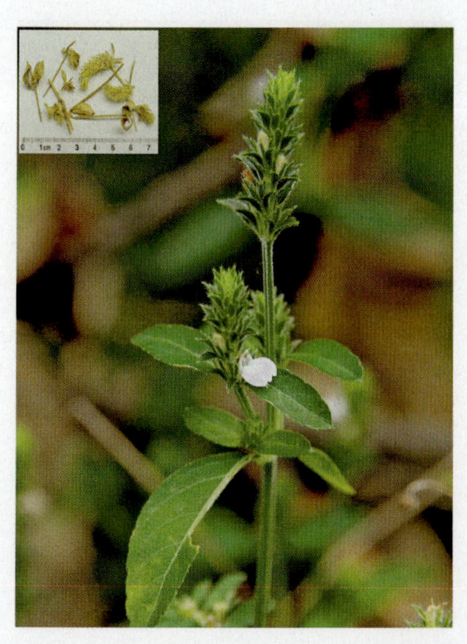

【别名】 六角英、孩儿草、节节寒、大鸭草、毛泽兰。

【来源】 为爵床科植物爵床*Rostellularia procumbens* (Linn.) Nees的全草。

【植物形态特征】 一年生匍匐草本。茎方形，节稍膨大。叶对生，卵形、长椭圆形或广披针形。穗状花序顶生或腋生，花冠淡红色或带紫红色。蒴果线形，淡棕色，表面上部具有白色短柔毛。种子卵圆形而微扁，黑褐色，表面具有网状纹凸起。

【性味功效】 咸、辛，寒。清热解毒，利湿消滞，活血止痛。

【选方】 1. 治感冒发热，咳嗽，喉痛：爵床五钱至一两。煎服。(《上海常用中草药》)

2. 治疟疾：爵床一两。煎汁，于疟疾发作前三至四小时服下。(《上海常用中草药》)

鳞花草

【别名】牛漆琢、鳞衣草。

【来源】为爵床科植物鳞花草*Lepidagathis incurva* Buch.-Ham. ex D. Don的全草。

【植物形态特征】直立、多分枝草本。叶纸质，长圆形至披针形，有时近卵形。穗状花序顶生和近枝顶侧生，花冠白色，喉部内面密被倒生、白色长柔毛。蒴果长圆形。种子每室2粒。

【性味功效】甘、微苦，寒。清热解毒，消肿止痛。

【选方】1. 治蛇咬伤：鳞花草适量。捣烂，敷伤口周围。(《广西民族药简编》)

2. 治皮肤湿疹：鳞花草适量，白矾少许。浓煎外洗患处。(《广东省惠阳地区中草药》)

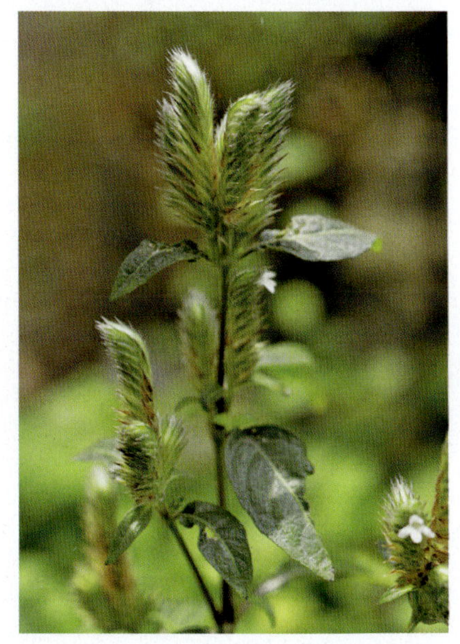

黑叶小驳骨

【别名】黑叶爵床、大接骨、大驳骨。

【来源】为爵床科植物黑叶小驳骨*Gendarussa ventricosa* (Wall. ex Sims.) Nees的全草。

【植物形态特征】多年生、直立、粗壮草本或亚灌木。叶纸质，椭圆形或倒卵形，干时草黄色或绿黄色。穗状花序顶生，花冠白色或粉红色。蒴果，被柔毛。

【性味功效】辛、微酸，平。活血散瘀，祛风除湿，续筋接骨。

【选方】治骨折，铁打扭伤，风湿性关节炎：干品5钱～1两，水煎服。同时用鲜品捣烂或干品研粉，酒醋调敷患处。(《常用中草药手册》)

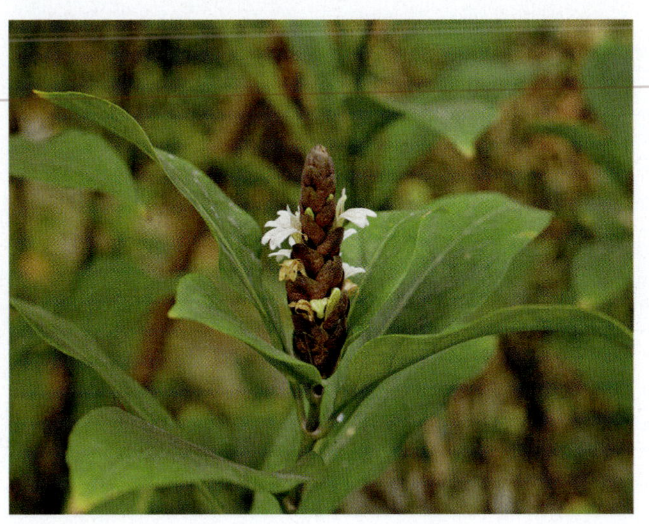

小驳骨

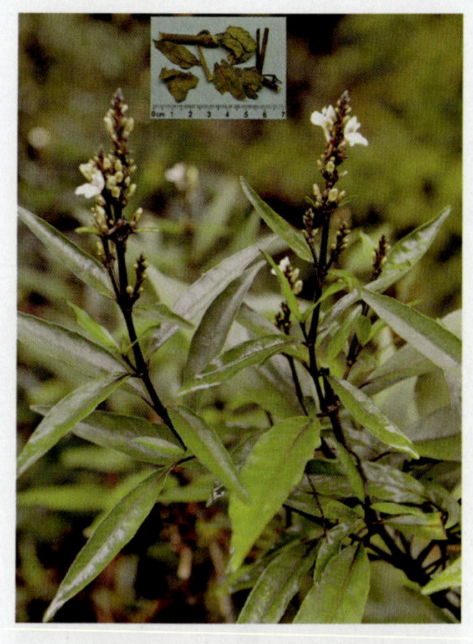

【别名】小接骨、驳骨草、驳骨丹、裹篱樵。

【来源】为爵床科植物小驳骨*Gendarussa vulgaris* Nees的全草。

【植物形态特征】多年生草本或亚灌木。茎直立，圆柱形，节膨大。叶纸质，狭披针形至披针状线形。穗状花序顶生，下部间断，上部密花，花冠白色或粉红色。蒴果，无毛。

【性味功效】辛、苦，平。祛风湿，散瘀血，续筋骨。

【选方】1. 治折伤，续断骨：小驳骨捣罨。(《本草纲目拾遗》)

2. 治风邪，理跌打：小驳骨调酒服。(《生草药性备要》)

板蓝

【别名】马蓝、土板蓝根、蓝靛根。

【来源】本品为爵床科植物板蓝*Baphicacanthus cusia* (Nees) Bremek的干燥根茎及根。

【植物形态特征】多年生草本植物，茎直立或基部外倾，稍木质化，幼嫩部分和花序均被锈色、鳞片状毛。叶柔软，纸质，椭圆形或卵形。穗状花序直立，苞片对生。蒴果，无毛。种子卵形。

【性味功效】苦，寒。清热解毒，凉血消肿。

【选方】1. 治痔疮肿痛，便血：鲜马兰（嫩茎叶）60~120g，“不用盐醋，白水煮食，并饮其汁”。(《本草纲目》)

2. 治呕吐失血、脾胃虚亏：鲜马兰，白茅根各30g，加水浓煎，去渣取汁；加莲子，大枣各15g，以小火煨熟，徐徐饮食之。(《集成良方三百种》)

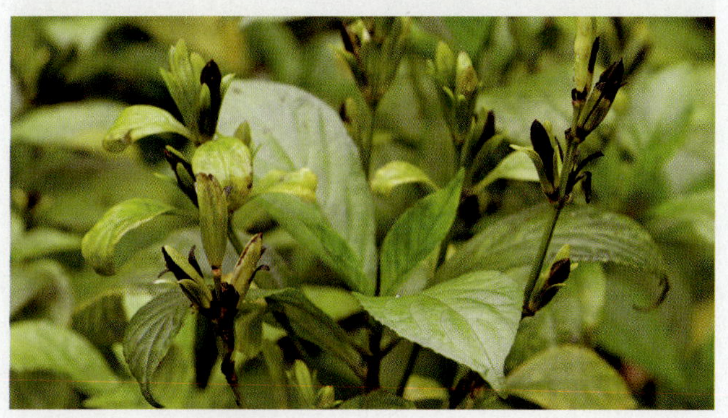

车前

【别名】车轮菜、猪肚菜、灰盆草、牛甜菜。

【来源】为车前科植物车前*Plantago asiatica* Linn的全株。

【植物形态特征】多年生草本，具须根。叶根生，具长柄，基部扩大，叶片卵形或椭圆形。穗状花序；花淡绿色，每花有宿存苞片1枚，三角形；花冠小，胶质，花冠管卵形。蒴果卵状圆锥形，近椭圆形，黑褐色。

【性味功效】甘，寒。清热利尿，凉血，解毒。

【选方】1. 治小便不通：车前500g，水三升，煎取一升半，分三服。(《肘后方》)

2. 治尿血：车前捣绞，取汁五合，空腹服之。(《外台》)

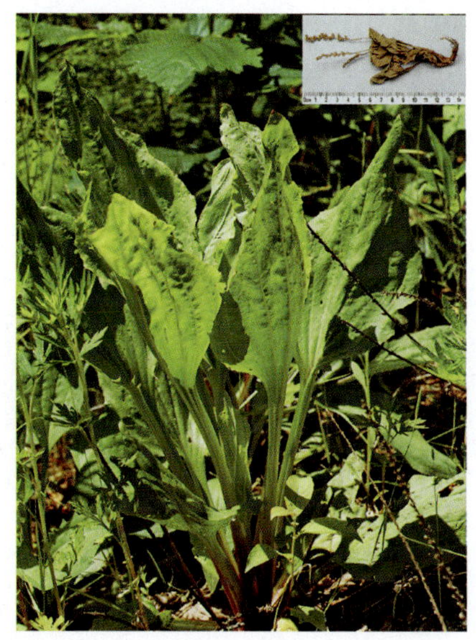

水杨梅

【别名】水杨柳、水毕鸡、串鱼木、沙金子、白消木等。

【来源】为茜草科植物细叶水团花*Adina rubella* Hance的地上部分。

【植物形态特征】落叶小灌木，高1～1.5m。小枝细长。叶片卵状披针形或卵状椭圆形，互生，三角形托叶2。头状花序球形，顶生或腋生。蒴果楔形，成熟时带紫红色，集生成球状。种子多数，细小，长椭圆形，两端有翅。

【性味功效】苦，涩，凉。清热利湿，解毒消肿。

【选方】1. 治妇女小腹痛：水杨梅三至五钱，水煎服。(《湖南药物志》)

2. 治皮肤湿疹：水杨梅全草、三角泡、蚂蚱勒、苦地胆各适量，水煎洗患处。(《广西中草药》)

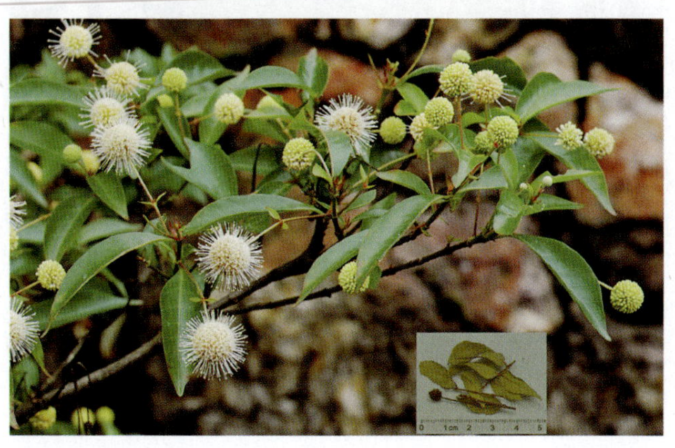

虎刺

【别名】绣花针、刺虎、伏牛花、黄脚鸡、千口针等。

【来源】为茜草科植物虎刺*Damnacanthus indicus* Gaertn.的全草或根。

【植物形态特征】常绿小灌木，高30～70cm。枝条细，灰白色，分枝多，有直刺。叶卵形或宽椭圆形，对生，表面有光泽，革质，全缘，无柄。花小，白色，1～2朵生于叶腋。核果球形，熟时红色。

【性味功效】甘、苦，平。祛风利湿，活血止痛。

【选方】1. 治痛风：虎刺鲜根或花一两（干根三至五钱）。煎汁用酒冲服。（《浙江民间草药》）

2. 治风湿关节、肌肉痛：绣花针全草一至三两。酒、水各半煎二次，分服。（《江西民间草药》）

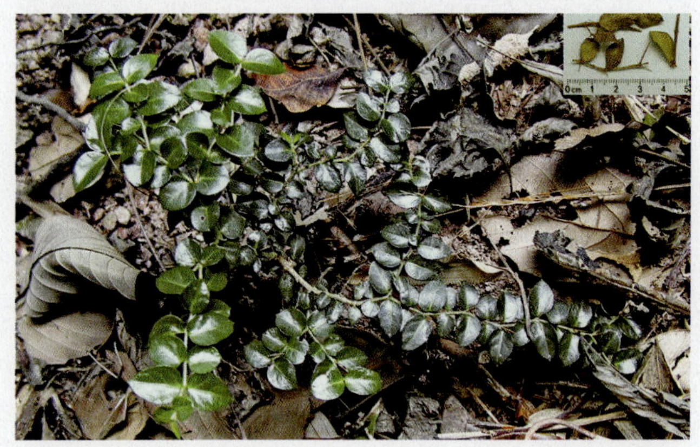

栀子

【别名】枝子、山栀子、黄栀（鸡）子、木丹、黄果子等。

【来源】为茜草科植物栀子*Gardenia jasminoides* Ellis的干燥成熟果实。

【植物形态特征】常绿灌木，高0.5～2m。叶对生或三叶轮生，革质，长圆状披针形或卵状披针形。花单生于枝端或叶腋，大形，白色，极香。果倒卵形或长椭圆形，有翅状纵棱5～8条，熟时黄色，果顶端有宿存花萼。

【性味功效】苦，寒。泻火除烦，清热利尿，凉血解毒；外用消肿止痛。

【选方】1. 治湿热黄疸：山栀四钱，鸡骨草、田基黄各一两。水煎，日分三次服。（《广西中草药》）

2. 治尿淋，血淋：鲜栀子二两，冰糖一两。煎服。（《闽东本草》）

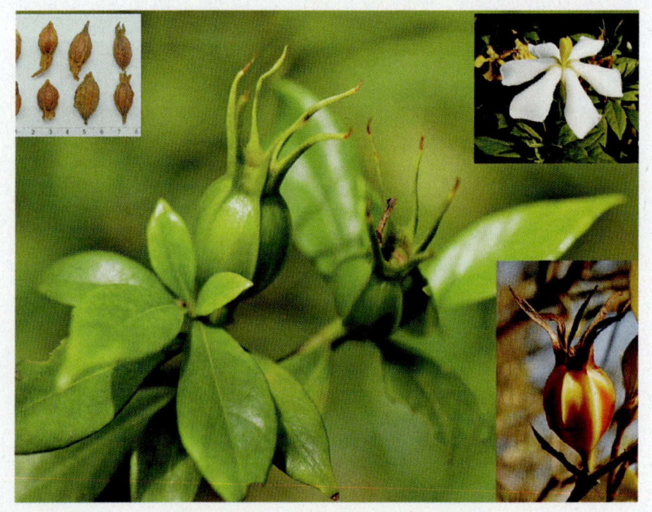

白花蛇舌草

【别名】蛇舌草、蛇舌癀、千打捶、羊须草、蛇总管等。

【来源】为茜草科植物白花蛇舌草*Hedyotis diffusa* Willd.的全草。

【植物形态特征】一年生披散草本。茎略带方形或扁圆柱形，光滑无毛。叶对生，叶片线形至线状披针形，革质，托叶膜质，基部合生成鞘状。花单生或成对生于叶腋，花萼筒状，4裂；花冠白色，漏斗形。蒴果扁球形，室背开裂，花萼宿存。种子棕黄色，细小，具棱。

【性味功效】甘、淡，凉。清热解毒，利尿消肿，活血止痛。

【选方】1. 治痢疾、尿道炎：白花蛇舌草一两。水煎服。(《福建中草药》)

2. 治急性阑尾炎：白花蛇舌草二至四两，羊蹄草一至二两，两面针根三钱。水煎服。(广东《中草药处方选编》)

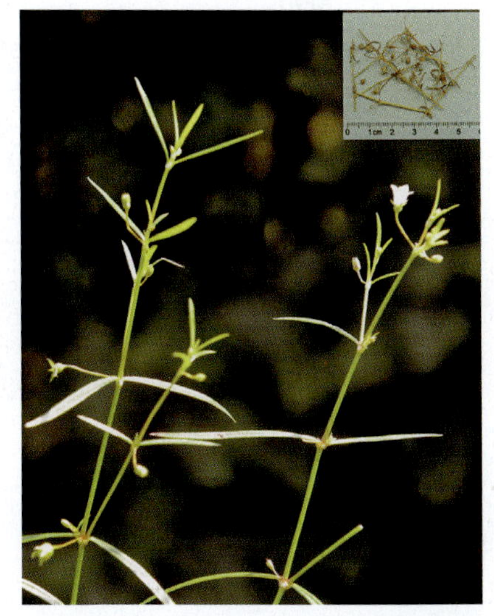

牛白藤

【别名】有毛鸡屎藤、脓见消、土加藤、接骨丹、排骨连等。

【来源】为茜草科植物牛白藤*Hedyotis hedyotidea* (DC.) Merr.的茎叶。

【植物形态特征】多年生藤状灌木，高3~5m。老枝圆柱形，幼枝四棱形。叶对生，膜质，卵状披针形，托叶截头状，顶端有刺毛4~6条。花10~20朵，密集成复伞形花序，腋生或顶生，花细小，白色。蒴果近球形，开裂，顶冠隆起。

【性味功效】甘、淡，凉。清热解暑，祛风湿，续筋骨。

【选方】1. 防治中暑，感冒咳嗽：(一)牛白藤叶制凉茶。(广州部队《常用中草药手册》)(二)牛白藤全株五钱至一两。水煎服。(《广西中草药》)

2. 治胃肠炎：牛白藤全株五钱至一两。水煎服。(《广西中草药》)

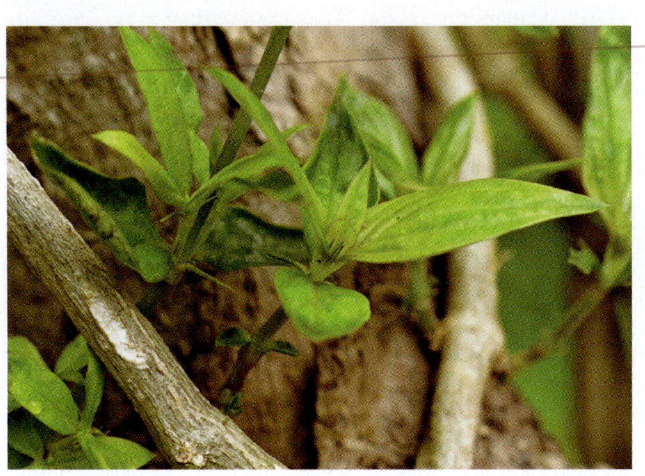

龙船花

【别名】卖子木、山丹、五月花、映山红、牛兰等。

【来源】为茜草科植物龙船花*Ixora chinensis* Lam的花。

【植物形态特征】常绿灌木，高0.5～2m。小枝深棕色。叶对生，薄革质，椭圆形或倒卵形，全缘，托叶生于两叶柄间，绿色，抱茎，先端具软刺状突起。聚伞花序顶生，密聚成伞房状。浆果近圆形，成熟时黑红色。

【性味功效】甘、辛，凉。清热凉血，散瘀止痛。

【选方】1. 治高血压：龙船花三至五钱，水煎服。（广州部队《常用中草药手册》）

2. 治月经不调，闭经：龙船花三至五钱，水煎服。（广州部队《常用中草药手册》）

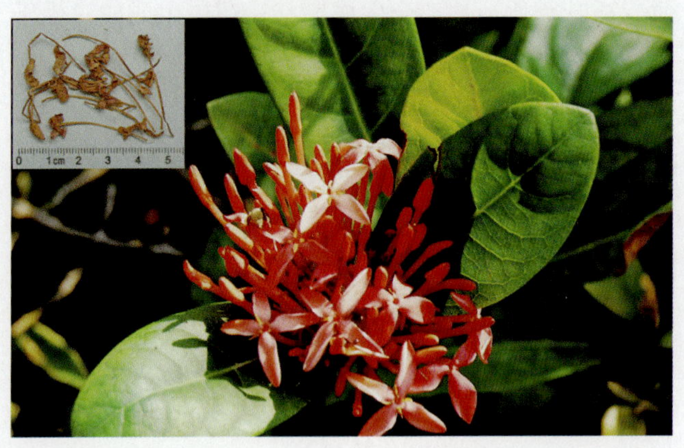

巴戟天

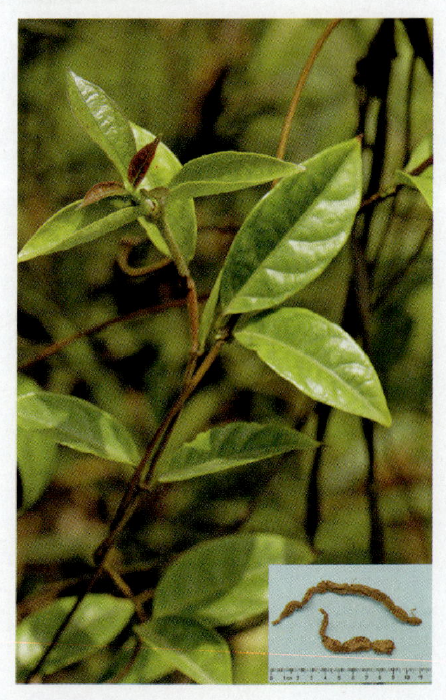

【别名】巴戟、鸡肠风、兔子肠、鸡眼藤、三角藤等。

【来源】为茜草科植物巴戟天*Morinda officinalis* How的干燥根。

【植物形态特征】缠绕或攀援藤本。肉质根不定位肠状缢缩，根肉略紫红色，干后紫蓝色。茎圆柱状，有纵条棱，小枝幼时有褐色粗毛，老时毛脱落后表面粗糙。叶对生，长椭圆形，全缘，托叶鞘状。花序头状，花冠肉质白色。聚花核果扁球形或近球形，熟时红色，种子略呈三棱形。

【性味功效】甘、辛，微温。补肾阳，强筋骨，祛风湿。

【选方】1. 治虚羸阳道不举，五劳七伤百病。巴戟天、生牛膝各三斤。以酒五斗浸之，去渣温服，常令酒气相及，勿至醉吐。（《千金方》）

2. 治白浊：菟丝子（酒煮一日，焙干）、巴戟（去心，酒浸煮），破故纸（炒）、鹿茸、山药、赤石脂、五味子各一两。上为末，酒糊丸。空心盐汤下。（《普济方》）

羊角藤

【别名】白面麻、红头根、山八角、穿骨虫、放筋藤等。

【来源】为茜草科植物羊角藤*Morinda umbellata* L.的根或根皮。

【植物形态特征】蔓状或攀援灌木。枝细长，节间长。叶对生，矩圆状披针形或倒卵状矩圆形，托叶膜质，鞘状。花序顶生，伞形花序式排列，通常由6个小头状花序组成，有花6～12朵，花冠白色。聚合果扁球形或近肾形，熟时红色，有槽纹。

【性味功效】辛、微甘，温。祛风湿。

【选方】1. 治肾虚腰痛：羊角藤干根皮五钱至一两，酌加猪骨。水煎服。(《福建中草药》)

2. 治关节风湿痛：羊角藤干根一至二两。酒水炖服。(《福建中草药》)

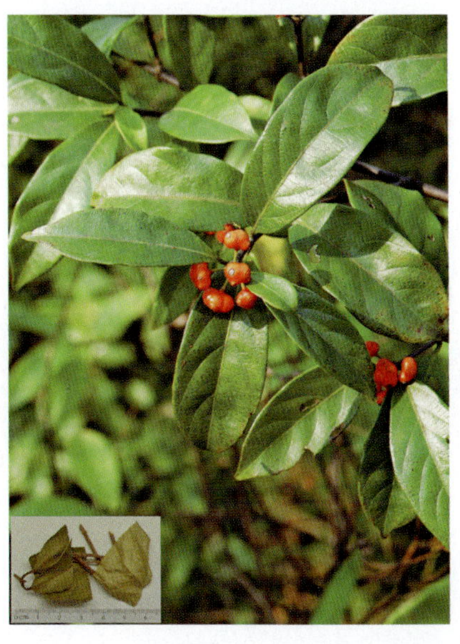

山甘草

【别名】野白纸扇、白蝴蝶、白茶、凉藤、水藤根等。

【来源】为茜草科植物巴戟天Morinda officinalis How的干燥根。

【植物形态特征】缠绕或攀援藤本。肉质根不定位肠状缢缩，根肉略紫红色，干后紫蓝色。茎圆柱状，有纵条棱，小枝幼时有褐色粗毛，老时毛脱落后表面粗糙。叶对生，长椭圆形，全缘，托叶鞘状。花序头状，花冠肉质白色。聚花核果扁球形或近球形，熟时红色，种子略呈三棱形。

【性味功效】甘、辛，微温。补肾阳，强筋骨，祛风湿。

【选方】1. 治伏暑下痢：山甘草一至二两。水煎服。(《闽南民间草药》)

2. 治恶疮肿毒：山甘草捣烂敷患处。(《泉州本草》)

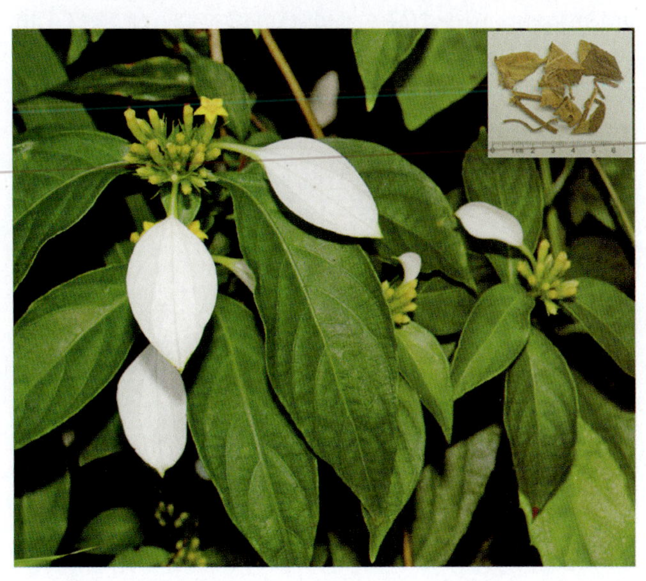

鸡矢藤

【别名】女青、牛皮冻、鸡屎藤、臭藤、解暑藤等。

【来源】为茜草科植物鸡矢藤 *Paederia scandens* (Lour.) Merr.的全草。

【植物形态特征】多年生草质藤本，长3～5m，全株均被灰色柔毛，揉碎后有恶臭。基部木质，多分枝。叶对生，有长柄，卵形或狭卵形，托叶三角形，早落。花多数集成聚伞状圆锥花序，花冠筒钟形，外面灰白色，具细茸毛，内面紫色。浆果球形，成熟时光亮，淡黄色。

【性味功效】甘、酸，平。祛风活血，止痛解毒，消食导滞，除湿消肿。

【选方】1. 治小儿疳积：鸡屎藤干根五钱，猪小肚一个。水炖服。(《福建中草药》)

2. 治食积腹泻：鸡屎藤一两。水煎服。(《福建中草药》)

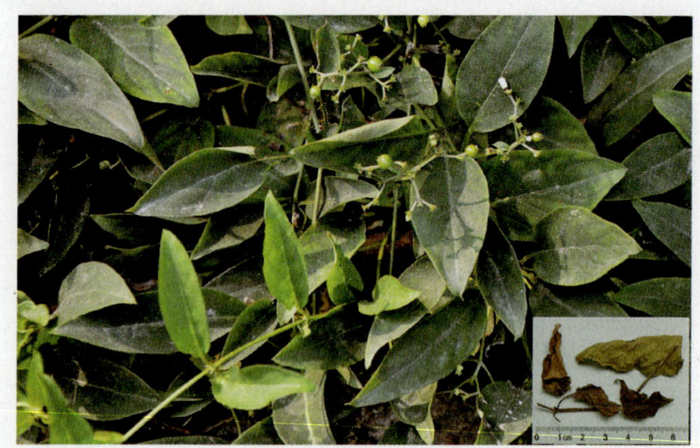

山大刀

【别名】大丹叶、刀伤木、九节、暗山香、山大颜、散血丹等。

【来源】为茜草科植物九节*Psychotria rubra* (Lour.) Poir.的嫩枝及叶。

【植物形态特征】常绿灌木，高1～3m。小枝近四棱形，后渐变为圆形，暗黑色。叶对生，纸质，长圆形、椭圆状长圆形或倒披针状长圆形，托叶膜质，早落。聚伞化序常顶生，花小，白色，花冠漏斗状。核果近球形，熟时红色，光滑；种子背面有纵沟。

【性味功效】苦，凉。清热解毒，祛风去湿，活血止痛。

【选方】1. 治刀伤出血：山大刀叶捣烂或研末敷。(《陆川本草》)

2. 治疮疖：山大刀叶、土牛膝叶各适量，共捣烂，用酒调，冷敷患处。(《广西中草药》)

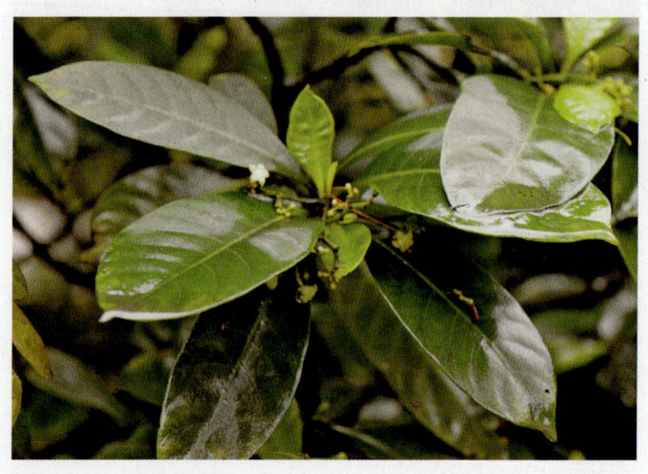

茜草

【别名】血见愁、拉拉秧、小活血、四轮草、红内消等。

【来源】为茜草科植物茜草*Rubia cordifolia* L.的干燥根及根茎。

【植物形态特征】草质攀援藤本。根数条至数十条丛生，外皮紫红色或橙红色。茎四棱形，棱上生多数倒生的小刺。叶四片轮生，卵形、三角状卵形、宽卵形至窄卵形。聚伞花序圆锥状，腋生及顶生，花小，黄白色，花冠辐状。浆果球形，熟时紫黑色。

【性味功效】苦，寒。凉血，止血，祛瘀，通经。

【选方】1. 治妇女经水不通：茜草50g。黄酒煎，空心服。(《经验广集》)

2. 治吐血：鸡血藤膏10g，三七5g，茜根7.5g。煎服。(《医门补要》)

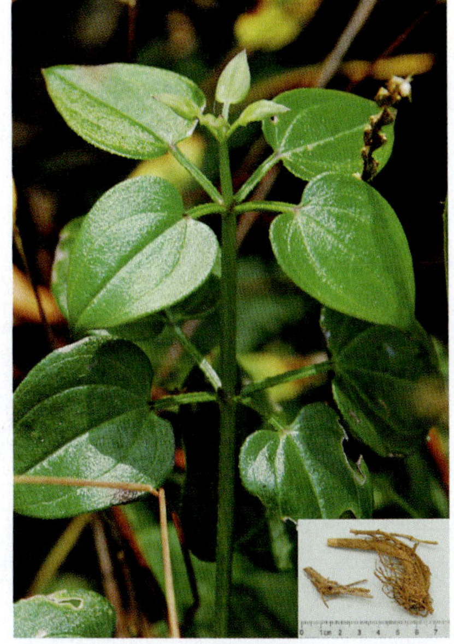

白马骨

【别名】路边金、满天星、六月冷、曲节草、硬骨柴等。

【来源】为茜草科植物白马骨*Serissa serissoides* (DC.) Druce的全草。

【植物形态特征】落叶小灌木，高30～100cm。枝粗壮，灰色。叶对生，常聚生于小枝上部，倒卵形或倒披针形，托叶膜质。花无梗，丛生于小枝顶或叶腋，花冠管状，白色。核果近球形，有2个分核。

【性味功效】苦、辛，凉。祛风，利湿，清热，解毒。

【选方】1. 治水痢：白马骨茎叶煮汁服。(《本草拾遗》)

2. 治偏头痛：鲜白马骨一至二两，水煎泡少许食盐服。(《泉州本草》)

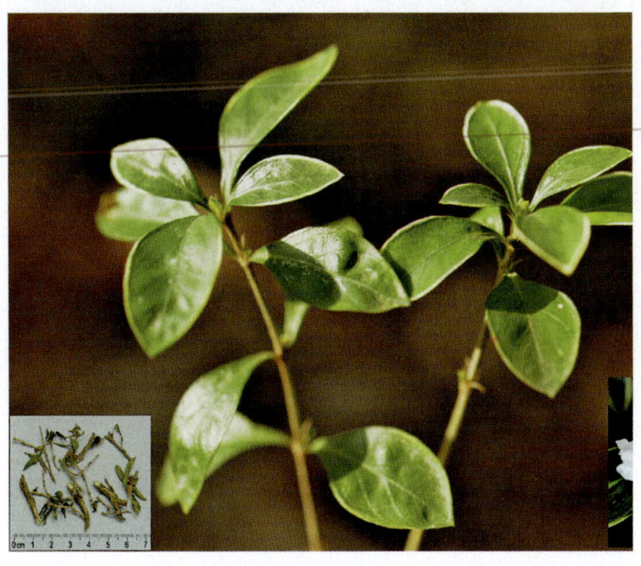

钩藤

【别名】双钩藤、鹰爪风、吊藤、倒挂刺、倒挂金钩等。

【来源】为茜草科植物钩藤*Uncaria rhynchophylla* (Miq.) Miq.ex Havil的干燥带钩茎枝。

【植物形态特征】常绿木质藤本，高1～3m。小枝四方形，光滑，变态枝成钩状，成对或单生于叶腋。叶对生，纸质，卵状披针形或椭圆形，托叶狭三角形。头状花序单生叶腋，花冠黄色，管状。蒴果倒卵状椭圆形，疏被柔毛。种子数枚，细小，两端有翅。

【性味功效】甘，凉。清热平肝，息风定惊。

【选方】1. 治高血压，头晕目眩，神经性头痛：钩藤二至五钱，水煎服。(广州部队《常用中草药手册》)

2. 治全身麻木：钩藤茎枝、黑芝麻、紫苏各七钱。煎服，一日三次。(《贵州草药》)

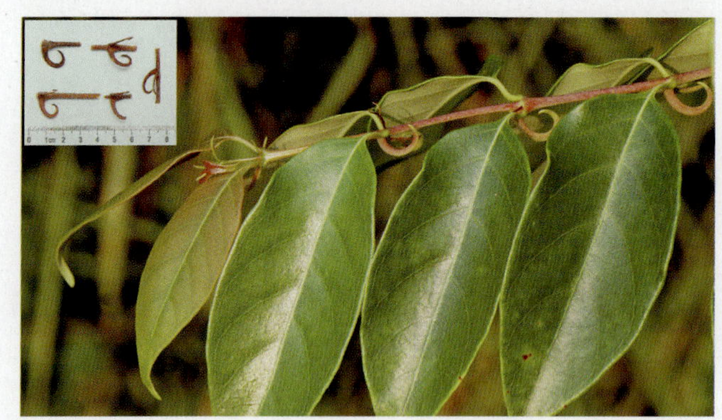

流苏子

【别名】牛老药、凉藤、乌龙藤、伤药藤、棉花藤等。

【来源】为茜草科植物流苏子*Coptosapelta diffusa* (Champ.ex Benth.) Van Steenis的根。

【植物形态特征】藤本或攀缘灌木，节明显。叶卵形、卵状长圆形至披针形，托叶披针形。花单生于叶腋，常对生，花冠白色或黄色，高脚碟状。蒴果稍扁球形，中间有1浅沟，淡黄色，果皮硬，木质，顶有宿存萼裂片，种子多数，近圆形，薄而扁，棕黑色，边缘流苏状。

【性味功效】辛、苦，凉。祛风除湿，止痒。

【选方】治疥疮，湿疹：鲜流苏子适量，捣烂外敷。(《中药辞海》)

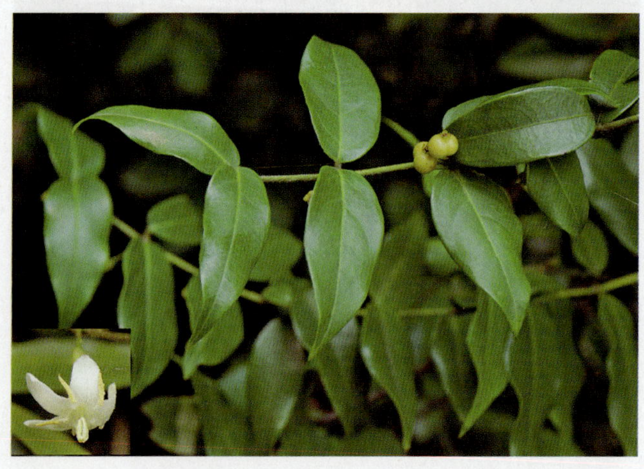

血调经。

【选方】1. 治虚劳咳嗽：四季花四钱至一两。煎服。(《浙江民间草药》)

2. 治月经不调：蛇根草八钱。水煎服。(《浙江民间常用草药》)

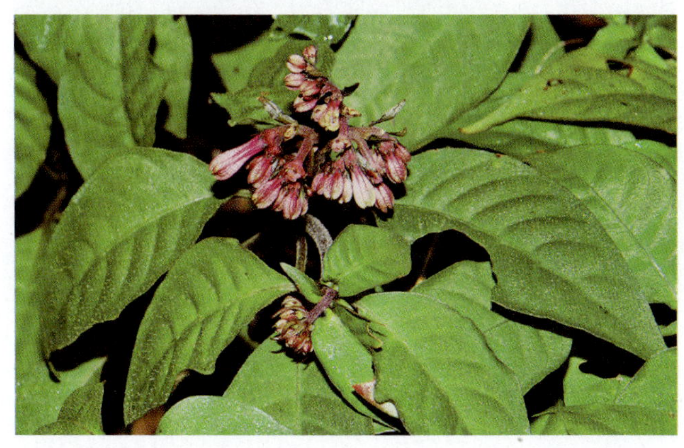

日本蛇根草

【别名】散血草、四季花、雪里开花、雪里梅等。

【来源】为茜草科植物日本蛇根草*Ophiorrhiza japonica* Bl.的全草。

【植物形态特征】多年生草本，高20～40cm。根茎蔓延地下。茎叶淡紫红色。叶对生，狭卵形、长椭圆状斜卵形或卵形，托叶短小，早落。聚伞花序生于枝顶，花冠筒状，淡红色。蒴果倒三角形，种子小，椭圆形。

【性味功效】淡，平。祛痰止咳，活

【性味功效】微苦，凉。祛风除湿，散瘀消肿，止血生肌。

【选方】治崩疮：锦树鲜叶捣烂外敷。(《中药大辞典》)

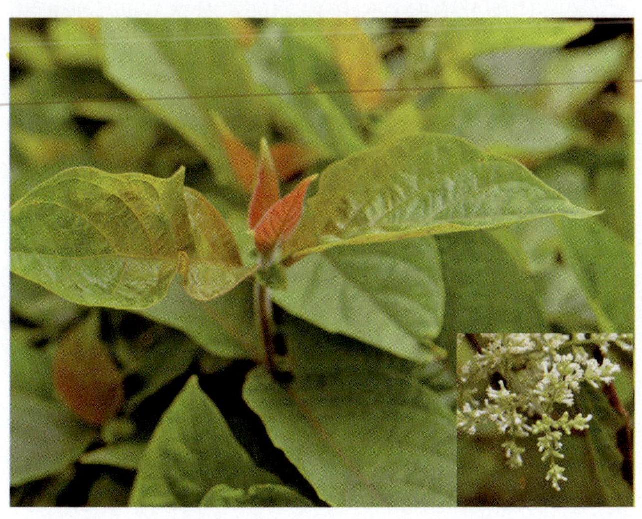

水锦树

【别名】猪血木、饭汤木、大虫耳、双耳蛇、牛伴木等。

【来源】为茜草科植物水锦树*Wendlandia uvariifolia* Hance的叶及根。

【植物形态特征】灌木或小乔木，高5～12m。树皮褐色，薄而平滑，枝、叶柄及叶背均有锈色粗毛。叶对生，长椭圆形或倒卵形，托叶圆形或肾形。花白色，有香气，排成大而密的圆锥花序，花冠高脚碟状。蒴果小，球形。

茜草科

大沙叶

【别名】大叶满天星、满天星、山铁尺、青风木。

【来源】为茜草科植物大沙叶*Pavetta arenosa* Lour.的茎叶。

【植物形态特征】灌木，高1～4m。小枝有棱和明显的节。叶膜质，对生，椭圆状披针形，散生多数点状菌瘤，托叶三角形。聚伞花序顶生，稠密而多花，花大，白色，生于小枝的顶部，花冠高脚碟状。核果球形，干后变黑，有皱纹。

【性味功效】苦、辛，寒。清热解毒，活血祛瘀。

【选方】治感冒发热，防治中暑：大沙叶5～8钱，煎汤内服，或煎水当茶饮。(《常用中草药手册》)

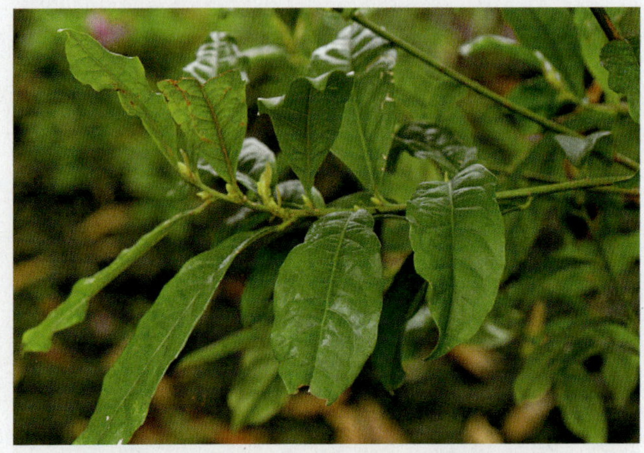

忍冬科

金银花

【别名】忍冬花、银花、双花、二花、二宝花等。

【来源】为忍冬科植物忍冬*Lonicera japonica* Thunb.的干燥花蕾或带初开的花。

【植物形态特征】多年生半常绿缠绕木质藤本。叶对生，密被短柔毛，纸质，卵形、长圆卵形或卵状披针形。花成对腋生，花梗密被短柔毛和腺毛，花冠唇形，初开时为白色，2～3天后变金黄色。浆果球形，成熟时蓝黑色，有光泽。

【性味功效】甘，寒。清热解毒，疏散风热。

【选方】1. 预防乙脑、流脑：金银花、连翘、大青根、芦根、甘草各三钱。水煎代茶饮，每日一剂，连服三至五天。(《江西草药》)

2. 治一切内外痈肿：金银花四两，甘草三两。水煎顿服，能饮者用酒煎服。(《医学心语》忍冬汤)

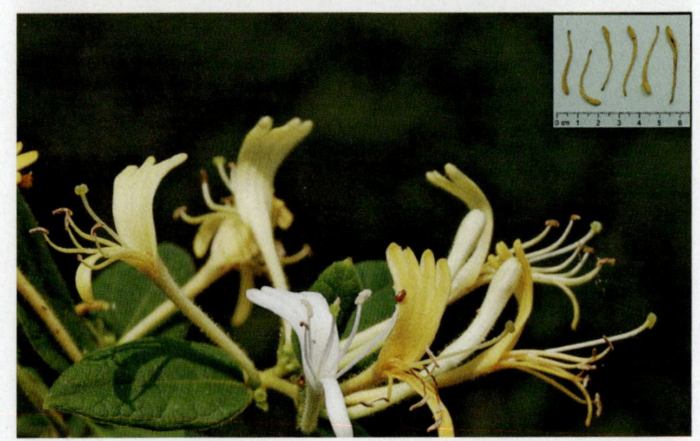

糯米条

【别名】茶条树、小垛鸡、山柳树、水蜡、白花树等。

【来源】为忍冬科植物糯米条*Abelia chinensis* R.Br.的茎叶。

【植物形态特征】落叶多分枝灌木，叶对生，有时3枚轮生，圆卵形至椭圆状卵形，上面初时疏被短柔毛，下面基部主脉及侧脉密被白色长柔毛。聚伞花序生于小枝上部叶腋，由多数花序集合成一圆锥状花簇，花冠白色至红色，漏斗状。果实具宿存而略增大的萼裂片。

【性味功效】苦，凉。清热解毒，凉血止血。

【选方】治对口疮：糯米条叶、野苦荬菜，共捣烂敷患处。(《湖南药物志》)

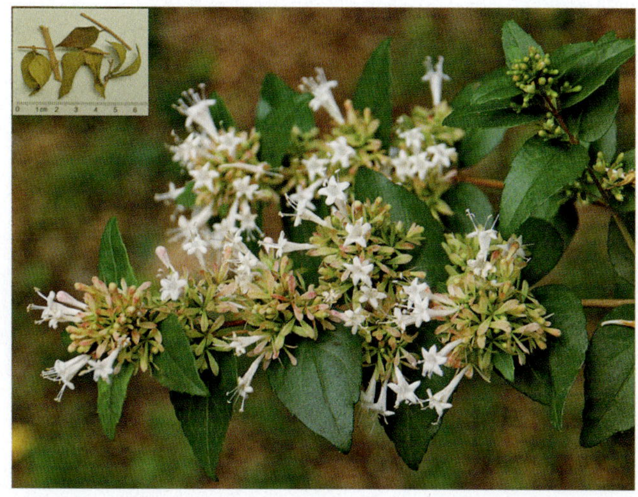

珊瑚树

【别名】法国冬青、沙糖木、旱禾树。

【来源】为忍冬科植物珊瑚树*Viburnum odoratissimum* Ker-Gawl.的根、树皮、叶。

【植物形态特征】常绿灌木或小乔木，有凸起的小瘤状皮孔。叶革质，椭圆形至矩圆形或矩圆状倒卵形至倒卵形，脉上散生簇状微毛，下面有时散生暗红色微腺点。花冠白色，后变黄白色，辐状。果实先红色后变黑色，卵圆形或卵状椭圆形。

【性味功效】辛，凉。清热祛湿，通经活络，拔毒生肌。

【选方】治感冒，风湿痛：珊瑚树根9~15g，树皮30~60g煎服。(《全国中草药汇编》)

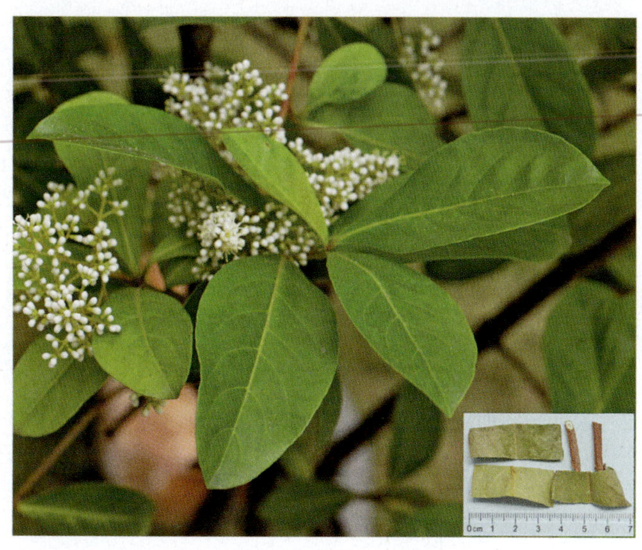

接骨草

【别名】陆英、蒴藋、八棱麻、走马前、走马风等。

【来源】为忍冬科植物接骨草*Sambucus chinensis* Lindl.的茎叶。

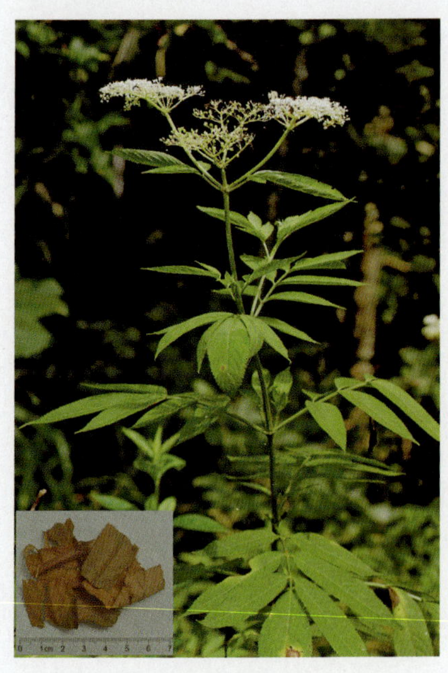

【植物形态特征】高大草本或半灌木，高达2m。茎有棱条，髓部白色。奇数羽状状得叶对生，小叶5～9，披针形。大型复伞房花序顶生，具由不孕花变成的黄色杯状腺体，花小，花冠辐状。浆果红果，近球形。

【性味功效】甘、微苦，平。祛风，利湿，舒筋，活血。

【选方】1. 治骨折：鲜接骨草根，加鲜苦参根等量，入黄酒捣烂裹敷伤处，外夹以杉树栓皮，固定，每天换一次。(《浙江天目山药植志》)

2. 治咳嗽：鲜接骨草茎叶一两，炖猪肉服。(《浙江天目山药植志》)

接骨木

【别名】木蒴藋、续骨木、扦扦活、马尿骚、公道老等。

【来源】为忍冬科植物接骨木*Sambucus williamsii* Hance的茎枝。

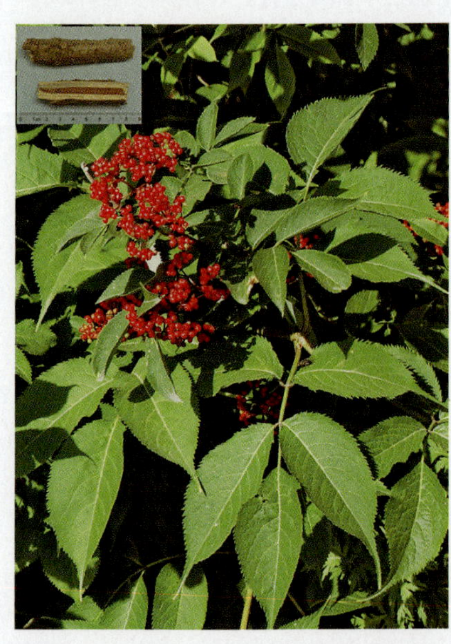

【植物形态特征】落叶灌木或小乔木，具明显的长椭圆形皮孔，髓部淡褐色。羽状复叶有小叶2～3对，侧生小叶片卵圆形、狭椭圆形至倒矩圆状披针形。花与叶同出，圆锥形聚伞花序顶生，花小而密；花冠蕾时带粉红色，开后白色或淡黄色。浆果状核果近球形。

【性味功效】甘、苦，平。祛风，利湿，活血，止痛。

【选方】1. 治肾炎水肿：接骨木三至五钱，煎服。(《上海常用中草药》)

2. 治创伤出血：接骨木研粉，外敷。(《上海常用中草药》)

白花败酱

【别名】毛败酱、败酱、苦斋、胭脂麻、苦菜等。

【来源】为败酱科植物攀倒甑*Patrinia villosa* (Thunb.) Juss.的根状茎或带根全草。

【植物形态特征】多年生草本。地下根状茎长而横走，偶在地表匍匐生长，茎密被白色倒生粗毛或仅沿二叶柄相连的侧面具纵列倒生短粗伏毛，有时几无毛。由聚伞花序组成顶生圆锥花序或伞房花序，花冠钟形，白色。瘦果倒卵形。

【性味功效】苦、辛，凉。清热利湿，解毒排脓，活血祛瘀。

【选方】1. 治肋间神经痛：白花败酱草60g，水煎服。(《浙江药用植物志》)

2. 治无名肿毒：鲜(白花败酱草)全草30~60g，酒水各半煎服，渣捣烂敷患处。(《闽东本草》)

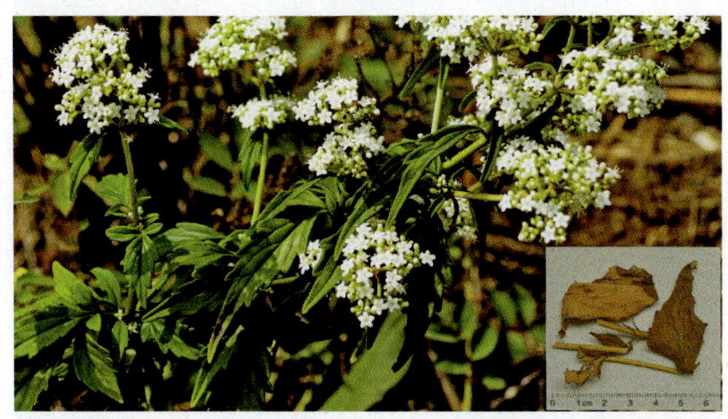

川续断

【别名】龙豆、接骨、南草、和尚头、山萝卜等。

【来源】为川续断科植物川续断*Dipsacus asperoides* C. Y. Cheng et T. M. Ai的根。

【植物形态特征】多年生草本。根1至数条，圆柱状，黄褐色，稍肉质。茎直立中空，具6~8棱，棱上有刺毛。基生叶稀疏丛生，具长柄，叶片琴状羽裂；茎生叶在茎之中下部为羽状深裂，中裂片披针形。花序头状球形，花冠淡黄白色，花冠管窄漏斗状。瘦果长倒卵柱状。

【性味功效】苦、辛，微温。补肝肾，强筋骨，续折伤，止崩漏。

【选方】1. 治腰痛并脚酸腿软：续断二两，破故纸、牛膝、木瓜、萆薢；杜仲各一两。上为细末，炼蜜为丸桐子大。空心无灰酒下五、六十丸。(《扶寿精方》续断丸)

2. 治妊娠胎动两三月堕：川续断(酒浸)、杜仲(姜汁炒去丝)各二两。为末，枣肉煮烊，杵和丸梧子大。每服三十丸，米饮下。(《纲目》)

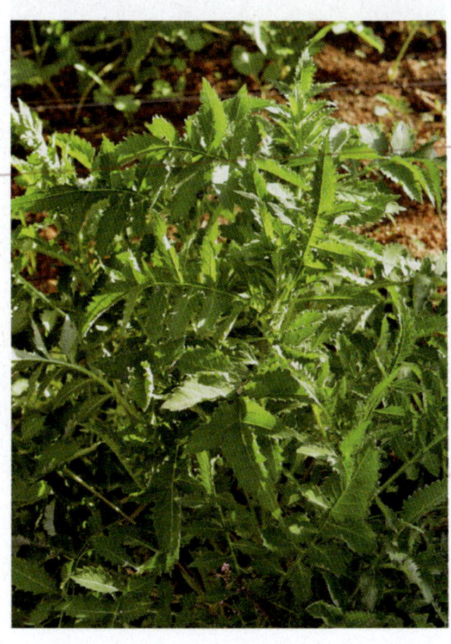

马㼎儿

【别名】老鼠瓜、土白蔹、山鸡仔、金丝瓜、天瓜、野黄瓜等。

【来源】为葫芦科植物马㼎儿*Zehneria indica* (Lour.) Keraudren的根。

【植物形态特征】多年生草质藤本，有棱沟，无毛，卷须不分叉。叶互生，膜质，三角状卵形、卵状心形或戟形三角状。雌雄同株，花冠白色或淡黄色，雌花和雄花在同一叶腋内单生。果卵形或椭圆形，成熟后红色或橘红色。种子多数，灰白色，卵形。

【性味功效】甘、苦，寒。清热化痰，利湿，散结消肿。

【选方】1. 退暑热：鲜土白蔹清水煎代茶，每次二至三两。(《泉州本草》)

2. 治关节痛风及风痹筋急：土白蔹晒干研末，每次一钱，泡酒服。(《泉州本草》)

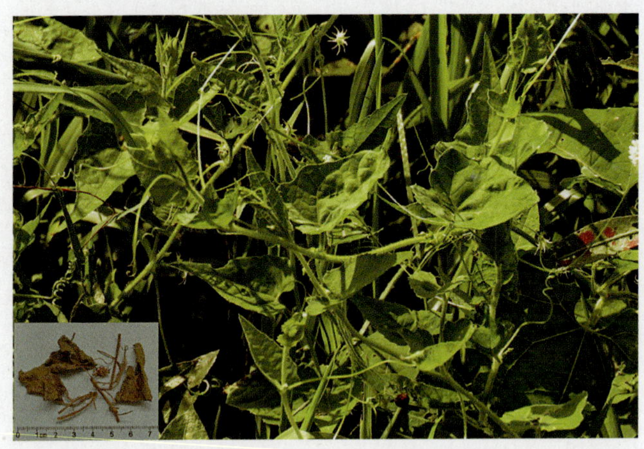

栝楼

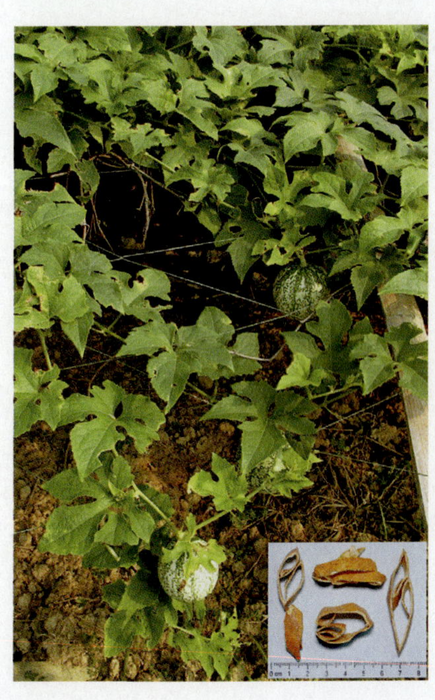

【别名】瓜蒌、药瓜、鸭屎瓜、杜瓜、地楼等。

【来源】为葫芦科植物栝楼*Trichosanthes kirilowii* Maxim.的干燥成熟果实。

【植物形态特征】茎攀援，多分枝，卷须腋生，细长，先端2歧。叶互生，近圆形或近心形，常为5~7浅裂或中裂。花单性，雌雄异株，雄花3~8，排列成总状花序，有时单生，萼筒状，花冠白色，雌花单生，萼、瓣与雄花略同。瓠果。

【性味功效】甘、微苦，寒。清热涤痰，宽胸散结，润燥滑肠。

【选方】1. 治喘：栝蒌二个，明矾一块，如枣子大，入栝蒌内，烧煅存性，为末。将萝卜煮烂，蘸药末服之，汁过口。(《普济方》栝蒌散)

2. 治胸痹不得卧，心痛彻背者：栝蒌实一枚(捣)，薤白三两，半夏半斤，白酒一斗。上四味，同煮取四升，温服一升，日三服。(《金匮要略》栝蒌薤白半夏汤)

木鳖子

【别名】木蟹、土木鳖、漏苓子、地桐子、木鳖瓜等。

【来源】为葫芦科植物木鳖*Momordica cochinchinensis* (Lour.) Spreng.的干燥成熟种子。

【植物形态特征】粗壮大藤本。叶片卵状心形或宽卵状圆形，3～5中裂至深裂或不分裂，中间的裂片最大，卷须颇粗壮，光滑无毛，不分歧。雌雄异株。花萼筒漏斗状，裂片宽披针形或长圆形，花冠黄色，裂片卵状长圆形。雌花：单生于叶腋，果实卵球形。种子多数，边缘有齿，具雕纹。

【性味功效】苦、微甘，凉；有毒。散结消肿，攻毒疗疮。

【选方】1. 治痔疮：荆芥、木鳖子、朴硝各等分。上煎汤，入于瓶内，熏后，汤温洗之。(《普济方》)

2. 治疟母：木鳖子、穿山甲（炮）等分。为末，每服三钱，空心温酒下。(《医方摘要》)

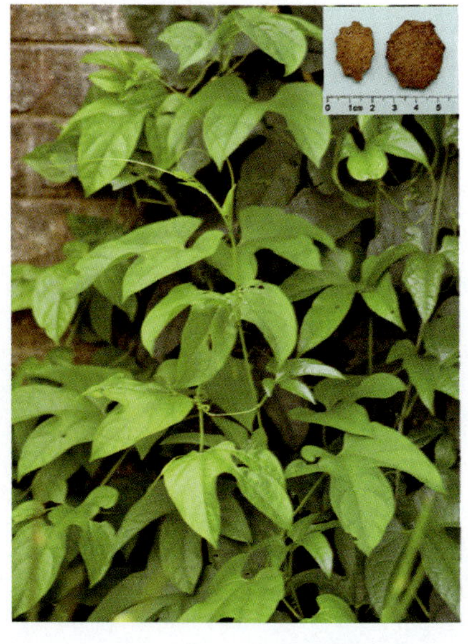

绞股蓝

【别名】七叶胆、小苦药、公罗锅底、落地生、遍地生根等。

【来源】为葫芦科植物绞股蓝*Gynostemma pentaphyllum* (Thunb.) Makino的全草。

【植物形态特征】多年生攀援草本。茎细弱，多分枝，具纵棱和沟槽。叶互生，卷须纤细，2歧，叶片膜质或纸质，鸟足状。雌雄异株，雄花为圆锥花序，花萼筒极短，5裂，花冠淡绿色，5深裂；雌花为圆锥花序，较雄花小，花萼、花冠均似雄花。果实球形，成熟后为黑色，种子卵状心形。

【性味功效】苦、微甘，凉。清热，补虚，解毒。

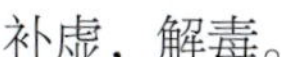

【选方】1. 治高血脂症，动脉硬化症：绞股蓝30g，山楂15g，决明子15g，水煎服。(《常用中草药识别与应用》)

2. 治劳伤虚损、遗精：绞股蓝全草3～6g，水煎服。(《中草药彩色图谱与验方》)

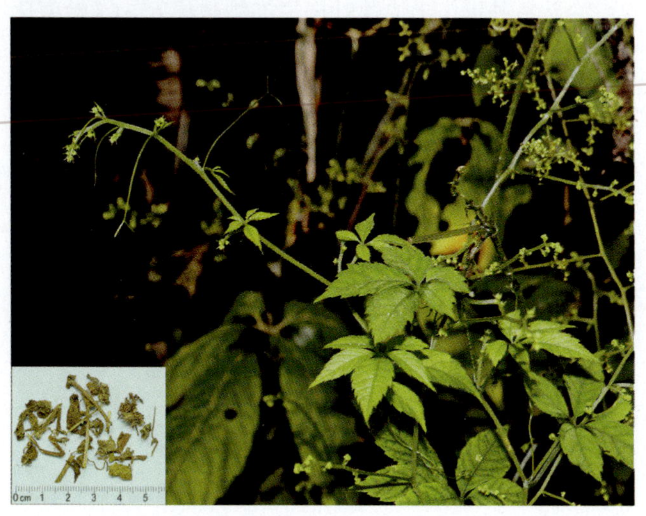

羊乳

【别名】四叶参、通乳草、山海螺、山胡罗卜。

【来源】为桔梗科植物羊乳*Codonopsis lanceolata* (Sieb. et Zucc.) Trautv的根。

【植物形态特征】多年生缠绕藤本，具肥厚的肉质根。茎无毛，紫色。叶互生，椭圆形，全缘或疏具波状齿。花单生，花萼管贴生于子房中部裂片卵状披针形，花冠钟状，裂片三角形，外面乳白色，内面紫色。蒴果圆锥形，上部有喙，种子有翼。

【性味功效】甘，平。益气养阴，排脓解毒，催乳。

【选方】治肺痈：羊乳30g，忍冬叶30g。水煎服。(《江西民间草药》)

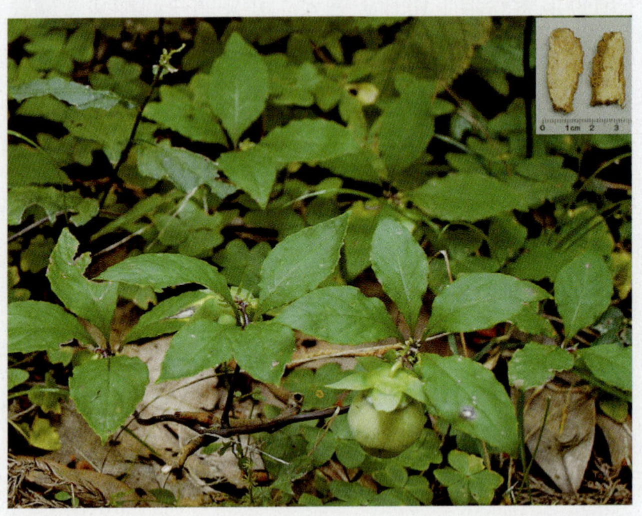

半边莲

【别名】细米草、急解索、半边花、蛇脷草。

【来源】为桔梗科植物半边莲*Lobelia chinensis* Lour的带根全草。

【植物形态特征】多年生矮小草本。细长茎匍匐地面，节生细根，折断有白色乳汁渗出。叶互生，狭披针形或条形，边缘有疏浅锯齿。花单生叶腋，绿色花萼筒倒长锥状，花冠红紫色。蒴果倒锥状，种子细小多数，赤褐色。

【性味功效】辛、甘，平。利尿消肿，清热解毒。

【选方】1. 治乳腺炎：鲜半边莲适量，捣烂敷患处。(《福建中草药》)

2. 治无名肿毒：半边莲叶捣烂加酒敷患处。(《岭南草药志》)

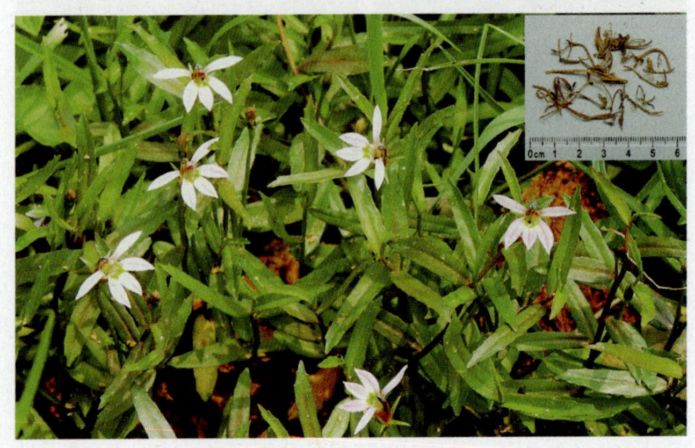

江南山梗菜

【别名】大半边莲、江南大将军、白苋菜。

【来源】为桔梗科植物江南山梗菜*Lobelia davidii* Franch的根或全草。

【植物形态特征】多年生草本，茎直立。叶互生，椭圆形至卵状披针形，边缘具不规则的重锯齿或波状而具细齿。总状花序顶生，花序轴无毛或具极短的柔毛，苞片披针形，花萼管倒卵状，花冠紫红色或红紫色。蒴果球状，种子椭圆状，稍压扁。

【性味功效】辛、甘，平。宣肺化痰，清热解毒，利尿消肿。

【选方】1. 治疔疮，一切阳性肿毒：鲜江南山梗菜适量，加食盐数粒同捣烂，敷患处，有黄水渗出，渐愈。(《江西民间草药验方》)

2. 治乳腺炎：鲜江南山梗菜适量，捣烂敷患处。(《福建中草药》)

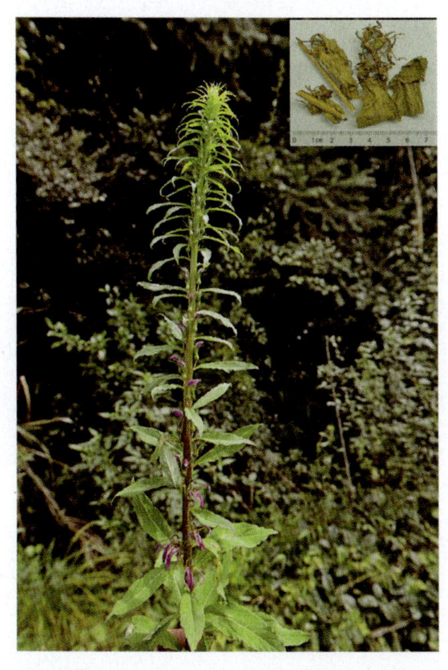

桔梗

【别名】包袱花、铃当花、苦梗、苦桔梗。

【来源】为桔梗科植物桔梗*Platycodon grandiflorus* (Jacq.) A. DC的干燥根。

【植物形态特征】多年生草本，圆柱形根，肉质。叶轮生、对生或互生，叶片卵形至披针形，顶端尖，基部楔形，边缘有尖锯齿。花单生茎顶或集成疏总状花序，花萼管与子房贴生，花冠钟状，蓝紫色。蒴果倒卵圆形，种子卵形，有3棱。

【性味功效】苦、辛，平。宣肺利咽，祛痰，排脓。

【选方】1. 治咽喉肿痛，扁桃体炎：桔梗、山豆根、麦冬各9g。水煎服。(南京药学院《中草药学》)。

2. 治牙疳臭烂：桔梗、茴香等分。烧研敷之。(《卫生易简方》)。

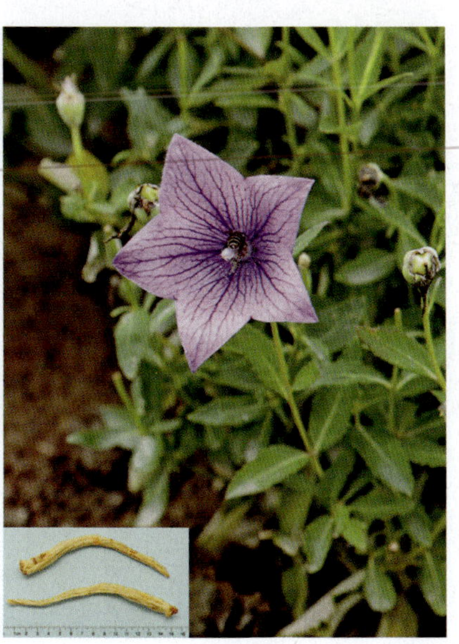

蓝花参

【别名】兰花参、细叶沙参、金线吊葫芦、疳积药。

【来源】为桔梗科植物蓝花参 *Wahlenbergia marginata* (Thunb.) A. DC的根或全草。

【植物形态特征】多年生草本，有白色乳汁，细长圆柱形根，茎基多分枝。叶互生，线形至长圆形，边缘波状或具疏锯齿。花单朵顶生或排成稀疏的聚伞花序，萼管卵形，花冠钟状，蓝色。蒴果倒圆锥状，种子长圆形，黄棕色，光滑。

【性味功效】甘、微苦，平。益气健脾，止咳祛痰，止血。

【选方】1. 治产后失血过多，虚损劳伤烦热，自汗，盗汗，妇人白带：兰花参五钱，嫩母鸡一只，去肠，入参于内，煮烂食之。(《滇南本草》)

2. 治间日疟：蓝花参全草30～50g，水煎，日服两次，于疟疾发作前2～4小时各服1次。(《全国中草药汇编》)。

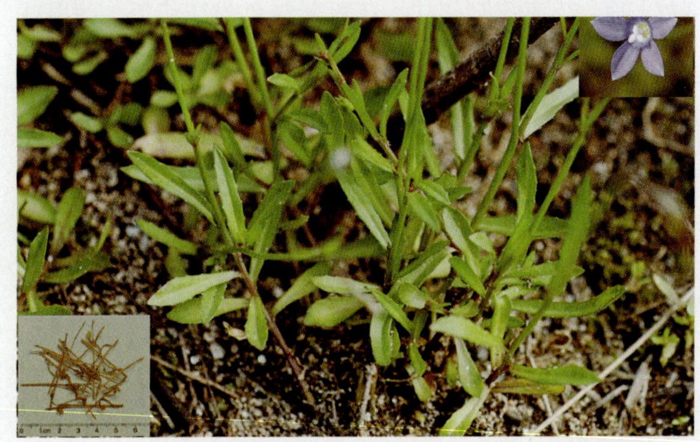

轮叶沙参

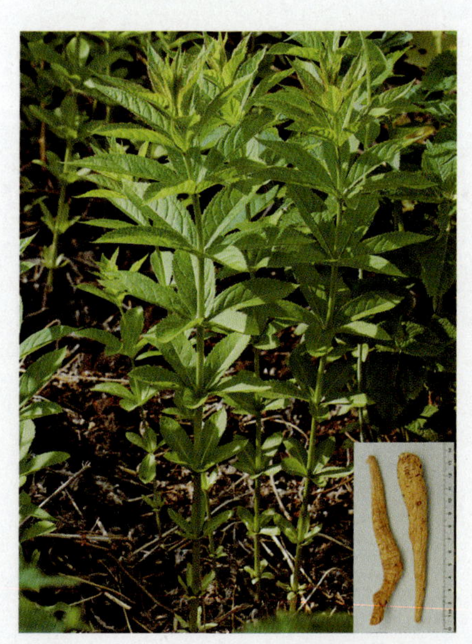

【别名】四叶沙参、泡参。

【来源】为桔梗科植物轮叶沙参*Adenophora tetraphylla* (Thunb.) Fisc的干燥根。

【植物形态特征】多年生草本，茎直立，根肥厚。基生叶圆形，茎生叶轮生，卵圆形至条状披针形，边缘有锯齿，两面疏生短柔毛。花序狭圆锥状，苞片线形，花萼管倒圆锥状，蓝紫色花冠钟形，。蒴果卵圆形，种子黄棕色，稍扁。

【性味功效】甘，微寒。养阴清肺，化痰，益气。

【选方】治肺热咳嗽：轮叶沙参半两，水煎服之。(《卫生易简方》)

桔梗科

铜锤玉带草

【别名】地钮子、地茄子、地浮萍、铜锤草。

【来源】为桔梗科植物铜锤玉带草*Pratia nummularia* (Lam.) A.Br et Aschers.的全草。

【植物形态特征】多年生草本，有白色乳汁。茎匍匐，被开展的柔毛，节上生根。叶互生，心形或卵形，边有锯齿，两面疏生短柔毛。花单生叶腋，花萼管坛状，花冠紫红色。浆果紫红色，椭圆状球形，种子多数，扁球形，表面有小疣突。

【性味功效】辛、苦，平。祛风利湿，活血散瘀。

【选方】1. 治风湿疼痛，月经不调，子宫脱垂：铜锤玉带草三至五钱，煎水服或配伍用。(《云南中草药》)

2. 治跌打损伤，骨折：鲜铜锤玉带草捣烂敷患处。(《云南中草药》)

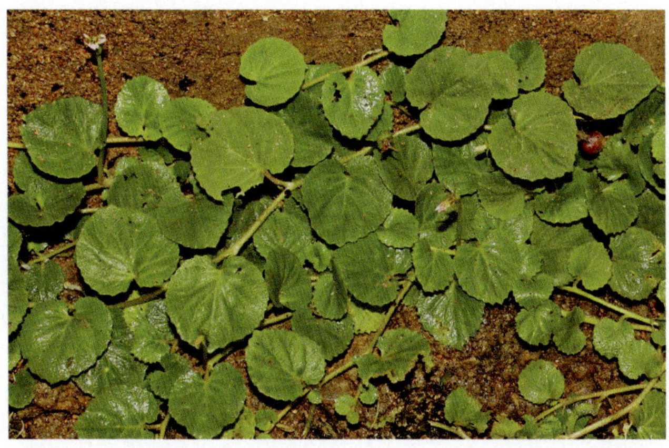

菊科

牛蒡子

【别名】恶实、鼠粘根、牛大力。

【来源】为菊科植物牛蒡*Arctium lappa* Linn的根。

【植物形态特征】二年生草本，具粗大的肉质直根。茎直立，紫红或淡紫红色，茎枝被稀疏的乳突状短毛并混杂有棕黄色的小腺点。叶宽卵形，边缘稀疏的浅波状凹齿或齿尖。头状花序在茎枝顶排成伞房花序，小花紫红色。瘦果倒长卵形。

【性味功效】苦、辛，寒。清热解毒，疏风利咽。

【选方】治虚弱脚软无力：牛蒡根炖鸡或猪肉服。(《重庆草药》)

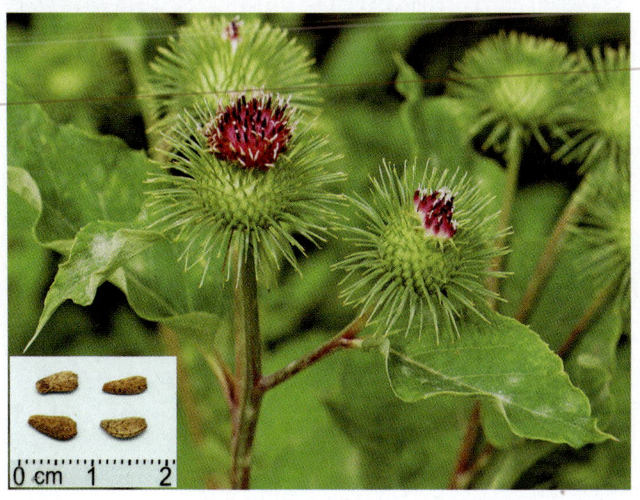

黄花蒿

【别名】黄蒿、香丝草、野筒蒿、鸡虱草、青蒿。

【来源】为菊科植物黄花蒿*Artemisia annua* Linn的全草。

【植物形态特征】一年生草本，有浓烈的挥发性香气。根单一，垂直，茎单生，多分枝，植株被极稀疏短柔毛，后脱落。叶纸质，绿色，宽卵形或三角状卵形。头状花序球形，深黄色，花冠管状，花药线形。瘦果小，椭圆状卵形，略扁。

【性味功效】辛、苦，寒。清热解毒，除蒸，截疟。

【选方】1. 治疟疾，间歇热：黄花蒿15～25g。煎服。(《上海常用中草药》)

2. 治疥癣，皮肤湿痒：黄花蒿煎水洗。(广州部队《常用中草药手册》)

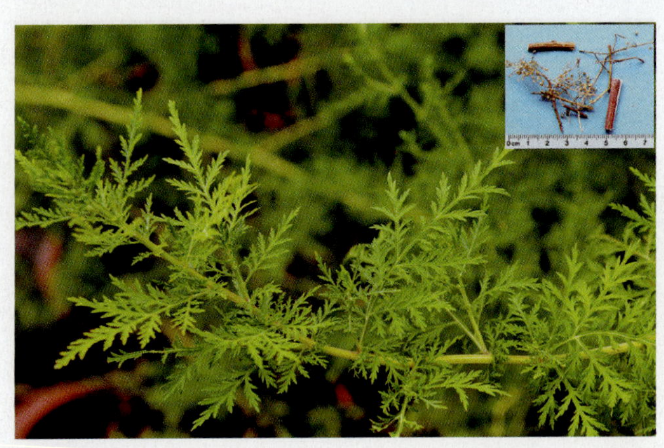

奇蒿

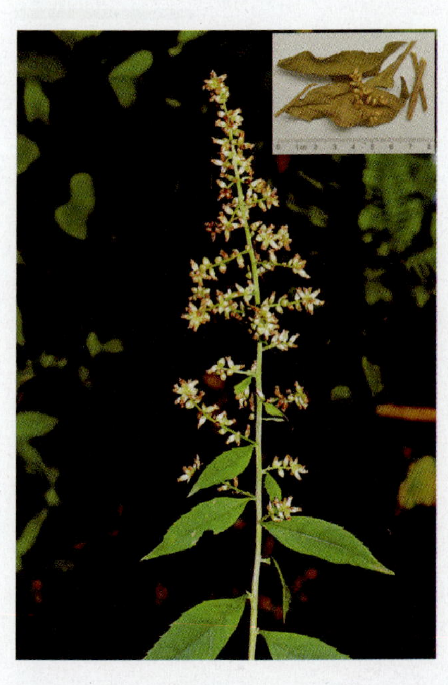

【别名】刘寄奴、六月雪、九里光。

【来源】为菊科植物奇蒿*Artemisia anomala* S. Moore的带花全草。

【植物形态特征】多年生草本，茎直立，有细棱，疏被毛。单叶互生，卵状披针形，先端渐尖，基部渐狭成短柄，边缘有尖锯齿，叶背面被蛛丝状微毛。头状花序钟形，无梗，密集于花枝上呈穗状，白色总苞片为管状花。瘦果长圆形，具纵棱。

【性味功效】辛，微苦，温。活血通经，消肿止痛，消食化积。

【选方】1. 敛金疮，止疼痛：刘寄奴一味为末，掺金疮口，裹口。(《本事方》刘寄奴散)

2. 治赤白下痢：刘寄奴、乌梅、白姜等分。水煎服，赤加梅，白加姜。(《如宜方》)

艾

【别名】香艾、冰台、艾蒿、家艾、陈艾。

【来源】为菊科植物艾蒿*Artemisia argyi* Lévl. et Van的干燥叶。

【植物形态特征】多年生草本，植株被灰色蛛丝状柔毛，有浓烈的香气。叶厚纸质，茎中部叶卵形或菱形，叶脉明显，叶面具白色腺点与小凹点。头状花序椭圆形，总苞片密被灰白色蛛丝状绵毛，边缘膜质。瘦果长卵形或长圆形。

【性味功效】辛、苦，温；有小毒。散寒止痛，温经止血，调经。

【选方】1. 治疗寒湿腿痛：艾叶四两，川椒一钱，透骨草一两，煎汤熏洗。(《疡医大全》)。

2. 治鼻血不止：艾灰吹之，亦可以艾叶煎服。(《圣惠方》)

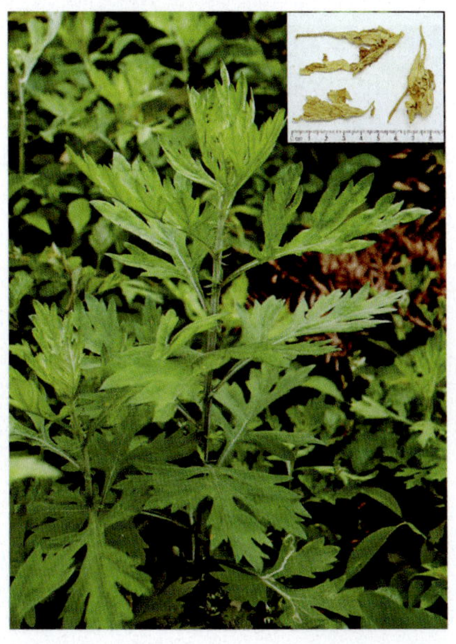

白苞蒿

【别名】鸭脚艾、广东刘寄奴、甜菜子、白花蒿、鸡甜菜。

【来源】为菊科植物白苞蒿*Artemisia lactiflora* Wall.ex DC.的全草。

【植物形态特征】多年生草本，主根明显，侧根细长。茎单生直立，有纵棱。纸质叶，广卵形或长卵形，基部与侧边中部裂片最大，先端渐尖、长尖或钝尖，边缘细裂齿或全缘。头状狭窄的圆锥花序，总苞片膜质，黄色，花杂性。瘦果椭圆形。

【性味功效】甘、微苦，平。理气，活血，调经，利湿，解毒，消肿。

【选方】1. 治跌打积瘀：鲜鸭脚菜250g，鲜水泽兰120g。共捣烂，用酒炒热，取汁服，渣敷患处。(《广西民间常用草药》)

2. 治阴疽肿痛：鲜鸭脚艾二至三两，酒水煎服；渣捣烂外敷。(《福建中草药》)

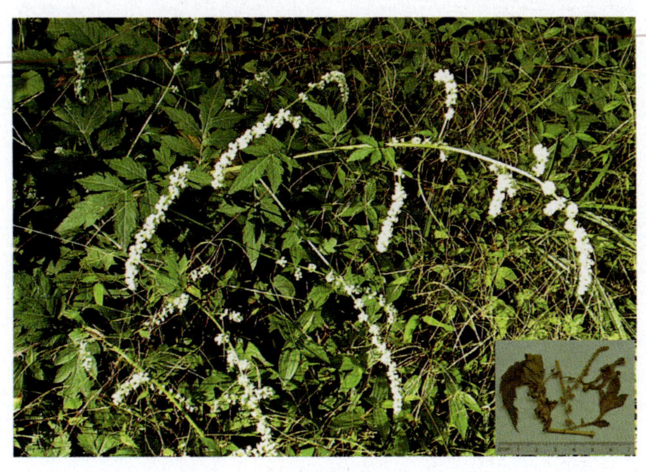

茵陈蒿

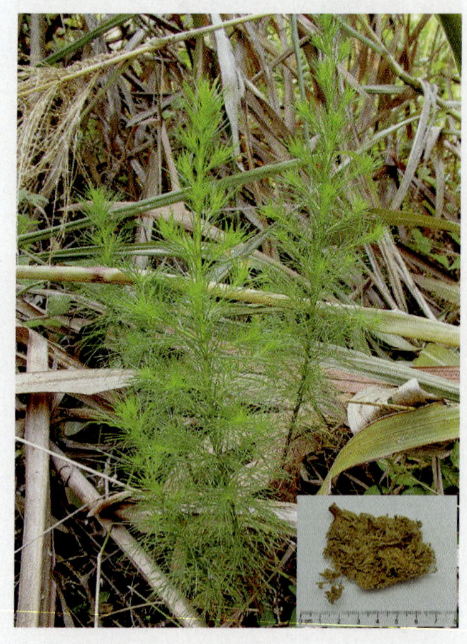

【别名】茵陈、绵茵陈、绒蒿。

【来源】为菊科植物茵陈蒿*Artemisia capillaris* Thunb的嫩苗。

【植物形态特征】亚灌木状多年生草本，茎直立，分枝多，老枝光滑，幼枝被有灰白色绢质柔毛。营养枝端有密集叶丛，基生叶密集着生，莲座状。头状花序卵球形，分枝上端排成复总状花序，总苞片卵形，边缘膜质，淡绿色花。瘦果矩圆形。

【性味功效】苦、辛，微寒。清利湿热，利胆退黄。

【选方】1. 治遍身风痒生疥疮：茵陈不计多少，煮浓汁洗之。(《千金方》)

2. 治黄疸：茵陈蒿15g，水煎服。(《中药临床应用》)

紫菀

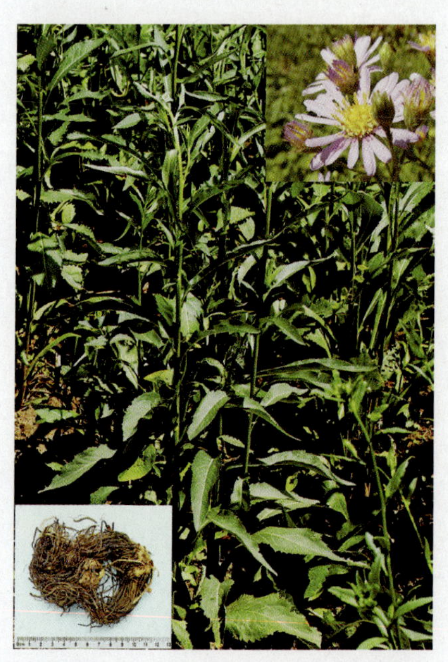

【别名】紫菀、返魂草根、紫菀茸、关公须。

【来源】为菊科植物紫菀*Aster tataricus* Linn.f的干燥根及根茎。

【植物形态特征】多年生草本，根茎短，簇生多数细根。茎直立，粗壮，有棱及沟，被疏粗毛。茎生叶长椭圆形或披针形，表面粗糙，边缘有粗锯齿。头状花序多数，在茎枝端排列成复伞状，花序梗长，线形苞叶。瘦果扁平，紫褐色。

【性味功效】辛、苦，温。润肺下气，消痰止咳。

【选方】1. 治妇人卒不得小便：紫菀末，并华水服三指撮。(《备急千金要方》)

2. 治小便不利：紫菀、车前子各12g，水煎服。(《中药临床应用》)

解毒，祛痰镇咳，凉血止血。

【选方】1. 治支气管炎、扁桃体炎：山白菊一两。水煎服。（《贵州民间药物》）

2. 治蕲蛇、蝮蛇咬伤：小槐花鲜根、山白菊鲜根各一两。捣烂绞汁服，另取上药捣烂外敷伤口，每日二次。（《浙江民间常用草药》）

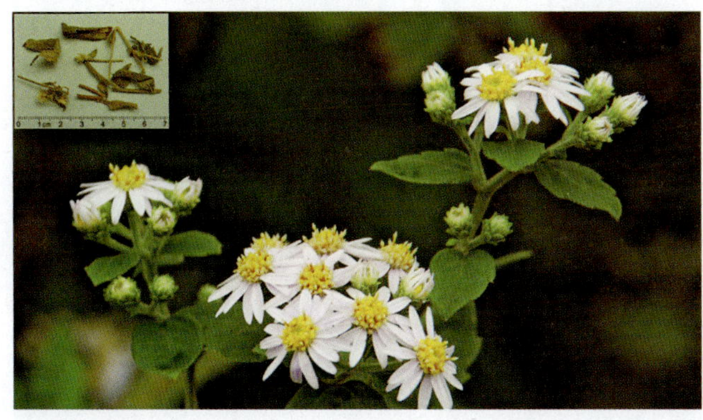

三脉紫菀

【别名】野白菊花、山白菊、白升麻、三脉叶马兰。

【来源】为菊科植物三脉紫菀*Aster ageratoides* Turcz的全草或银。

【植物形态特征】多年生草本，茎有棱及沟，被柔毛或粗毛。下部叶叶片宽卵圆形，中部叶椭圆形或长圆状披针形，上部叶渐小，全缘或有浅齿。头状花序成圆锥伞房状，总苞片覆瓦状排列，管状花黄色，有裂片。瘦果倒卵状长圆形，灰褐色，有边肋。

【性味功效】苦、辛，凉。疏风清热

鬼针草

【别名】鬼钗草、三叶鬼针草、一包针。

【来源】为菊科植物鬼针草*Bidens pilosa* Linn的全草。

【植物形态特征】一年生草本，茎直立，近四棱形。茎下部叶小，顶生小叶大，卵形或椭圆形，边缘具锯齿或分裂。头状花序，绿色总苞，干膜质，无舌状花，黄色管状花两性。瘦果长线形，略扁，具稀疏瘤状凸起及刚毛。

【性味功效】苦，微寒。清热解毒，祛风除湿，活血消肿。

【选方】1. 治急性黄疸型传染性肝炎：鬼针草75g，连线草60g。水煎服。（《全国中草药汇编》）

2. 治金疮出血：鲜鬼针草叶，捣烂敷创口。（《泉州本草》）

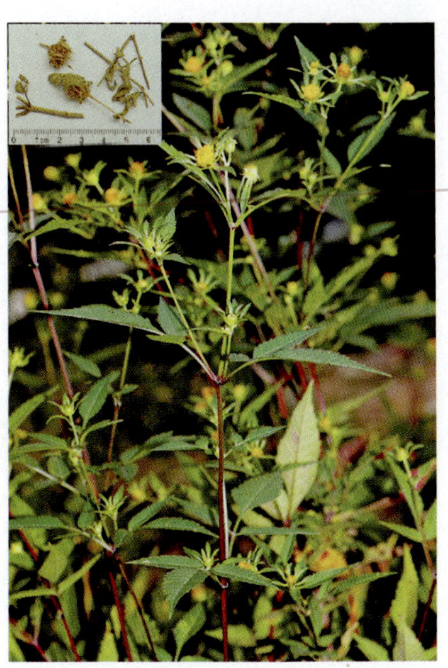

白花鬼针草

【别名】金盏银盆、盲肠草。

【来源】为菊科植物白花鬼针草*Bidens pilosa* Linn. var. radiata Sch.-Bip的全草。

【植物形态特征】一年生直立草本，茎钝四棱形。茎下部叶较小，中部叶椭圆形或卵状椭圆形，顶生小叶长椭圆形或卵状长圆形。头状花序，总苞片条状匙形，舌状花片椭圆状倒卵形，白色。瘦果黑色，条形，具倒刺毛。

【性味功效】甘、微苦，平。清热解毒，利湿退黄。

【选方】治毒蛇咬伤：鲜鬼针草二至三两。水煎或捣烂绞汁服；另用鲜叶捣烂敷伤处。(《福建中草药》)

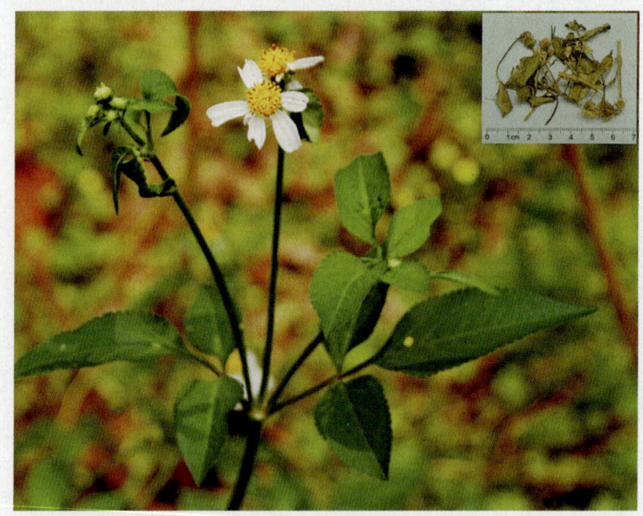

冰片

【别名】大风艾、牛耳艾、大枫草、冰片草。

【来源】为菊科植物艾纳香*Blumea balsamifera* (L.) DC的嫩枝叶或根。

【植物形态特征】多年生亚灌木状草本，茎粗壮，灰褐色，具纵棱。中、下部叶宽椭圆形或披针形，叶面被柔毛，背面淡褐色绢质柔毛，上部叶披针形，具细锯齿或羽状齿裂。头状花序多数，总苞钟形，花托蜂窝状。花冠黄色。瘦果圆柱形，具5棱。

【性味功效】辛、苦，温。祛风除湿，温中止泻，活血解毒。

【选方】1. 治跌打损伤，疮疖痈肿，皮肤瘙痒：大风艾鲜叶捣烂外敷或煎水洗患处。(广州部队《常用中草药手册》)

2. 治肿胀，风湿关节炎：大风艾、蓖麻叶、石菖蒲。煮水洗。(《广东中药》)

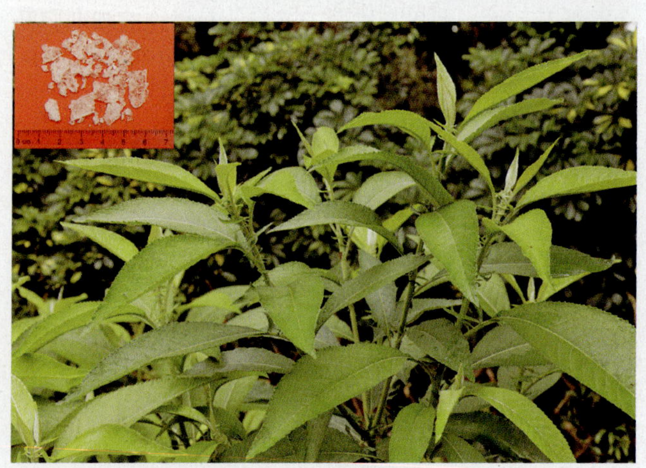

东风草

【别名】九里光、毛千里光、大头艾纳香。

【来 源】为菊科植物东风草*Blumea megacephala* (Randeria) Chang et Tseng的全草。

【植物形态特征】攀援状亚灌木，茎圆柱形，多分枝，有沟纹。中、下部叶卵形或卵状长椭圆形，边缘有疏细齿或点状齿。头状花序疏散，在茎上组成大型具叶的圆锥花序状聚伞状花序。总苞钟形，纸质，两性管状花，黄色。瘦果圆柱形，被疏毛。

【性味功效】苦、微辛，凉。清热明目，祛风止痒，解毒消肿。

【选方】治风湿骨痛，跌打肿痛：东风草鲜全草捣烂外敷。(《全国中草药汇编》)

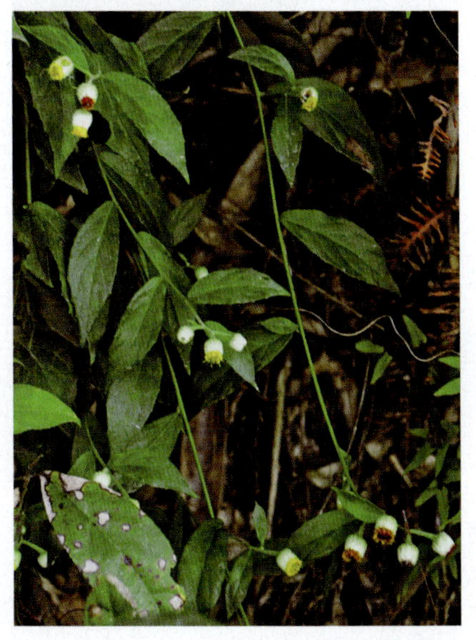

天名精

【别名】地菘、鹿活草、杜牛膝、鹤虱草。

【来源】为菊种植物天名精*Carpesium abrotanoides* L的根及茎叶。

【植物形态特征】多年生粗壮草本，茎直立，上部多分枝，有纵棱。叶互生，下部叶片宽椭圆形或长圆形，边有齿，中、上部叶长椭圆形。头状花序沿茎枝腋生排成穗状花序，中内层总苞片草质或膜质，管状花花冠筒状。瘦果细，无冠毛。

【性味功效】苦、辛，寒。清热解毒，化痰，止血。

【选方】1. 治发背初起：地菘，杵汁一升，日再服，瘥乃止。(《伤寒类要》)。

2. 治牙疼：地菘晒干，为末，用一捻，汤泡少时，以手蘸汤挹痛处，即定。(《本草纲目》引朱端章《集验方》)。

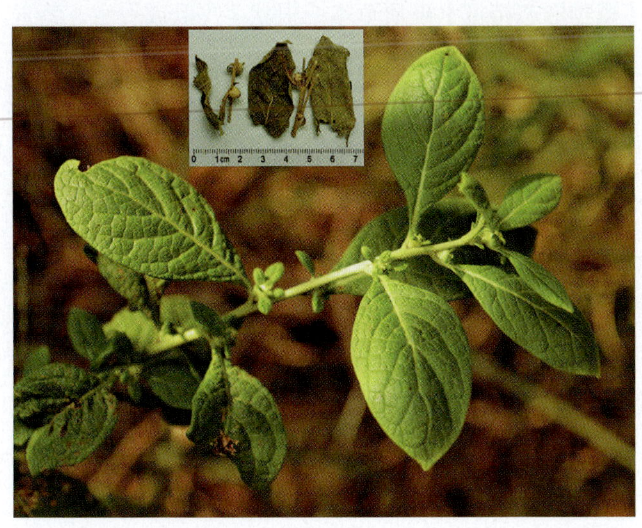

旱莲草

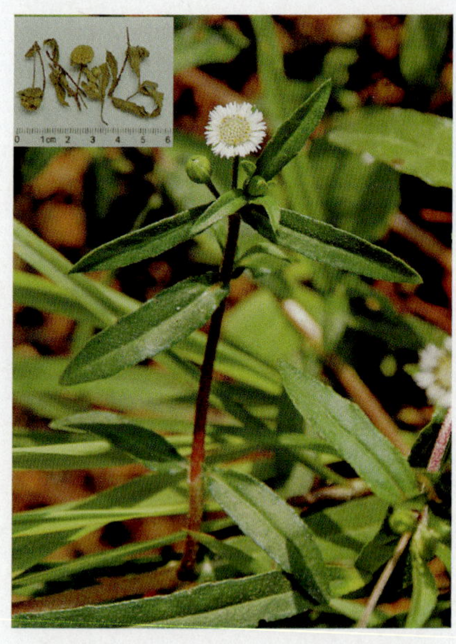

【别名】鳢肠、墨菜。

【来源】为菊科植物鳢肠*Eclipta prostrata* (Linn.) Linn的干燥地上部分。

【植物形态特征】一年生草本，折断后流出的汁液数分钟后即呈蓝黑色。茎直立或基部倾伏，着地生根，被白色粗毛。叶对生，线状椭圆形至披针形，边缘有细齿。头状花序，绿色苞片，草质，管状花多数，花冠白色。瘦果。棱形，暗褐色。

【性味功效】甘、酸，寒。滋补肝肾，凉血止血。

【选方】1. 治吐血：鲜旱莲草四两。捣烂冲童便服；或加生柏叶共同用尤效。(《岭南采药录》)

2. 治咳嗽咯血：鲜旱莲草二两。捣绞汁，开水冲服。(《江西民间草药验方》)

地胆草

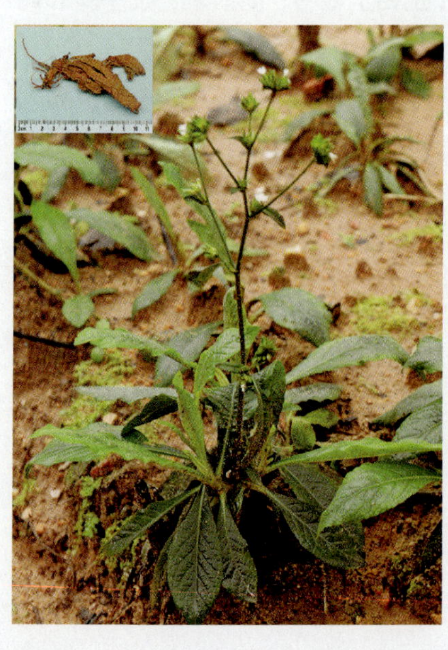

【别名】地胆头、苦地胆。

【来源】为菊科植物地胆草*Elephantopus scaber* L.的地上部分。

【植物形态特征】硬质草本，根状茎平卧或斜生，茎直立，密被白色贴生长硬毛。基部叶莲座状，匙形或倒披针状匙形。头状花序在茎或枝端排成复头状花序，总苞片绿色或上端紫红色，长圆状披针形。瘦果长圆状线形，具棱，被短柔毛。

【性味功效】苦、辛，寒。清热解毒，利水消肿。

【选方】1. 治热淋：鲜地胆草三两，瘦猪肉四两，食盐少许。加水同煎，去渣，分四次服用。(《江西民间草药验方》)

2. 治单腹鼓胀：苦地胆二两。煎水分早晚二次服，或亦和猪肉炖服。(《岭南草药志》)

一点红

【别名】红背叶、叶下红、羊蹄草。

【来源】为菊科植物一点红*Emilia sonchifolia* (L.) DC的干燥全草。

【植物形态特征】一年生草本，茎直立，基部具分枝。肉质叶，茎下部叶卵形，琴状分裂或具钝齿，叶背常为紫红色，故别名红背叶。头状花序，具长柄，常二歧分枝。总苞绿色，披针形，边缘膜质，两性管状花，紫红色。瘦果圆柱形，5纵棱。

【性味功效】苦，凉。清热解毒，散瘀消肿。

【选方】1. 治大叶性肺炎：一点红、岗梅各30g，十大功劳15～30g。水煎，分2次服，每日1剂。(《全国中草药汇编》)

2. 治麦粒肿：一点红、千里光、野菊花各15g。水煎，分2次服，每日1剂。(《全国中草药汇编》)

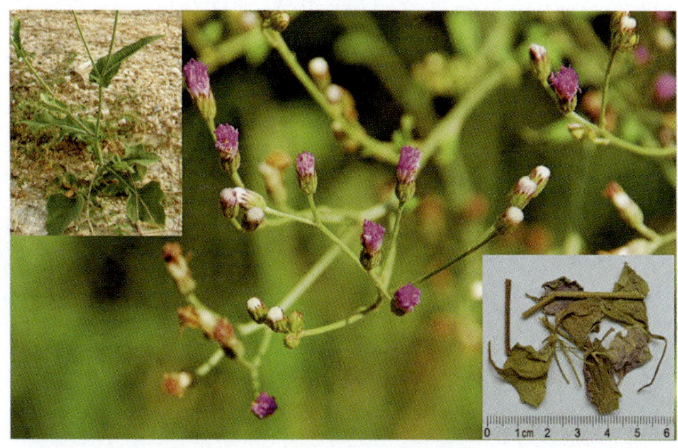

佩兰

【别名】兰草、省头草、香草。

【来源】为菊科植物佩兰*Eupatorium fortunei* Turcz的干燥地上部分。

【植物形态特征】多年生草本，根状茎横走，茎直立，绿色或红紫色。基生叶花期萎缩，茎生叶片较大，长椭圆状披针形，边有锯齿。头状花序多数在茎顶及枝端排成聚伞状花序，总苞钟形，管状花5，花冠白色或带微红。瘦果椭圆形，黑褐色，具5棱。

【性味功效】辛，平。芳香化湿，醒脾开胃，发表解暑。

【选方】1. 治暑湿头痛：佩兰9g，水煎趁沸泡六一散15g，取澄清液代茶饮。(《福建药物志》)

2. 治角膜云翳：佩兰60g，水煎服。忌刺激性食物。(《浙江药用植物志》)

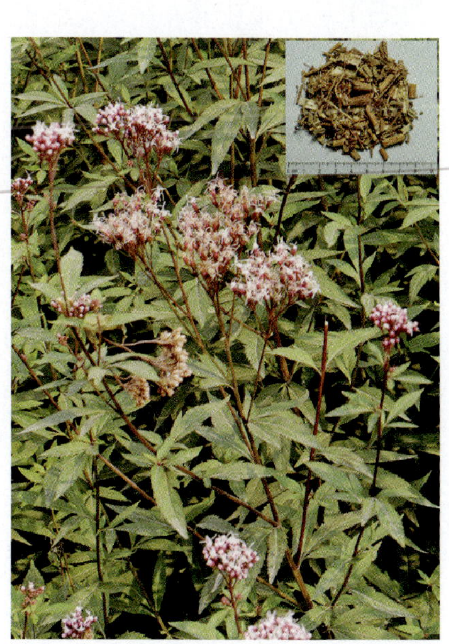

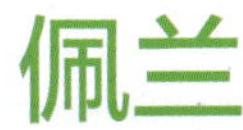

白头婆

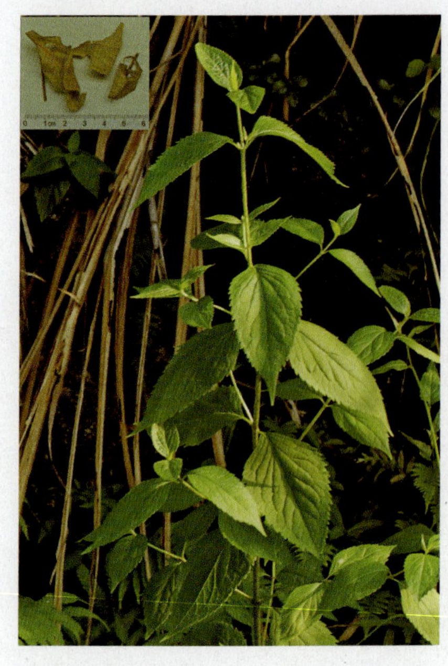

【别名】泽兰、山兰。

【来源】为菊科植物白头婆*Eupatorium japonicum* Thunb的干燥全草。

【植物形态特征】多年生草本，茎直立，不分枝。叶对生，茎基部叶花期萎缩，中部叶椭圆形、长椭圆形或披针形。头状花序在茎及枝端排成聚伞状花序，苞片绿色或紫红色，管状花5，花冠白色、带红紫色或粉红色。瘦果椭圆形，淡黑褐色。

【性味功效】苦、辛，微温。活血化瘀，行水消肿。

【选方】1. 治痈疽疖肿：白头婆20g，水煎服，另取鲜白头婆适量，洗净，捣烂敷患处。(《中草药彩色图谱》)

2. 治感冒发热、痰多咳喘：白头婆30～60g，水煎服。(《中草药彩色图谱》)

多须公

【别名】广东土牛膝、华泽兰、六月雪。

【来源】为菊科植物华泽兰*Eupatorium chinense* L.的根。

【植物形态特征】多年生草本，须根，茎细圆柱形，被短柔毛。单叶对生，卵形或宽卵形，纸质，边缘具圆锯齿。头状花序多数，在茎或分枝顶排成伞房或复伞房花序，总苞钟形，椭圆形包片，膜质。瘦果椭圆状，有棱及腺点，淡黑褐色。

【性味功效】微苦，凉。清热解毒，利咽化痰。

【选方】1. 治烫火伤：多须公全草水煎取浓汁，冷敷患处。(《岭南草药志》)

2. 治喉痛、单双蛾喉：广东土牛膝鲜根250g，榨取自然汁，加盐少许，或和熊胆皮、甘草适量，煎浓汁，缓缓吞咽，并留一部分含漱。(《岭南草药志》)

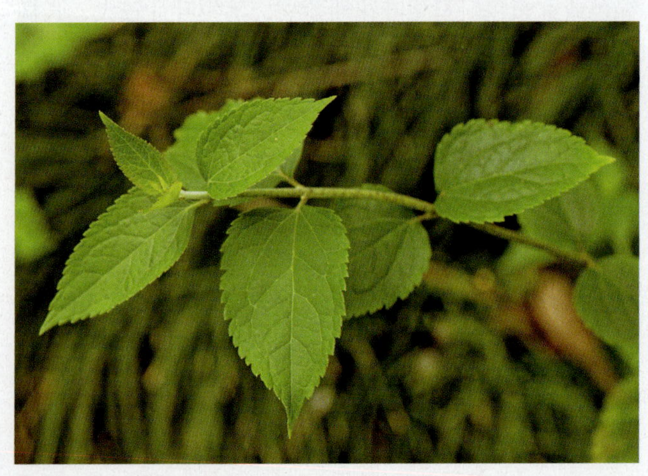

旋覆花

【别名】金沸草、六月菊、滴滴金、金钱花、驴儿菜。

【来源】为菊科植物旋覆花*Inula japonica* Thunb的干燥头状花序。

【植物形态特征】多年生草本，茎直立，单生，有细纵沟。中部叶长圆形或长圆状披针形，全缘或有疏齿，具疏毛。头状花序于茎上排成聚伞状花序，总苞钟形，线状披针形苞片叶质或半革质，舌状花结实，舌片线形。瘦果圆柱形，有纵沟。

【性味功效】苦、辛、咸，微温。降气，消痰，行水，止呕。

【选方】1. 治风痰呕逆，饮食不下，头目昏闷：旋覆花、枇杷叶、川芎、细辛、赤茯苓各一钱，前胡一钱五分。姜、枣水煎服。(《妇人良方》旋覆花汤)

2. 治风火牙疼：旋覆花为末，搽牙根上，良久，去其痰涎。疼止。(《滇南本草》)

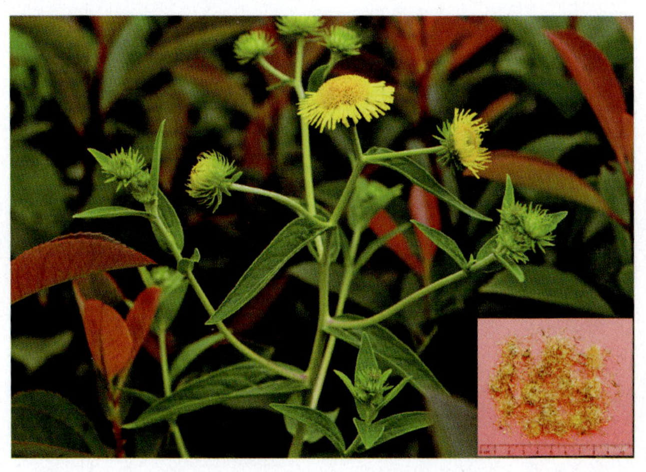

千里光

【别名】千里及、九里明、眼明草。

【来源】为菊科植物千里光*Senecio scandens* Buch. -Ham.ex D. Don的全草。

【植物形态特征】多年生草本，茎细长圆柱形，折曲呈攀援状。叶互生，叶片卵状披针形至长三角形，边缘有齿。头状花序多数，在茎枝端排列成顶生复聚伞圆锥花序，总苞筒状，总苞片线状披针形，花冠异型，黄色。瘦果圆柱形，有纵沟。

【性味功效】苦、辛，凉；有小毒。清热解毒，凉血消肿，清肝明目。

【选方】1. 治风火眼痛：千里光二两，煎水熏洗。(《江西民间草药》)

2. 治鸡盲：千里光一两，鸡肝一个。同炖服。(《江西民间草药》)

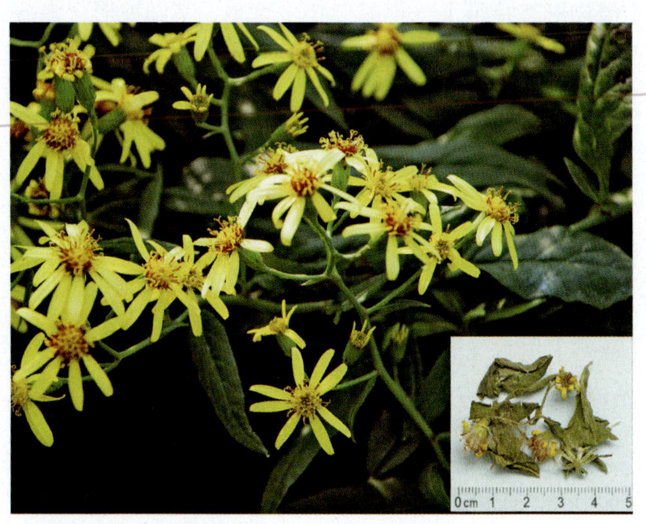

豨莶

【别名】豨莶草、粘糊菜、黄花仔、粘不扎。

【来源】为菊科植物豨莶*Siegesbeckia orientalis* Linn的干燥地上部分。

【植物形态特征】一年生草本，茎直立，枝上部被紫褐色头状有柄长腺毛及白色长柔毛。叶对生，中部叶纸质，卵状三角形，边缘有齿。头状花序，多数，排成伞房状，总苞片叶质，舌状花舌片短，黄色。瘦果倒卵圆形，有棱。

【性味功效】辛、苦，寒。祛风湿，利关节，解毒，平肝降压。

【选方】1. 治口眼歪斜，肢体麻木：豨莶草15g，桑枝30g，蜈蚣3条。煎服。(《安徽中草药》)

2. 治高血压：豨莶草、夏枯草各90g，龙胆草15g。共研细末，炼蜜为丸。早晚各9g，开水送服。(《中药临床应用》豨夏丸)

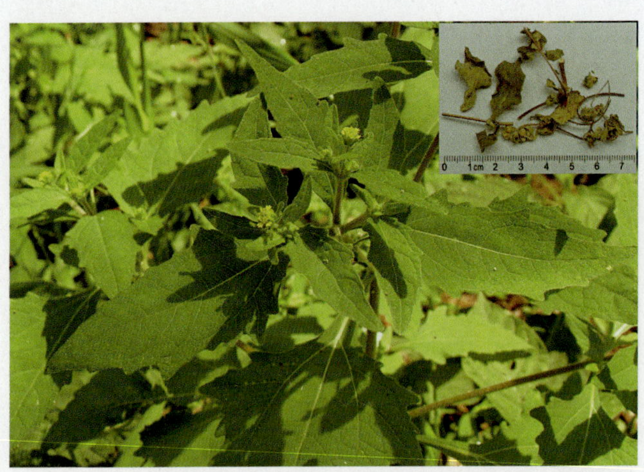

水飞蓟

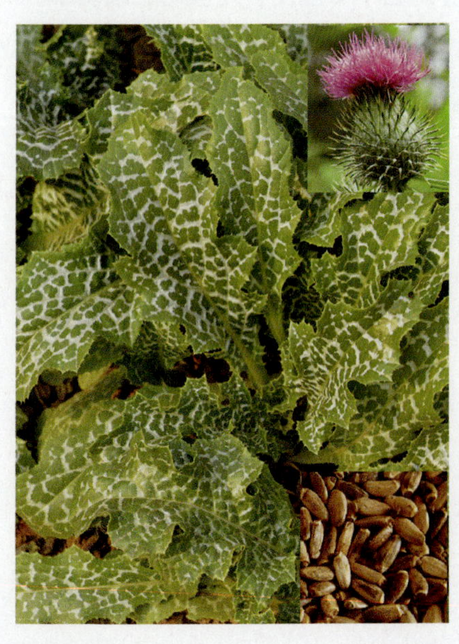

【别名】水飞雉、奶蓟、老鼠簕。

【来源】为菊科植物水飞蓟*Silybum marianum* (Linn.) Gaertn的瘦果。

【植物形态特征】一年或二年生草本，茎圆柱形，多分枝，被白色丝状绒毛。叶互生，莲座状基生叶，椭圆状披针形，边缘深波状分裂，裂片锐锯齿状，具尖刺。头状花序顶生，总苞球形，苞片革质，两性管状花。瘦果侧扁，长卵形，黑色。

【性味功效】苦，凉。清热解毒，利胆保肝，健脑，防辐射。

【选方】用水飞蓟宾(水飞蓟素、奶蓟素、西利马灵)治疗肝炎，口服。(《全国中草药汇编》)

一枝黄花

【别名】粘糊菜、破布叶、金柴胡。

【来源】为菊科植物一枝黄花*Solidago decurrens* Lour的根或全草。

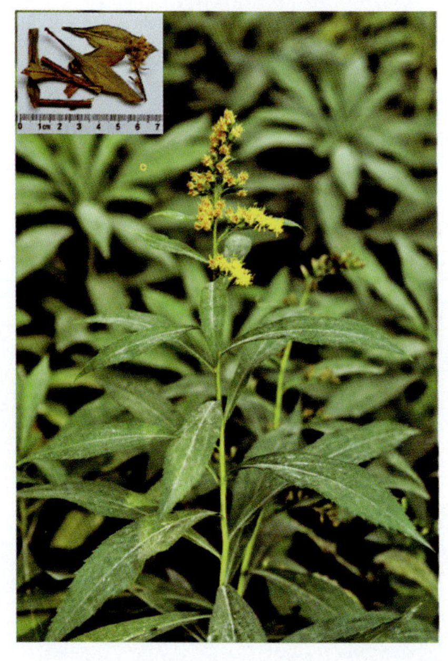

【植物形态特征】多年生草本，具粗短的根状茎，茎直立，具纵棱。单叶互生，卵形或窄卵形，边缘具浅锯齿。头状花序排成窄长圆锥状，总苞钟状，总苞下面有膜质小苞片，花冠黄色，舌状花雌性，管状花两性。瘦果圆柱形无毛，有棱。

【性味功效】辛、苦，平；有小毒。疏风清热，解毒消肿。

【选方】1. 上呼吸道感染、肺炎：一枝黄花15g，一点红10g。水煎服，日1剂。(《全国中草药汇编》)

2. 痈肿疮毒：一枝黄花、蒲公英、紫花地丁各15g。煎服，另用鲜蚤休、鲜佛甲草各适量，捣敷患处。(《福建中草药》)

苦苣菜

【别名】滇苦菜、苦荬菜、苦苦菜、野芥子。

【来源】为菊科植物苦苣菜*Sonchus oleraceus* Linn的全草。

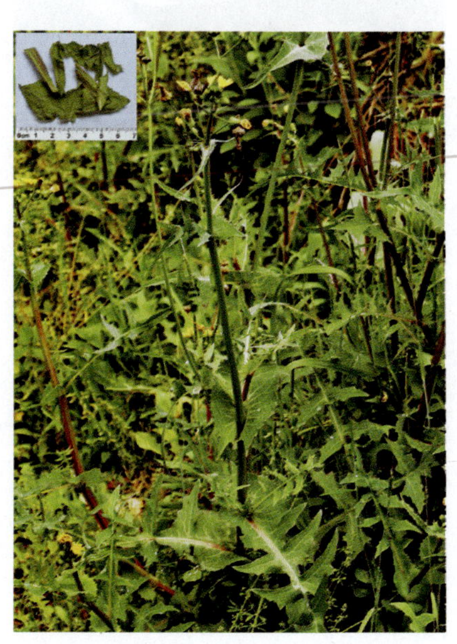

【植物形态特征】一年生或二年生草本，茎直立，中空，少分枝。基生叶羽状深裂，长椭圆形状披针形，茎中叶基部为尖耳状抱茎。头状花序在枝顶排紧密的伞房花序，总苞钟状，苞片覆瓦状排列，舌状花多数，黄色。瘦果褐色，长椭圆形，扁平。

【性味功效】苦，寒。清热解毒，凉血止血。

【选方】治妇人乳结红肿疼痛：紫苦苣菜捣汁水煎，兑水酒服。(《滇南本草》)

金钮扣

【别名】天文草、红细水草、散血草、小铜锤。

【来源】为菊科植物金钮扣*Spilanthes paniculata* Wall. ex DC的全草。

【植物形态特征】一年生草本。茎直立或斜升，有纵条纹。叶卵形，宽卵圆形或椭圆形。头状花序单生，或圆锥状排列，卵圆形，总苞片绿色，卵形或卵状长圆形，花托锥形，托片膜质，倒卵形，花黄色。瘦果长圆形，稍扁压，暗褐色。

【性味功效】辛、苦，凉；有小毒。解毒，消炎，消肿，祛风除湿，止痛，止咳定喘。

【选方】1. 治龋齿痛：用金钮扣全草水煎含漱，并用鲜叶捣烂塞龋洞。(《广西本草选编》)

2. 治感冒风寒、气管炎：用全草1~3钱，水煎服。(《广西本草选编》)

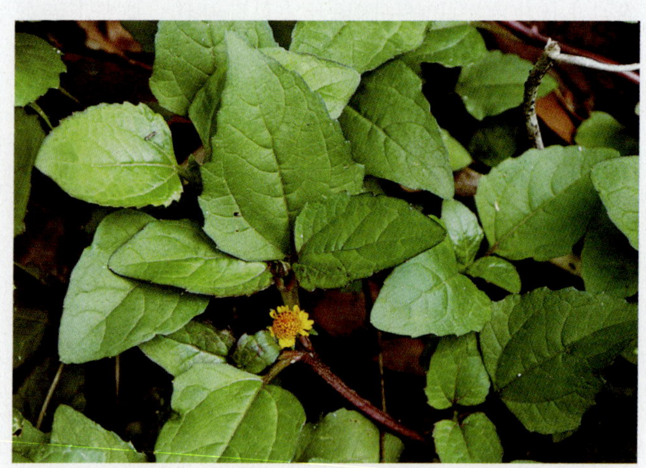

苦荬菜

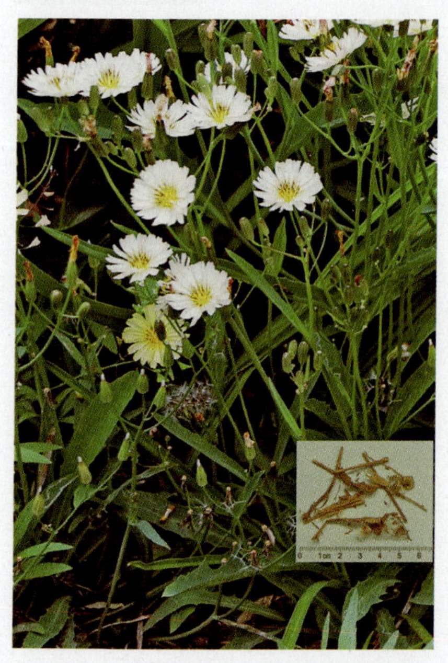

【别名】黄花山鸭舌草、剪刀草、剪子股。

【来源】为菊科植物多头苦荬*Ixeris polycephala* Cass的全草。

【植物形态特征】一年生草本。茎直立，上部伞房花序状分枝。基生叶线形或线状披针形，中下部茎叶披针形或线形。头状花序在茎枝顶端排成伞房状花序，总苞圆柱状，舌状小花多黄色。瘦果压扁，褐色，长椭圆形，冠毛白色，纤细。

【性味功效】苦，寒。清热解毒，去腐化脓，止血生肌，消肿止痛。

【选方】1. 治乳痈：先在大椎旁开二寸处，用三棱针挑出血，用火罐拔后，再以苦荬菜、蒲公英、紫花地丁，共捣烂，敷患处。(《陕西中草药》)

2. 治血淋尿血：苦荬菜一把。酒、水各半，煎服。(《针灸资生经》)

马兰

【别名】路边菊、田边菊、泥鳅菜、泥鳅串、鱼鳅串。

【来源】为菊科植物马兰*Kalimeris indica* (Linn.) Sch.-Bip的嫩茎叶或全草。

【植物形态特征】多年生草本。根茎有匍匐枝。茎直立。中部叶互生，倒披针形，上部叶椭圆形，无柄。头状花序单生于枝端排成疏伞房状，总苞半球形，总苞片覆瓦状排列，舌状花一列，蓝紫色，管状花被短毛。瘦果倒卵状长圆形。

【性味功效】辛、苦，寒。解表除湿，消食化积，消肿止痛，清热凉血。

【选方】1. 治痔疮肿痛，便血：鲜马兰（嫩茎叶）60～120g，水煎服。（《本草纲目》）

2. 治呕吐失血、脾胃虚亏：鲜马兰，白茅根各30g，水煎，去渣取汁；加莲子，大枣各15g，以小火煨熟。（《集成良方三百种》）

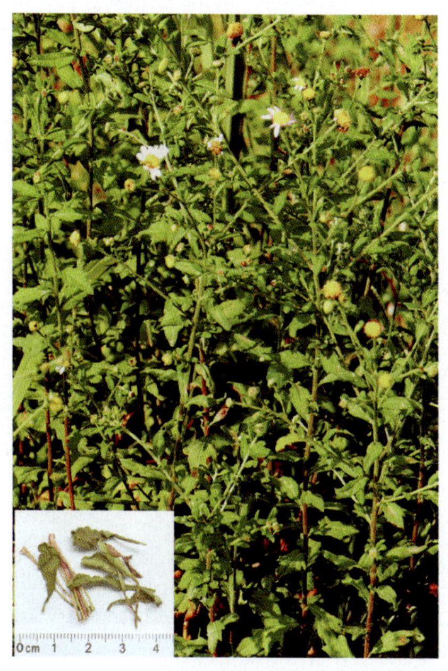

蒲公英

【别名】黄花地丁、婆婆丁、灯笼花、蒲公草。

【来源】为菊科植物蒲公英*Taraxacum mongolicum* Hand.-Mazz的全草。

【植物形态特征】多年生草本。根圆锥状，表面棕褐色。叶基生，倒披针形，有时具波状齿或羽状深裂，有时倒向羽状深裂或大头羽状深裂。头状花序顶生，总苞钟状，舌状花黄色。瘦果狭卵形，褐色，全部有刺状突起，顶端具白色冠毛。

【性味功效】苦、甘，寒。清热解毒，消痈散结，利湿通淋。

【选方】1. 治急性乳腺炎：蒲公英二两，香附一两。每日一剂，煎服二次。（内蒙古《中草药新医疗法资料选编》）

2. 治胆囊炎：蒲公英一两。水煎服。（《南京地区常用中草药》）

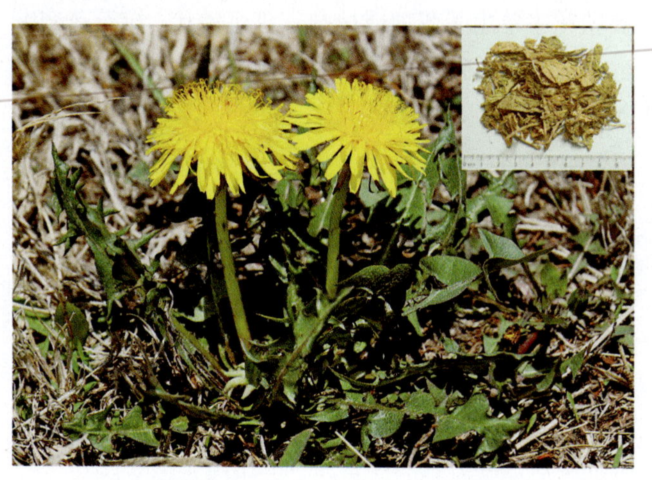

蓟

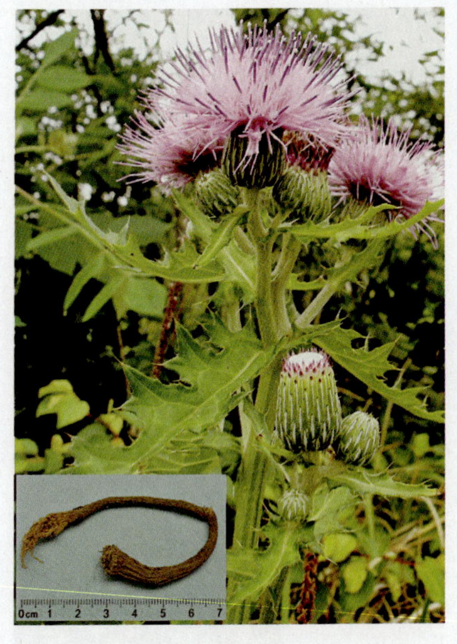

【别名】大蓟、刺蓟、山萝卜。

【来源】为菊科蓟*Cirsium japonicum* Fisch.ex DC的根或全草。

【植物形态特征】多年生草本。块根纺锤状或萝卜状。茎直立，茎枝被多细胞长节毛。基生叶卵形或椭圆形，羽状深裂或几全裂。头状花序多直立，总苞钟状，全部苞片外面有微糙毛并沿中肋有粘腺。瘦果偏斜楔状倒披针状，冠毛浅褐色。

【性味功效】甘、苦，凉。凉血止血，祛瘀消肿。

【选方】1. 治心热吐血口干：用蓟的叶及根，捣绞取汁，每顿服二小盏。(《圣惠方》)

2. 治舌硬出血不止：蓟捣汁，和酒服。干者为末，冷水服。(《普济方》)

小蓟

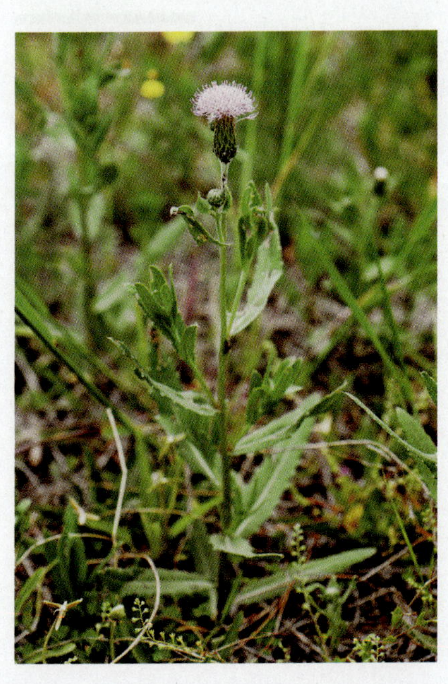

【别名】青青草、刺狗牙、刺蓟、枪刀菜。

【来源】为菊科植物刺儿菜*Cirsium setosum* (Willd.) MB的全草。

【植物形态特征】多年生草本。根茎长。茎直立。茎中上部叶互生，长椭圆状或椭圆状披针形。雌雄异株，头状花序单生于茎顶或枝端，总苞钟状，雄花花药紫红色，雌花花冠紫红色。瘦果椭圆形或长卵形，冠毛羽状。

【性味功效】苦，凉。凉血止血，祛瘀消肿。

【选方】1. 治血热所致的衄血、吐血、便血、月经先期、月经过多：鲜小蓟根150g，捣烂绞取汁液服，或沸水冲服。(《食疗本草》)

2. 治胎堕后或产生瘀血不尽，出血不止：小蓟、益母草各60g，水煎，去渣再煎至浓稠服。(《圣济总录》)

鹅不食草

【别名】食胡荽、鹅不食、天胡荽。

【来源】为菊科植物石胡荽*Centipeda minima* (Linn.) A. Br. et Ascher的全草。

【植物形态特征】一年生小草本。茎纤细，多分枝，基部匍匐，着地后易生根。叶互生，叶片小匙形，边缘有疏齿。头状花序细小，扁球形，单生于叶腋，花杂性，淡黄色或黄绿色，筒状。瘦果椭圆形，边缘有长毛。

【性味功效】辛，温。发散风寒，通鼻窍，止咳，散瘀消肿。

【选方】1. 治感冒风寒、百日咳、疟疾：用全草3～5钱，水煎服。(《广西本草选编》)

2. 治毒蛇咬伤：用鲜全草捣烂外敷伤口周围。(《广西本草选编》)

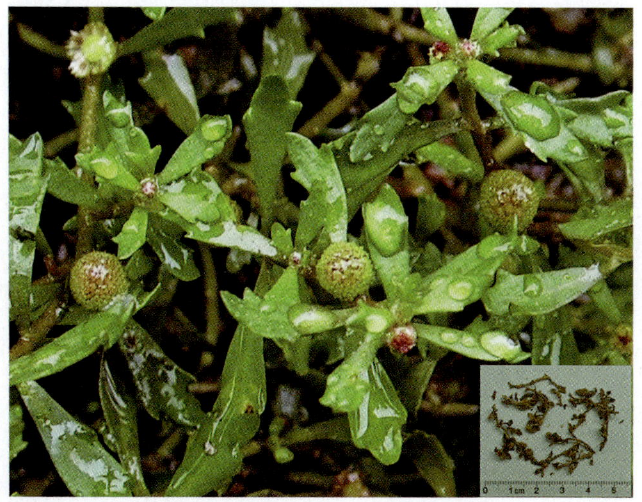

蟛蜞菊

【别名】黄花蟛蜞草、黄花墨菜、黄花龙舌草、田黄菊。

【来源】为菊科植物蟛蜞菊*Wedelia chinensis* (Osbeck.) Merr的全草。

【植物形态特征】多年生草本。茎匍匐，上部近直立，基部各节生出不定根。叶对生，椭圆形、长圆形或线形。头状花序单生于枝顶或叶腋内，总苞钟形，舌状花黄色，管状花较多、黄色。瘦果倒卵形，多疣状突起，有具细齿的冠毛环。

【性味功效】甘、淡，凉。清热解毒，化痰止咳，凉血散瘀。

【选方】1. 治急性扁桃体炎、急性咽喉炎：蟛蜞菊30g，金银花15g，板蓝根12g，水煎服。(《新编潮汕百草良方》汕头大学编)

2. 治皮肤红肿热痛：蟛蜞菊30g，捶汁加蜜煎服，或水煎服。(《新编潮汕百草良方》汕头大学编)

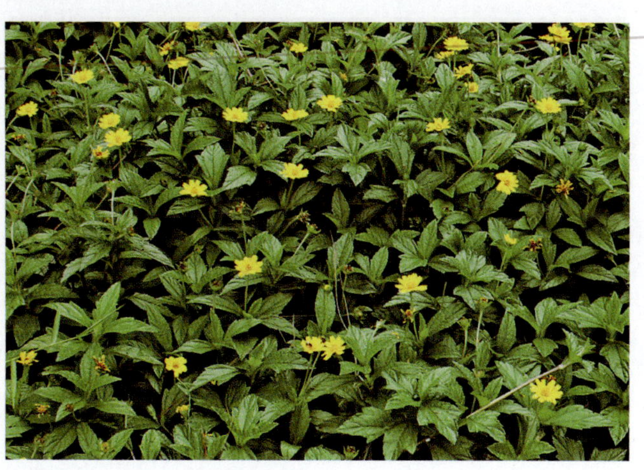

野菊

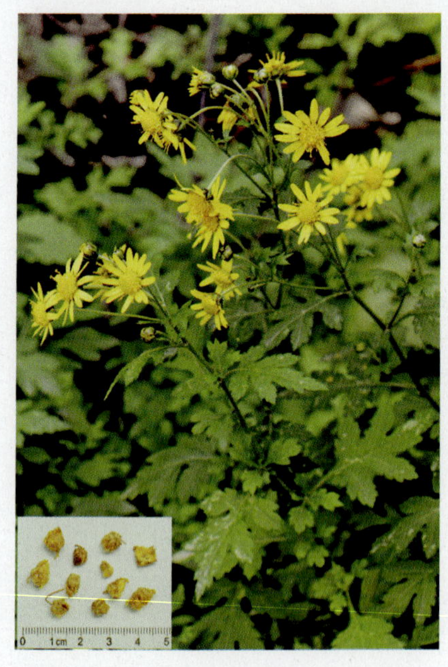

【别名】油菊、路边黄、山菊花、野黄菊。

【来源】为菊科植物野菊*Dendranthema indicum* (Linn.) Des Moul的全草及根。

【植物形态特征】多年生草本。有地下匍匐茎，茎直立或铺散。茎生叶卵形、长卵形或椭圆状卵形，羽状分裂或分裂不明显。头状花序顶生，排成伞房圆锥花序或少数排成伞房花序，全部苞片边缘白色或褐色宽膜质，舌状花黄色。瘦果。

【性味功效】苦、辛，凉。清热解毒，疏风散热，散瘀，明目，降血压。

【选方】1. 治疔疮：野菊花根、菖蒲根、生姜各50g。水煎，水酒对服。(《医钞类编》)

2. 治妇人乳痈：野菊叶加黄糖捣烂，敷患处。(《岭南草药志》)

大吴风草

【别名】八角乌、活血莲、金缽盂、独角莲、一叶莲。

【来源】为菊科植物大吴风草*Farfugium japonicum* (L. f.) Kitam的全草。

【植物形态特征】多年生葶状草本。根茎粗壮。基生叶有长柄，叶片肾形，表面有光泽。花茎直立，初时被褐色柔毛，后渐脱落，上有披针形花叶，头状花序在花茎顶端排成疏伞房状，舌状花黄色。瘦果圆筒形，具纵纹和短毛，棕褐色。

【性味功效】辛、苦，凉。清热解毒，消肿散结。

【选方】1. 治感冒、流感：大吴风草五钱，水煎服。(《浙江民间常用草药》)

2. 治咽喉炎、扁桃体炎：大吴风草根二至三钱，水煎服。(《浙江民间常用草药》)

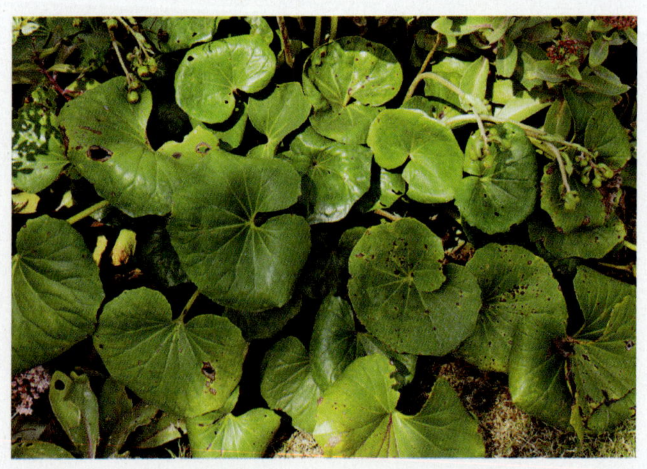

芙蓉菊

【别名】香菊、白艾、玉芙蓉、老人花、千年艾。

【来源】为菊科植物芙蓉菊*Crossostephium chinense* (L.) Makino的全草。

【植物形态特征】半灌木。叶聚生枝顶，狭匙形或狭倒披针形，两面密被灰色短柔毛。头状花序盘状，生于枝端叶腋，排成有叶的总状花序，总苞半球形，边花雌性，盘花两性，花冠均为管状。瘦果矩圆形，被腺点，冠状冠毛撕裂状。

【性味功效】辛、苦，微温。祛风除湿，解毒消肿，止咳化痰。

【选方】1. 治疔疮：芙蓉菊鲜叶、野菊鲜叶。捣烂，调蜜敷患处。(《福建中草药》)

2. 治风湿关节痛、胃脘冷痛：芙蓉菊干根15～30g，水煎服。(《新编潮汕百草良方》汕头大学编)

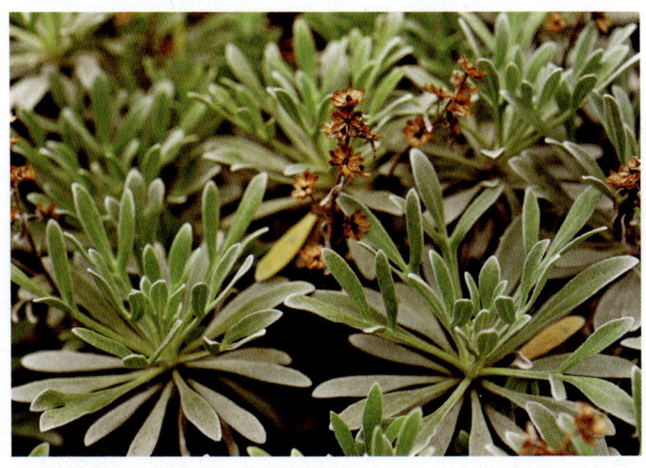

野茼蒿

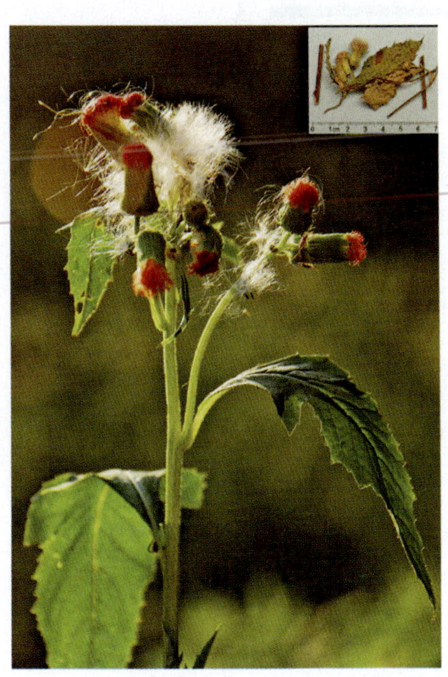

【别名】野塘蒿、野地黄菊、革命菜、安南菜。

【来源】为菊科植物野茼蒿*Crassocephalum crepidioides* (Benth.) S. Moore的全草。

【植物形态特征】一年生草本。茎直立，有纵条棱。叶互生，叶片膜质，椭圆形或长圆状椭圆形。头状花序数个在茎端排成伞房状，总苞钟状，小花全部管状，花冠红褐色或橙红色。瘦果狭圆柱形，赤红色，有肋，被毛，冠毛白色，绢毛状。

【性味功效】苦、辛，平。清热解毒，健脾消肿。

【选方】1. 治营养不良性水肿、脾虚浮肿：用全草2～3两同鸡蛋1～2只或猪骨适量，水煎服。(《广西本草选编》)

2. 治乳腺炎：用鲜全草捣烂取汁服，渣外敷。(《广西本草选编》)

鼠麴草

【别名】鼠曲草、佛耳草、鼠耳草、清明菜。

【来源】为菊科植物鼠麴草*Gnaphalium affine* D. Don的全草。

【植物形态特征】一年生草本。茎直立，上部被白色厚棉毛。叶互生，匙状倒披针形或倒卵状匙形，两面被白色棉毛。头状花序顶生成伞房状，总苞钟形，总苞片金黄色，膜质，花管状黄色。瘦果倒卵形或倒卵状圆柱形，冠毛污白色。

【性味功效】甘，平。清肺止咳，解毒降压，祛风寒。

【选方】1. 治咳嗽痰多：鼠麴草全草五六钱，冰糖五、六钱，同煎服。(《江西民间草药》)

2. 治风寒感冒：鼠麴草全草，五六钱。水煎服。(《江西民间草药》)

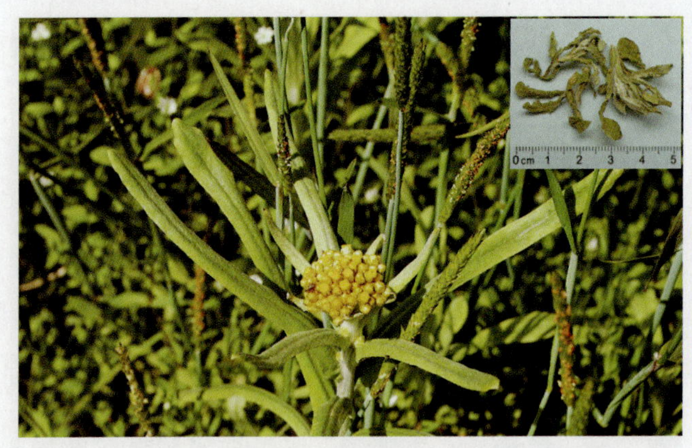

红凤菜

【别名】观音苋、补血菜、木耳菜、血皮菜、红番苋。

【来源】为菊科植物红凤菜*Gynura bicolor* (Willd.) DC的全草。

【植物形态特征】多年生草本。茎直立，上部有伞房状分枝。叶片倒卵形或倒披针形。头状花序在茎、枝端排列成疏伞房状，总苞狭钟状，总苞片线状披针形或线形，边缘干膜质，小花橙黄色至红色。瘦果圆柱形，淡褐色，冠毛白色，绢毛状。

【性味功效】辛、甘、凉。清热凉血，活血，止血，解毒消肿。

【选方】1. 治溃疡久不收口：干红凤菜叶，研细末，撒疮口。(《福建中草药》)

2. 治咳血：鲜红凤菜二至四两，水煎服。(《中药大辞典》)

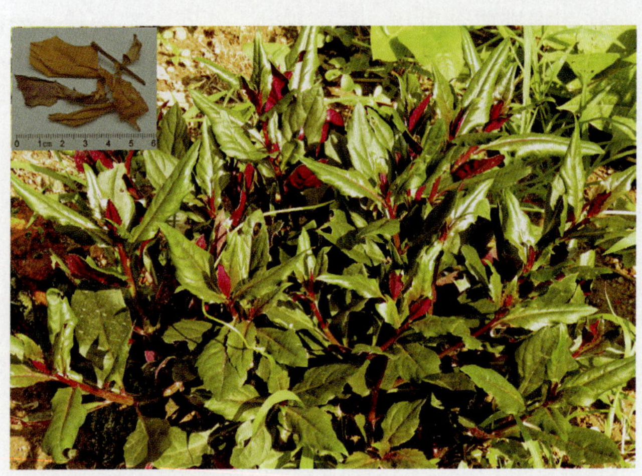

广东升麻

【别名】麻花头、升麻。

【来源】为菊科植物华麻花头*Serratula chinensis* S. Moore的根。

【植物形态特征】多年生草本。根状茎短，生多数纺锤状直根。茎直立。中上部茎叶椭圆形或卵状椭圆形，两面被多细胞短节毛及棕黄色小腺点。头状花序单生茎枝顶端，总苞碗状，小花花冠紫红色。瘦果长椭圆形，深褐色，冠毛褐色。

【性味功效】辛、苦，微寒。透疹解毒，升阳举陷。

【选方】1. 治热痱瘙痒：升麻煎汤饮，并洗之。(《千金方》)

2. 治胃热齿痛：升麻煎汤，热漱咽之。(《仁斋直指方》)

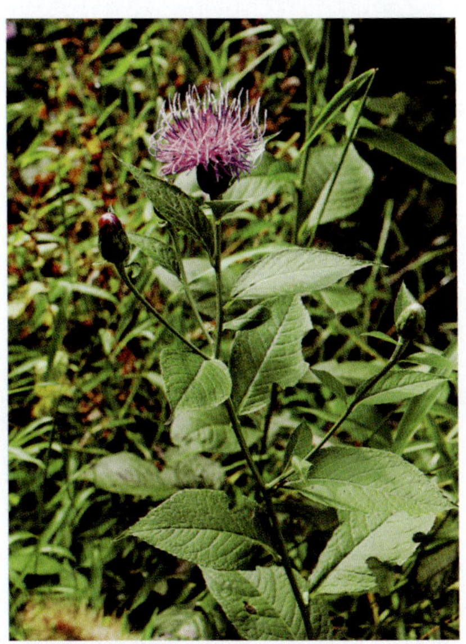

苍耳

【别名】卷耳、苓耳、胡菜、地葵、白胡荽。

【来源】为菊科植物苍耳*Xanthium sibiricum* Patrin et Widder的茎叶或全草。

【植物形态特征】一年生草本。根纺锤形。茎直立，上部有纵沟，被灰白色粗糙毛。叶互生，三角状卵形或心形。头状花序聚生，单性同株，雄花序球形，小花管状，雌花序卵形，外面有倒刺毛。瘦果倒卵形，包藏在有刺的总苞内。

【性味功效】辛、苦，微寒；有小毒。祛风散热，解毒杀虫。

【选方】1. 治风疹和遍身湿痒：苍耳全草煎汤外洗。(《闽东本草》)

2. 治中耳炎：鲜苍耳全草五钱（干的三钱）。冲开水半碗服。(《福建民间草药》)

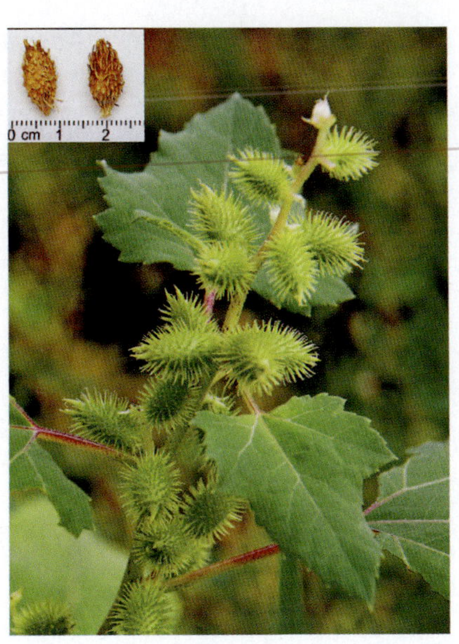

香蒲

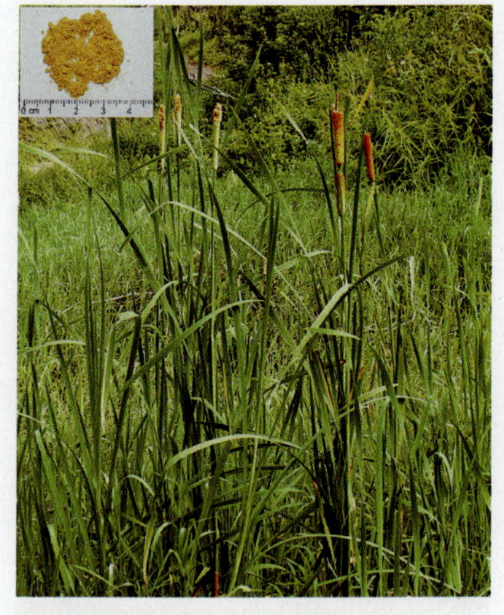

【别名】东方香蒲、猫尾草、蒲菜、水蜡烛。

【来源】为香蒲科植物香蒲*Typha orientalis* Presl的全草。

【植物形态特征】多年生水生或沼生草本。根茎乳白色。叶片条形，叶鞘抱茎。雌雄花序紧密连接，雄花花序轴具白色弯曲柔毛，雌雄花序基部均具叶状苞片，花后均脱落。小坚果椭圆形，果皮具长形褐色斑点。种子褐色，微弯。

【性味功效】甘、微辛，平。收敛止血，活血祛瘀，消炎，泻火，消肿。

【选方】1. 治刀伤出血：取香蒲花粉（蒲黄）半两，热酒送下。(《本草纲目》)

2. 治耳中出血：取香蒲花粉（蒲黄）炒黑研末，掺入。(《简便单方》)

泽泻

【别名】水泽、如意花。

【来源】为泽泻科植物泽泻*Alisma plantago-aquatica* Linn的块茎。

【植物形态特征】多年生水生或沼生草本。地下块茎球形，外皮褐色，多数须根。叶根生，叶片椭圆形至卵形。花茎由叶丛中生出，圆锥花序轮生，小花梗伞状排列，花瓣白色。瘦果椭圆形或近矩圆形。种子紫褐色，具凸起。

【性味功效】甘，寒。利水，渗湿，泄热。

【选方】1. 治妊娠遍身浮肿，上气喘急，大便不通，小便赤涩：泽泻，桑白皮（炒）、槟榔、赤茯苓各五分。姜水煎服。泽泻散。(《妇人良方》)

2. 治湿热黄疸，面目身黄：茵陈、泽泻各一两，滑石三钱。水煎服。(《千金方》)

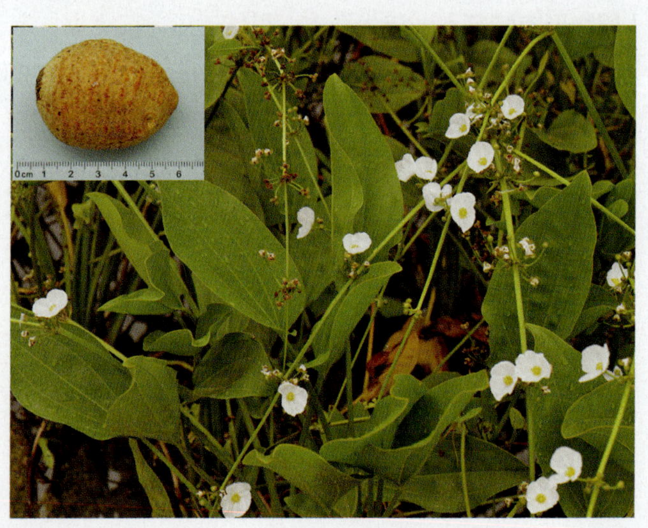

慈菇

【别名】茨菰、燕尾草，白地栗，酥卵。

【来源】为泽泻科植物慈菇*Sagittaria trifolia* Linn. var. *sinensis* (Sims) Makino的球茎。

【植物形态特征】多年水生草本。有纤细匍匐枝，枝端膨大成球茎。叶变化极大，沉水的为狭带形，浮水的常为卵形或戟形。总状花序或圆锥花序，有花3~5轮，下轮为雌花，上轮为雄花，苞片短，萼片卵形，花瓣白色。瘦果斜倒卵形。

【性味功效】苦，微寒。解毒利尿，行血通淋，润肺止咳，清热。

【选方】1. 治淋浊：慈菇根块六两，加水适量煎服。(《福建民间草药》)

2. 治肺虚咳血：生慈菇数枚。去皮捣烂，蜂蜜米泔同拌匀，饭上蒸熟，热服效。(《滇南本草》)

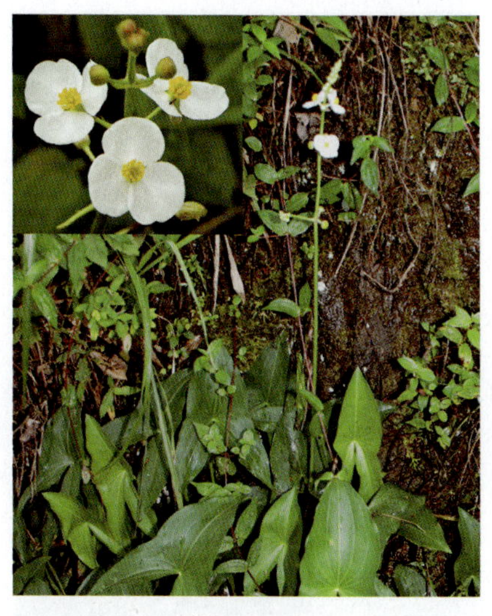

薏苡

【别名】药玉米、水玉米、晚念珠、六谷迷、苡米。

【来源】为禾本科植物薏苡*Coix lacryma-jobi* Linn的种仁。

【植物形态特征】一年生草本。须根黄白色，海绵质。秆直立丛生，多节。叶鞘抱茎，叶舌干膜质，叶片扁平宽大。总状花序腋生成束，雌小穗位于花序下部，外面包以骨质念珠状总苞，总苞卵圆形，珐琅质，坚硬有光泽，雄小穗位于花序上部。

【性味功效】甘、淡，微寒。利湿健脾，舒筋除痹，清热排脓。

【选方】1. 治脾虚水肿或风湿痹痛：薏苡仁研为粗末，与粳米等分。加水煮成稀粥，每日1~2次，连服数日。(《本草纲目》)

2. 治水肿、小便不利：郁李仁60g，研烂，用水滤取药汁；薏苡仁200g，用郁李仁汁煮成饭。分2次食。(《独行方》)

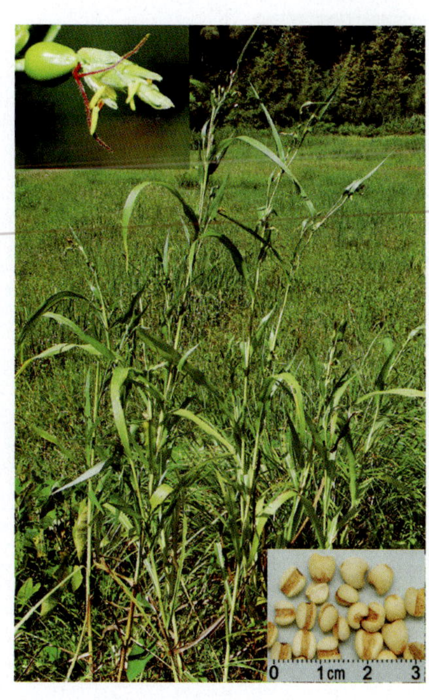

白茅

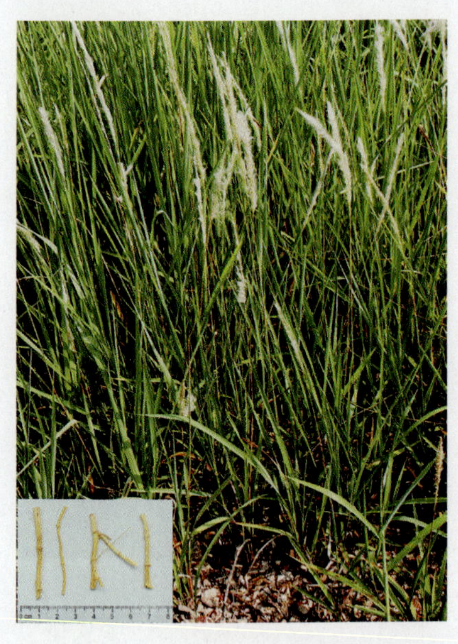

【别名】茅、茅针、茅根。

【来源】为禾本科植物白茅*Imperata cylindrica* (L.) Beauv的全草。

【植物形态特征】多年生草本。根茎白色，匍匐横走，密被鳞片。秆丛生，直立。叶线形，叶鞘褐色。圆锥花序紧缩成穗状，顶生，圆筒状，小穗披针形或长圆形，成对排列在花序轴上。颖果椭圆形，成熟的果序被白色长柔毛。

【性味功效】甘，凉。凉血止血，清热利水。

【选方】1. 治胃反、食即吐出、嗳气：白茅根、芦根各100g。细切，以水四升，煮取二升，顿服。(《千金方》)

2. 治吐血不止：白茅根一握。水煎服。(《千金翼方》)

淡竹叶

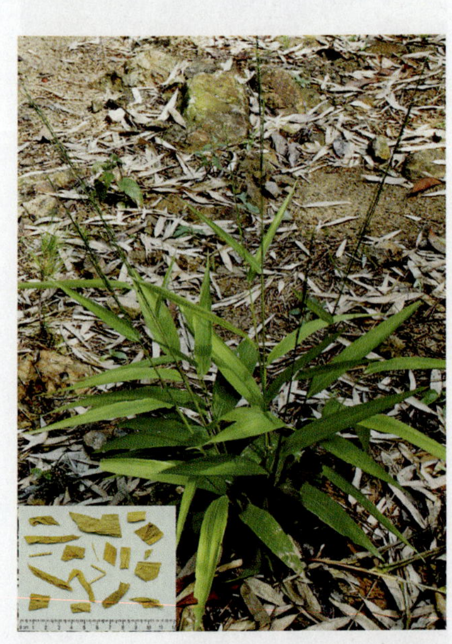

【别名】竹叶、碎骨子、山鸡米、金鸡米、竹叶卷心。

【来源】为禾本科植物淡竹叶*Lophatherum gracile* Brongn的嫩茎叶。

【植物形态特征】多年生草本。有短缩而稍木质化的根茎。须根中部膨大呈纺锤形小块根。秆直立，疏丛生。叶互生，叶片披针形。圆锥花序顶生，小穗线状披针形，颖长圆形。颖果长椭圆形，深褐色。

【性味功效】甘、淡，寒。清热除烦，利尿通淋。

【选方】1. 治尿血：淡竹叶、白茅根各三钱。水煎服，每日一剂。(《江西草药》)

2. 治热淋：淡竹叶四钱，灯心草三钱，海金二钱。水煎服，每日一剂。(《江西草药》)

芦苇

【别名】苇、芦、芦笋、蒹葭。

【来源】为禾本科植物芦苇*Phragmites australis* (Cav.) Trin. ex Steud的全草。

【植物形态特征】多年生草本。具匍匐状地下茎，粗壮，节间中空。秆直立。叶鞘抱茎，叶片披针状线形。圆锥花序大型，顶生，着生稠密下垂的小穗，颖披针形。颖果椭圆形至长圆形，与内外稃分离。

【性味功效】甘，寒。清热生津，除烦止呕，利尿。

【选方】1. 治肺痈吐血：鲜芦根1000g，炖猪心猪肺服。(《重庆草药》)

2. 治咽喉肿痛：鲜芦苇根，捣绞汁，调蜜服。(《泉州本草》)

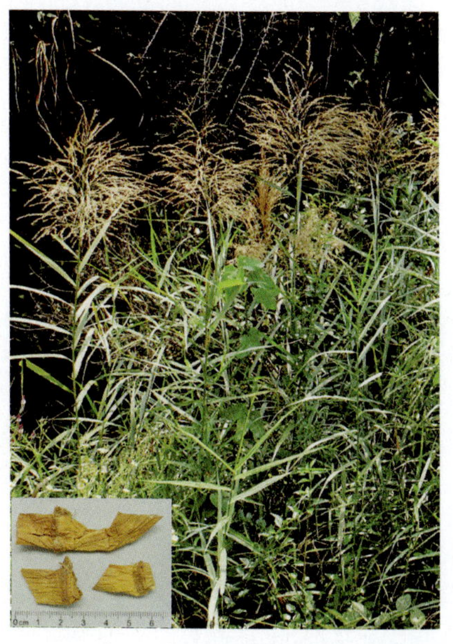

牛筋草

【别名】千千踏、忝仔草、粟仔越、野鸡爪、粟牛茄草。

【来源】为禾本科植物牛筋草*Eleusine indica* (Linn.) Gaertn的带根全草。

【植物形态特征】一年生草本。根系极发达。秆丛生。叶鞘两侧压扁而具脊，叶片平展，线形。穗状花序2~7个指状着生于秆顶，颖披针形，具脊。囊果卵形，基部下凹，具明显的波状皱纹。

【性味功效】甘、淡，凉。清热，利湿。

【选方】1. 治高热，抽筋神昏：鲜牛筋草四两，水三碗，炖一碗，食盐少许，十二小时内服尽。(《闽东本草》)

2. 治湿热黄疸：鲜牛筋草二两，山芝麻一两，水煎服。(江西《草药手册》)

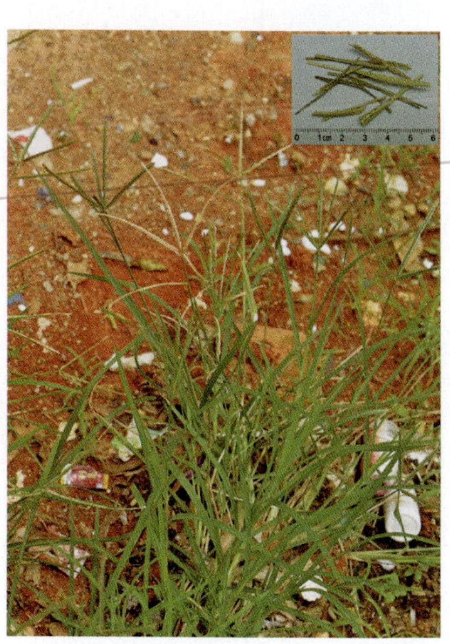

野燕麦

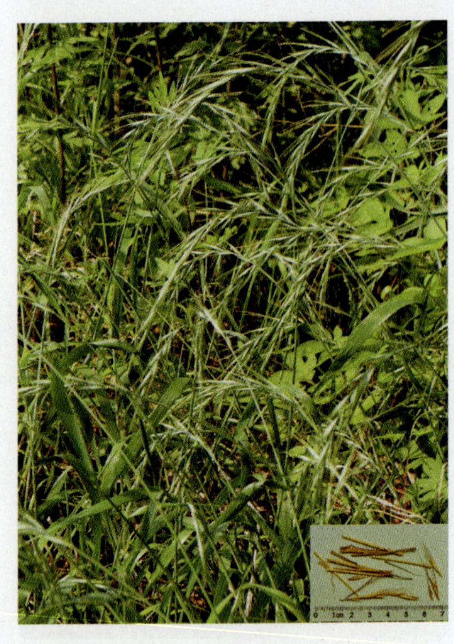

【别名】乌麦、铃铛麦、燕麦草。

【来源】为禾本科植物野燕麦*Avena fatua* Linn的干燥果实。

【植物形态特征】一年生草本植物。须根较坚韧。秆直立。叶鞘松弛，叶舌透明膜质，叶片扁平。圆锥花序开展，金字塔形，小穗轴密生淡棕色或白色硬毛，颖草质。颖果被淡棕色柔毛，腹面具纵沟。

【性味功效】甘，温。补虚，敛汗，止血。

【选方】1. 治妇女红崩：野燕麦配鸡鲜血和酒炖服。(《四川中药志》)

2. 治肺结核：鲜野燕麦4两，红枣为引，水煎服。(《草药手册》江西药科学校革命委员会编)

金丝草

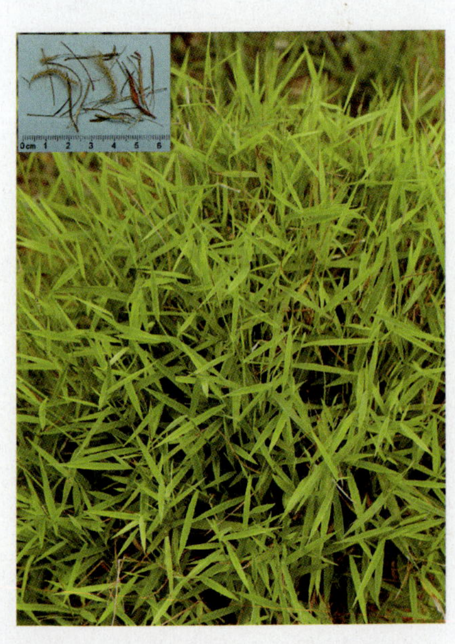

【别名】落苏、黄毛草、毛毛草、笔仔草、猫仔草。

【来源】为禾本科植物金丝草*Pogonatherum crinitum* (Thunb.) Kunth的全草。

【植物形态特征】多年生草本。秆丛生，具纵条纹，节上被白色髯毛。叶鞘边缘薄纸质，叶舌纤毛状，叶片线形，扁平。穗形总状花序单生于秆顶，乳黄色，总状花序轴节间与小穗柄均压扁。颖果卵状长圆形。

【性味功效】甘、淡，凉。清热解毒，解暑，利尿通淋，凉血止血。

【选方】1. 治小儿烦热不解：金丝草一两。酌加开水炖服。(《福建民间草药》)

2. 治发热口渴，泄泻，热淋，血淋：鲜金丝草二至四两。煎汤内服。(《闽东本草》)

香附子

【别名】莎草、香附、雷公头。

【来源】为莎草科植物香附子*Cyperus rotundus* Linn的干燥根茎。

【植物形态特征】匍匐根状茎长，具纺锤形块茎。秆锐三棱形，平滑。叶平张，鞘棕色，常裂成纤维状。长侧枝聚伞花序简单或复出，具辐射枝，穗状花序轮廓为陀螺形，小穗斜展开，线形。小坚果长圆状倒卵形，具细点。

【性味功效】辛、微苦、微甘，平。疏肝解郁，理气宽中，调经止痛。

【选方】1. 治偏正头痛：香附子（炒）四两，川芎二两。上为末。以茶调服，得腊茶清尤好。(《澹寮方》)

2. 治下血不止或成五色崩漏：香附子（去皮毛，略炒）为末。每服二钱，清米饮调下。(《本事方》)

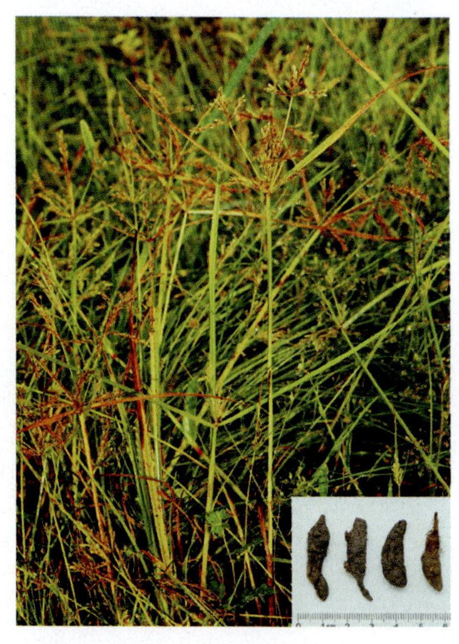

水蜈蚣

【别名】三荚草、金钮子、金钮草、夜摩草。

【来源】为莎草科植物水蜈蚣*Kyllinga brevifolia* Rottb的全草或根。

【植物形态特征】多年生草本。根状茎葡匐平卧于地下，形似蜈蚣，每节上有一小苗。秆扁三棱形，平滑。叶窄线形，基部鞘状抱茎，最下两个叶鞘呈干膜质。头状花序顶生，球形，黄绿色，具极多数密生小穗。坚果卵形，极小。

【性味功效】辛，平。清热解表，利湿，止咳化痰，祛瘀消肿，截疟杀虫。

【选方】1. 治跌打伤痛：水蜈蚣一斤。捣烂，酒四两冲。滤取酒二两内服，渣炒热外敷痛处。(《广西药植图志》)

2. 治疟疾：水蜈蚣一两。水煎，于疟发前8～4小时服。(《江西草药》)

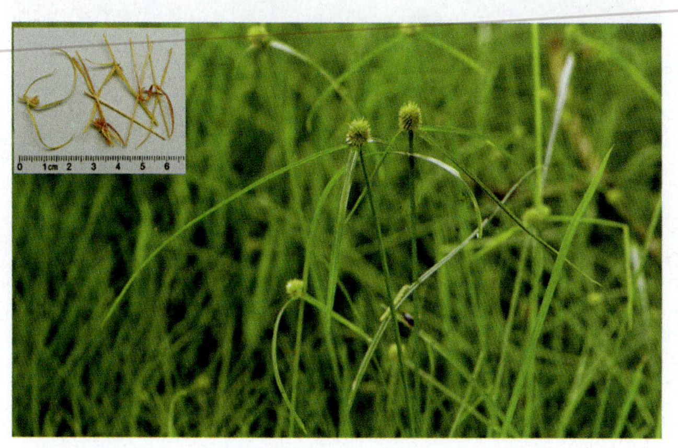

槟榔

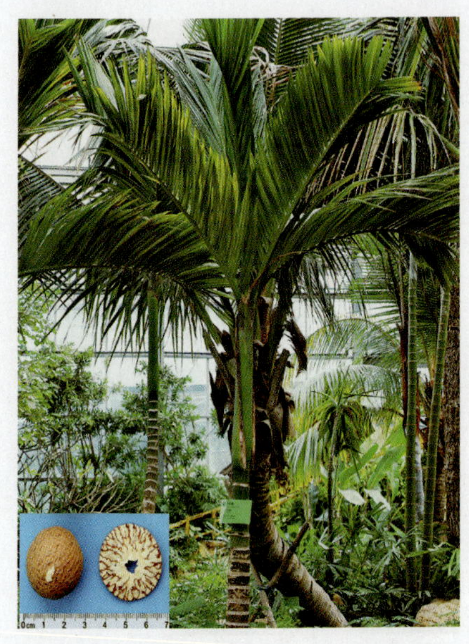

【别名】榔玉、宾门、青仔、国马、槟楠。

【来源】为棕榈科植物槟榔*Areca catechu* Linn的种子，其果皮（大腹皮）亦入药。

【植物形态特征】常绿乔木，有多数叶痕脱落后形成的环纹。大型羽状复叶，条状披针形，先端有不规则齿裂。肉穗花序从叶束之下的茎上生出，基部托以黄绿色的佛焰苞，花序分枝呈蜿蜒状。坚果，果皮为“大腹皮”，中间卵形种子为“槟榔”。

【性味功效】苦、辛、涩，温。杀虫，消积，行气，利水。

【选方】1. 治脾胃两虚，水谷不能以时消化，腹中为胀满痛者：槟榔二两，白术三两，麦芽二两，砂仁一两。俱炒燥为末。每早服三钱，白汤调服。（《方脉正宗》）

2. 治绦虫病：槟榔片60g。（《全国中草药汇编》上册）

蒲葵

【别名】扇叶葵、葵扇叶。

【来源】为棕榈科植物蒲葵*Livistona chinensis* (Jacq.) R. Br的种子及根。

【植物形态特征】多年生常绿乔木，有密接环纹。叶大，扇形，掌状深裂成多数裂片，裂片披针形，叶柄平凸状，下部边缘生倒钩刺二行。叶腋生出圆锥花序，花序下端有佛焰苞，花浅黄色。核果椭圆形至矩圆形，状如橄榄，熟时呈黑褐色。

【性味功效】甘、涩，平。子：抗癌。根：止痛。

【选方】1. 治各种痛症：用蒲葵根制成浸膏片（每片相当生药1g），每日服3次，每次4片。（《广西本草选编》）

2. 治疗各种癌症：葵树子（干品）一两。水煎一至二小时服。与瘦猪肉炖服。（广州部队《常用中草药手册》）

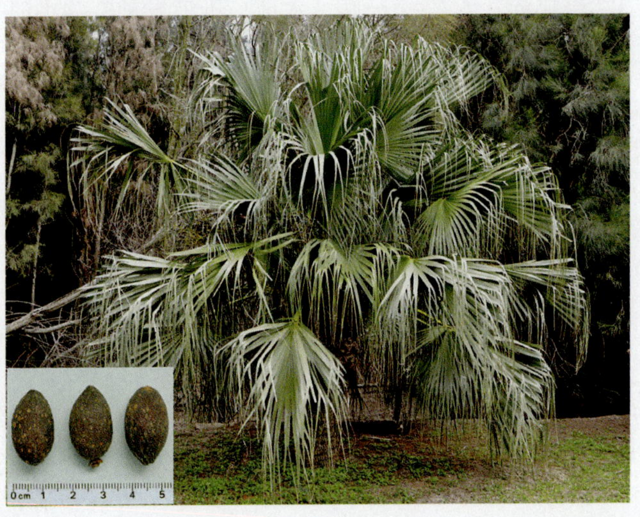

棕榈

【别名】棕衣树、棕树、陈棕、棕板、棕骨。

【来源】为棕榈科植物棕榈*Trachycarpus fortunei* (Hook.) H. Wendl的叶柄及陈久的叶柄或鞘片的纤维；棕榈子（果实）也可入药。

【植物形态特征】多年生常绿乔木。干圆柱形，有环纹。叶扇形或圆扁形，掌状分裂，各裂片均有中脉，先端呈2尖裂，裂片末端下垂，叶柄基部有叶鞘，裂成纤维状的苞毛。肉穗状圆锥花序从叶丛中生出，雌雄异株。核果球形或近肾形。

【性味功效】苦、涩，平。收敛止血。

【选方】1. 治崩漏：棕榈茎（去皮取心）500g，研末，麦粉500g，甜酒500g。和匀制成饼。每服30g，每日2～3次。(《中药大辞典》上册)

2. 治血淋：棕榈根30g，炖猪精肉食。(《中药大辞典》上册)

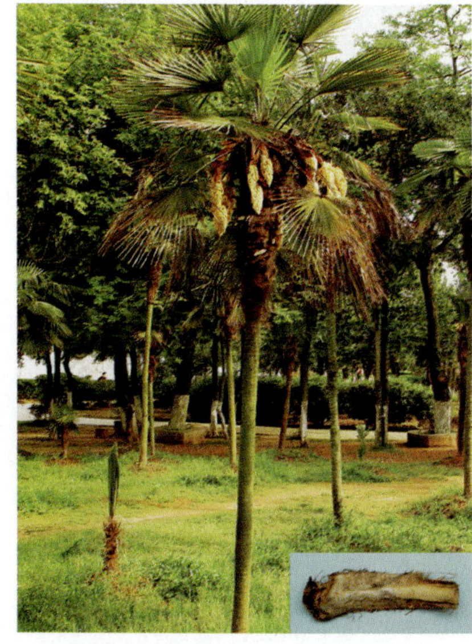

石菖蒲

【别名】菖蒲叶、山菖蒲、水剑草、香菖蒲、药菖蒲。

【来源】为天南星科植物石菖蒲*Acorus tatarinowii* schott.的根茎。

【植物形态特征】多年生丛生草本，全株有香气。根状茎匍匐，横走，细长而弯曲，分枝，密生环节，其上生多数须根。叶基生，剑状条形，基部对折，中脉不明显。肉穗状花序圆柱形，较柔弱，花小，密生，两性。浆果倒卵形。

【性味功效】辛，温。开窍，益智，宽胸，豁痰，祛湿，解毒。

【选方】1. 治湿痰蒙窍，神志不清：石菖蒲、远志、郁金、半夏、茯苓各9g，胆南星6g，水煎服。(《全国中草药汇编》上册)

2. 治胸腹胀闷，食欲不振：石菖蒲9g，陈皮、香附、草豆蔻各6g，水煎服。(《全国中草药汇编》上册)

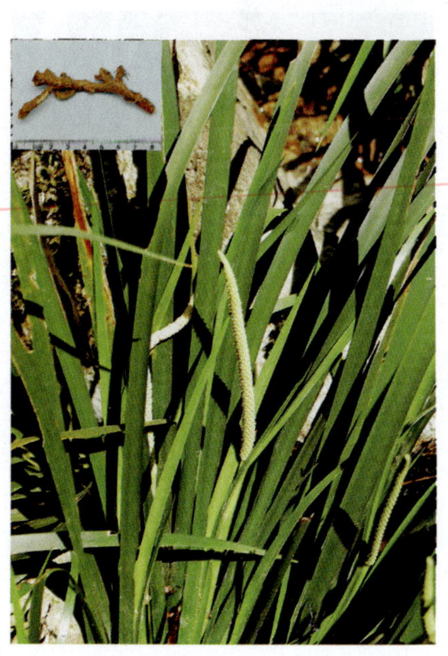

菖蒲

【别名】水菖蒲、白菖蒲。

【来源】为天南星科植物水菖蒲*Acorus calamus* Linn 的干燥根茎。

【植物形态特征】多年生草本，有香气。根茎粗壮，横卧，有多数轮节，有叶鞘痕迹和细根。叶根生，2列，剑形，先端渐尖，基部抱茎，中脉明显。花茎扁三棱形，佛焰苞叶状，肉穗花序无柄。浆果长椭圆形，熟时红色，聚集于肉穗花序上。

【性味功效】辛，温。祛风通窍，健脾化湿，杀虫解毒。

【选方】1. 治癫痫、中风、风湿性关节炎、水肿、痢疾、消化不良：用菖蒲根茎1～2两，水煎服。（《广西本草选编》）

2. 治疥癣：用菖蒲鲜根茎捣烂外敷。（《广西本草选编》）

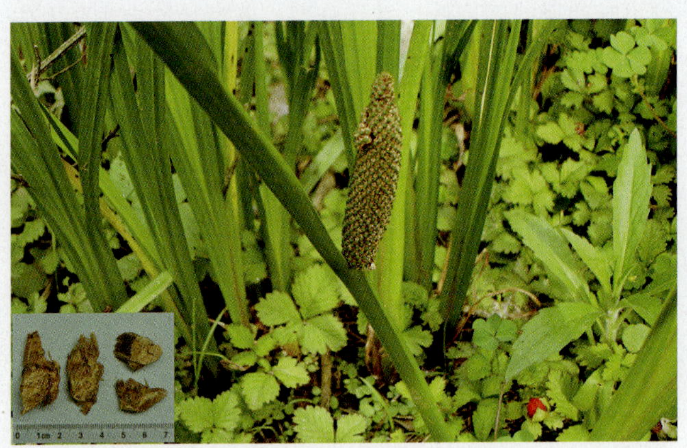

天南星

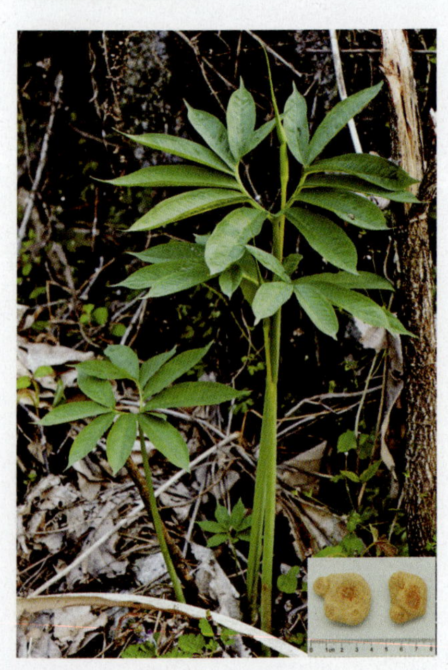

【别名】南星、白南星、山苞米、蛇包谷、山棒子。

【来源】为天南星科植物天南星（异叶天南星）*Arisaema heterophyllum* Blume的块茎。

【植物形态特征】多年生草本。块茎近球形。单叶，叶为鸟趾状全裂，裂片9～17片，全缘，先端渐尖，不成芒状，中央1裂片最小。雌雄异株，肉穗花序高于叶。佛焰苞筒状，绿色，花序轴顶端附属物鼠尾状，伸出佛焰苞外很长。浆果红色。

【性味功效】苦、辛，温；有毒。祛风定惊，化痰散结。

【选方】1. 治神经性皮炎：天南星适量，研粉加入煤油调成糊状。涂搽患处，每日1～2次。（《全国中草药汇编》上册）

2. 治痰湿臂痛：天南星、苍术等分。生姜三片，水煎服之。（《摘元方》）

一把伞天南星

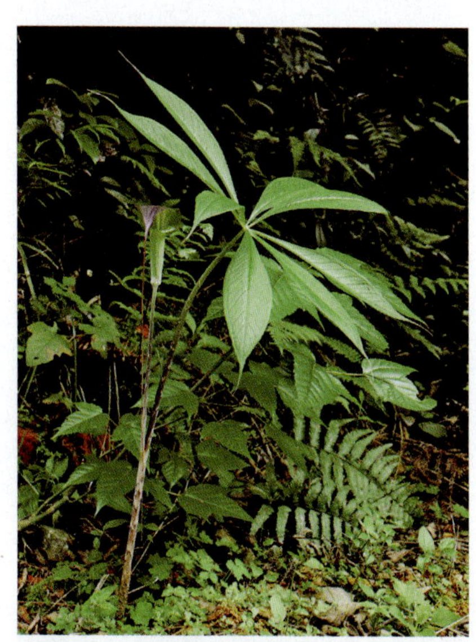

【别名】南星、一把伞。

【来源】为天南星科植物一把伞天南星*Arisaema erubescens* (Wall.) Schott.的块茎。

【植物形态特征】多年生草本。块茎扁球形。叶1片从块茎生出，叶柄圆柱形，肉质，下部成鞘，基部包有绿白色或散生污紫色斑点的透明膜质长鞘；叶片辐射状全裂成7～23片，集于叶柄顶端向四方辐射如伞状。肉穗花序，雌雄异株，佛焰苞多绿色，花序轴顶端附属物棍棒状。浆果红色。

【性味功效】苦、辛，温；有毒。祛风定惊，化痰散结。

【选方】治面神经麻痹：鲜天南星、醋各适量，磨醋取汁，于睡前搽患处侧颊部，覆盖纱布，次晨除去，每晚1次。(《全国中草药汇编》上册)

千年健

【别名】一包针、千年见、千颗针。

【来源】为天南星科植物千年健*Homalomena occulta* (Lour.) Schott的根茎。

【植物形态特征】多年生草本。根茎匍匐，肉质。鳞叶线状披针形。叶具肉质长柄，有浅槽，下部膨大，呈翼状，基部扩大呈叶鞘，侧脉平展，向上斜生，干后呈有规则的皱缩。花序1～3，生于鳞叶之腑。浆果。种子长圆形，褐色。

【性味功效】苦、辛，温。祛风湿，健筋骨。

【选方】治风湿骨痛、四肢麻木、筋络拘挛、跌打瘀肿、胃寒痛：用千年健根茎3～5钱，水煎服。(《广西本草选编》)

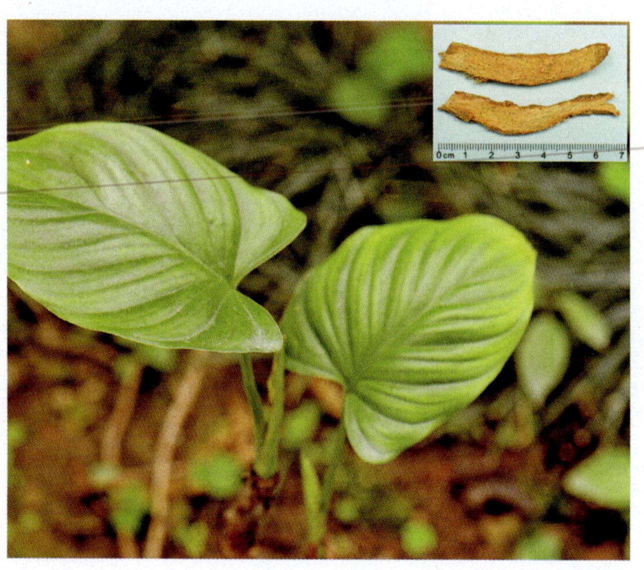

滴水珠

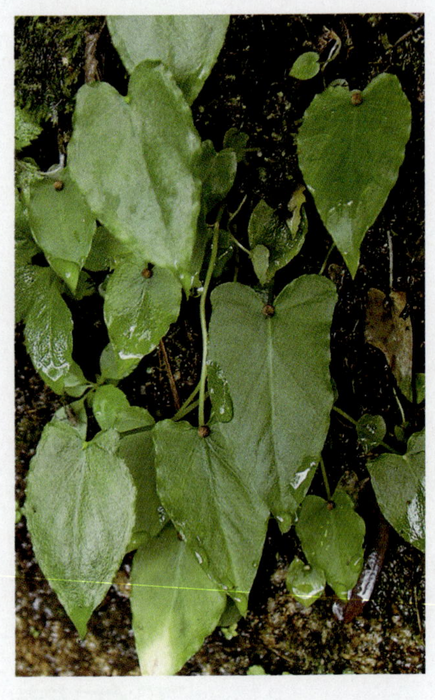

【别名】一滴珠、一粒珠、石半夏、水半夏、独叶一枝花。

【来源】为天南星科植物滴水珠*Pinellia cordata* N.E.Brown的块茎。

【植物形态特征】多年生草本。地下块茎扁圆形，生多数须根。叶1枚，叶片戟状心形，先端锐尖，全缘，侧脉羽状，在近叶缘处联合，叶片与叶柄相接处和叶柄下部各生1株芽。肉穗花序顶生，外为佛焰苞所包，管部卵形，上部头巾状，顶端闭拢，花序轴顶端附属物细长外露而稍弯。

【性味功效】辛，温；有小毒。解毒止痛，散结消肿。

【选方】1. 治毒蛇咬伤：鲜滴水珠块茎0.9g，切碎，装胶囊内，用温开水吞服。(《全国中草药汇编》上册)

2. 治颈淋巴结结合，乳腺炎：滴水珠，紫背天葵各等分，共研细末，以猪油调匀，外涂敷患处。(《全国中草药汇编》上册)

半夏

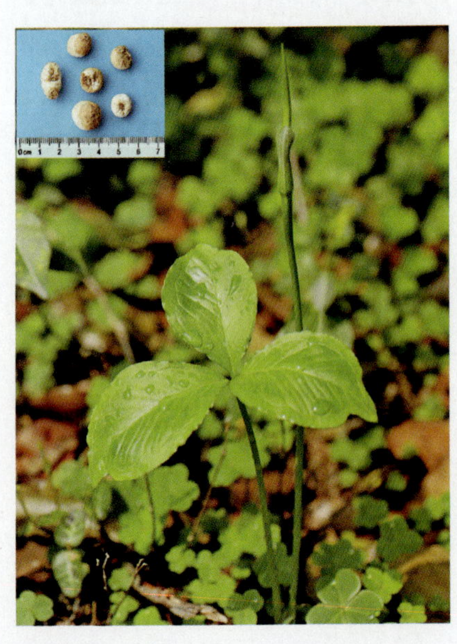

【别名】三叶半夏、半月莲、三叶老、燕子尾。

【来源】为天南星科植物半夏*Pinellia ternata* (Thunb.) Breit.的块茎。

【植物形态特征】多年生草本。地下块茎球形或扁球形，下部生多数须根。小叶椭圆形至披针形，叶柄内侧生珠芽。肉穗花序，佛焰苞绿色，花序附属物鼠尾状。浆果熟时绿色。

【性味功效】辛、温；有毒。燥湿化痰，降逆止呕，消痞散结。

【选方】1. 治咳嗽、呕吐：清半夏、陈皮、茯苓各9g，炙甘草3g。水煎服。(《全国中草药汇编》上册)

2. 治神经性呕吐：半夏、茯苓、生姜各9g，反酸烧心加黄连3g、吴茱萸1g，舌红苔少加麦冬、枇杷叶各9g，水煎服。(《全国中草药汇编》上册)

海芋

【别名】痕芋头、狼毒、野芋头、大虫芋、天蒙。

【来源】为天南星科植物海芋*Alocasia macrorrhiza* (Linn.) Schott的根状茎。

【植物形态特征】多年生肉质高大草本。根茎肉质粗壮，圆柱形，外皮茶褐色。叶极大，叶柄粗壮，下部扩大而抱茎，叶片剑状宽卵形。叶腋内长出1～2个肉穗花序，花单性，雌雄同株，无花被，常有臭气。浆果朱红色至紫红色，近球形。

【性味功效】微辛、涩，寒；有毒。清热解毒，消肿。

【选方】1. 治肠伤寒：海芋（切片）四两，加米一两及生绣铁钉二枚炒黄，加水适量煎服。(《广西中草药》)

2. 治风湿骨痛：海芋一厚片。先将樟脑少许置于芋片中央，用火烤樟脑，趁火未熄，速敷患处。(《广西中草药》)

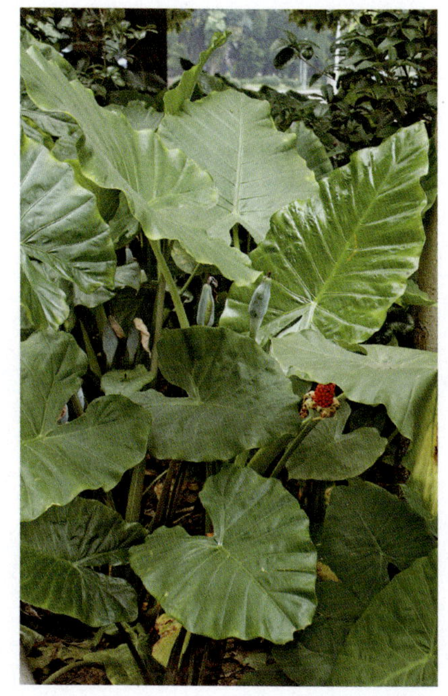

百足藤

【别名】蜈蚣藤、倒葫芦。

【来源】为天南星科植物百足藤*Pothos repens* (Lour.) Druce的全株。

【植物形态特征】附生藤本。分枝较细，营养枝具棱，常曲折，贴附于树上。花枝圆柱形，具纵条纹，多披散或下垂。叶片与叶柄皆具平行脉，细脉网结，不明显。花序腋生或顶生，佛焰苞绿色，锐尖，具长尖头。浆果成熟时焰红色，卵形。

【性味功效】辛，温。祛湿凉血，止痛接骨。

【选方】1. 治痨伤或跌损疼痛：蜈蚣藤五钱，泡酒服。(《贵州民间药物》)

2. 治骨折：蜈蚣藤捣烂，用酒炒热，包扎患处。(《贵州民间药物》)

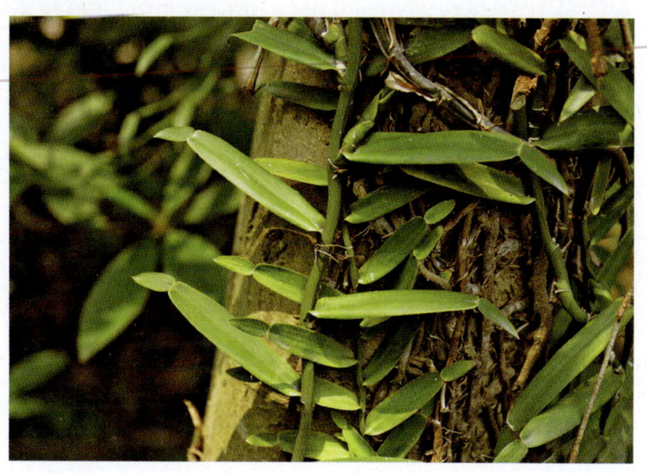

石柑子

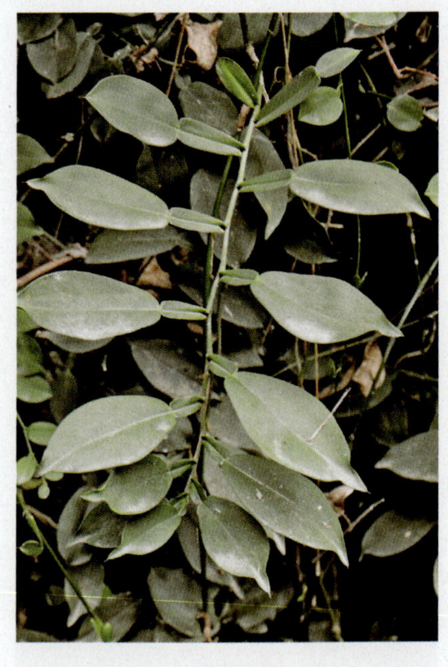

【别名】石气柑、柑子菌芋、巴岩香、石蒲藤、青蒲芦茶。

【来源】为天南星科植物藤桔*Pothos chinensis* (Raf.) Merr 的全草。

【植物形态特征】藤本。茎多分枝。叶革质，基部钝，秃净，网脉两面凸起，叶柄有翅，有时叶柄远长于退化的叶片。花序柄下弯，下部有卵状、内陷的苞片3～5枚，肉穗花序近球形，萼片6，顶端内弯。浆果红色。

【性味功效】苦，温。理气止痛，祛风湿。

【选方】治小儿食滞成疳：石柑子、桐寄生。蒸鸡肝或猪肝服。(《中药大辞典》上册)

魔芋

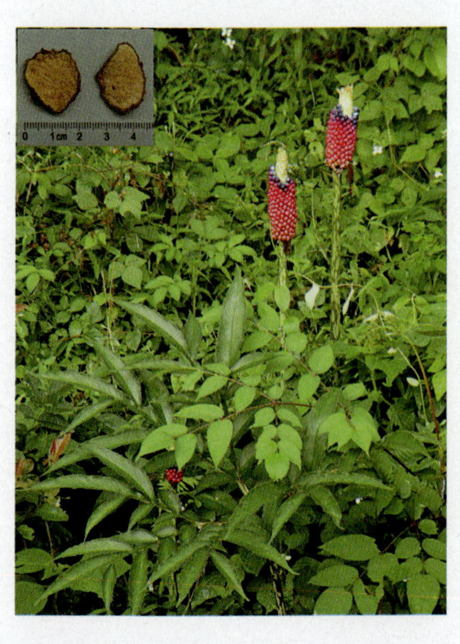

【别名】蒟蒻、蒻头、花杆南星、花杆莲。

【来源】为天南星科植物魔芋*Amorphophallus rivieri* Durieu的球状块茎。

【植物形态特征】多年生草本。地下球状块茎扁圆球形。叶从球状块茎中央生出，叶柄青白色或带褐色斑点，叶片大，三次羽状分裂，小叶片基部下延，与叶柄连成翼状。佛焰苞喇叭状，暗紫色，带褐色斑纹。花红紫色，有臭气。浆果近球形，熟时黄绿色。

【性味功效】辛，寒；有毒。消肿散结，解毒止痛。

【选方】1. 治流行性腮腺炎：魔芋1块。用醋磨浓汁涂患处，日涂4～5次。(《四川中药志》)

2. 治跌打扭伤肿痛：鲜魔芋适量，韭菜、葱白、甜酒酿各少许。同捣烂敷患处，干则更换。(《四川中药志》)

广东万年青

【别名】粗肋草、亮丝草、粤万年青、开喉剑、冬不凋草。

【来源】为天南星科植物广东万年青*Aglaonema modestum* Schott ex Engl的全草。

【植物形态特征】多年生常绿草本，茎直立或上升。根茎粗短，节处有须根。叶基部丛生，宽倒披针形，一级侧脉4～5对，上举，表面常下凹，背面隆起，二级侧脉细弱，不显。穗状花序顶生，花小而密集，花色白而带绿。浆果球形。

【性味功效】辛、微苦，寒；有小毒。清热解毒，消肿止痛。

【选方】1. 治咽喉肿痛：鲜广东万年青根茎9～15g，捣烂绞汁，加醋少许，含漱。(广州部队《常用中草药手册》)

2. 治鼻窦炎：广东万年青捣汁，滴鼻。(广州部队《常用中草药手册》)

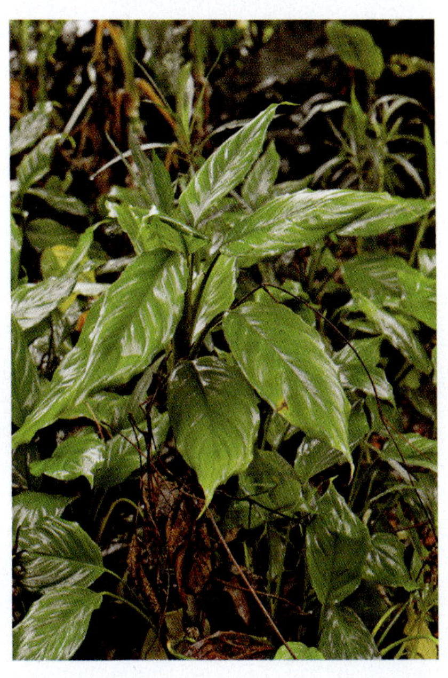

野芋

【别名】老芋、野芋艿、红芋荷、麻芋子、石芋。

【来源】为天南星科植物野芋*Colocasia antiquorum* Schott的块茎。

【植物形态特征】草本，湿生。块茎球形，有多数须根。匍匐茎外伸，具小球茎。叶基生，叶柄肥厚，直立，叶片盾状着生，卵状广椭圆形，薄革质，基部耳形，全缘。花序柄比叶柄短，肉穗花序短于佛焰苞。

【性味功效】辛，寒；有毒。清热解毒，散瘀消肿。

【选方】1. 治乳痈：野芋头和香糟捣敷。(《中药大辞典》上册)

2. 治毒蛇咬伤：鲜野芋根捣烂如泥，或同井水磨糊状药汁，敷或涂搽于伤口周围及肿处。(《中药大辞典》上册)

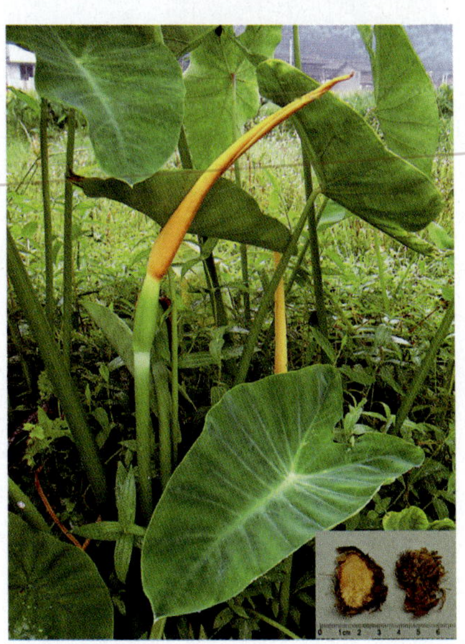

天南星科

犁头尖

【别名】犁头七、犁头草、土半夏、野附子、小独角连。

【来源】为天南星科植物犁头尖*Typhonium divaricatum* (Linn.) Decne的块茎或全草。

【植物形态特征】多年生草本。地下块茎形似独角莲而微，肉白色，尝之有麻舌灼喉感。叶基生，有叶2~8片，叶片戟形或深心状戟形，形似犁头。夏季由叶柄基部生出一肉穗状花序，外为一风兜状佛焰苞所包围。浆果倒卵形。

【性味功效】辛、苦，温；有毒。解毒消肿，散结，止血。

【选方】1. 治毒蛇咬伤：犁头尖鲜块茎3~9g，捣烂敷伤口周围。(《全国中草药汇编》上册)

2. 治痈疖肿痛：犁头尖块茎适量研末，加少许雄黄，研末，加醋捣成糊状外敷。(《全国中草药汇编》上册)

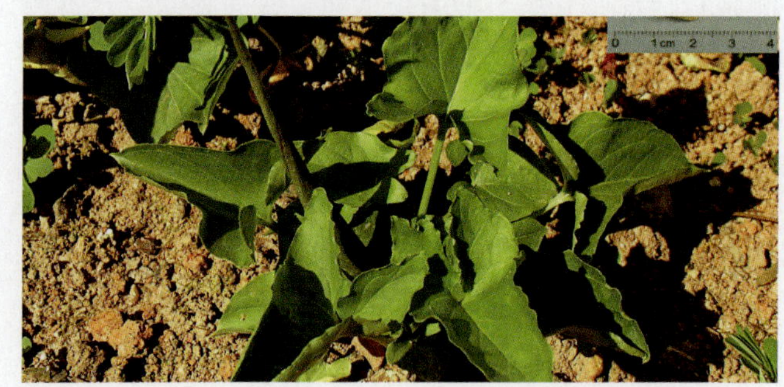

谷精草科

谷精草

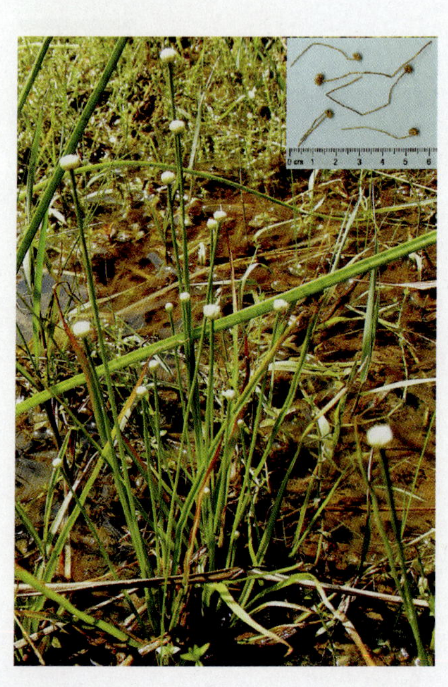

【别名】耳朵刷子、挖耳朵草、珍珠草。

【来源】为谷精草科植物谷精草*Eriocaulon buergerianum* Koern.的干燥带花茎的头状花序。

【植物识别要点】一年生草本。须根细软稠密。叶基生，线形，半透明，具横格。头状花序半球形，底部苞片层层紧密排列，苞片淡黄绿色，上部边缘密生白色短毛，花序顶部灰白色。蒴果3裂。种子矩圆状，表面具横格及T字形突起。

【性味功效】辛、甘，平。疏散风热，明目退翳。

【选方】1. 治风热目翳，或夜晚视物不清：谷精草一至二两，鸭肝一至二具（如无鸭肝用白豆腐）。酌加开水炖一小时，饭后服，日一次。(《福建民间草药》)

2. 治小儿肝热，手足掌心热：谷精草全草二至三两，猪肝二两。加开水炖一小时服，日一至二次。(《福建民间草药》)

饭包草

【别名】大号日头舅、千日菜、火柴头。

【来源】为鸭跖草科植物饭包草 *Commelina bengalensis* Linn的全草。

【植物形态特征】多年生披散草本。茎大部分匍匐，节上生根，被疏柔毛。叶有明显的叶柄，叶片卵形，先端钝或短尖，基部急剧收缩而成一阔柄，鞘和叶柄背疏长毛。总苞片漏斗状，与叶对生。花序下面一枝具细长梗。蒴果椭圆状。

【性味功效】苦，寒。清热解毒，利湿消肿。

【选方】1. 治小便不通，淋沥作痛：饭包草一至二两，酌加水煎，可代茶常饮。(《中药大辞典》上册)

2. 治赤痢：鲜饭包草二至三两，水煎服。(《中药大辞典》上册)

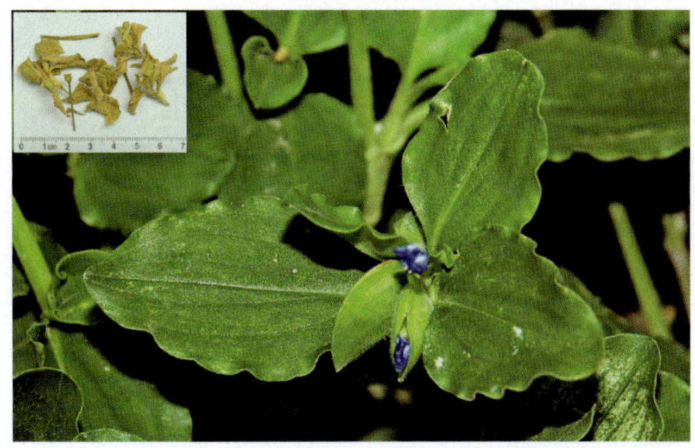

鸭跖草

【别名】竹节菜、雅鹊草、耳环草、蓝花草、蓝花水竹草。

【来源】为鸭跖草科植物鸭跖草 *Commelina communis* Linn的全草。

【植物形态特征】一年生草本。茎匍匐生根，多分枝。叶披针形至卵状披针形。总苞片佛焰苞状，与叶对生，折叠状，展开后为心形，聚伞花序。蒴果椭圆形。种子棕黄色，一端平截、腹面平，有不规则窝孔。

【性味功效】甘、淡，寒。清热泻火，解毒，利水消肿。

【选方】1. 治流行性感冒：鸭跖草30g，紫苏、马兰根、竹叶、麦冬各9g，豆豉15g，水煎服，每日1剂。(《中药大辞典》)

2. 治上呼吸道感染：鸭跖草、蒲公英、桑叶（或水蜈蚣）各30g。水煎服。(《中药大辞典》)

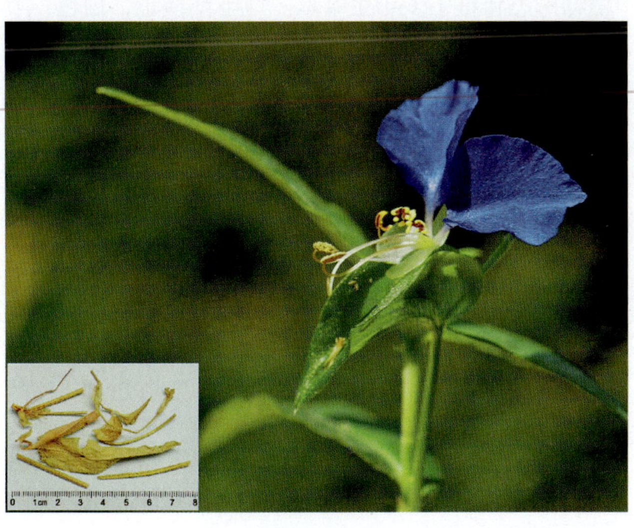

聚花草

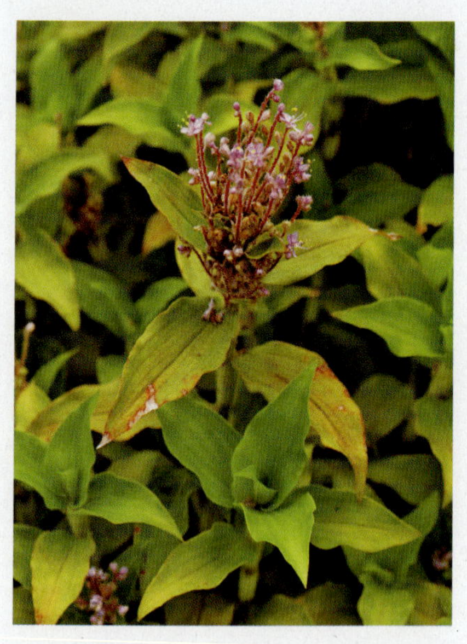

【别名】水竹菜、水打不死、水竹叶草、竹叶藤、过江竹。

【来源】为鸭跖草科植物聚花草*Floscopa scandens* Lour的全草。

【植物形态特征】多年生草本植物。根状茎很长，全体被柔毛。叶鞘及花序各部分较密，不分枝。叶无柄或有带翅的短柄，上面有鳞片状突起。蝎尾状聚伞花序，花梗短，花瓣蓝色或紫色，少白色。蒴果卵圆形。

【性味功效】苦，凉。清热解毒、利水消肿。

【选方】1. 治水肿小便不利：聚花草、水灯芯、车前草、马鞭草各15g，通草9g，水煎服。(《新编中草药图谱及常用配方》第六册)

2. 治疮疖痈肿：聚花草、紫花地丁各等量，捣烂外敷。(《新编中草药图谱及常用配方》第六册)

竹叶莲

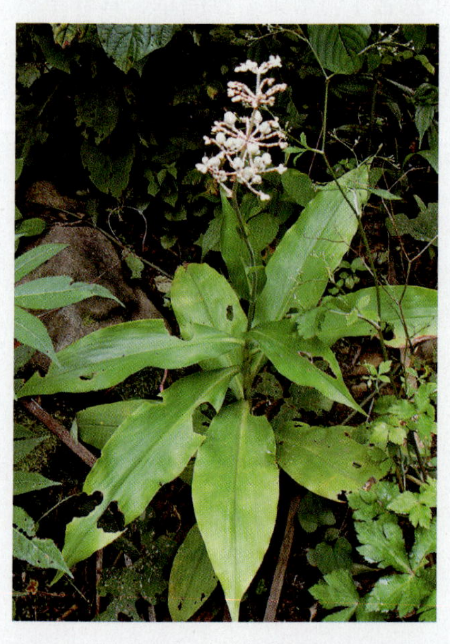

【别名】杜若、地藕。

【来源】为鸭跖草科植物竹叶花*Pollia japonica* Thunb的根茎和全草。

【植物形态特征】多年生草本。地下茎横走，白色，节上生多数须根。茎直立。叶互生，长椭圆形至广倒披针形，基部渐成短鞘抱茎，全缘，草质，上面粗糙，散生细毛。圆锥花序顶生，花梗轮生，通常3～6轮。苞片狭卵形，膜质。果实球形。

【性味功效】辛，微温。解毒消肿。

【选方】1. 治腰痛：竹叶莲根茎三钱，煮猪肉食。(《中药大辞典》上册)

2. 治虫、蛇咬伤：竹叶莲全草捣烂，敷患处。(《中药大辞典》上册)

痰火草

【性味功效】甘、淡，凉。化痰散结。

【选方】治瘰疬痰核：大苞水竹叶30～60g，煎服。(《中华本草》)

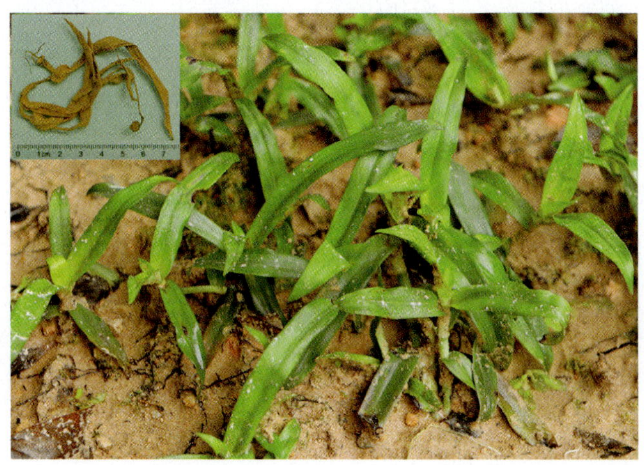

【别名】大苞水竹叶、围夹草、癌草。

【来源】为鸭跖草科植物大苞水竹叶*Murdannia bracteata* (C. B. Clarke) J. K. Morton ex Hong的全草。

【植物形态特征】匍匐草本。根须状而纤细。茎及叶鞘一侧或全部被柔毛。植株有成丛的基生叶，茎生叶线形或长圆状披针形，两面无毛或背被短柔毛，叶鞘短而开放被毛。聚伞花序。蒴果长圆形，有三棱。

水竹叶

【别名】鸡舌草、鸡舌癀。

【来源】为鸭跖草科植物水竹叶*Murdannia triquetra* (Wall. ex C. B. Clarke) Bruckn.的全草。

【植物形态特征】匍匐草本。具长而横走根茎，具叶鞘，节上具细长须根。茎肉质，下部匍匐，节上生根，上部上升，通常多分枝，密生一列白硬毛，与下一叶鞘的一列毛相连续。叶无柄。花序仅有单朵花，顶生并兼腋生。蒴果卵圆形状三棱形。

【性味功效】甘，平。清热，利尿，消肿，解毒。

【选方】1. 治肺炎高热喘咳：鲜水竹叶五至八钱。酌加水煎，调蜜服，日二次。(《中国植物志》)

2. 治小便不利：鲜水竹叶一至二两。酌加水煎，调冰糖内服，一日二次。(《中国植物志》)

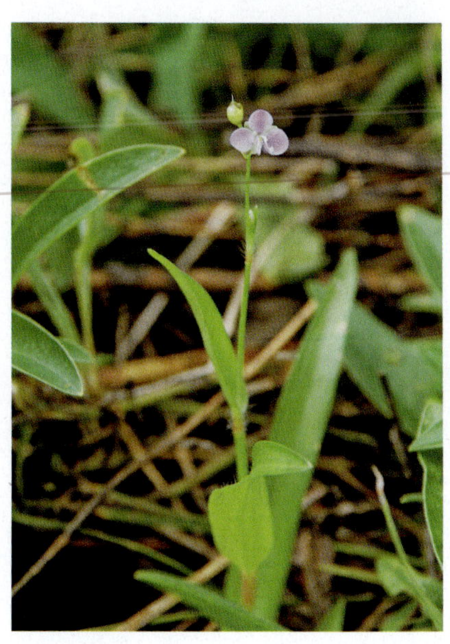

裸花水竹叶

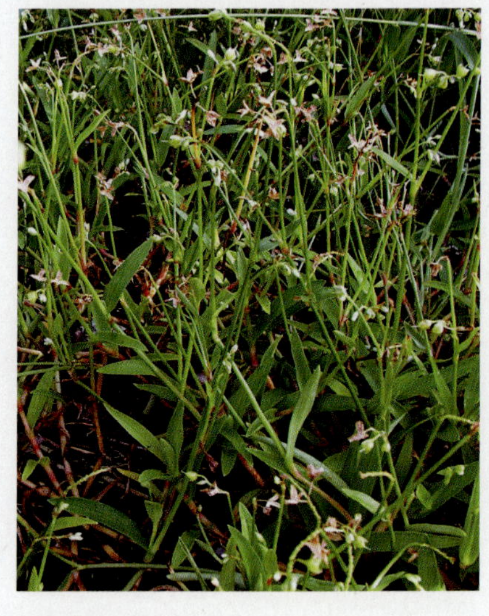

【别名】血见愁、细竹壳菜。

【来源】为鸭跖草科植物裸花水竹叶*Murdannia nudiflora* (L.) Brenan的全草。

【植物形态特征】多年生草本。须根发达。茎绿色或紫红色，丛生，横卧，节部明显，节上生不定根，分枝多。叶互生，线状披针形，叶背两侧有紫色斑点，叶鞘抱茎，紫红色，边缘有睫毛。总状式聚伞花序，生于枝顶的叶腋内。蒴果。

【性味功效】甘、淡，凉。清热凉血，消肿解毒。

【选方】1. 治扁桃体炎：鲜裸花水竹叶30g，捣烂绞汁，加盐少许服。(《中药大辞典》)

2. 治小儿阴茎水肿：裸花水竹叶捣烂，浸洗米水，搽患处。(《中药大辞典》)

灯心草

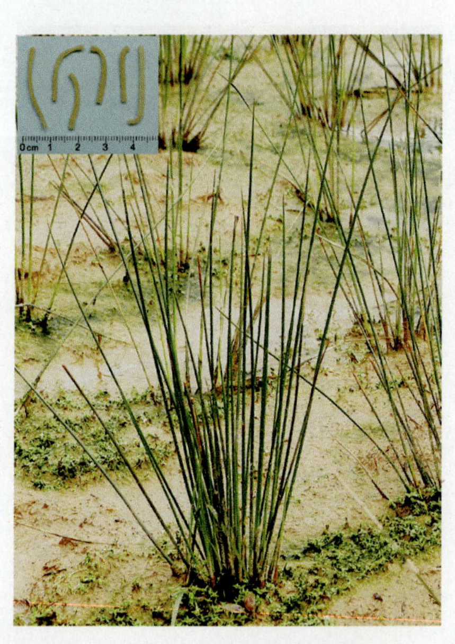

【别名】秧草、水灯心、野席草、龙须草、灯草。

【来源】为灯心草科植物灯心草*Juncus effuses* Linn的干燥茎髓。

【植物形态特征】多年生草本。根茎横走，密生须根。茎直立，内具白色髓心。叶鞘红褐色或淡黄色；叶片刺芒状。聚伞花序假侧生，花淡绿色；花被片条状披针形，2轮。蒴果长圆形，种子卵状长圆形，黄褐色。

【性味功效】甘、淡，微寒。清心火，利小便。

【选方】1. 用于衄血不止：灯心一两为末，入丹砂一钱，米饮每服二钱。(《圣济总录》)

2. 用于清热利尿，小便不利，淋沥涩痛之证：与木通、瞿麦、车前子等同用，如八正散。(《和剂方局》)

百部

【别名】蔓生百部、婆妇草、药虱药、闹虱药。

【来源】为百部科植物蔓生百部*Stemona japonica* (Bl.) Miq.的干燥块根。

【植物形态特征】多年生缠绕草本。地下簇生纺锤形肉质块根，茎下部直立，上部攀援状。叶卵形，2~4片轮生节上。淡绿色花，花序柄贴生于叶片中脉上，花单生或数朵排成聚伞状花序。蒴果广卵形，稍偏。

【性味功效】甘、苦，微温。润肺下气止咳，杀虫灭虱。

【选方】治肺寒壅嗽，微有痰：百部三两（炒），麻黄，杏仁四十个。上为末，炼蜜丸如芡实大，热水化下，加松子仁肉五十粒，糖丸之，含化大妙。（百部丸《小儿药证直诀》）

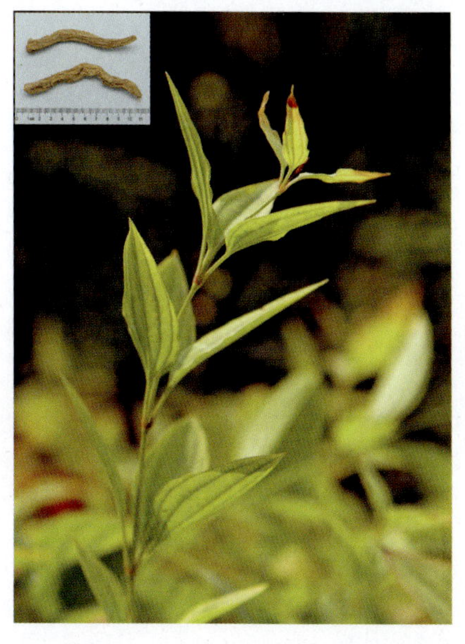

大百部

【别名】对叶百部、九重根、山百部、大百部、野天门冬根。

【来源】为百部科植物对叶百部*Stemona tuberosa* Lour的干燥块根。

【植物形态特征】多年生攀缘草本。块根纺锤状。茎上部缠绕呈攀援状，下部木质化，分枝表面具纵槽。叶对生或轮生。花单生或2~3朵排成总状花序，生于叶腋或偶而贴生于叶柄上，花被片黄绿色，带紫色脉纹。蒴果光滑，具多数种子。

【性味功效】甘、苦，微温。润肺下气止咳，杀虫。

【选方】治寒邪侵于皮毛，连及于肺，令人咳：桔梗一钱五分，甘草（炙）五分，白前一钱五分，橘红一钱；百部一钱五分，紫菀一钱五分。水煎服。（止嗽散《医学心悟》）

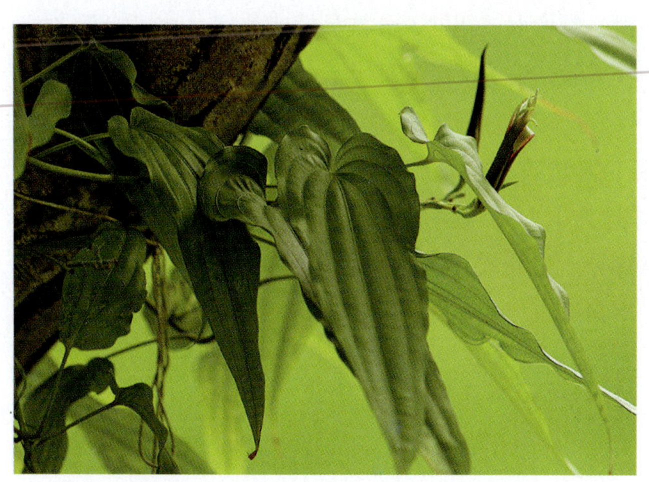

中国芦荟

【别名】中华芦荟、油葱、象鼻莲、罗帏草、罗帏花。

【来源】为百合科植物斑纹芦荟*Aloe vera* L. var. *chinesis* (Haw.) Berger叶的汁液浓缩干燥物。

【植物形态特征】多年生肉质草本植物。植株全高约80cm。茎短，直立。叶簇生顶部，螺旋状排列，肥厚多汁，叶片披针形，粉绿色，边缘疏生刺状小齿。总状花序，呈黄色，有时为紫色或带斑点，外有膜质苞片，蒴果三角形。

【性味功效】苦，寒。泻下通便，清肝泻火，杀虫疗疳。

【选方】1. 治大便不通：臭芦荟（研细）七钱，朱砂五钱。滴好酒和丸，每服三钱，酒吞。(《本草经疏》)

2. 治小儿急惊风：芦荟、胆星、天竺黄、雄黄各一钱。共为末，甘草汤和丸，如弹子大，用灯心汤化服一丸。(《本草切要》)

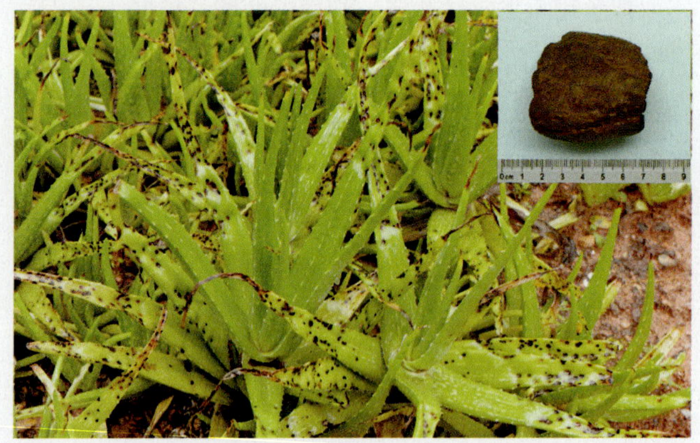

天门冬

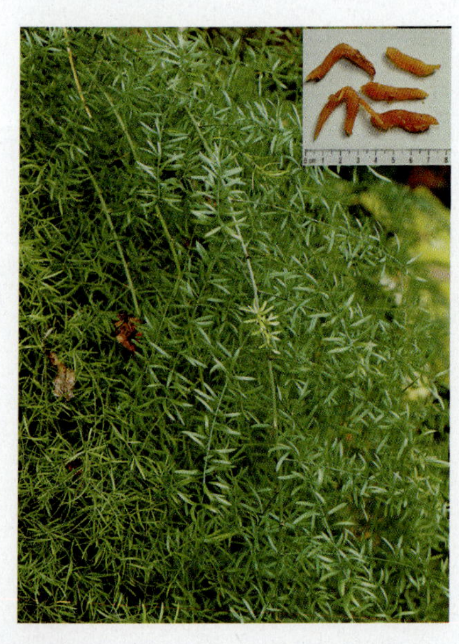

【别名】天冬草、三百棒、丝冬、老虎尾巴根。

【来源】为百合科植物天冬*Asparagus cochinchinensis* (Lour.) Merr.的干燥块根。

【植物形态特征】攀援草本。根部纺锤状膨大。茎平滑，常弯曲或扭曲，分枝具棱或狭翅。叶状枝通常每3枚成簇，扁平，稍镰刀状。茎上的鳞片状叶基部延伸为硬刺。花通常每2朵腋生，淡绿色。浆果熟时红色。

【性味功效】甘、苦，寒。养阴润燥，清肺生津。

【选方】1. 治嗽：人参、天门冬（去心）、熟干地黄各等分。为细末，炼蜜为丸，含化服之。(三才丸《儒门事亲》)

2. 治扁桃体炎、咽喉肿痛：二冬、板蓝根、桔梗、山豆根各三钱，甘草二钱，水煎服。(《山东中草药手册》)

石刁柏

【别名】芦笋、龙须菜、露笋

【来源】为百合科植物石刁柏*Asparagus officinalis* Linn的嫩茎。

【植物形态特征】多年生直立草本。肉质茎平滑，茎节上有退化的叶片，呈三角形薄膜状的鳞片。叶状枝每3～6枚成簇，针状。雌雄异株。花小，钟形，萼片及花瓣各6枚；每1～4朵腋生，绿黄色；雄花：花丝中部以下贴生于花被片上；雌花较小。浆果熟时红色，有2～3颗种子。

【性味功效】甘、苦，凉。清热利湿，活血散结。

【选方】治乳房小叶增生，乳痈等症：用石刁柏粉制成糖衣片，每片含0.16g或0.32g。除去糖衣后，显棕黄色，味微苦。功能散结镇痛。口服，每次1.6～2.4g，每日2次。（芦笋片《全国医药产品大全》）

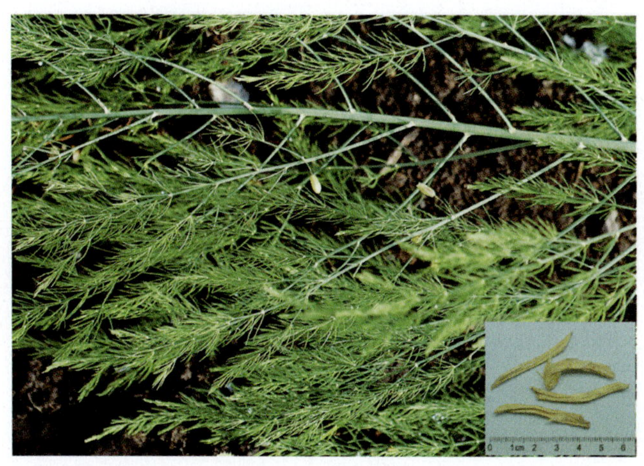

宝铎草

【别名】淡竹花。

【来源】为百合科植物宝铎草*Disporum sessile* D. Don的根状茎。

【植物形态特征】多年生草本植物。根状茎肉质，横出。根簇生，茎直立，上部具叉状分枝。叶纸质，卵形至披针形，脉上和边缘有乳头状突起，具横脉。花黄色、绿黄色或白色，1～3（～5）朵着生于分枝顶端。浆果椭圆形或球形，深棕色。

【性味功效】益气补肾，润肺止咳。

【选方】1. 治咳嗽痰中带血：宝铎草15g，蒸冰糖服。（《贵阳民间药草》）

2. 治肺气肿：宝铎草、白鲜皮、鹿衔草各10g，炖鸡服。（《四川中药志》）

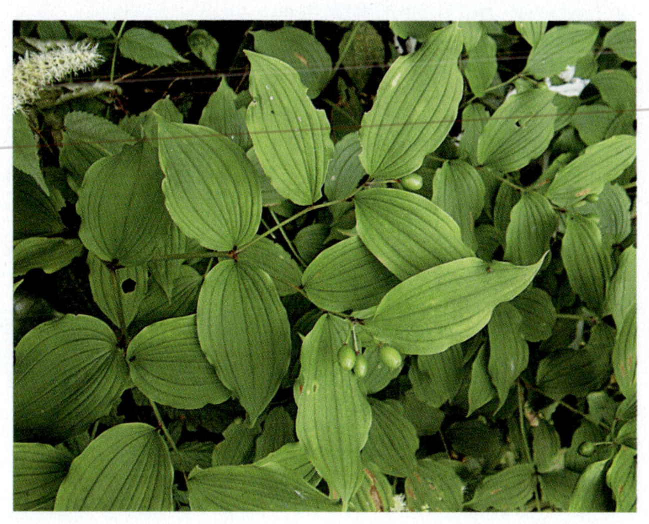

萱草

【别名】忘忧草、鹿葱、川草花、忘郁、金针菜。

【来源】为百合科植物萱草*Hemerocallis fulva* (Linn.) Linn的干燥块根。

【植物形态特征】多年生草本植物。根状茎具纺锤形肉质根。叶基生成丛，条状，背面被白粉。夏季开橘黄色大花，花葶长于叶，圆锥花序顶生，有花6～12朵，花被6片，开展，向外反卷，内、外轮各3片，内花被裂片下部一般有“∧”形彩斑。

【性味功效】甘，凉。清热利尿，凉血止血。

【选方】1. 治通身水肿：鹿葱根叶，晒干为末，每服二钱，食前米饮服。(《圣惠方》)

2. 治黄疸：鲜萱草根二两（洗净），母鸡一只（去头脚与内脏）。水炖三小时服，一至二日服一次。(《闽东本草》)

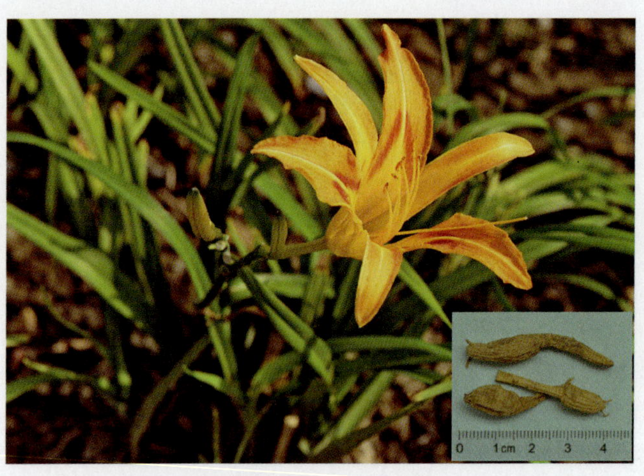

玉簪

【别名】玉春棒、白鹤花、玉泡花、白玉簪。

【来源】为百合科植物玉簪*Hosta plantaginea* (Lam.) Aschers的干燥根茎、花、叶。

【植物形态特征】多年生草本植物。根状茎粗厚。叶卵状心形、卵形或卵圆形。花白色，单生或2～3朵簇生，筒状漏斗形，有芬香；花的外苞片卵形或披针形，内苞片很小。蒴果圆柱状，有三棱。

【性味功效】花：甘，凉；有毒。清咽，利尿，通经。根、叶：甘、辛，寒；有小毒。消肿，解毒，止血。

【选方】1. 治崩漏，白带：玉簪根二两，炖肉吃；或配三白草各五钱至一两，炖肉吃。(《陕西中草药》)

2. 治咽喉肿痛：玉簪花一钱，板蓝根五钱，玄参五钱。水煎服。(《山东中草药手册》)

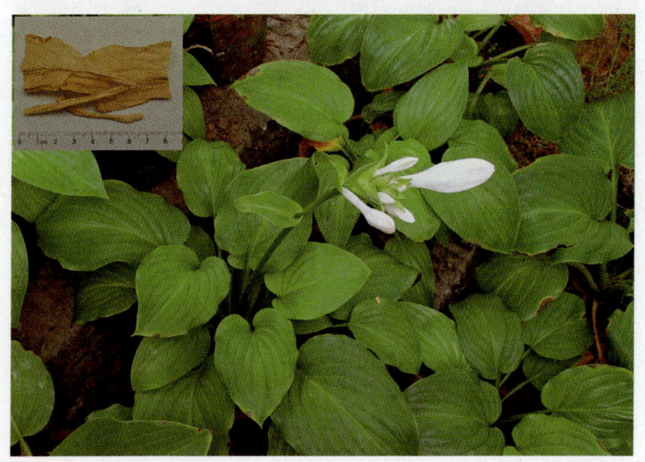

紫萼

【别名】紫玉簪、东北玉簪、剑叶玉簪、白背三七、玉棠花。

【来源】为百合科植物紫萼*Hosta ventricosa* (Salisb.) Stearn的干燥全草或根。

【植物形态特征】多年生草本植物。茎直立，四棱形，具四槽，中部以上被长柔毛。叶片边缘具锯齿，散布腺点。花单生，盛开时向上骤然扩张为钟状；外面除萼齿具缘毛外余部无毛而具明亮的腺点，花冠粉红色。小坚果未见。

【性味功效】微甘，凉。散瘀止痛，解毒。

【选方】1. 治各种骨卡喉：鲜紫玉簪根二至三钱。捣烂，温开水送服。(《江西草药》)

2. 治跌打损伤：紫玉簪根二两，猪瘦肉二两，水炖，服汤食肉。(《江西草药》)

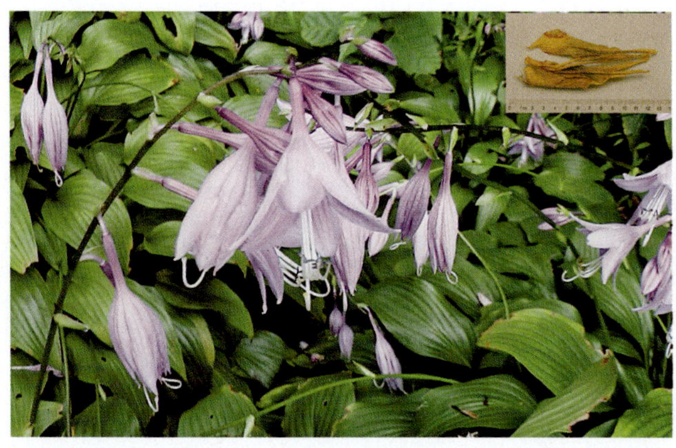

七叶一枝花

【别名】蚤休、重楼。

【来源】为百合科植物七叶一枝花*Paris polyphylla* Smith var. *chinensis* (Franch.) Hara的干燥根茎。

【植物形态特征】根茎密生多数环节。茎有灰白色干膜质的鞘1～3枚。叶矩圆形、椭圆形或倒卵状披针形，叶柄明显，带紫红色。外轮花被片绿色，(3)4～6枚，内轮花被片狭条形，通常比外轮长。蒴果紫色，3～6瓣裂开。种子多数，具鲜红色多浆汁的外种皮。

【性味功效】苦，微寒；有小毒。清热解毒，消肿止痛，凉肝定惊。

【选方】1. 治小儿胎风，手足搐搦：蚤休为末。每服2.5g，冷水下。(《卫生易简方》)

2. 治新旧跌打内伤，止痛散瘀：七叶一枝花，童便浸四、五十天，洗净晒干研末。每服1.5g，酒或开水送下。(《广西药植图志》)

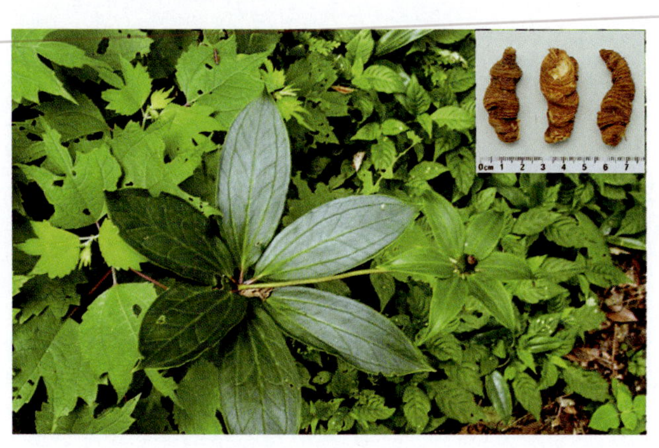

多花黄精

【别名】黄精、长叶黄精、白岌黄精、山捣臼、山姜。

【来源】为百合科植物多花黄精 *Polygonatum cyrtonema* Hua的干燥根茎。

【植物形态特征】多年生草本植物。根茎结节状膨大，通常具10~15枚叶。叶互生，椭圆形、披针形。花序伞形，花被黄绿色，花丝两侧扁或稍扁，具乳头状突起至具短绵毛，顶端稍膨大乃至具囊状突起。浆果黑色，具3~9颗种子。

【性味功效】甘，平。补气养阴，健脾，润肺，益肾。

【选方】补精气：枸杞子（冬采者佳）、黄精等分。为细末，二味招和，捣成块，捏作饼子，干复捣为末，炼蜜为丸，如梧桐子大。每服五十丸，空心温水送下。（枸杞丸《奇效良方》）

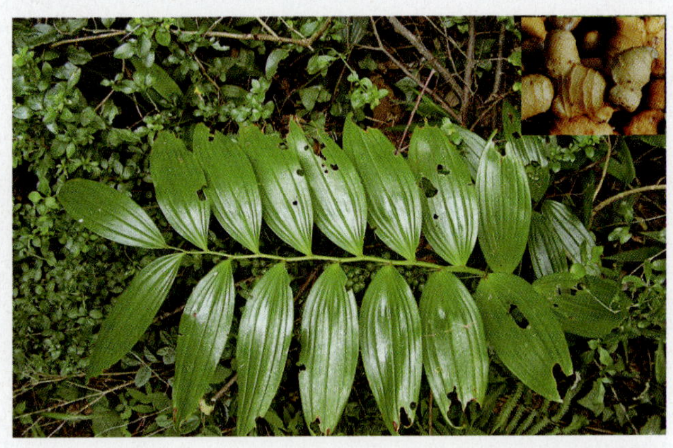

山麦冬

【别名】大麦冬、土麦冬、鱼子兰、麦门冬。

【来源】为百合科植物湖北麦冬 *Liriope spicata* (Thunb.) Lour的 干燥块根。

【植物形态特征】多年生常绿草本植物。须根中部膨大呈纺锤形的肉质小块根。根状茎短粗，具地下横生茎。叶线形，基部常包以褐色的叶鞘。总状花序具多数花，花淡紫色或淡蓝色，通常2~5朵簇生于苞片腋内。浆果圆形，蓝黑色，种子近球形。

【性味功效】甘，微苦、微寒。养阴生津，润肺清心。

【选方】1. 治燥伤胃阴：玉竹15g，山麦冬15g，沙参10g，生甘草5g，水五杯，煮取二杯，分二次服。（玉竹麦门冬汤《温病条辨》）

2. 治衄血不止：麦门冬、生地黄，每服50g，水煎。（麦门冬饮《济生方》）

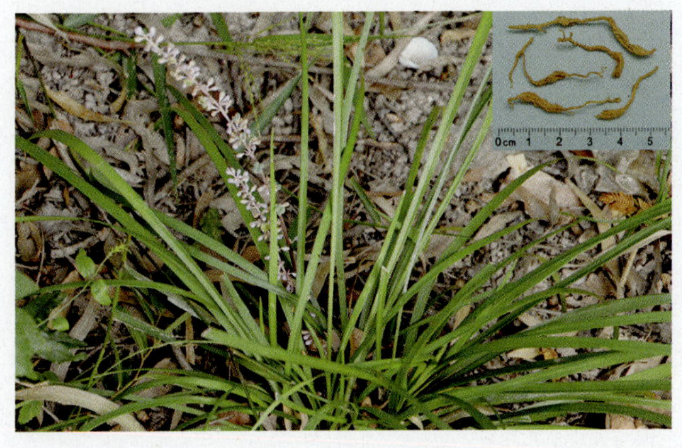

阔叶山麦冬

【别名】阔叶麦冬。

【来源】为百合科植物阔叶山麦冬*Liriope platyphylla* Wang et Tang的干燥块根。

【植物形态特征】多年生草本植物。根细长，分枝多，有时局部膨大成纺锤形的肉质小块根；叶密集成丛，革质，具9～11条脉。总状花序，花紫色或红紫色，3～8朵簇生于苞片腋内；花柱柱头三齿裂。种子球形，初期绿色，成熟时变黑紫色。

【性味功效】甘，平、寒。补肺养阴，养胃生津。

【选方】治热伤元气，肢体倦怠，气短懒言，口干作渴，汗出不止，脚攲眼黑，津枯液涸：人参25g，阔叶麦冬（去心）15g，五味子10g（碎）。水煎，不拘时温服。（生脉散《千金方》）

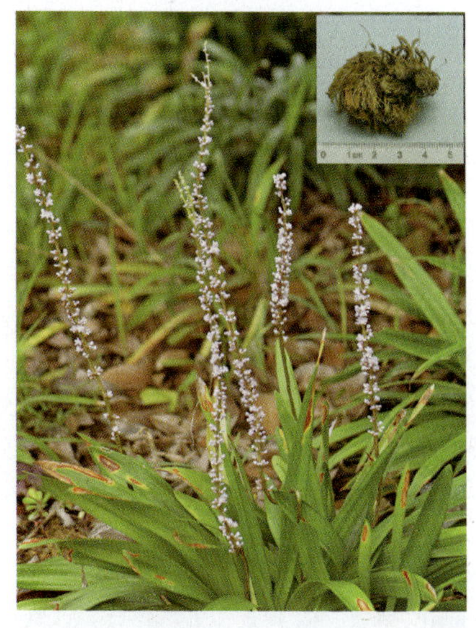

土茯苓

【别名】光叶菝葜、冷饭团、硬饭头、红土苓。

【来源】为百合科植物光叶菝葜*Smilax glabra* Roxb的干燥根茎。

【植物形态特征】攀援灌木。根茎粗厚，块状，常由匍匐茎相连接。茎光滑，无刺。叶互生，革质，披针形至狭卵状披针形，下面常被白粉，具狭鞘，叶柄有卷须。伞形花序腋生，花绿白色，六稜状球形。浆果熟时紫黑色，具粉霜。

【性味功效】甘、淡、平。

【选方】治梅毒，淋病：土茯苓与金银花、紫草茸、茜草、枇杷叶、草乌（制）、诃子、栀子、白云香、茼麻子、红花、瞿麦、黑云香配伍。（十四味土茯苓汤《中国医学百科全书·蒙医学》）

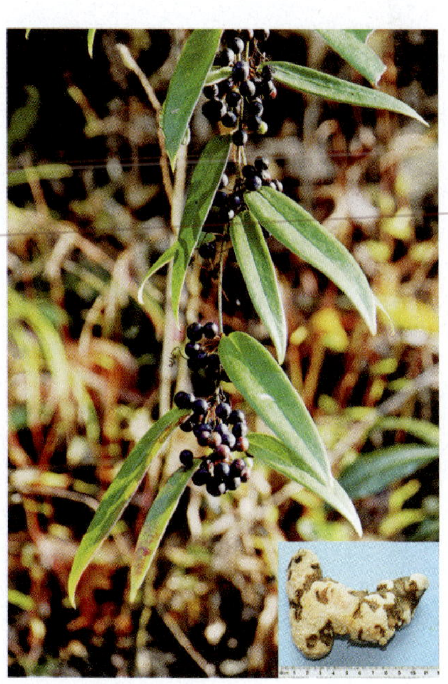

藜芦

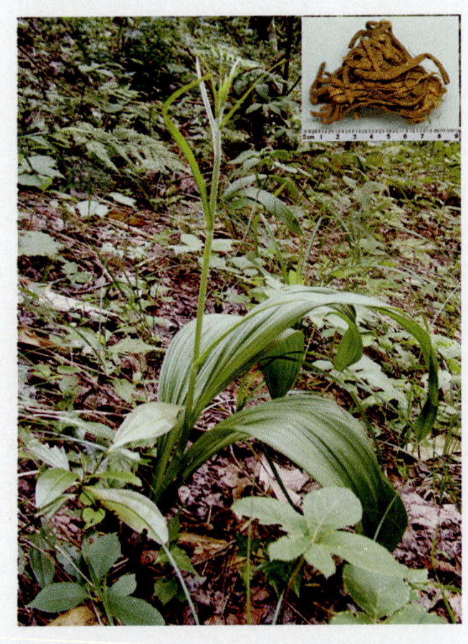

【别名】黑藜芦，山葱。

【来源】为百合科植物藜芦*Veratrum nigrum* Linn的干燥根及根茎。

【植物形态特征】多年生草本。根茎短而厚，茎具叶，基部常有残存叶鞘裂成纤维状。叶通常阔，抱茎，叶椭圆形、宽卵状椭圆形或卵状披针形。花绿白色或暗紫色，两性或杂性，具短柄，排成顶生的大圆锥花序。

【性味功效】辛、苦，寒；有毒。涌吐风痰，杀虫疗疮。

【选方】1. 治诸风痰饮：藜芦十分，郁金一分，为末。每以一字，温浆水一盏，各服探吐。(《经验方》)

2. 治久疟不能饮食，胸中郁郁如吐，欲吐不能吐者：大藜芦末半钱，温水调下，以吐为度。(藜芦散《素问病机保命集》)

菝葜

【别名】金刚兜、金刚藤、乌鱼刺、铁菱角、马加勒。

【来源】为百合科植物菝葜*Smilax china* Linn的干燥根茎。

【植物形态特征】攀援灌木。根茎粗厚，坚硬，为不规则的块状。叶薄革质或坚纸质，下面通常淡绿色，干后通常红褐色或近古铜色，具鞘，叶柄有卷须。伞形花序生于叶尚幼嫩的小枝上，常呈球形，花绿黄色。浆果红色，有粉霜。

【性味功效】甘、微苦、涩、平。利湿去浊，祛风除痹，解毒散瘀。

【选方】治消渴，饮水无休：菝葜（炒），汤瓶内碱各50g，乌梅二个（并核捶碎，焙干），上粗捣筛。每服10g，水一盏，瓦器煎七分，去滓，稍热细呷。(菝葜饮《普济方》)

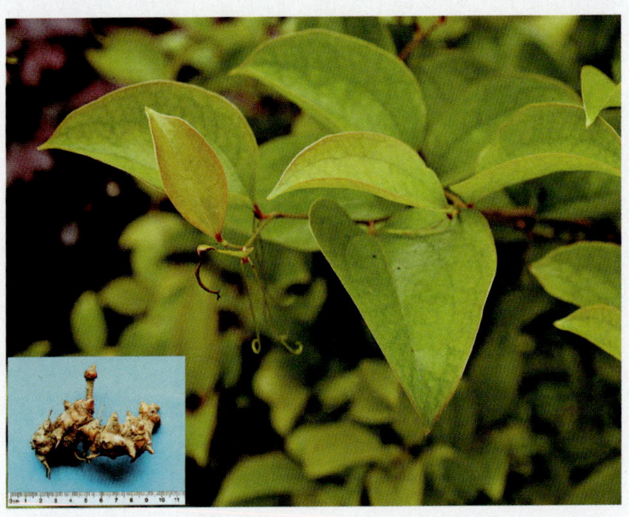

玉竹

【别名】萎、地管子、尾参、铃铛菜。

【来源】为百合科植物玉竹*Polygonatum odoratum* (Mill.) Druce的干燥根茎。

【植物形态特征】多年生草本植物。根茎圆柱形，茎高20～50cm，叶互生，椭圆形至卵状矩圆形，下面带灰白色，下面脉上平滑至呈乳头状粗糙。花序具1～4花，花被黄绿色至白色。浆果蓝黑色，种子7～9。

【性味功效】甘、微寒。

【选方】1. 治发热口干，小便涩：萎蕤五两。煮汁饮之。（《外台》）

2. 治虚咳：玉竹五钱至一两。与猪肉同煮服。（《湖南药物志》）

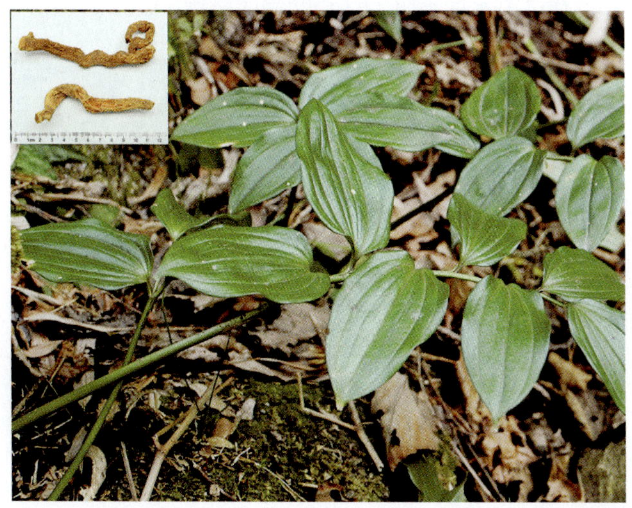

山菅

【别名】山菅兰、山交剪、老鼠砒。

【来源】为百合科植物山菅*Dianella ensifolia* (L.) DC的干燥根茎。

【植物形态特征】多年生草本植物。叶基部鞘状，套迭或抱茎，边缘和背面中脉具锯。顶端圆锥花序，花常多朵生于侧枝上端，花被片条状披针形，绿白色、淡黄色至青紫色，浆果近球形，深蓝色。

【性味功效】甘、辛，凉；有大毒。拔毒消肿，外用治痈疮脓肿。

【选方】1. 治各种皮肤癣：山菅兰根适量，捣烂，用醋调匀后敷于患处。（《中国民间常见草药原色图集》）

2. 皮肤痒疹：鲜山菅兰根适量，捣烂取汁，涂患处。（《中国民间常见草药原色图集》）

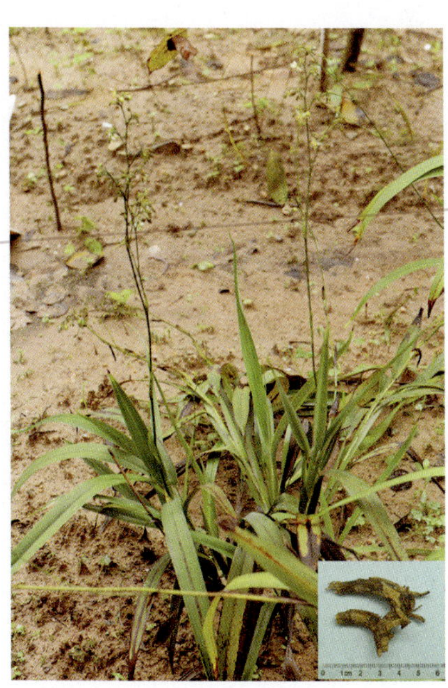

蜘蛛抱蛋

【别名】一叶青、一叶兰、箬叶。

【来源】为百合科植物蜘蛛抱蛋*Aspidistra elatior* Blume的干燥根茎。

【植物形态特征】多年生长常绿宿根性草本植物。根茎近圆柱形，具节和鳞片。叶单生，矩圆状披针形、披针形至近椭圆形，两面绿色，有时稍具黄白色斑点或条纹；叶柄明显，粗壮。花被钟状，外面带紫色，内面下部淡紫色或深紫色。

【性味功效】甘，温。活血散瘀，补虚止咳。

【选方】1. 治跌打损伤：九龙盘煎水服，可止痛；捣烂后包伤处，能接骨。(《贵州民间药物》)

2. 治多年腰痛：九龙盘一两五钱，杜仲一两，白浪稿泡五钱。煎水兑酒服。(《贵州民间药物》)

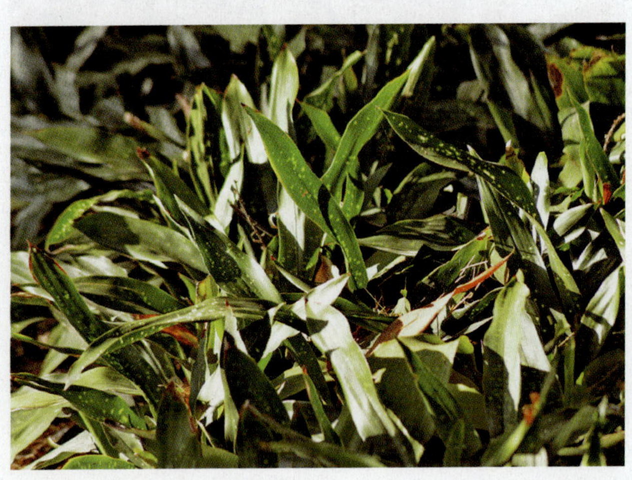

海南龙血树

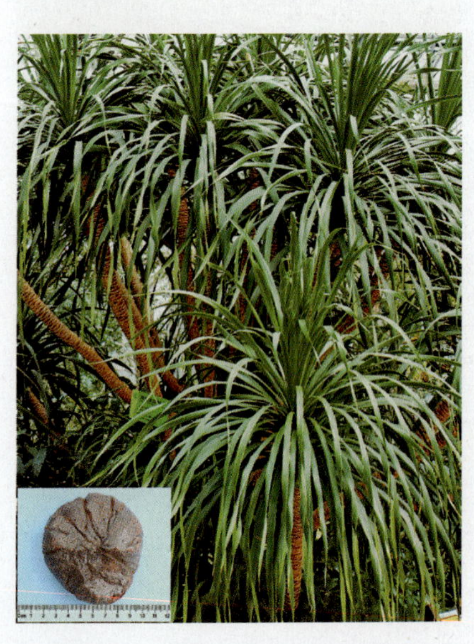

【别名】山海带。

【来源】为百合科植物海南龙血树*Dracaena cambodiana* Pierre ex Gagn树干渗出的树脂。

【植物形态特征】乔木状，高在3～4m以上。茎树皮带灰褐色，幼枝有密环状叶痕。叶聚生于茎、枝顶端，剑形，薄革质，抱茎，无柄。圆锥花序，花每3～7朵簇生，绿白色或淡黄色。浆果。

【性味功效】甘、咸，平。活血定痛，化瘀止血，敛疮生肌。

【选方】1. 妇人血崩：鲫鱼一个去肠，入血竭、乳香在内，绵包烧存性，研末。每服三钱，热酒调下。(叶氏《摘玄方》)

2. 产后血冲，心胸满喘，命在须臾：用血竭、没药各一钱，研细，童便和酒调服。(《医林集要》)

仙茅

【别名】地棕、山党参、海南参、番龙草、独脚丝茅。

【来源】为石蒜科植物仙茅*Curculigo orchioides* Gaertn.的根茎。

【植物形态特征】多年生草本。根茎圆柱形，肉质，直生。叶基生，线形至披针形，变化甚大；总状花序多少呈伞房状；苞片膜质，绿色，具缘毛；花被裂片外面有长柔毛。浆果椭圆形，顶端有长喙。种子亮黑色，表面具纵凸纹。

【性味功效】辛，热；有毒。补肾阳，强筋骨，祛寒湿。

【选方】1. 治老年遗尿：仙茅30g。泡酒服。(《贵州草药》)

2. 治男子虚损，阳痿不举：仙茅4两（米泔浸去赤水，晒干），淫羊藿和五加皮各4两。用绢袋装入，酒内浸入一月取饮。(仙茅酒《万氏家抄方》)

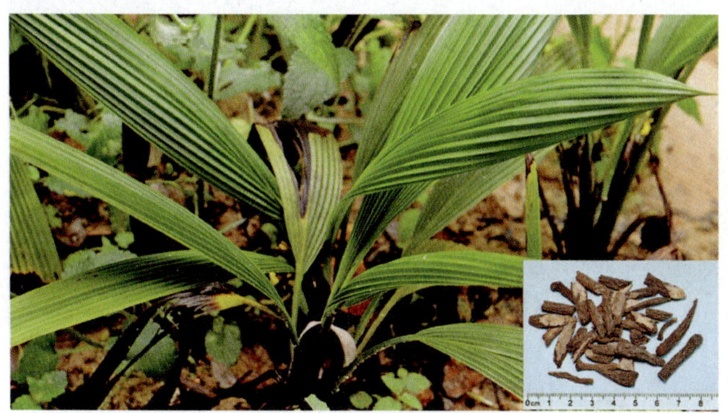

大叶仙茅

【别名】野棕、大地棕、竹灵芝、猴子包头、假槟榔树。

【来源】为石蒜科植物大叶仙茅*Curculigo capitulata* (Lour.) O. Kuntze.的根及根茎。

【植物形态特征】多年生粗壮草本。根状茎块状，粗厚，肉质。叶基生，叶片长方披针形，纸质，折叠状；总状花序缩短成头状，卵形或球形，俯垂；苞片披针形，被长毛；花被裂片卵状长圆形，被毛。浆果近球形，白色。种子黑色。

【性味功效】苦，涩，平。润肺化痰，止咳平喘，镇静健脾，补肾固精。

【选方】治慢性气管炎：大叶仙茅，通光散鲜品各72g。煎三次，浓缩至60ml，加蜂蜜适量，每次服用20ml。或制成蜜丸，9g/丸（含蜜4.5g），每服1～2丸。(《全国中草药汇编》)

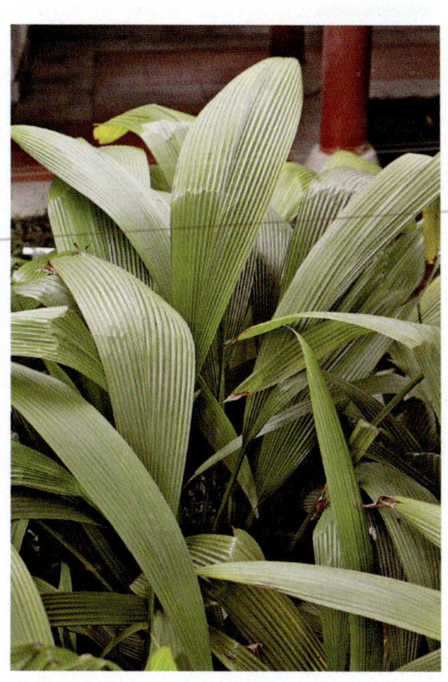

忽地笑

【别名】天蒜、铁色箭、黄龙爪、独脚蒜头、黄花石蒜。

【来源】为石蒜科植物忽地笑*Lycoris aurea*（L’Her.）Herb.的鳞茎。

【植物形态特征】多年生草本。鳞茎近卵形。叶基生，叶片质厚，宽条形。伞形花序有花4～8朵，花黄色；总苞片2枚，披针形；花被裂片倒披针形，具淡绿色中肋，强度反卷和皱缩，花被筒长。蒴果具三棱，室背开裂。种子近球形，黑色。

【性味功效】辛，甘，微寒；有毒。润肺止咳，解毒消肿。

【选方】1. 治疮疖：忽地笑15～30g，凤仙花叶15g。捣烂敷患处。亦可单用。（《万县中草药》）

2. 治烫火伤：忽地笑捣绒，鸡蛋清和匀涂患处。（《四川中药志》1960年版）

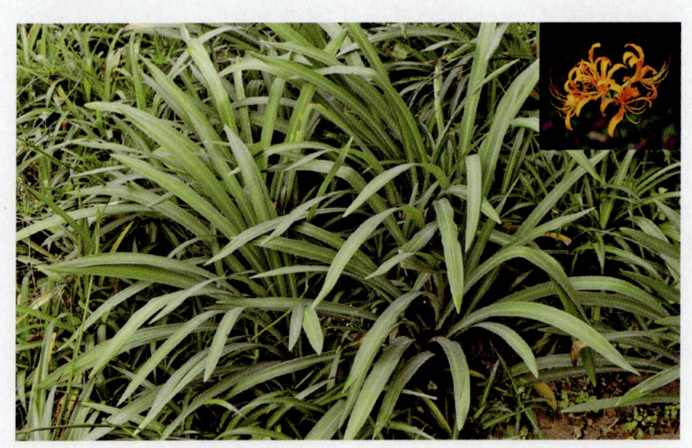

石蒜

【别名】一枝箭、避蛇生、蟑螂花、老鸦蒜、红花石蒜。

【来源】为石蒜科植物石蒜*Lycoris radiata* (L’Her.) Herb.的鳞茎。

【植物形态特征】多年生草本。鳞茎近球形，形似蒜头。叶基生，于花期后生出，条形或带形，青绿色带有白粉；伞形花序顶生，花鲜红色；苞片干膜质，披针形；花被裂片狭倒披针形，花被管绿色且极短；果实常不成熟。

【性味功效】辛，甘，温；有毒。祛痰，催吐，消肿，杀虫。

【选方】1. 治食物中毒，痰涎壅塞：鲜石蒜1.5～3g。煎服催吐。（《上海常用中草药》）

2. 治腹中痞块：石蒜1.5g，切片，蒸瘦肉60g，吃肉不吃蒜。（《贵州草药》）

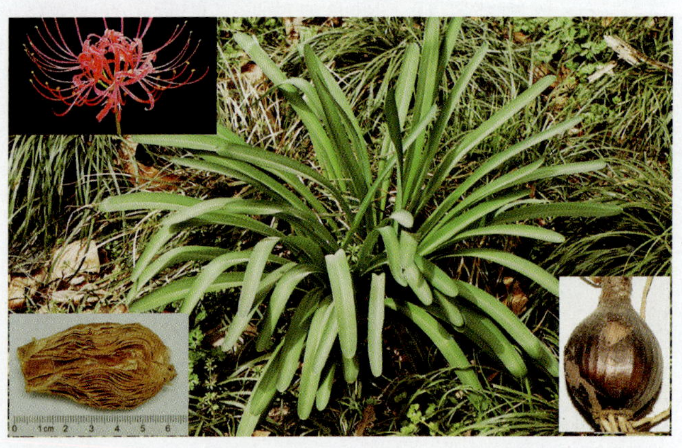

小金梅草

【别名】野鸡草、龙肾子、山韭菜、小金锁梅。

【来源】为石蒜科植物小金梅草*Hypoxis aurea* Lour.的全草。

【植物形态特征】为有毒植物，多年生矮小草本。根状茎肉质，球形或长圆形。叶基生，狭线形，被黄褐色疏长毛；苞片小，2枚，刚毛状；花被片6，宿存，长圆形。蒴果棒状，3瓣开裂。种子近球形。

【性味功效】甘，微辛，温。温肾壮阳，补气。

【选方】1. 治病后阳虚：野鸡草三至五钱。煎水服。(《贵州民间药物》)

2. 治疝气：野鸡草三钱，小茴香一钱。煎水服。(《贵州民间药物》)

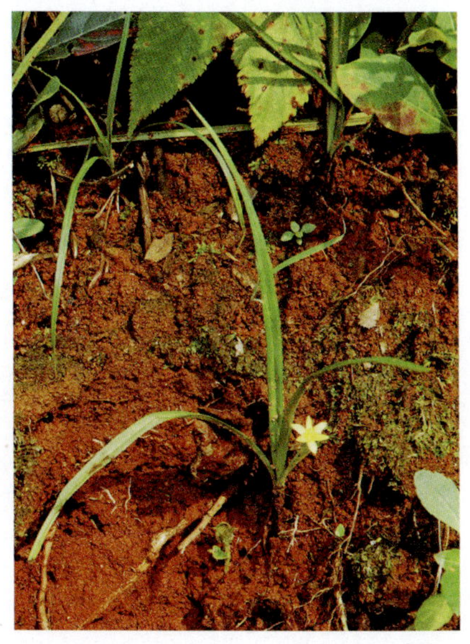

五叶薯蓣

【别名】玉灰蓉、毛狗苕、毛团子、朱砂莲。

【来源】为薯蓣科植物五叶薯蓣*Dioscorea pentaphylla* L.的块茎。

【植物形态特征】缠绕草质藤本。块茎长卵形，茎具皮刺。掌状复叶有3～7小叶；小叶倒卵状椭圆形，外侧小叶斜卵状椭圆形。雄花无梗，穗状花序排列成圆锥状。蒴果三棱状长椭圆形，黑色，薄革质。种子着生于中轴顶部，翅向基部延伸。

【性味功效】甘，平。补脾益肾，利湿消肿。

【选方】1. 治腹虚腹泻：五叶薯蓣和高粱米各30g。水煎服。(《万县中草药》)

2. 治缺乳，肾虚：五叶薯蓣120g。炖猪肉服。(《万县中草药》)

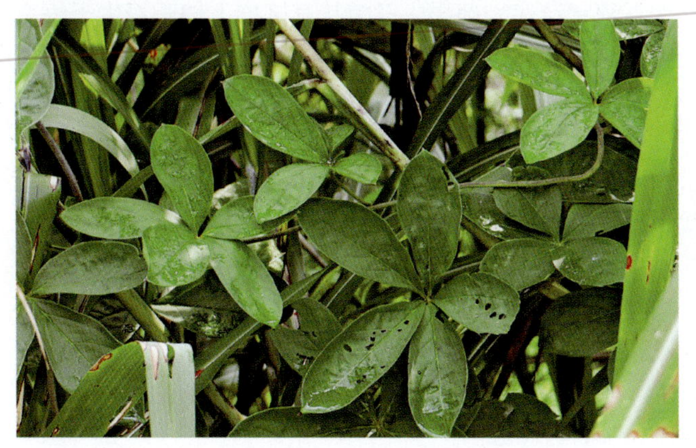

日本薯蓣

【别名】尖叶薯蓣。

【来源】为薯蓣科植物日本薯蓣*Dioscorea japonica* Thunb.的块茎。

【植物形态特征】缠绕草质藤本。单叶，茎下部互生，中部以上对生；叶片纸质，形状变异大，常三角状披针形，长椭圆状狭三角形至长卵形，基部近截形，圆形，心形至箭形；雄穗状花序通常2至数个或单个着生于叶腋，花被片有紫色斑纹。蒴果三棱状圆形。

【性味功效】甘，平。健脾胃，益肺肾，补虚羸。

【选方】1. 治脾虚久泻：日本薯蓣和党参各12g，白术和茯苓各9g，六曲6g。水煎服。(《全国中草药汇编》)

2. 治糖尿病：日本薯蓣，天花粉和沙参各15g，知母和五味子各9g。水煎服。(《全国中草药汇编》)

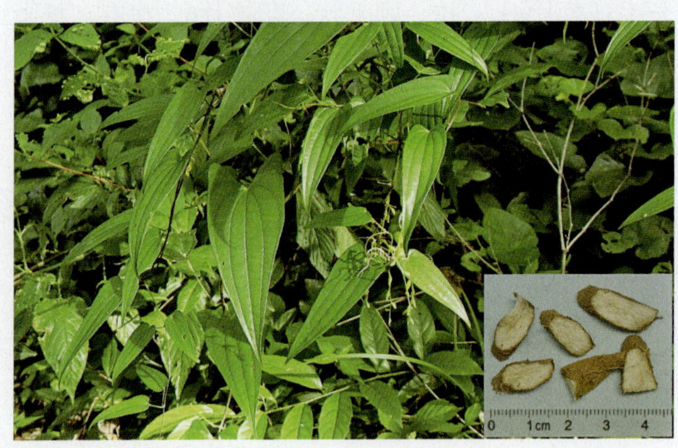

参薯

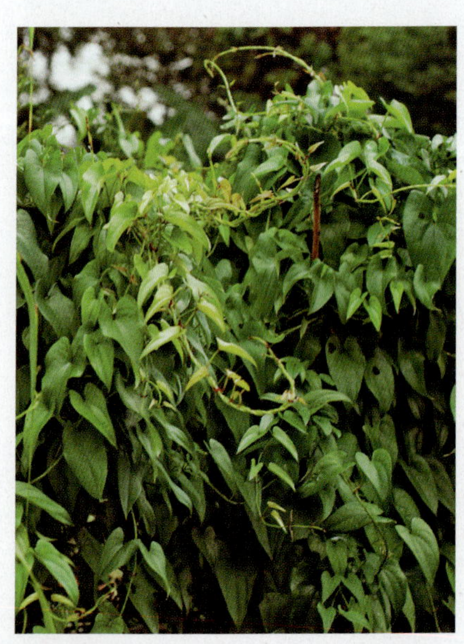

【别名】毛薯、大薯、鸡窝薯、脚板薯、云饼山药。

【来源】为薯蓣科植物参薯*Dioscorea alata* L.的块茎。

【植物形态特征】缠绕草质藤本。野生块茎多为长圆柱形，栽培的变异大；茎具四条狭翅；单叶，基部叶互生，中上部对生；叶片纸质，卵形至卵圆形；雌雄异株，穗状花序。蒴果，三棱状扁圆形。种子着生于每室中轴中部，四周有膜质翅。

【性味功效】甘，平。健脾，补肺，益精气，消肿，止痛。

【选方】1. 治烫火伤及面部烂疮：研末。(《南宁市药物志》)

2. 治眼珠突出：参薯适量，炖猪腱肉服。(《南宁市药物志》)

黄独

【别名】香芋、黄药子、零余薯、黄金山药、金钱吊虾蟆。

【来源】为薯蓣科植物黄独*Dioscorea bulbifera* L.的块茎。

【植物形态特征】多年生缠绕藤本。块茎卵圆形。茎圆柱形，浅绿色稍带红紫色，光滑无刺，但有棱线；叶腋常有黄褐色珠芽。花单性，雌雄异株，穗状花序腋生；苞片卵形，花被片鲜时紫色。蒴果长圆形，表面有紫色小斑点。种子深褐色，扁卵形，一面有翅。

【性味功效】苦，寒，有毒。散结消瘿，清热解毒，凉血止血。

【选方】1. 治甲状腺肿大：黄独200g，以白酒1000ml浸泡1周后，去渣备用，外用。(《全国中草药汇编》)

2. 治疮疖：黄独适量，捣烂或磨汁敷患处。(《全国中草药汇编》)

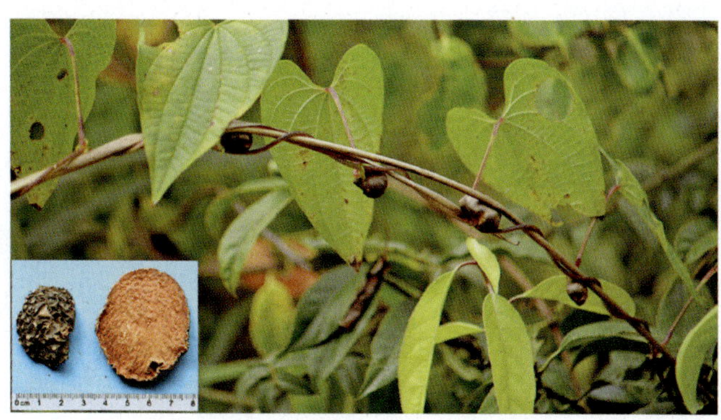

射干

【别名】山蒲扇、交剪草、冷水丹、蝴蝶花、金蝴蝶。

【来源】为鸢尾科植物射干*Belamcanda chinensis*（L.）DC.的根茎。

【植物形态特征】多年生草本。根茎呈不规则的结节状；叶2列，革质，剑形，嵌迭状排列。花序顶生，叉状分枝；苞片膜质；花橙红色，散生紫褐色的斑点。蒴果倒卵形或长椭圆形，室背开裂。种子圆形，黑色，有光泽。

【性味功效】苦，寒。清热解毒，消痰，利咽。

【选方】1. 治咽喉肿痛：射干9g，水煎服。(《全国中草药汇编》)

2. 治水田皮炎：射干750g，水1300L煎1小时，加食盐120g，保持药液温度在30～40℃左右，搽患部。(《全国中草药汇编》)

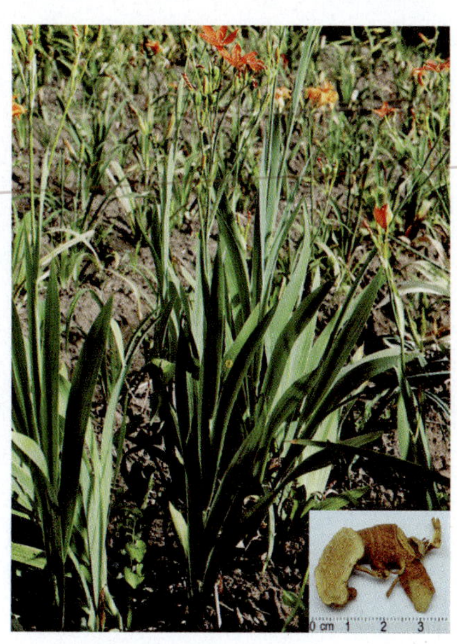

蝴蝶花

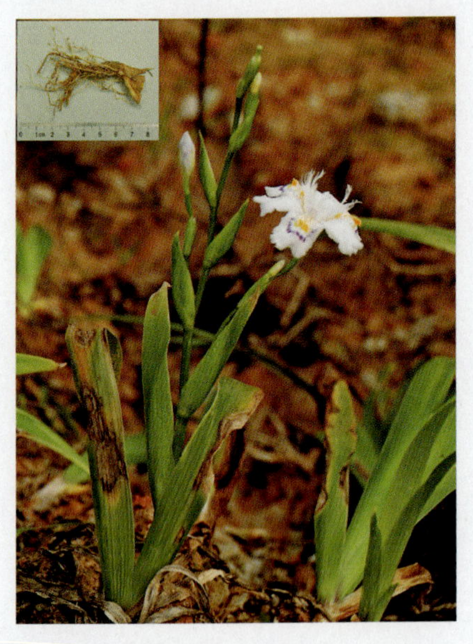

【别名】扁竹、豆豉草、开喉箭、铁豆柴、日本鸢尾。

【来源】为鸢尾科植物蝴蝶花*Iris japonica* Thunb.的根茎。

【植物形态特征】多年生草本。根茎细长，有较密的结节；叶基生，暗绿色，剑形；花茎有分枝5～12个，顶生稀疏的总状聚伞花序；苞片叶状，阔披针形或卵圆形。蒴果倒卵状圆柱形，具6棱，成熟时自顶端开裂至中部。种子黑褐色。

【性味功效】苦，寒。解毒，消肿止痛。

【选方】1. 治咽喉肿痛：蝴蝶花全草三钱，水煎服。（《内蒙古中草药》）

2. 治肝炎，胃痛：蝴蝶花全草五钱至一两，水煎服。（《内蒙古中草药》）

鸢尾

【别名】扁竹叶、蓝蝴蝶、紫蝴蝶、蛤蟆七、鲤鱼尾。

【来源】为鸢尾科植物鸢尾*Iris tectorum* Maxim.的根茎。

【植物形态特征】多年生草本。根茎粗壮；叶基生，剑形；花茎具1～2分枝；花被片2，外花被片中脉具不整齐橘黄色的鸡冠状突起及白色须毛，内花被片基部收缩成短爪。蒴果窄长椭圆形，成熟后革质，有6棱。种子梨形，黑褐色。

【性味功效】苦，辛，平。有小毒。活血祛瘀，祛风利湿，解毒，消积。

【选方】治痈疖肿毒，外伤出血：鸢尾鲜根茎捣烂外敷，或干品研末敷患处。（《全国中草药汇编》）

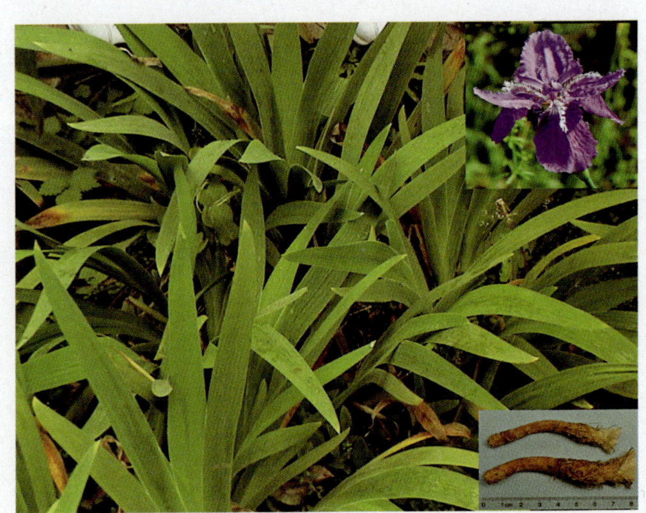

华山姜

【别名】九连姜、华良姜。

【来源】为姜科植物华山姜*Alpinia chinensis* (Retz.) Rosc.的根状茎。

【植物形态特征】多年生草本。叶披针形或条状披针形，边缘有毛。花呈狭圆锥花序，分枝短。苞片早落，花白色，萼管状，花冠管略超出，裂片矩圆形，唇瓣卵形，顶端微凹。果球形。

【性味功效】辛，温。止咳平喘，散寒止痛，除风湿，解疮毒。

【选方】1. 治胃气痛：华山姜一两。煨水服。(《贵州草药》)

2. 治肺痨咳嗽：华山姜、干姜、核桃仁各五钱。蒸蜂蜜一两服。(《贵州草药》)

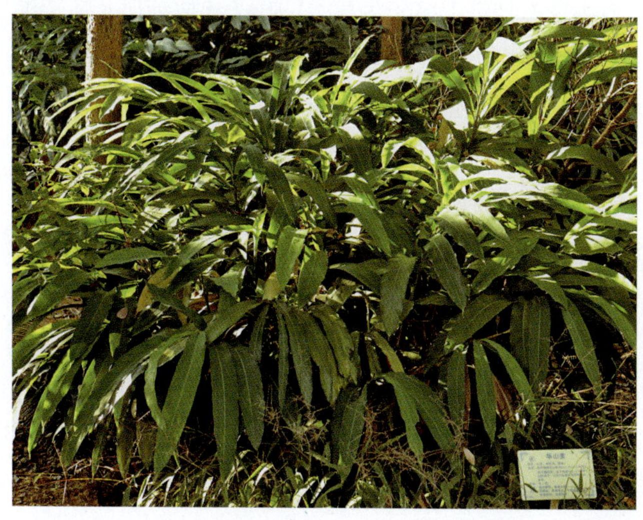

红豆蔻

【别名】大良姜、山姜。

【来源】为姜科植物大高良姜*Alpinia galanga* (Linn.) Willd.的果实。

【植物形态特征】多年生草本。根状茎块状，淡棕红色，有多数环节，稍有香气。叶片长圆形或长披针形；圆锥花序顶生；小苞片披针形，花绿白色稍带淡红色条纹，子房外露。果短圆形，橙红色，花萼宿存。种子多数，黑色，有香辣味。

【性味功效】辛，温。温中散寒，行气止痛。

【选方】1. 治胃和十二指肠溃疡：红豆蔻、连翘、鸡内金各9g，黄连4.5g。水煎服。(《中草药方剂选编》)

2. 治风寒牙痛：红豆蔻6g。研细末，冲服。(《中草药大典》)

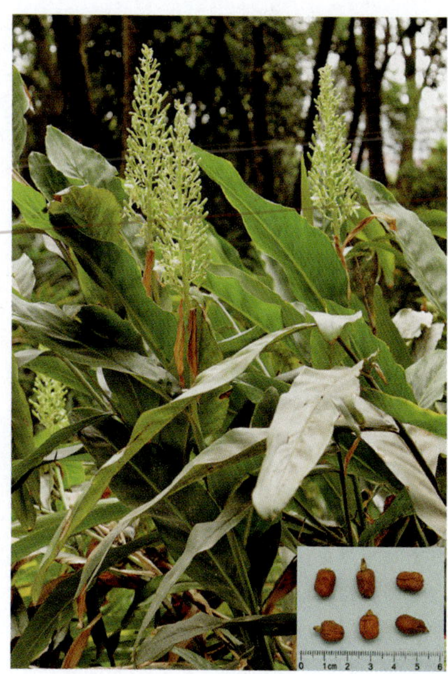

草豆蔻

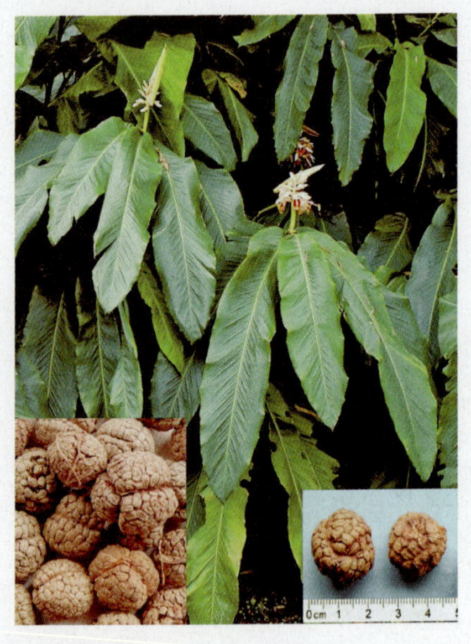

【别名】草蔻、草蔻仁、假麻树、偶子。

【来源】为姜科植物草蔻*Alpinia katsumadai* Hayata的种子团。

【植物形态特征】多年生草本。叶条状披针形，顶端渐尖并有一短尖头，全缘。总状花序顶生；花冠白色，裂片3，唇瓣三角状卵形；花萼钟状。蒴果圆球形，不裂，被粗毛，种子团分三瓣，单粒呈卵圆状多面体，被淡棕色膜质假种皮。

【性味功效】辛，温。祛寒燥湿，温胃止呕。

【选方】1. 治急性胃炎，胃溃疡：草豆蔻、吴茱萸、延胡索、高良姜、香附各6g。水煎服。(《中草药大典》)

2. 治慢性菌痢，慢性结肠炎：煨草豆蔻、煨木香各3g，煨诃子2.4g，条芩、火炭母各9g。水煎服。(《中草药大典》)

高良姜

【别名】风姜、中良姜。

【来源】为姜科植物高良姜*Alpinia officinarun* Hance的根状茎。

【植物形态特征】多年生草本。根状茎圆柱形，多节，节处有环形鳞片，节上生根。叶二列；叶片窄条状披针形；叶鞘抱茎；叶舌膜质。圆锥花序顶生；花序轴红棕色；有膜质棕色的小花苞；花淡红色。蒴果肉质，不裂，球形，熟时橘红色。

【性味功效】辛，温。温中，散寒，止痛。

【选方】1. 治胃寒气滞作痛：高良姜、制香附各60g。共研细粉，水泛为丸。(《全国中草药汇编》)

2. 治胸胁胀痛：高良姜、厚朴、当归各9g，桂心3g，生姜6g。水煎服。(《全国中草药汇编》)

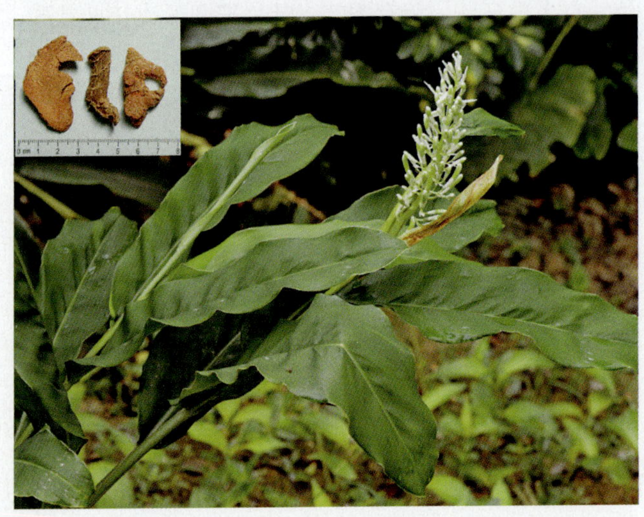

益智

【别名】益智仁、益智子。

【来源】为姜科植物益智*Alpinia oxyphlla* Miq.的果实。

【植物形态特征】多年生草本。根状茎密结延生。茎直立、丛生。叶二列互生；叶片窄披针形；叶舌膜质。圆锥花序顶生；花序轴被棕色毛；花萼筒状；花冠裂片3；唇瓣倒卵形，粉白色带红色脉纹。蒴果椭圆形，果皮有明显的脉纹。

【性味功效】辛，温。温脾，固肾，止泻，摄唾涎，缩小便。

【选方】1. 治腹痛泄泻、多唾：益智仁、白术、党参、茯苓各9g，木香6g。水煎服。(《全国中草药汇编》)

2. 治疗遗尿：益智仁、桑螵蛸各9g。水煎服。(《全国中草药汇编》)

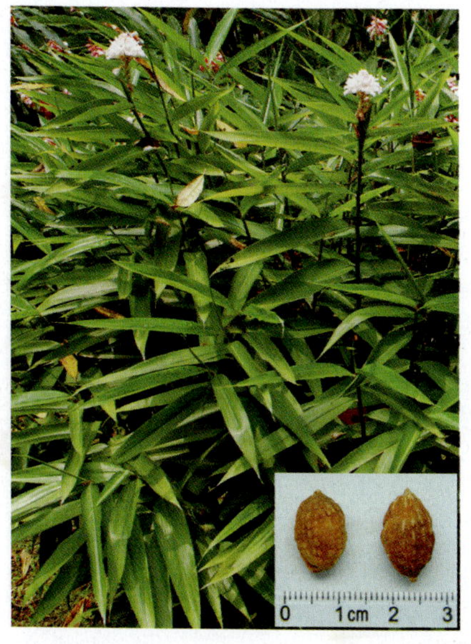

山姜

【别名】箭杆风、九姜连、九龙盘、鸡爪莲（江西婺源）。

【来源】为姜科植物山姜*Alpinia japonica* Miq.的根状茎。

【植物形态特征】多年生常绿草本。根状茎分枝，多节，幼嫩部分红色。茎直立，丛生；叶二列互生。总状花序顶生于有叶的茎顶；花白色稍带红条纹；花萼圆筒状；花冠长圆形，花萼与花冠均被绢毛。果实宽椭圆形，红色。种子多数。

【性味功效】辛，温。祛风通络，理气止痛。

【选方】1. 治风湿痹痛：山姜根、钩藤全草、铺地蜈蚣、桑枝各15g，白酒500g。浸泡5天，每天服药酒15～30g，每日2次。(《全国中草药汇编》)

2. 治胃痛：山姜根、乌药各3～6g研末。温开水送服。(《全国中草药汇编》)

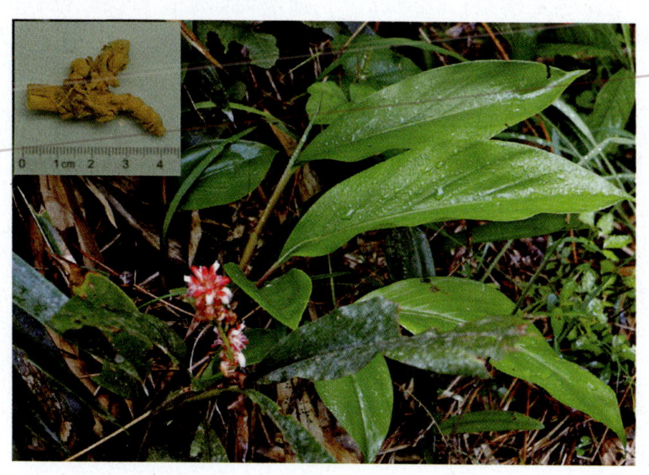

艳山姜

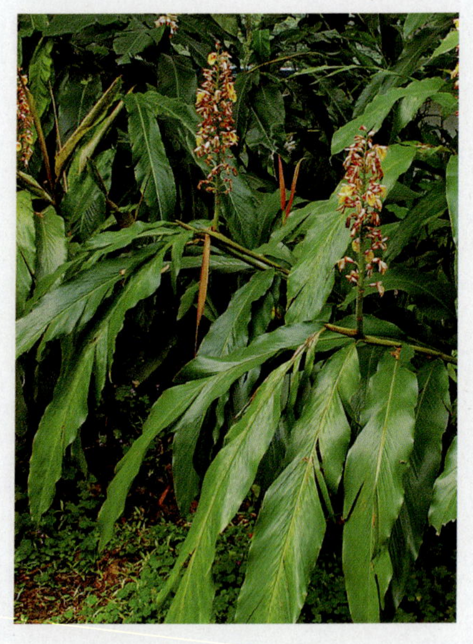

【别名】玉桃、草扣、大良姜、大草蔻、假砂仁。

【来源】为姜科植物艳山姜*Alpinia zerumbet* (Pers.) Burtt. et Smith的根状茎和果实。

【植物形态特征】多年生草本。茎粗壮，高达3m。叶薄革质，长圆状披针形；叶柄鞘状，边缘有丝状毛；叶舌大，浅2裂，裂片钝圆。顶生总状圆锥花序，下垂；花白色，有红黄色斑块。果为蒴果，成熟时红色。

【性味功效】辛、涩，温。燥湿祛寒，除痰截疟，健脾暖胃。

【选方】1. 治胃痛：艳山姜、五灵脂各6g。共研末。每次3g。温开水送服。(《福建药物志》)

2. 治疽：艳山姜根茎60g，生姜2片，江南香0.3g。共捣烂敷患处。(《福建药物志》)

豆蔻

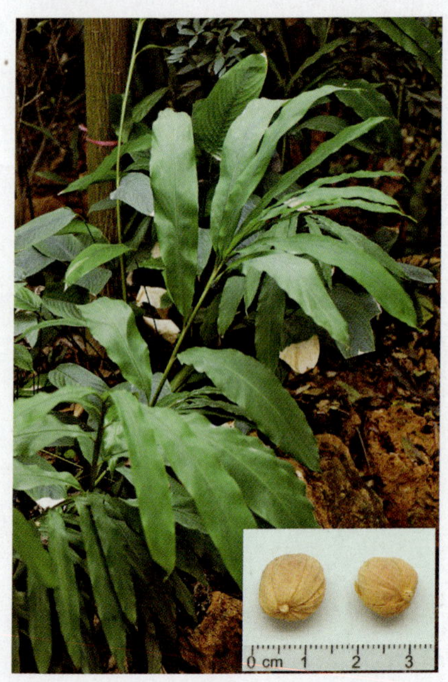

【别名】圆豆蔻、白豆蔻、紫蔻、十开蔻。

【来源】为姜科植物白豆蔻*Amomum kravanh* Pierre ex Gagnep.的种子，在未使用前须留存于蒴果中。

【植物形态特征】多年生草本。茎直立。叶2列；叶披针形；叶鞘口及叶舌被长硬毛。由根状茎上抽圆柱形花序；苞片密集；花冠白色。蒴果类球形，有浅纵槽纹3条并不显著的3条钝棱线及若干脉纹。种子呈不规则的多面体。具强烈的香气。

【性味功效】辛，温。行气止呕，暖胃消食。

【选方】1. 治胃腹胀满，呕吐：豆蔻3g，藿香6g，半夏、陈皮各4.5g，生姜6g。水煎服。(《全国中草药汇编》)

2. 治呕吐哕：豆蔻、藿香、半夏、陈皮、生姜，水煎服。(《中药大辞典》)

欲不振，理气安胎。

【选方】1. 治消化不良，脾胃虚弱：砂仁、陈皮各4.5g，广木香3g，制半夏、白术各9g，党参12g，甘草3g。水煎服。(《中草药大典》)

2. 治急性肠炎：砂仁、苍术各6g。水煎服。(《中草药大典》)

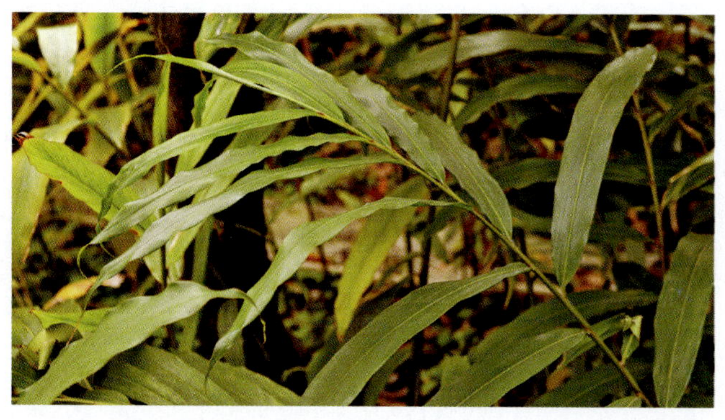

海南砂仁

【别名】海南壳砂仁、土砂仁。

【来源】为姜科植物海南砂仁 *Amomum longiligulare* T. L. Wu的干燥成熟果实。

【植物形态特征】多年生草本。叶片线形或线状披针形；叶舌披针形，薄膜质；苞片披针形，白色，顶端3齿裂；花冠管较萼管略长；唇瓣圆匙形；雄蕊药隔附属体3裂。蒴果卵圆形，具钝三棱；种子紫褐色，被淡棕色、膜质假种皮。

【性味功效】辛，温。温脾止泻，食

砂仁

【别名】春砂仁、阳春砂仁。

【来源】为姜科植物阳春砂Amomum villosum Lour.的成熟果实。

【植物形态特征】多年生草本。茎直立。叶二列；叶片窄长圆形或条状披针形。穗状花序球形；花萼管状；花冠管细长，花冠3裂，白色；雄蕊药隔附属物3裂。蒴果椭圆形或卵圆形，熟时红棕色，有肉刺凸起。种子多数，芳香。

【性味功效】辛，温。行气宽中，健胃消食。

【选方】1. 治脾虚食欲不振，腹痛泄泻，咳嗽多痰：砂仁、木香、陈皮、甘草各3g；法半夏、党参、白术、茯苓各6g。水煎服。(《全国中草药汇编》)

2. 治胃腹胀痛，食积不化：砂仁4.5g，木香3g，枳实6g，白术9g。水煎服。(《全国中草药汇编》)

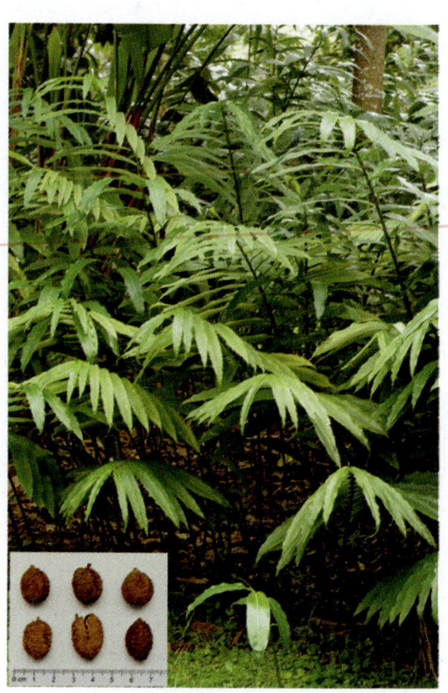

闭鞘姜

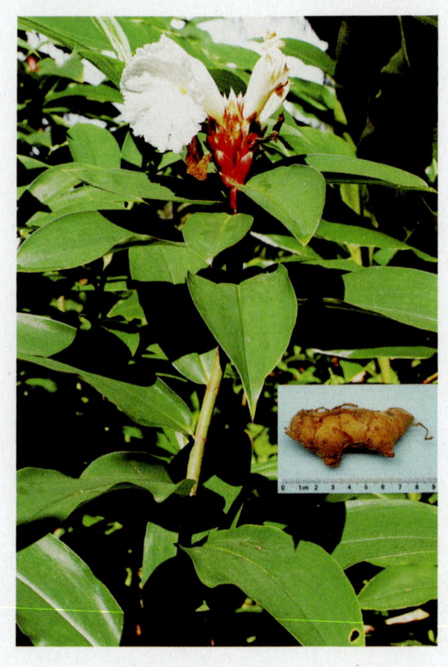

【别名】樟柳头、广东商陆、白石笋、山冬笋、水蕉花。

【来源】为姜科植物闭鞘姜Costus speciosus (Koenig) Smith的根状茎。

【植物形态特征】多年生草本。根状茎块状，味如樟脑而不辣。茎圆柱形；叶互生，叶柄短，成筒状鞘包茎，叶片椭圆披针形。花白色带淡红，穗状花序；苞片卵形，革质，红色；花萼管状；花冠管宽漏斗状。蒴果近球形，熟时红色。种子黑色。

【性味功效】辛、酸，微寒；有小毒。利水消肿，解毒止痒。

【选方】1. 治急性肾炎水肿：闭鞘姜、白茅根、玉米须各15g，簕党根、仙鹤草、车前草各9g。水煎服，每日1剂。(《全国中草药汇编》)

2. 治中耳炎：鲜闭鞘姜适量，捣烂取汁，拭净耳内污物。每日滴2～3次。(《全国中草药汇编》)

山柰

【别名】山柰、沙姜、山辣。

【来源】为姜科植物山柰*Kaempferia galanga* L.的根状茎。

【植物形态特征】多年生草本，根状茎块状，单生或丛生。叶通常为2枚，相对而生，表面绿色，背面淡绿色，有时叶缘及先端染有紫色。穗状花序从两间生出，花白色，芳香，花管筒细长；每花有披针形苞片1片，绿色。果实为蒴果。

【性味功效】辛，温。温中化湿，行气止痛。

【选方】1. 治感冒食滞，胸腹胀满，腹痛泄泻：山柰15g，山苍子根6g，南五味子根9g，乌药4.5g，陈茶叶3g。研末，每次15g。开水泡或煎数沸后取汁服。(《全国中草药汇编》)

2. 治牙痛：山柰6g，研末，塞龋孔中或擦牙。(《中草药大典》)

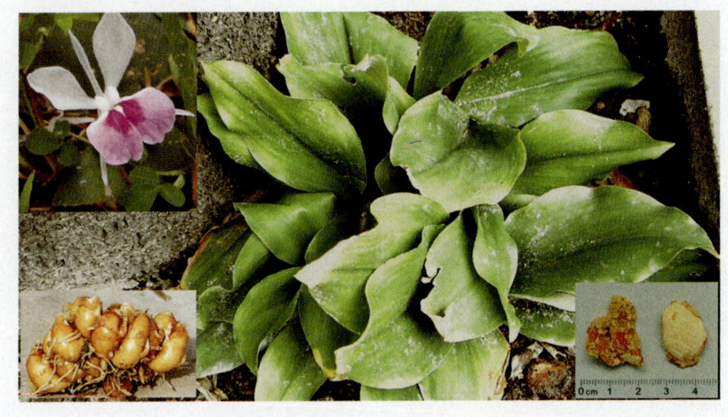

莪术

【别名】蓬莪茂、山姜黄、臭屎姜。

【来源】为姜科植物莪术*Curcuma zedoaria* (Christm.) Rosc的根状茎。

【植物形态特征】多年生草本。根状茎肉质，稍有香味；根细长或末端膨大。叶片椭圆状矩圆形；叶柄长于叶片。穗状花序阔椭圆形；苞片卵形至倒卵形；花萼白色；花冠裂片矩圆形；侧生退化雄蕊比唇瓣小；唇瓣黄色；药隔基部具叉开的距；子房无毛。

【性味功效】苦、辛，温。行气破血，消积止痛。

【选方】1. 治腹胀、积块：莪术、三棱各6g，青皮9g，麦芽15g。水煎服。(《全国中草药汇编》)

2. 治肝脾肿大：莪术、三棱各6g，鳖甲、丹参、白术各12g，桃仁、红花各9g。水煎服。(《全国中草药汇编》)

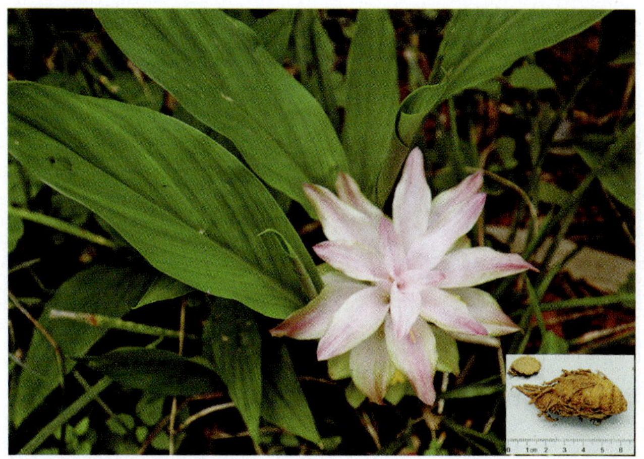

红球姜

【别名】凤姜。

【来源】为姜科植物红球姜*Zingiber zerumbet* (L.) Smith的根状茎。

【植物形态特征】多年生草本。根状茎块状。叶片披针形至矩圆状披针形。花葶由根状茎发出；花序球果状；苞片覆瓦状排列，近圆形，初时淡绿色，后变红色；花萼白色；花冠裂片披针形，白色；唇瓣浅黄色；药隔附属体喙状。蒴果椭圆形。

【性味功效】辛，温。祛瘀消肿，解毒止痛。

【选方】治肚痛、腹泻：红球姜根茎9～15g，煎汤内服。(《广州植物志》)

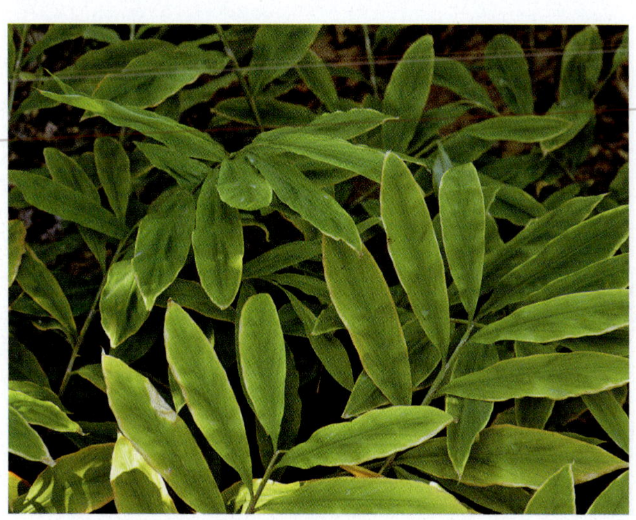

蘘荷

【别名】阳藿、羊藿姜、土里开花、盐藿。

【来源】为姜科植物蘘荷*Zingiber mioga* (Thunb.) Rosc.的根状茎。

【植物形态特征】多年生草本。根状茎横走，肉质，节密。叶二列互生；叶长椭圆状披针形。顶端单生肉质穗状花序；苞片披针形；花淡黄色；花萼膜质管状；花冠3裂，长于苞片；花柱线状，柱头具多数细裂片。蒴果球形，熟时细长，3瓣裂。

【性味功效】辛，温。温中理气，祛风止痛，止咳平喘。

【选方】1. 治指头炎：蘘荷鲜根茎加食盐少许，捣烂外敷。(《中药大辞典》)

2. 治颈淋巴结结核：鲜蘘荷根茎二两，鲜射干根茎一两。水煎服。(《中药大辞典》)

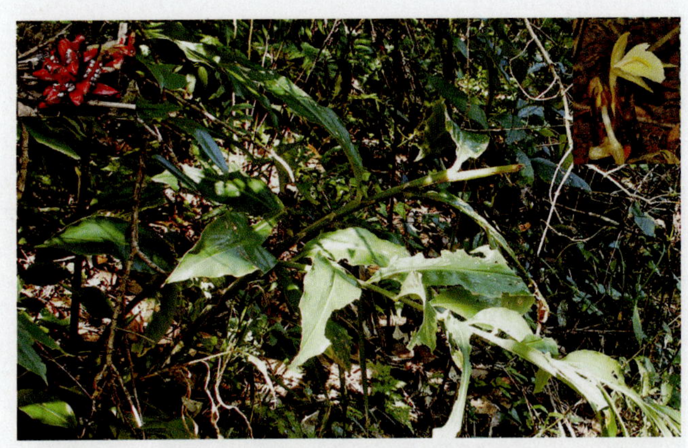

姜花

【别名】姜黄、蝴蝶花、蝴蝶姜、白草果、夜寒苏。

【来源】为姜科植物姜花*Hedychium coronarium* Koen.的根茎及果实。

【植物形态特征】多年生草本。茎直立。叶片长圆状披针形或披针形；叶舌薄膜质。穗状花序顶生；苞片呈覆瓦状排列；花白色；花冠管纤细，裂片披针形，后方的1枚呈兜状；侧生退化雄蕊长圆状披针形；唇瓣倒心形，白色；子房被绢毛。

【性味功效】辛，温。消肿止痛。

【选方】治妇人血气撮痛，月经不行，经先呕吐疼，及月信不通：姜花（根茎）120g，牡丹皮、莪术、红花、桂心、当归、芍药、川芎、延胡索各15g。上为末，每服6g，水一盏，酒三分，煎七分温服。(瑞金散《妇人良方大全》)

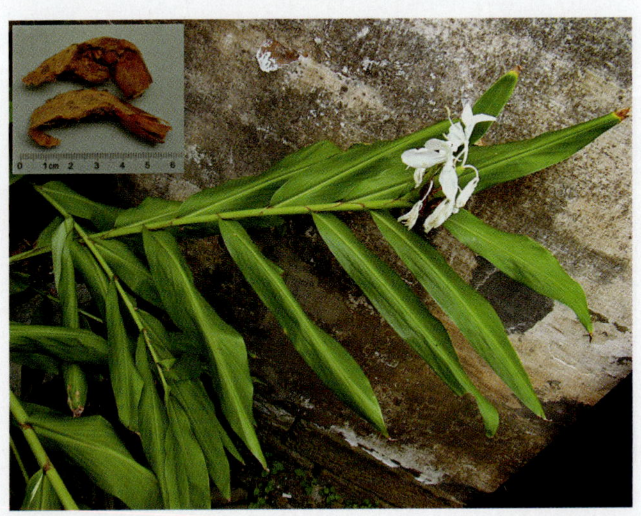

白及

【别名】白根、地螺丝、白鸡儿、白鸡娃、连及草。

【来源】为兰科植物白及*Bletilla striata* (Thunb.) Reichb. f.的块茎。

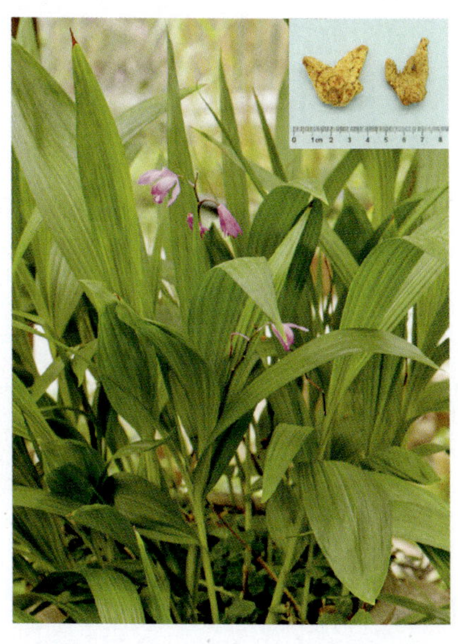

【植物形态特征】多年生草本。块茎扁圆形或不规则菱形，肉质，生有多数须根，其上显有多个同心环形叶痕，形似“鸡眼”，又象“螺丝”。叶披针形或广披针形；总状花序顶生；苞片长圆状披针形；花淡紫红色。蒴果纺锤状，有6条纵棱。

【性味功效】苦、甘，凉。补肺止血，消肿生肌。

【选方】1. 治肺结核咳血：白及、川贝母、百合各等量，共研细粉，每次服3g，每日2～3次。(《全国中草药汇编》)

2. 治支气管扩张咯血，肺结核咯血：白及、海螵蛸、三七各180g。共研细粉，每服9g，每日3次。(《全国中草药汇编》)

铁皮石斛

【别名】耳环石斛、铁皮兰、黑节草、云南铁皮。

【来源】为兰科植物铁皮石斛*Dendrobium officinale* Kimura et Migo的茎。

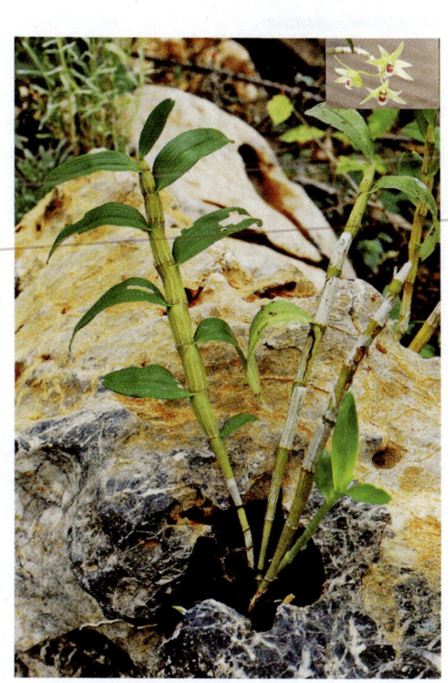

【植物形态特征】多年生附生草本。茎丛生，圆柱形，绿色并带紫色，多节。叶二列；叶片长圆状披针形。总状花序；花被片淡黄绿色或白色；唇瓣卵状披针形，近上部中央有圆形紫色斑块，近下部中间有黄色胼胝体；蒴果长圆形，具3棱。

【性味功效】甘、淡，寒。养阴益胃，生津止渴。

【选方】1. 治病后虚热口渴：鲜石斛（铁皮石斛）、麦冬、五味子各9g。水煎代茶饮。(《浙江药用植物志》)

2. 治肺热干咳：鲜石斛（铁皮石斛）、枇杷叶、瓜蒌皮各9g，生甘草、桔梗各3g。水煎服。(《浙江药用植物志》)

石斛

【别名】金钗石斛、金石斛、小环斛、川石斛。

【来源】为兰科植物金钗石斛*Dendrobium nobile* Lindl.的茎。

【植物形态特征】多年生附生草本。茎丛生，直立，上部多少回折状，稍扁，具槽纹。叶近革质，矩圆形，先端2圆裂。总状花序具花1～4；花大，下垂，白色带淡紫色顶端；唇瓣倒卵状矩圆形，唇盘上面具1个紫斑。蒴果。

【性味功效】甘，微寒。益胃生津，滋阴清热。

【选方】1. 治疗热病伤津：石斛、麦冬（去心）、生地、远志、茯苓、玄参各30g，炙甘草15g。共研末，每服12g，加生姜5片，水煎服。（石斛汤《中药临床应用》）

2. 治慢性胃炎：石斛、麦冬、花粉、白扁豆、鲜竹茹各9g，北沙参、生豆芽各12g。水煎服。（清胃养阴汤《中药临床应用》）

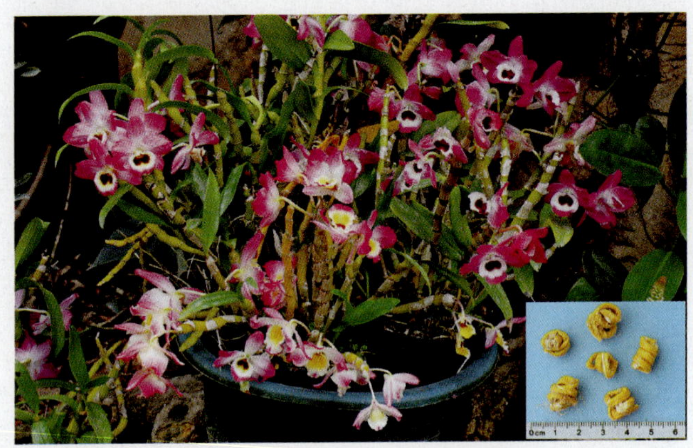

石仙桃

【别名】石橄榄、石上仙桃、石莲。

【来源】为兰科植物石仙桃*Pholidota chinensis* Lindl.的假鳞茎或全草。

【植物形态特征】多年生附生草本。根状茎横走，肉质肥厚呈瓶状或卵形的假鳞茎，因植物常附生于石上，故有“石仙桃”之名。叶2片，长椭圆形或宽披针形；总状花序顶生，花绿白色；苞片卵状披针形；萼片卵形；花瓣窄条形。蒴果。

【性味功效】甘、淡，凉。清热养阴，化痰止咳。

【选方】1. 治肺结核咳血，慢性咳嗽，急性肠胃炎及慢性胃炎：石仙桃鲜品一至二两或干品三至五钱。水煎服。（《常用中草药手册》）

2. 治跌打损伤：石仙桃鲜品捣烂，加酒外敷。（《常用中草药手册》）

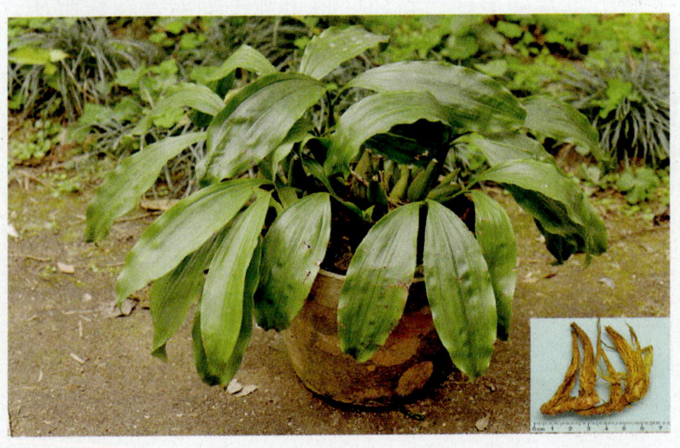

兰科

绶草

【别名】盘龙参、盘龙草、盘龙棍、盘龙箭、龙抱柱。

【来源】为兰科植物绶草Spiranthes sinensis (Pers.) Ames的全草。

【植物形态特征】多年生宿根草本。根茎短，根簇生，纺锤形，肉质。茎细长，肉质。叶线形或线状披针形，先端钝尖，基部微抱茎，全缘，茎上部的叶退化而为鞘状的苞片。夏季开粉红色的小花，穗状花序螺旋状扭曲。蒴果椭圆形，有细毛。

【性味功效】甘、苦，平。益阴清热，润肺止咳，凉血解毒。

【选方】1. 治毒蛇咬伤、指疔：绶草根（鲜）适量，酒糟少许，捣烂外敷。(《江西草药》)

2. 治咽喉肿痛：绶草根三钱，水煎，加冰片二分，徐徐含咽。(《江西草药》)

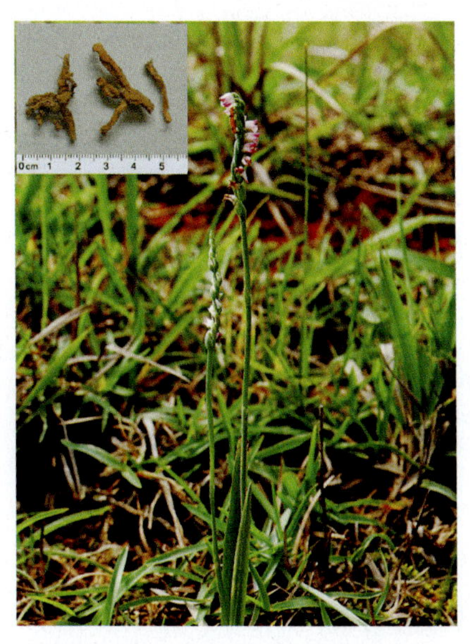

浮萍科

浮萍

【别名】青萍、田萍、浮萍草、水浮萍、水萍草。

【来源】为浮萍科植物青萍*Lemna minor* L.的全草。

【植物形态特征】多年生漂浮小草。叶状体卵形或椭圆形，两面均无毛，绿色，每个叶状体只具细长的根1条。夏季开白色小花，花单性，雌雄同株，生于叶状体边缘的缺刻内，佛焰苞二唇形。果圆形，近陀螺状。

【性味功效】辛，寒。宣散风热，透疹，利尿。

【选方】1. 治风热感冒：浮萍、防风各9g，牛蒡子、薄荷、紫苏叶各6g。水煎服。(《全国中草药汇编》)

2. 治浮肿小便不利：浮萍9g，泽泻、车前子各12g。水煎服。(《全国中草药汇编》)

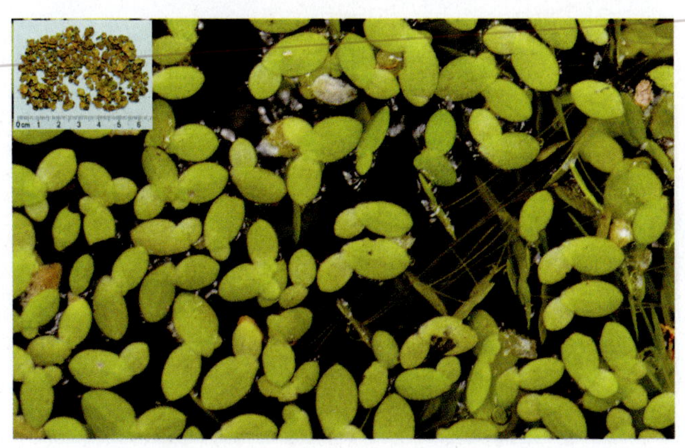

浮萍科

紫萍

【别名】浮萍、水萍、田萍、水萍草、紫背浮萍。

【来源】为浮萍科植物紫萍*Spirodela polyrhiza* L. Schleid.的全草。

【植物形态特征】多年生漂浮小草。叶状体卵圆形，扁平，常2～4片聚生，少有1片，上面绿色，下面紫红色，有不明显的掌状脉5～11条，每个叶状体下着生多数细根。夏季开淡绿色小花，生于叶状体边缘。果圆形。

【性味功效】辛，寒。祛风，发汗，利尿，消肿。

【选方】1. 治麻疹透发不快：紫萍6g，水煎代茶饮；或用浮萍适量，水煎，乘热洗胸背及手足。(《全国中草药汇编》)

2. 治急性肾炎：紫萍60g，黑豆30g。水煎服。(《全国中草药汇编》)

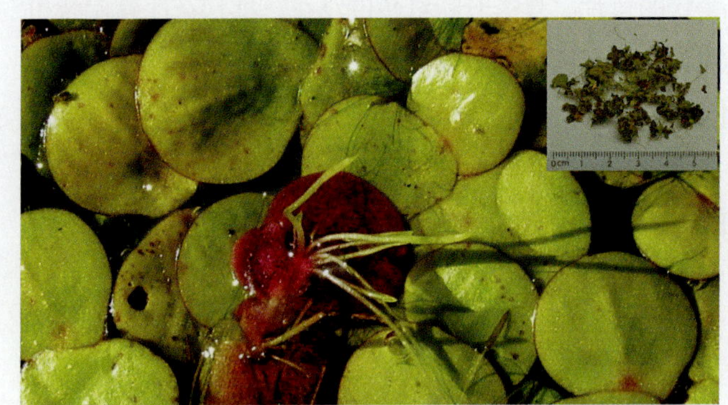

蒟蒻薯科

裂果薯

【别名】水田七、屈头鸡、蒟蒻薯。

【来源】为蒟蒻薯科植物裂果薯*Schizocapsa plantaginea* Hance的块茎。

【植物形态特征】多年生草本。块茎长圆形，肉质，须根极多。叶基生，椭圆状披针形，先端渐尖，基部渐狭下延成为翅柄，边缘波状。顶生伞形花序，外苞片叶状，内苞片线形，花被钟状，外面淡绿色，内面淡紫色。蒴果8裂，种子多数。

【性味功效】苦，寒；有毒。清热解毒，散瘀消肿，理气止痛，截疟。

【选方】1. 治溃疡病：裂果薯、胡椒根（或胡椒）、淀粉、乌贼骨、地榆、石菖蒲。水煎，内服。(《广西实用中草药新选》)

2. 治百日咳：裂果薯三至五钱。煎水加蜂糖或冰糖冲服。每日三次，连服数日。(《广西中药志》)

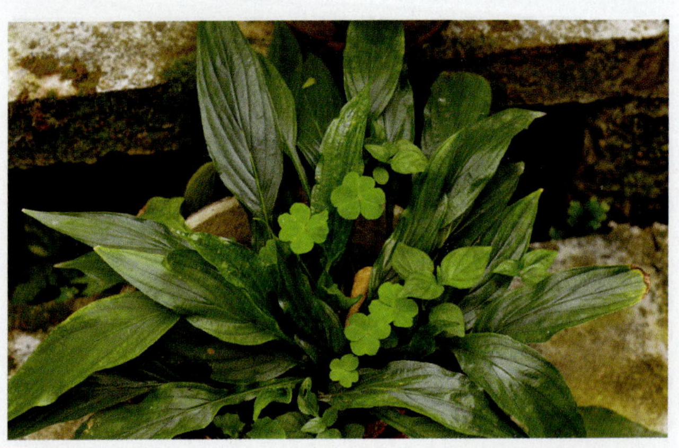

索 引